Klaus Bringmann

Augustus

Klaus Bringmann

Augustus

wbg THEISS

Die Deutsche Nationalbibliothek verzeichnet diese Publikation
in der Deutschen Nationalbibliografie;
detaillierte bibliografische Daten sind im Internet über
http://dnb.d-nb.de abrufbar.

wbg THEISS ist ein Imprint der wbg.

Sonderausgabe 2018, auf Grundlage der 2., durchgesehenen und
bibliographisch aktualisierten Ausgabe 2012
Die Herausgabe des Werkes wurde durch die Vereinsmitglieder der wbg ermöglicht.
Satz: SatzWeise, Föhren
Umschlagabbildung: Augustus-Statue von Prima Porta. Rom, Vatikanische Museen.
Foto: © akg-images
Umschlaggestaltung: Harald Braun, Helmstedt
Gedruckt auf säurefreiem und alterungsbeständigem Papier
Printed in Germany

Besuchen Sie uns im Internet: www.wbg-wissenverbindet.de

ISBN 978-3-8062-3823-5

Elektronisch sind folgende Ausgaben erhältlich:
eBook (PDF): 978-3-8062-3835-8
eBook (epub): 978-3-8062-3836-5

Inhaltsverzeichnis

Vorwort zur Reihe

„Gestalten der Antike" – die Biographien dieser Reihe stellen herausragende Frauen und Männer des politischen und kulturellen Lebens jener Epoche vor. Ausschlaggebend für die Auswahl war, dass die Quellenlage es erlaubt, ein individuelles Porträt der jeweiligen Personen zu entwerfen, und sie konzentriert sich daher stärker auf politische Persönlichkeiten. Sie ist gewiss auch subjektiv, und neben den berühmten „großen Gestalten" stehen interessante Personen der Geschichte, deren Namen uns heute vielleicht weniger vertraut sind, deren Biographien aber alle ihren je spezifischen Reiz haben.

Die Biographien zeichnen spannend, klar und informativ ein allgemein verständliches Bild der jeweiligen „Titelfigur". Kontroversen der Forschung werden dem Leser nicht vorenthalten. So geben auch Quellenzitate – Gesetzestexte, Inschriften, Äußerungen antiker Geschichtsschreiber, Briefe – dem Leser Einblick in die „Werkstatt" des Historikers; sie vermitteln zugleich ein facettenreiches Bild der Epoche. Die Darstellungen der Autorinnen und Autoren zeigen die Persönlichkeiten in der Gesellschaft und Kultur ihrer Zeit, die das Leben, die Absichten und Taten der Protagonisten ebenso prägt wie diese selbst die Entwicklungen beeinflussen. Die Lebensbeschreibungen dieser „Gestalten der Antike" machen Geschichte greifbar.

In chronologischer Reihenfolge werden dies sein:

Hatschepsut (1479–1457), von den vielen bedeutenden Königinnen Ägyptens nicht nur die bekannteste, sondern auch die wichtigste, da sie über zwei Jahrzehnte die Politik Ägyptens bestimmt hat;

Ramses II. (1279–1213), der Pharao der Rekorde, was seine lange Lebenszeit wie die nahezu unzähligen Bauvorhaben betrifft;

Alexander (356–323), der große Makedonenkönig, dessen Rolle in der Geschichte bis heute eine ungebrochene Faszination ausübt;

Hannibal (247–183), einer der begabtesten Militärs der Antike und Angstgegner der Römer; seine Kriege gegen Rom haben Italien mehr geprägt als manch andere Entwicklung der römischen Republik;

Sulla (138–78), von Caesar als politischer Analphabet beschimpft, weil er die Diktatur freiwillig niederlegte, versuchte in einem eigenständigen Konzept, den römischen Staat zu stabilisieren;

Cicero (106–43), Philosoph, Redner und Politiker, von dem wir durch die große Zahl der überlieferten Schriften und Briefe mehr wissen als von jeder anderen antiken Persönlichkeit; sein Gegenpart,

Caesar (100–44), ein Machtmensch mit politischem Gespür und einer ungeheuren Energie;

Kleopatra (69–30), Geliebte Caesars und Lebensgefährtin Marc Antons, die bekannteste Frauengestalt der Antike, die vor allem in den Darstellungen ihrer Gegner unsterblich wurde;

Herodes (73 v.–4 v. Chr.), der durch rigorose Anpassung an die hellenistische Umwelt die jüdische Monarchie beinahe in den Dimensionen der Davidszeit wiederherstellte, dem seine Härte jedoch letzten Endes den Ruf des „Kindesmörders" eintrug;

Augustus (43 v.–14 n. Chr.), der mit unbeugsamer Härte, aber auch großem Geschick vollendete, was Caesar angestrebt hatte; da er die Bürgerkriege beendete, wurde er für die Zeitgenossen zum Friedenskaiser;

Nero (54–68), der in der Erinnerung der Nachwelt als Brandstifter und Muttermörder disqualifiziert war, auch wenn ihn die zeitgenössischen Dichter als Gott auf Erden feierten;

Marc Aurel (161–180), der so gerne als Philosoph auf dem Thron bezeichnet wird und doch immer wieder ins Feld ziehen musste, als die ersten Wellen der Völkerwanderung das Römische Reich bedrohten;

Septimius Severus (193–211), der erste „Nordafrikaner" auf dem Thron, aufgeschlossen für orientalische Kulte; er förderte die donauländischen Truppen und unterwarf das Reich zahlreichen Veränderungen;

mit ***Diocletian (284–305)*** beginnt die Spätantike, die sich vor allem durch konsequente Ausübung der absoluten Monarchie auszeichnet;

Konstantin der Große (306–337), der im Zeichen des Christengottes in die Schlacht zog und siegte, hat den Lauf der Geschichte nachhaltig verändert; dem Christentum war nun der Weg zur Staatsreligion vorgezeichnet;

Athanasius (295–373), unter den großen politischen Bischöfen der Spätantike einer der radikalsten und erfolgreichsten in dem Bemühen, den neuen Glauben im und gegen den Staat durchzusetzen;

Julian (361–363), dessen kurze Regierungszeit vieles von seinen Plänen unvollendet ließ und deshalb die Phantasie der Nachwelt anregte;

Theodosius der Große (379–395), von dem man sagt, er habe mit einer rigorosen Gesetzgebung das Christentum zur Staatsreligion erhoben; er bewegte sich mit Geschick durch eine Welt religiöser Streitigkeiten;

Theoderich der Große (474–526), der bedeutendste jener „barbarischen" Heerführer, die das Weströmische Reich beendeten,

und schließlich Kaiser ***Justinian (527–565)***, der die Größe des alten Imperium Romanum wiederherstellen wollte; seine Herrschaft kann insofern einen guten (chronologischen) Abschluss bilden.

Manfred Clauss

Vorwort

Ermutigt von meinem Frankfurter Kollegen Prof. Dr. Dr. Manfred Clauss verfasste ich für die von ihm herausgegebene Reihe „Gestalten der Antike" die hiermit der Öffentlichkeit vorgelegte Biographie des Augustus. Ich war mir der Schwierigkeit der Aufgabe wohlbewusst, und ich hätte mich nicht an sie gewagt, wenn ich nicht in dem im Akademieverlag erschienenen Studienbuch *Augustus und die Begründung des römischen Kaisertums* sowie auch sonst mehrfach auf Augustus und seine Zeit zu sprechen gekommen wäre. Es gehört zu den signifikanten Kennzeichen der augusteischen Epoche, dass Augustus und sein öffentliches Wirken in allen damals zur Verfügung stehenden Medien des Wortes und des Bildes eine Publizität erfuhr, die ihresgleichen in der Antike nicht hatte. Um von dem Gebrauch, den Augustus von der „Macht der Bilder" machte, wenigstens einen Eindruck zu geben, habe ich dieser Biographie eine verhältnismäßig große Zahl von Bildern mit ausführlichen Erläuterungen beigegeben. Dabei habe ich wertvolle Hilfe von archäologischer und numismatischer Seite erhalten: von meinen beiden Frankfurter Kollegen Prof. Dr. Götz Lahusen und Dr. Helmut Schubert, der wie schon für das oben genannte Studienbuch so auch jetzt die Münzabbildungen beisteuerte. Bei der Abfassung der Biographie unterstützte mich in der gewohnt bewährten Weise Dirk Wiegandt M.A. Die Karten zeichnete PD Dr. Peter Scholz. Für die Fahnenkorrekturen und die Anfertigung des Index bin ich den Herren Tilman Moritz und Dawid Wierzejski, studentischen Hilfskräften am Historischen Seminar, Abteilung Alte Geschichte, von neuem verpflichtet. Allen Genannten gilt mein aufrichtiger Dank. Zu danken habe ich, last but not least, auch dem Lektorat der Wissenschaftlichen Buchgesellschaft, insbesondere Herrn Dr. Harald Baulig, für die vorbildliche Betreuung des Bandes und für das freundliche Entgegenkommen bei der Aufnahme der Abbildungen.

Dieses Buch, das vielleicht mein letztes sein wird, widme ich meinen Söhnen Jan, Martin und Felix, für die ich, als sie Heranwachsende waren, berufsbedingt oft wenig Zeit hatte.

Frankfurt im September 2006 — Klaus Bringmann

Vorwort zur zweiten Auflage

Der Text der ersten Auflage wurde neu durchgesehen. Druckfehler und Versehen bei der Nennung von Eigennamen sind beseitigt worden. Kritische Einwände, die in den größtenteils auf einen positiven Tenor gestimmten Rezensionen geäußert wurden, habe ich ernsthaft in Erwägung gezogen, doch bestand nach meiner Überzeugung kein Grund zu sachlichen Korrekturen oder Änderungen. Bereits kurz nach Erscheinen der ersten Auflage habe ich in einem Vortrag an der Universität Bielefeld, der die Funktion einer Metakritik hatte, das Konzept meiner Biographie des Augustus erläutert und verteidigt. Dieser Vortrag liegt inzwischen in erweiterter Form unter dem Titel „Kaiser Augustus. Grenzen und Möglichkeiten einer Biographie“ in der Zeitschrift Gymnasium gedruckt vor.

Im Folgenden nehme ich zu einigen Einwänden und kritischen Anmerkungen zu meiner Biographie des Augustus Stellung. Dabei beziehe ich mich sowohl auf private Mitteilungen als auch auf gedruckte und im Internet veröffentlichte Rezensionen. Es sind dies

- A. Klingenberg: Rezension zu: *Bringmann, Klaus. – Augustus. Darmstadt 2007*, in: H-Soz-u-Kult, 16. 04. 2007, <http://hsozkult.geschichte.hu-berlin.de/rezensionen/2007-2-032>
- H. Schlange-Schöningen, in: Göttinger Forum für Altertumswissenschaft 12, 2009, 1105–1109
- E. Stein-Hölkeskamp, in: Süddeutsche Zeitung vom 3. 7. 2007, 16
- N. Wiater, in: Frankfurter elektronische Rundschau zur Altertumskunde 5, 2007, 13–15
- U. Walter, in: Historische Zeitschrift 285, 2007, 695–698.

In der Süddeutschen Zeitung wird unter der Zwischenüberschrift „Große Männer im leeren Raum?“ suggeriert, dass ich in meiner Biographie einen „Großen Mann“ im leeren Raum hätte agieren lassen. Das schlichte Gegenteil ist richtig. Es ist darauf geachtet worden, die allgemeinen und speziellen Voraussetzungen, die von Augustus gar nicht geschaffen werden konnten, sowie die Zeitverhältnisse zu berücksichtigen, auf die er gestaltend einwirkte. Allenfalls ist zuzugeben, dass die Gruppierung des historischen Umfelds um die Persönlichkeit, die im Mittelpunkt einer Biographie steht, zu einer gewissen perspektivischen Verkürzung führen kann, ja, führen muss. Ein volles Zeitpanorama der augusteischen Epoche in der vorgegebenen Gattung Biographie und in der vorgegebenen Umfangbegrenzung zu malen, wäre nicht nur unmöglich, sondern geradezu sinnwidrig gewesen. Wer von den Kritikern auch sonst dieses und jenes vermisst, neben der Berücksichtigung von Politikfeldern und Kulturgeschichtlichem auch ausführliche Problemerörterungen, sei darauf hingewiesen, dass eine erzählende Biographie weder Gesamtdarstellung einer Epoche noch ein Forschungsbericht sein kann und auch nicht sein darf. Für das legitime Bedürfnis nach entsprechender Orientierung sind andere von mir genannte Werke zuständig, nicht zuletzt das monumentale Werk von Dietmar Kienast, das jetzt in einer Sonderausgabe der Wissenschaftlichen Buchgesellschaft neu aufgelegt ist.

Irritationen scheint auch mein im Ganzen positives Urteil über die politische Leistung des Augustus nach 27 v. Chr. ausgelöst zu haben. In der Süddeutschen Zeitung wird dieser Kritikpunkt schon im Untertitel der Rezension formuliert: „Seinem [d. h. Augustus'] kalten Blut zum Trotz: Klaus Bringmann lobt Augustus als Friedenskaiser". Die positive Würdigung gilt weniger dem Friedenskaiser als der tragfähigen Gestaltung der politischen Problemfelder, auf denen die Republik versagt hatte, ja infolge der Regierungsunfähigkeit ihrer kollektiven Regierung versagen musste. Dass nach der siegreichen Beendigung des Krieges gegen den Rivalen Antonius Frieden im Inneren herrschte, machte zwar auf die Mitlebenden großen Eindruck, ergab sich jedoch schlicht und einfach aus dem definitiven Sieg in einem verheerenden Krieg um die Macht. Anders steht es mit dem, was danach kam: Hier wurde um die Lösung der Probleme gerungen, mit denen die Republik nicht fertiggeworden war. Damals wurden die Grundlagen für die lange Dauer des Römischen Reiches gelegt.

Der Unterschied zwischen Jochen Bleicken und mir in der Beurteilung des Augustus ist mehrfach hervorgehoben worden. Was den Menschen Augustus anbelangt, fällt mein Urteil in der Sache nicht viel anders als das Bleickens aus. Augustus war alles andere als sympathisch. Ein „netter Mensch" war er schon gar nicht, seine Rivalen freilich auch nicht. Er war in seinen Anfängen ein skrupelloser Terrorist, aber er ist dies in der sogenannten Prinzipatszeit nicht gewesen. Ein Unterschied zwischen Bleicken und mir besteht nur darin, dass ich die negativen Charakterzüge, ohne sie im Geringsten zu leugnen, gegenüber der im Ganzen positiven politischen Schlussbilanz nicht so stark in den Vordergrund der Urteilsbildung schiebe. Möglicherweise beruht die Differenz zwischen Bleicken und mir auch darauf, dass mein Bild der späten Republik, der Folie, vor der Augustus' Prinzipat gesehen werden muss, düsterer ausfällt, als Bleicken voraussetzt. Dass ich mich für den Gesichtspunkt der historischen „Leistung" auf ein Zitat des protestantischen Kirchenhistorikers Adolf von Harnack berufen habe, hat mit konfessioneller Prägung, wie Uwe Walter anzudeuten scheint, nichts zu tun. Schließlich beruft sich auch Augustus in seinem Tatenbericht, dem Wertekodex der römischen Aristokratie entsprechend, auf seine Leistungen, und einem späteren Historiker ist es nun einmal aufgegeben, die Leistungsbilanz eines wirkungsmächtigen Politikers aus der

Perspektive des zeitlichen Abstands neu aufzumachen. Am Schluss seiner lebendig geschriebenen Augustusbiographie, der gegenwärtig jüngsten, hat Werner Dahlheim das Unsympathische der Persönlichkeit scharf akzentuiert und dagegen die bleibende Leistung des Prinzeps Augustus herausgestellt. In der Sache habe ich gegen dieses Bild nichts einzuwenden.

Im übrigen verweise ich auf meinen oben genannten Aufsatz, in dem ich über „meinen" Augustus und die Grenzen und Möglichkeiten der ihm gewidmeten Biographie Rechenschaft ablege.

Frankfurt am Main, im Oktober 2011 Klaus Bringmann

Einführung

Augustus ist die wirkungsmächtigste und widersprüchlichste Gestalt der römischen Geschichte. Er stieß das Tor auf zu der letzten, der verheerendsten Phase des Bürgerkriegszeitalters und wurde doch zum Begründer eines Weltfriedens, der zu seinen Ehren den Namen „Pax Augusta" trägt. Der Friedensbringer war zugleich ein Eroberer, der im Laufe von 40 Jahren viele Kriege führte und die Grenzen des Römischen Reiches erweiterte wie kein Römer vor ihm oder nach ihm. Er war der Totengräber der auf den Tod daniederliegenden Republik, und doch zog er die größte Genugtuung aus den Ehrungen, die er erhielt, weil er die *res publica*, den römischen Staat, aus seiner Verfügungsgewalt in das freie Ermessen von Senat und Volk, den Institutionen also, die für die Republik standen, zurückgegeben hatte. Er begann als Hochverräter und war am Ende der „Vater des Vaterlandes". In seinen Anfängen trat er Recht und Gesetz mit Füßen, aber er ging als Wiederhersteller von Recht und Gesetz und als Schöpfer einer Ordnung, die er selbst und wahrscheinlich die Mehrheit seiner Zeitgenossen als den besten und glücklichsten Zustand des römischen Staates bezeichneten, in die Geschichte ein.

Um seine Stellung in dieser Ordnung zu charakterisieren, nannte er sich „Prinzeps", das heißt den ersten und führenden Mann des Staates. Damit knüpfte er an den Sprachgebrauch der Republik an, dem zufolge die Gruppe der einflussreichsten Senatoren *principes civitatis*, die führenden Männer der Bürgerschaft, genannt wurden. Indem er diesen Begriff für seine Person monopolisierte, brachte er das Neue, das in dem Alten steckte, wohl unabsichtlich zum Ausdruck: Der überragende Einfluss war von einem Kollektiv auf den Einen übergegangen. Im Anschluss an diese Selbstbezeichnung haben wir uns nach dem Vorgang Theodor Mommsens daran gewöhnt, die von Augustus begründete Ordnung des römischen Staates als Prinzipat zu bezeichnen, und verstehen darunter die in das Gefüge der republikanischen Verfassung eingelassene Führerstellung des Augustus und der ihm nachfolgenden römischen Kaiser. Einen unverhüllteren Blick auf die realen Machtgrundlagen seines Prinzipats gibt der Name Imperator, das heißt Feldherr, den er seit dem Jahre 40 v. Chr. anstelle eines Vornamens offiziell verwendete. Das Wort verweist auf den alten Brauch, nach dem ein siegreiches Heer seinen Oberkommandierenden zum Imperator ausrief und ihn so zum Empfang der höchsten Ehrung, eines in Rom gefeierten Triumphes, qualifizierte. Obwohl Augustus alles andere als ein großer Feldherr war, ist er in seinem Leben insgesamt 21-mal zum Imperator ausgerufen worden – öfter als jeder der großen

Feldherren der Republik. Indem er also in den Anfängen seiner Laufbahn den Titel als Namensbestandteil annahm, verwies er auf die besondere Beziehung, die ihn mit den Soldaten und der Armee verband. Dieser Beziehung, dem so genannten Heerespatronat, verdankte er die Alleinherrschaft. Er hatte dieses Patronat von seinem Adoptivvater, dem Diktator Caesar, geerbt, und er hat dieses Erbe als Instrument des Machterwerbs und des Machterhalts zu nutzen verstanden. In den modernen europäischen Sprachen sind der Titel Imperator und der Familienname Caesar zu Bezeichnungen der Monarchie geworden, die im Kreis der europäischen Monarchien den höchsten Rang beanspruchte: Kaiser und Zar – *emperor* und *empereur.* Aber obwohl der Eigenname und der Titel somit die Konnotation einer Militärmonarchie hatten und Augustus' Anfänge die eines Militärdespoten waren: Er wurde die Geister, die er rief, wieder los und verstand es, die Gefahren zu bannen, die seit der späten Republik die Militarisierung der inneren Konflikte heraufbeschworen hatte.

Wie dies alles zusammenhängt und das eine aus dem anderen folgte, ist Gegenstand dieser Biographie, der aufgegeben ist, Augustus' Persönlichkeit und sein öffentliches Wirken mit den Zeitverhältnissen in Beziehung zu setzen. Der Weg, den er von seinen hochverräterischen Anfängen bis zum gefeierten „Vater des Vaterlandes" zurücklegte, war nicht die Umsetzung eines ihm von Anfang an vorschwebenden Meisterplans. Er wusste im Jahre 44 v. Chr. nicht, wohin ihn der Entschluss führen würde, das nicht ungefährliche Erbe des Diktators Caesar für den eigenen Aufstieg zu nutzen. Wenn irgend jemand für die Richtigkeit des Satzes einstehen kann, dass derjenige am weitesten kommt, der das Ziel des Weges nicht kennt, dann ist es Augustus. Die Biographie folgt dem weiten Weg, den er zurücklegte, und versucht, der Person und ihrem Wirken, den problematischen Zügen ebenso wie der positiven Leistung, gerecht zu werden.

Jede Biographie ist auf die Gunst der Quellenlage angewiesen. Diese ist für Augustus, gemessen an dem, was für die antike Geschichte üblich und erwartbar ist, nicht schlecht, stellt freilich – verglichen mit dem Reichtum des ursprünglich Vorhandenen – ein Trümmerfeld dar. Davon vermittelt die Augustusbiographie des Sueton aus hadrianischer Zeit mit ihren Zitatennestern aus verlorenen Quellen einen anschaulichen Eindruck. Was Augustus' eigenes Oeuvre anbelangt, so besitzen wir mit Ausnahme seines für die Nachwelt bestimmten Tatenberichts nur Fragmente. Sie entstammen seinen literarischen Versuchen, seiner Autobiographie, der umfangreichen privaten und amtlichen Korrespondenz und den Reden. Hinzu kommen, meist durch glückliche Inschriftenfunde erhalten, Edikte und jurisdiktionelle Entscheidungen sowie aus literarischer Überlieferung Anekdoten und Äußerungen, echte beziehungsweise gut erfundene, für die es in der Antike spezielle Sammlungen gab. Dieses primäre Quellenmaterial wird ergänzt durch die biographische und historiographische Überlieferung. Die erste wird durch die bereits genannte, vollständig erhaltene Augustusbiographie des Sueton sowie durch das Fragment einer zweiten, von dem griechischen Diplomaten und Gelehrten Nikolaos von Damaskus verfassten repräsentiert. Dieses Fragment reicht von der Geburt bis zum Jahre 44 v. Chr. und stellt eine wichtige Quelle für die Jugendgeschichte des Augustus dar. Die historiographische Überlieferung ist vornehmlich drei Autoren zu verdanken, Velleius Paterculus, Appian von Alexandria und Cassius Dio. Der erstgenannte, ein Zeitzeuge der Feldzüge in Germanien und Dalmatien, verfasste seine „Römische Geschichte" in tiberischer Zeit, die beiden griechischen Historiker im zweiten beziehungsweise frühen dritten Jahrhundert. Im Unterschied zu Velleius Paterculus haben sie für die Geschichte des Augustus ältere, für uns verlorene Werke benutzt. Bedauerlicherweise endet die „Römische Geschichte" des Appian jedoch schon mit dem Jahr 36/35 v. Chr. und stellt somit nur für Augustus' Anfänge und die so genannte Triumviratszeit eine ausführliche und wertvolle Quelle dar. Alle diese Werke bilden zusammen mit der übrigen schriftlichen Überlieferung, zu der Inschriften und Papyri in gleicher Weise wie die augusteische Dichtung und Literatur gehören, den Grundstock unserer Kenntnis vom Leben des Augustus und der Geschichte seiner Zeit. Aus dem Widerspruch zwischen faktischer Alleinherrschaft und dem Anspruch, die Tradition der Republik zur Vollendung geführt zu haben, entstand ein Legitimationsbedarf, der seinen Niederschlag nicht nur im Medium des Wortes, sondern auch in Monumenten und Bildern, nicht zuletzt auch in den Bildmotiven der Münzprägung, fand. Für dieses Phänomen hat Paul Zanker vor Jahren eine suggestive Formulierung in Gestalt des Buchtitels „Augustus und die Macht der Bilder" geprägt.

Die gesamte, vielschichtige und höchst heterogene Überlieferungsmasse enthält Elemente, die den Zugriff auf ein breites Panorama der augusteischen Zeit erlauben. Um den Entwurf eines solchen Panoramas kann es in diesem Buch nicht gehen. Das ist nicht nur wegen der vorgegebenen Beschränkung des Umfangs, sondern vor allem auch wegen der ebenfalls vorgegebenen biographischen Ausrichtung der Reihe, in der es erscheint, schlechterdings unmöglich. Aber der Verfasser darf versichern, dass das von ihm entworfene Lebensbild des Augustus auf ein breites Spektrum der vorhandenen Quellen fundiert ist. Für Einzelnachweise verweise ich auf den Abschnitt „Hinweise zu Quellen und wissenschaftlicher Literatur" im Anhang.

I. Kindheit und Jugend

1. Der familiäre und zeitgeschichtliche Hintergrund

Der Mann, der unter dem Ehrennamen Augustus (der Verehrungswürdige) in die Geschichte einging, wurde am 23. September 63 v. Chr. als Gaius Octavius in Rom geboren. Die Familie des Vaters[1] stammte aus Velitrae, einer am Südhang der Albanerberge gelegenen Landstadt.[2] Die ursprünglich volskische Gemeinde, deren Sprache nicht das Lateinische war, wurde am Ende des Latinerkrieges (340–338 v. Chr.) von den Römern erobert. Die führenden Familien der Stadt wurden deportiert, und auf ihren Ländereien wurden römische Kolonisten angesiedelt, die dem im Jahre 332 v. Chr. gegründeten Stimmbezirk der *tribus Scaptia* angehörten. Velitrae wurde eine sich selbst verwaltende Gemeinde im römischen Bürgerverband, ein *municipium civium Romanorum*, dessen politisch führende Klasse, ganz so wie der Senatorenstand in Rom, eine landbesitzende Aristokratie war. Zu ihr gehörten von Alters her die Octavier. Im Zweiten Punischen Krieg brachte es ein Mitglied der Familie bis zum Praetor, dem zweithöchsten Amt des römischen Staates.[3] Der gleichnamige Sohn dieses Gnaeus Octavius wurde, nachdem er als Flottenbefehlshaber im Dritten Makedonischen Krieg nach der Schlacht bei Pydna (168 v. Chr.) König Perseus auf Samothrake gefangengenommen hatte, im Jahre 165 v. Chr. sogar Konsul.[4] Damit war dieser Zweig der Octavier in den inneren Machtzirkel der Senatsaristokratie, die so genannte Nobilität, die aus den Familien ehemaliger Konsuln bestand, aufgestiegen, und seine Nachkommen hatten so gute Chancen, dass sie, immer vorausgesetzt, dass sie willens und in der Lage waren, sich den harten Anforderungen der Ämterlaufbahn zu stellen, ebenfalls den Konsulat erreichten. Tatsächlich gelang dies insgesamt viermal, nämlich in den Jahren 128, 87, 76 und 75 v. Chr.[5] Der letzte Octavier aus diesem Zweig der Familie kämpfte auf Seiten der Republikaner gegen Caesar und fand in Nordafrika den Tod, ohne die höchsten Ämter, Praetur und Konsulat, erreicht zu haben.[6]

Die jüngere Linie, aus der Augustus stammte, blieb in Velitrae. Dort gehörte sie zu den führenden Familien, begnügte sich mit den lokalen Ehren und mehrte ihren Reichtum. Von Augustus' Großvater ist überliefert, dass er in Velitrae die Munizipalämter bekleidete und bei großem Reichtum in zurückgezogener Behaglichkeit ein hohes Alter erreichte.[7] Der Vater war der erste, der den Sprung auf die Bühne der stadtrömischen Politik wagte. Wie üblich erleichterten Geld, lokaler Einfluss, Beziehungen zur stadtrömischen Aristokratie und die Ehe mit der Tochter eines Senators den

Aufstieg des Neulings in die regierende Klasse. Gaius Octavius heiratete in zweiter Ehe Atia, die Tochter des aus dem benachbarten Aricia stammenden Marcus Atius Balbus und der Iulia, einer Schwester Caesars.[8] Aus dieser Ehe gingen zwei Kinder hervor: Gaius Octavius, der spätere Augustus, und als Erstgeborene die jüngere Octavia. Aus einer ersten Ehe des Vaters stammte noch eine weitere Tochter, die ältere Octavia. Um das Jahr 70 v. Chr. wurde Augustus' Vater zum Quaestor gewählt, und mit dem Erreichen dieser ersten Stufe der Ämterlaufbahn wurde er lebenslanges Mitglied des Senats. Spätestens im Jahre 64 v. Chr. bekleidete er das Amt eines Aedilen und im Jahre 61 v. Chr. die Praetur, das Amt der obersten Gerichtsherren Roms. Dann folgte die Statthalterschaft der Provinz Macedonia, wo er nach einem Sieg über den thrakischen Stamm der Bessi von seinen Soldaten zum Imperator ausgerufen wurde.[9] Damit erfüllte er die Voraussetzung für die Zuerkennung eines Triumphs, der höchsten Ehre, die der Senat für seine siegreichen Feldherren zu vergeben hatte, und auch bei der Erfüllung seiner zivilen Aufgaben in Rechtsprechung und Verwaltung hat er sich offenbar bewährt. Als Cicero an seinen Bruder Quintus, der als Propraetor die Provinz Asia verwaltete, eine lange Denkschrift richtete, wies er ihn auf das Vorbild hin, das Gaius Octavius als Praetor und Statthalter gegeben hatte.[10] Der Lohn für die Bewährung, Triumph und Konsulat, blieb ihm freilich vorenthalten. Bei der Rückkehr aus seiner Provinz starb er plötzlich und unerwartet im kampanischen Nola (Sommer 59 v. Chr.).

Die Mutter heiratete ein Jahr später einen Angehörigen der Nobilität, Lucius Marcius Philippus, der im Jahre 56 v. Chr. den Konsulat bekleidete.[11] In dessen Haus wuchs der junge Octavius zusammen mit Mutter und Schwester, vielleicht auch mit einem seiner beiden Stiefbrüder, dem jüngeren Sohn seines Stiefvaters aus erster Ehe,[12] auf. Seinen leiblichen Vater kann er kaum gekannt haben. Dieser hinterließ dem Sohn ein stattliches Vermögen – und über die Großeltern mütterlicherseits verwandtschaftliche Beziehungen zu den beiden Politikern und Feldherren, die zu Totengräbern der römischen Republik werden sollten, zu Pompeius und Caesar. Der junge Octavius war Caesars Großneffe, seine Großmutter Iulia, Caesars Schwester, hatte in die Familie der Atii Balbi eingeheiratet, und ihr Schwiegervater, der ältere Atius Balbus, war über seine Frau Lucilia, eine Nichte des berühmten Dichters Lucilius, mit Pompeius' Vater verschwägert. Sie alle gehörten der Klasse reicher Grundbesitzer an, die mit Ausnahme der Familie Caesars erst im zweiten beziehungsweise in der ersten Hälfte des ersten Jahrhunderts v. Chr. in die römische Senatsaristokratie aufgestiegen waren. Was Caesars Familie anbelangt, gehörte sie zwar einem Geschlecht des uralten Geburtsadels der Patrizier an, hatte aber, nach langer Bedeutungslosigkeit, erst wieder in der Generation seines Vaters damit begonnen, einen Platz in dem engeren Machtzirkel der Nobilität zurückzugewinnen. Caesars Onkel Sextus war im Jahre 91 Konsul, ein anderer Verwandter, Lucius Caesar, spielte ein Jahr später, ebenfalls als Konsul, eine bedeutende Rolle bei der Beendigung des Bundesgenossenkriegs, indem er das Gesetz einbrachte, das den Bundesgenossen den Zugang zum römischen Bürgerrecht öffnete.[13] Drei Jahre später krönte er seine Karriere mit der Zensur. Caesars Vater hatte es allerdings nur bis zum Praetor gebracht. Durch die Verheiratung seiner Schwester, der Tante Caesars, hatte er ein Familienbündnis mit Gaius Marius geschlossen, der als Sieger über den numidischen König Jugurtha und den germanischen Wanderverband der Kimbern und Teutonen einen kometenhaften Aufstieg nahm. Aber dem Aufstieg folgte im Jahre 100, Caesars Geburtsjahr, Marius' tiefer Absturz. Als er sich dann im Jahre 87 im Bündnis mit Lucius Cornelius Cinna gewaltsam die Rückkehr zur Macht bahnte, gehörten Lucius Caesar, der es bis zum Konsul und Zensor gebracht hatte, und sein Bruder Gaius Caesar mit dem Beinamen Strabo zu den ersten blutigen Opfern des Umsturzes. Gleichwohl wurde der junge Caesar, der spätere Diktator, mit Cornelia, der Tochter des Lucius Cornelius Cinna, verheiratet. Aber dieser starb bereits im Jahre 84, und seine Partei unterlag dem mit seinem Heer aus dem Osten zurückkehrenden Lucius Cornelius Sulla, der seine Gegner ächtete und ein Blutbad unter ihnen anrichtete. Caesar kam mit dem Leben davon, obwohl er sich weigerte, die Tochter Cinnas zu verstoßen. Wie andere Angehörige der Aristokratie auch wurde er durch familiäre Fürsprache gerettet, und obwohl er im Kreis der von Sulla an die Macht gebrachten Bürgerkriegspartei mit Misstrauen betrachtet wurde, so verstand er es doch mit bemerkenswertem Geschick, nach Sullas Tod Vorteile aus der Auflösung der sullanischen Ordnung zu ziehen und seine Karriere zu befördern. Im Jahre 63 v. Chr., dem Geburtsjahr seines Großneffen Gaius Octavius, wurde er zum obersten Repräsentanten der römischen Staatsreligion, zum Pontifex maximus, und zum Praetor für das kommende Jahr gewählt.

Das Jahr 63 war überhaupt ein denkwürdiges Jahr.[14] Pompeius organisierte damals nach seinem Sieg über die Könige Mithradates von Pontos und Tigranes von Armenien die römische Herrschaft vom Schwarzen Meer bis zu den Grenzen Ägyptens neu und verschaffte dem römischen Staat, abgesehen von der unermesslichen Beute, regelmäßige Einnahmen, deren Höhe die aus den älteren Provinzen überstiegen. Während Pompeius im Osten wie ein König schaltete und waltete, war der Konsul Marcus Tullius Cicero in Rom und Italien mit einem bewaffneten Putschversuch konfrontiert. Er ging aus von Lucius Sergius Catilina, der im Sommer zum zweiten Mal bei den Konsulwahlen durchgefallen war. Er fand Anhänger in der Aristokratie ebenso wie in den städtischen und ländlichen Unterschichten, nicht zuletzt auch unter den Veteranen, die Sulla in den Städten Italiens angesiedelt hatte. Die Bereitschaft zum Putsch, die erfolglose Amtsbewerber, Nutznießer und Opfer der sullanischen Proskriptionen, Tagelöhner auf dem Land und Gelegenheitsarbeiter in Rom miteinander verband, wurde von der weitverbreiteten Verschuldung gefördert, mochte diese aus dem Aufwand für Ämterbewerbung und luxuriöse Lebensführung oder aus der schlichten Unmöglichkeit resultieren, aus Besitz oder Arbeit ein hinreichendes Einkommen zu erzielen. Dies war die Kehrseite des aus den Ressourcen eines Weltreichs in den Händen einer kleinen Minderheit akkumulierten Reichtums. Als Sallust seine zweite Karriere, die des Geschichtsschreibers, nach der Ermordung des Diktators Caesar mit seiner Darstellung der Catilinarischen Verschwörung eröffnete, knüpfte er seinen Exkurs über den Parteienkampf in Rom an eine Betrachtung über den Kontrast zwischen der imponierenden äußeren Expansion und der inneren Krise Roms an, wie er in seiner, der Sicht eines Zeitgenossen, im Jahre 63 exemplarisch zutage getreten war:

„Zu dieser Zeit erschien mir das Imperium des römischen Volkes bei weitem am beklagenswertesten. Obwohl ihm vom Aufgang bis zum Untergang der Sonne alles, mit Waffen bezwungen, gehorchte, im Inneren Ruhe und Reichtümer, was Sterbliche für die höchsten Güter halten, im Überfluss vorhanden waren, gab es dennoch Bürger, die mit verhärtetem Sinn darangingen, sich und den Staat zugrunde zu richten. Denn trotz der beiden Senatsbeschlüsse hatte aus der Masse (der an dem Umsturzversuch Catilinas Beteiligten) kein einziger, durch die (ausgesetzte) Belohnung veranlasst, die Verschwörung enthüllt, noch hatte irgendeiner von ihnen das Lager Catilinas verlassen: So groß war die Stärke der Krankheit, die wie eine Seuche die Gemüter vieler Bürger befallen hatte.“[15]

Caesar hatte in der entscheidenden Senatssitzung vom 5. Dezember davor gewarnt, die gefangenen und der Verschwörung überführten Catilinarier ohne Gerichtsurteil hinrichten zu lassen, und statt dessen vorgeschlagen, sie bis auf weiteres in Sicherheitsverwahrung zu nehmen, bis ihnen nach Beruhigung der Lage der Prozess gemacht werden könne. Doch drang er mit seinem sachlich wohlbegründeten Votum nicht durch, und beim Verlassen der Kurie wurde er von der aus jungen Angehörigen des Ritterstandes gebildeten Leibgarde des Konsuls Marcus Cicero mit dem Tode bedroht:[16] Die Stimme der Vernunft hatte keinen Platz in der angsterfüllten Atmosphäre des Tages. Die Catilinarische Verschwörung wurde niedergeschlagen, aber ihre Nachwirkungen machten das ländliche Italien, insbesondere den Süden, noch unsicherer, als er durch die aus Sklaven, Enteigneten und Verschuldeten rekrutierten Banden ohnehin schon war. So wurde Octavius' Vater vom Senat damit beauftragt, auf dem Weg in seine Provinz Macedonia im Gebiet von Thurii (im heutigen Kalabrien am Golf von Tarent gelegen) die Reste der Gefolgschaft des Spartacus, der den Sklavenaufstand der Jahre 73 – 71 angeführt hatte, und des Catilina zu vernichten.[17] Von dieser erfolgreichen Polizeiaktion seines Vaters erhielt das Kind den scherzhaften Beinamen „Thurinus", der soviel bedeutet wie „Sieger von Thurii" – nach Analogie der berühmten Siegerbeinamen wie beispielsweise Africanus, Macedonicus, Numidicus. Der „Sieg" des Vaters über Banden, die das Land terrorisierten, reichte freilich nur zu einem Scherz. Ideelles Kapital war daraus nicht zu gewinnen – im Gegenteil: Als Gaius Octavius später einen anderen Namen, den Caesars, trug und mit Marcus Antonius um die Macht rivalisierte, verspottete dieser den wenig eindrucksvollen Heerführer als „Sieger von Thurii", und schließlich wurde aus dem Beinamen die Mär von einer obskuren Herkunft der Familie aus Thurii gesponnen.[18]

Für den zeitgeschichtlichen Hintergrund und für den Lebensweg des jungen Gaius Octavius sollten freilich nicht die Catilinarische Verschwörung und ihre Nachwirkungen, sondern das fatale Bündnis bedeutsam werden, das im Jahre 60 v. Chr. seine beiden Verwandten, sein Großonkel Gaius Iulius Caesar und der mit seinem Großvater mütterlicherseits verschwägerte Gnaeus Pompeius Magnus, unter Einbeziehung des reichen, an unbefriedigtem Ehrgeiz leidenden Marcus Licinius Crassus schlossen. Der Grund des Bündnisses, des sogenannten Ersten Triumvirats, war, dass sowohl der aus dem Osten siegreich zurückgekehrte Feldherr Pompeius als auch der für das Jahr 59 zum Konsul gewählte Iulius Caesar nur in einem gemeinsamen Vorgehen eine Chance sahen, ihre politischen Ziele durchzusetzen und so das drohende Ende ihrer politischen Laufbahn zu verhindern. Was Crassus anbelangt, so witterte er für seine Ambitionen Morgenluft und ließ sich trotz seiner Eifersucht auf Pompeius von Caesar für das Bündnis gewinnen, das auf der Generalklausel beruhte, dass keiner der Drei etwas gegen das Interesse seiner Verbündeten unternehmen dürfe.[19] Die vitalen Interessen, um die es ging, waren folgende: Pompeius konnte gegen die Mehrheit des Senats weder die Versorgung seiner demobilisierten Soldaten mit Bauernstellen noch die Ratifikation der Verfügungen durchsetzen, die er im Osten getroffen hatte. Der Feldherr, der auf den Spuren Alexanders des Großen gewandelt war, zeigte sich dem politischen Kleinkrieg in Rom nicht gewachsen und drohte gegenüber seiner Klientel das Gesicht zu verlieren. Das hätte sein politisches Ende bedeutet, und eben deswegen wurden alle seine ungeschickten Bemühungen, seine Ziele durchzusetzen, von den Gegnern blockiert, denen seine die Grenzen des Amtsrechts sprengende Karriere und die Akkumulierung von Macht und Einfluss längst ein Dorn im Auge waren. Auch Caesar war in einer Zwangslage. Zwar war es ihm gelungen, zum Konsul gewählt zu werden, aber seine Gegner im Senat hatten ihm einen Amtsbereich zugewiesen, der weder Ruhm noch finanziellen Gewinn versprach – er sollte eine Revision der in Italien gelegenen staatlichen Viehtriften und Weidewege vornehmen. Auf finanziellen Gewinn aber war er schon deshalb angewiesen, weil er die zur Bestechung der Wähler aufgenommenen Schulden zurückzahlen musste. Was Caesar darüber hinaus anstrebte, waren die Mittel, die Pompeius groß gemacht hatten: einen umfangreichen militärischen Aufgabenbereich, einen Krieg, der ihm eine ergebene Armee, Beute, Macht und Einfluss einbrachte. Er war gewillt, die Versorgung der Veteranen des Pompeius und die Ratifikation der Anordnungen, die dieser im Osten getroffen hatte, auf Biegen und Brechen durchzusetzen, wenn als Gegenleistung ein außerordentliches Kommando für ihn selbst dabei heraussprang. Der Dritte im Bunde, Crassus, der über großen Reichtum und entsprechenden Einfluss verfügte, hatte sich dem Bündnis mit der Aussicht angeschlossen, später zum Zuge zu kommen. Als es soweit war, im Jahre 55 v. Chr., und er seinerseits mit der Provinz Syrien eine Option auf einen großen Krieg gegen die Parther im Zweistromland erhielt, bezahlte er den vom Zaun gebrochenen Krieg mit seiner Niederlage in der Schlacht bei Carrhae und seinem Tod (53 v. Chr.).

Caesar setzte in seinem Konsulatsjahr unter Gewaltanwendung und Rechtsbrüchen das Gesetzgebungsprogramm durch, auf das sich die Verbündeten geeinigt hatten, und ihm wurden das in der Poebene gelegene Diesseitige Gallien mit dem Illyricum an der Ostküste der Adria und das Jenseitige Gallien als Provinz zugewiesen. Das Machtkartell der drei Verbündeten hatte Stellen, Geld und Karrierechancen zu vergeben, und es gab genug Angehörige der beiden Stände, aus denen sich die römische Oberschicht zusammensetzte, des Senatoren- und des Ritterstandes, die sich zur Unterstützung des Dreibundes gewinnen ließen. Zu ihnen gehörte Octavius' Großvater mütterlicherseits, Caesars Schwager Marcus Atius Balbus. Er trat in die aus 20 Mitgliedern bestehende Kommission ein, deren Aufgabe die Landverteilung gemäß den umstrittenen beiden Agrargesetzen Caesars war, und beteiligte sich, so erfahren wir, an der Landverteilung in Kampanien.[20] Ob Octavius' Vater sich ebenfalls dem Machtkartell angeschlossen hätte, wenn er am Leben geblieben wäre, können wir nicht wissen. Für eine solche Annahme spräche die ihm zugeschriebene Absicht, sich nach seiner Rückkehr aus seiner Provinz um den Konsulat zu bewerben.[21] Zu Recht ist gesagt worden, dass in Rom das Kernstück einer Partei die Familie und ihre verwandtschaftlichen Beziehungen waren,[22] und so liegt die Annahme immerhin nahe, dass Gaius Octavius seine Kandidatur im engen Anschluss an das Machtkartell des Dreibundes betrieben hätte. Aber andererseits wirkten die brutalen Methoden, mit denen Caesar den Widerstand der Optimaten gebrochen hatte, polarisierend bis in die Familien der Aristokratie hinein. Gegen die Anhänger der Triumvirn, die sich ihnen um der eigenen Sicherheit oder des eigenen Vorteils willen angeschlossen hatten, stand der harte Kern der Senatsaristokratie, der für die kollektive Herrschaft des Senats unter Führung der alten Familien der Nobilität einstand. Gaius Octavius war, wie die Bemerkungen Ciceros zeigen, auch bei denen, die sich vom Machtkartell des Dreibundes fernhielten, ein hochangesehener Mann, und so ist zumindest nicht auszuschließen, dass er sich von dem anrüchigen Bündnis ferngehalten hätte.

Aber wie dem auch sei: Der Gegensatz zwischen dem Dreibund und den Optimaten war nicht die einzige Konstante, die die stadtrömische Politik in den fünfziger Jahren bestimmte. Rom wurde in Atem gehalten von den Umtrieben des Publius Clodius, der im Jahre 58 v. Chr. mit Hilfe der Triumvirn Volkstribun geworden war, sich jedoch von seinen Ziehvätern emanzipierte und es verstand, das Stadtvolk gegen Pompeius zu mobilisieren. Gewalt und Gegengewalt beherrschten die Szene, und mehr als einmal erwies es sich als unmöglich, die Wahlen der städtischen Magistrate ordnungsgemäß durchzuführen. Wer dem Chaos der Tagespolitik anhand der Briefe Ciceros folgt, mag geneigt sein, sich dem unübertrefflich formulierten Urteil Theodor Mommsens anzuschließen: „Man könnte ebenso gut ein Charivari auf Noten setzen als die Geschichte dieses politischen Hexensabbats schreiben wollen; es liegt auch nichts daran, all die Mordtaten, Häuserbelagerungen, Brandstiftungen und sonstigen Räuberszenen inmitten einer Weltstadt aufzuzählen und nachzurechnen, wie oft die Skala vom Zischen und Schreien zum Anspeien und Niedertreten und von da zum Steinewerfen und Schwerterzücken durchgemacht ward.“[23]

In diese unruhige Zeit zwischen dem Tod des Vaters und dem Ausbruch des Bürgerkriegs zwischen Caesar und Pompeius im Jahre 49 v. Chr. fiel die Kindheit des jungen Gaius Octavius. Er verbrachte sie im Haus seines Stiefvaters Lucius Marcius Philippus. Dieser gehörte wie schon sein Vater zu den nicht wenigen Angehörigen der regierenden Klasse, die sich im Streit der Parteien vorsichtig zurückhielten und es nach Möglichkeit vermieden, bei irgendeiner Seite Anstoß zu erregen. Auf diese Weise hatte er sein Konsulatsjahr (56 v. Chr.), in dem Caesar den gefährlichen Versuch seiner Gegner, den Dreibund zu sprengen, in letzter Minute vereitelt hatte, unbeschädigt überstanden. Als im Januar 49 der Bürgerkrieg ausbrach, blieb er, zumindest nach außen hin, neutral. Doch im Geheimen stand er wohl im Einverständnis mit Caesar, dem sehr daran gelegen war, dass möglichst viele Angehörige der Senatsaristokratie sich nicht mit der Regierung und Pompeius gegen ihn solidarisierten. Sein Sohn war bei Ausbruch des Bürgerkrieges Volkstribun und konnte es nicht ganz vermeiden, Flagge zu zeigen, als im Januar 49 die Beschlüsse zur Abberufung Caesars gefasst wurden. Er interzedierte in einer untergeordneten Angelegenheit gegen einen dieser Beschlüsse,[24] hielt sich aber in allen entscheidenden Punkten zurück. Die durchtriebene Vorsicht war der Familie, in der Gaius Octavius aufwuchs, zur zweiten Natur geworden. Marcius Philippus hatte durch die Heirat mit Atia eine Familienverbindung mit Caesar geknüpft, aber er hatte seine Tochter aus erster Ehe dem schärfsten Gegner Caesars, dem jüngeren Cato, zur Frau gegeben. Wie immer der Streit der Parteien ausgehen mochte, worauf es ankam, war, dass der Rang der Familie unbeschädigt blieb und sie letzten Endes auf Seiten der stärkeren Bataillone stand. In diesem Milieu verbrachte der junge Gaius Octavius seine Kindheit und frühe Jugend, und es lässt sich mit gutem Grund vermuten, dass sich im Haus seines Stiefvaters gewisse Grundzüge seines Wesens ausbildeten, die eine Voraussetzung seines späteren politischen Aufstiegs waren: die mit einem ausgeprägten Machtinstinkt verbundene durchtriebene Vorsicht.

2. Jugendjahre. Die Vorbereitung auf ein Leben für die Politik

Die Kinder der großen Familien Roms waren für die Politik bestimmt. Die Töchter wurden verheiratet nach den Bedürfnissen aristokratischer Familienbündnisse, und von den Söhnen wurde erwartet, dass sie sich in Krieg und Frieden durch die Tat bewährten, die Ämterlaufbahn bis zum Führungsamt des Konsulats durchmaßen und den ererbten Familienschatz an Macht und Einfluss mehrten. Um der öffentlichen Stellung willen, die ihnen vorherbestimmt war, bedurften sie gewisser physischer und psychischer Voraussetzungen und einer Erziehung, die ihnen den Habitus der regierenden Klasse vermittelte und sie auf die Aufgabengebiete vorbereitete, in denen sie sich zu bewähren hatten.[25] Als Erwachsene mussten sie ihren Mann stehen als Soldaten und Feldherren, als Ankläger und Verteidiger vor Gericht, als Berater ihrer Klienten und als Gutachter in Rechtsfragen, in der Administration von Staat und Reich, bei den Verhandlungen mit fremden Gesandten und in der Gewinnung einer Meinungsführerschaft in den politischen Gremien von Senat und Volksversammlung. Es liegt auf der Hand, dass ein solches Leben für die Politik nicht nur Ehrgeiz, Machtwille und Sachkompetenz voraussetzte, sondern auch auf gewisse natürliche Voraussetzungen angewiesen war: auf eine gute Gesundheit sowie auf körperliche und seelische Belastbarkeit.

Damit stand es von Haus aus mit dem jungen Gaius Octavius nicht zum Besten. Er war von Jugend auf kränklich.[26] Er litt an häufig wiederkehrenden Erkältungen, er hatte erhebliche Hautprobleme, Blasensteine und Schwächezustände setzten ihm zu; im Laufe seines Lebens musste er mehrere schwere Krankheiten durchstehen, die ihn an den Rand des Todes brachten. Hitze und Kälte konnte er nicht ertragen. Sein linkes Bein war vom Hüftgelenk bis zum Unterschenkel schwächer als das rechte, so dass er oft hinkte, und seine Zähne waren schon in der Jugend schlecht. Auch seine psychische Belastbarkeit hatte ihre Grenzen. Der Ausnahmesituation einer offenen Feldschlacht war er nicht gewachsen, und seine ohnehin labile Gesundheit konnte in kritischen Momenten des Krieges und der Politik zusammenbrechen. Erziehung und Lebensführung mussten ausgleichen, was ihm die Natur versagt hatte. Er war von Jugend auf zur Selbstdisziplin genötigt. Ein Leben aus der Fülle jugendlicher Kraft zu führen war ihm versagt. Das hieß auf der anderen Seite, dass er den Versuchungen des süßen Lebens, der sich die jeunesse dorée in Rom hinzugeben pflegte, der Verschwendung von Zeit, Kraft und Vermögen, nicht ausgesetzt war. Unterstützt und geleitet von der an altrömischer Sittenstrenge festhaltenden Mutter führte er von Jugend auf ein Leben der Askese, das ganz seiner Ausbildung und der Vorbereitung einer politischen Karriere gewidmet war.[27] Zeitlebens hielt er sich von dem unter seinen Standesgenossen verbreiteten Tafel-, Kleidungs- und Ausstattungsluxus fern. Er pflegte wenig zu essen und zu trinken, und mit Rücksicht auf seinen schwachen Magen nahm er mehrmals am Tage nur kleine, frugale Mahlzeiten zu sich. Wein trank er tagsüber nur ganz selten: „Anstatt zu trinken", schreibt sein Biograph Sueton, „pflegte er ein in kaltes Wasser getauchtes Stück Brot oder ein Stück Gurke, einen Lattichstengel oder auch frisches oder getrocknetes Obst mit leichtem Weingeschmack zu sich zu nehmen."[28]

Die ersten vier Lebensjahre verbrachte das Kind auf einem Landgut des Großvaters bei Velitrae. Das Kinderzimmer, das noch in der Zeit Kaiser Hadrians als heiliger Ort verehrt wurde, war klein und bescheiden, nicht größer, wie unser Gewährsmann überliefert, als eine Vorratskammer.[29] Der Vater, der in Rom seine politische Karriere beförderte und nach seiner Praetur die Provinz Macedonia verwaltete, kann sich nur wenig um den Sohn gekümmert haben. Als er im Jahre 59 plötzlich starb, war Octavius gerade vier Jahre alt, zu jung also, als dass seine Erziehung bereits einem Hauslehrer hätte anvertraut werden können. Dies geschah dann im Haus seines Stiefvaters Marcius Philippus. Dort kümmerten sich die Eltern, die Mutter und der Stiefvater gemeinsam, so wird berichtet, um seine Ausbildung und vertrauten ihn einem gebildeten Sklaven namens Sphaerus an.[30] Wie der Name anzeigt, stammte er wohl aus dem griechischsprachigen Osten. Zu seinen Aufgaben gehörte neben der Beaufsichtigung und Unterrichtung des Knaben in den elementaren Kulturtechniken des Lesens, Schreibens und Rechnens die Einführung ins Griechische, dessen Kenntnis für alle Angehörigen der römischen Aristokratie seit der Mitte des zweiten Jahrhunderts v. Chr. obligatorisch war. Der junge Octavius lernte die Sprache, schätzte auch die klassische Literatur der Griechen, wurde aber nie im Griechischen so heimisch, dass er es fließend sprach oder sich getraut hätte, ohne die Hilfe von Übersetzern einen griechischen Brief aufzusetzen.[31] Gaius Octavius erwies seinem ersten Lehrer eine Anhänglichkeit, wie sie sonst vor allem für das Verhältnis von Amme und Zögling vielfach bezeugt ist. Als Erwachsener ließ er den ehemaligen Lehrer frei, und als Sphaerus im Jahr 40 v. Chr. starb, richtete er, obwohl er damals in einen Bürgerkrieg auf Leben und Tod verstrickt war, dem Verstorbenen ein öffentliches Begräbnis aus.[32] Er würdigte ihn damit der gleichen Ehre wie seine eigene Mutter, die zwei Jahre vorher verstorben war.[33] Eltern und Hauslehrer pflegten bei der Erziehung der Kinder eng zusammenzuarbeiten, und es war nicht unüblich, dass ein Vater beziehungsweise die Mutter dabei mitwirkten, ihren Kindern elementare Fähigkeiten und Kenntnisse beizubringen. Von Augustus ist überliefert, dass er später es sich nicht nehmen ließ, seine Enkel, die er adoptiert hatte, im Lesen, Schreiben und Rechnen sowie in anderen Disziplinen zu unterrichten.[34] Ob Marcius Philippus sich mit seinem Stiefsohn die gleiche Mühe machte, steht dahin. Aber soviel ist überliefert, dass beide Elternteile der Erziehung des Sohnes große Aufmerksamkeit schenkten. In seiner Lebensbeschreibung des Augustus notiert Nikolaos von Damaskus: „Seine Mutter und ihr Mann Philippus kümmerten sich um ihn. Jeden Tag fragten sie die Lehrer und Beschützer, die sie dem Jungen gegeben hatten, was er getan habe, wohin er gegangen sei und wie und mit wem er den Tag verbracht habe."[35]

Die Erziehung eines Heranwachsenden, der dazu bestimmt war, in die regierende Klasse Roms einzutreten, war an dem Ziel ausgerichtet, ihm die Fähigkeiten zu übermitteln, die er brauchte, sich in Krieg und Frieden zu bewähren und im Konkurrenzkampf mit seinen Standesgenossen zu bestehen. Er musste auf die Rolle des Feldherrn und auf den Kampf mit der Waffe des Wortes vorbereitet werden. Er musste Schwimmen und Reiten lernen, und er hatte sich so früh wie möglich im Gebrauch von Waffen zu üben. Auch dem jungen Octavius blieb das nicht erspart,[36] aber er machte, kein Wunder bei seiner Konstitution, keine gute Figur in den Künsten des Reitens, Fechtens und Speerwerfens. Dennoch hielt er aus und setzte seine Waffenübungen über die Zeit seiner Ausbildung hinaus bis zum Ende der Bürgerkriege, also bis zum Jahr 30 v. Chr., fort. Dann gab er diese Pflichtübungen erleichtert auf und beschränkte seine körperliche Betätigung auf das Ballspiel und verschaffte sich daneben Bewegung durch Spazierengehen.[37]

Dafür war Octavius ein brillanter Schüler in den Disziplinen, die der intellektuellen Schulung des künftigen Redners und Politikers dienten.[38] Auf diesem Feld zeigte er sich, wie wenigstens Nikolaos von Damaskus behauptet, sogar seinen Lehrern überlegen. Gelesen und interpretiert wurden Werke der griechischen und lateinischen Literatur, sowohl Dichtung als auch Prosa, dann folgte die theoretische und praktische Unterrichtung in der Kunst der Rede sowie ein ergänzendes Studium der Philosophie.[39] Rhetorik und Philosophie waren von Haus aus Gewächse der griechischen Geisteskultur, und dies erklärt neben der Notwendigkeit zum Erlernen der griechischen Sprache als der *lingua franca* der damaligen Welt die starke Stellung griechischer Lehrer und griechischer Werke in der römischen Jugendbildung. Dem griechischen Bildungsgang war im ersten Jahrhundert v. Chr. freilich ein analoger in lateinischer Sprache an die Seite getreten. Es gab inzwischen eine lateinische Literatur, römische Grammatiker, das heißt Literaturlehrer, und Rhetoren. Nur auf dem Feld der Philosophie war Rom, wie Cicero wiederholt betonte, noch im Rückstand. Cicero selbst machte sich in der Zeit der Alleinherrschaft Caesars, also noch in Octavius' Jugendzeit, an eine umfassende Darstellung der hellenistischen Philosophie in lateinischer Sprache, und er hatte dabei nicht zuletzt das Ziel ins Auge gefasst, einen Beitrag zur politisch-moralischen Erziehung der zur politischen Führung bestimmten Jugend zu leisten. Dieser gesellschaftlichen Rolle hatten sich seit dem zweiten Jahrhundert v. Chr. insbesondere die Stoiker angepasst, und es ist sicher kein Zufall, dass die beiden Philosophen, die als Lehrer des jungen Gaius Octavius genannt werden, Vertreter dieser Schule waren: der aus Alexandria stammende Areios, bei dem er zusammen mit dessen Söhnen Dionysios und Nikanor Unterricht erhielt,[40] und Athenodoros, der Sohn des Sandon aus dem kilikischen Tarsos.[41] Zu beiden Philosophen unterhielt er über seine Studienzeit hinaus gute Beziehungen und verwendete sie als seine Vertrauten in verschiedenen Funktionen. Areios fungierte als sein Prokurator in Sizilien, und als er seinen Rivalen Marcus Antonius beseitigt und sich in den Besitz Ägyptens gesetzt hatte, zeichnete er Areios besonders aus, indem er in Alexandria öffentlich erklärte, sein alter Lehrer sei einer der drei Gründe, warum er die Stadt verschone. Doch wusste der Philosoph seine Unabhängigkeit zu wahren. Das Angebot, die Leitung der Finanzverwaltung Ägyptens zu übernehmen, lehnte er ab. Athenodoros gelangte etwa zur selben Zeit an die Spitze seiner Heimatstadt Tarsos, wo er die Herrschaft des Boethos, eines Vertrauensmannes des Antonius, beendete und Tarsos eine neue Verfassung gab. Was die Rhetorik anbelangt, die Schlüsseldisziplin für die Ausbildung künftiger Politiker, hatte Octavius einen lateinischen und einen griechischen Lehrer: Marcus Epidius, der in Rom eine renommierte lateinische Rhetorenschule betrieb – als prominente Schüler werden neben Augustus der Triumvir Antonius und der Dichter Vergil genannt – und Apollodoros von Pergamon, einer der gefeiertsten Redelehrer der griechischen Welt, der ihn in Rom unterrichtete und gegen Ende des Jahres 45 über die Adria nach Apollonia folgte, um ihm dort in der griechischen Stadt weiter Unterricht zu geben.[42]

Wie es üblich war, setzte Gaius Octavius seine Studien fort, nachdem er in feierlicher Form durch Anlegung der Bürgertoga auf dem Forum für volljährig erklärt worden war. Dieses Ereignis fand am 18. Oktober 48 statt, also kurz nach seinem 15. Geburtstag.[43] In seiner mit Unterbrechungen bis in die ersten Monate des Jahres 44 dauernden Studienzeit legte er die Fundamente seiner ausgezeichneten Kenntnis der griechischen und lateinischen Literatur, und er besaß zeitlebens ein sicheres ästhetisches Urteil über literarische Qualität. Als er später auf dem Gipfel der Macht stand, legte er den größten Wert darauf, dass nur die besten Autoren ihn und sein Werk sich zum Thema wählten: Er dachte dabei vorzugsweise an Vergil und Horaz.[44] Die Beschäftigung mit Dichtung und Prosa führte wie bei anderen auch zu frühen Versuchen eigener Produktion.[45] Er schrieb Epigramme und verstand es, Pasquille in der Art Catulls zu verfassen, eines gegen seinen Rivalen Antonius aus späterer Zeit ist erhalten.[46] Aus dem Aias-Mythos nahm er den Stoff für eine Tragödie, aber als er merkte, dass seine Gestaltungskraft nicht ausreichte, tilgte er, was er geschrieben hatte. Als er von einem Freund nach den Fortschritten seines „Aiax" gefragt wurde, antwortete er mit ironischer Anspielung auf den Selbstmord des Helden: „Er hat sich in den Schwamm gestürzt."[47] Ebenfalls in die Jugendzeit dürften die „Ermahnungen zur Philosophie", eine Frucht des philosophischen Unterrichts, gehören.[48] Ob das Gedicht über Sizilien, von dem nur der Titel erhalten ist, ein Lehrgedicht geographischen Inhalts war, wissen wir ebenso wenig wie die Abfassungszeit.[49] Obwohl Augustus zeitlebens eine Sensibilität für die ästhetische Qualität von Dichtung besaß, war sein Verhältnis zur Literatur doch weitaus stärker von einer moralischen und zweckrationalen Einstellung bestimmt. Ein so eleganter und geistvoller Dichter lasziver Liebesverhältnisse wie Ovid fand später keine Gnade vor den Augen des Reformers, der sich die Wiederherstellung altrömischer Sittenstrenge zum Ziel setzte. Er war gewohnt, sich aus beiden Literaturen, der griechischen wie der römischen, Auszüge mit Vorschriften und Beispielen anzufertigen, die ihm nützlich zum Gebrauch im privaten wie im öffentlichen Leben zu sein schienen.[50]

Was das Reden anbelangt, so hatte Gaius Octavius von Jugend auf mit Stimmproblemen zu kämpfen.[51] Wenn Erkältungen und Heiserkeit hinzukamen, war er unfähig, vor einem größeren Publikum zu sprechen. Dann musste er vorlesen lassen, was er schriftlich ausgearbeitet hatte. Bei zunehmender Schwäche im hohen Alter war er ganz auf schriftliche Kommunikation angewiesen. Aber in der Jugend kämpfte er mit aller Macht gegen die Benachteiligung mangelnder Stimmkraft an. Bei der Redeübung des Deklamierens bediente er sich eines Stimmbildners, und er lebte, wie Nikolaos von Damaskus zu berichten weiß, nach der Pubertät im Interesse einer Kräftigung seiner Konstitution und seiner Stimme ein ganzes Jahr sexuell enthaltsam[52], was ihm bei seiner bleibenden Vorliebe für junge

Schönheiten gewiss nicht leicht gefallen sein wird. Seine Redeübungen setzte er auch nach Beendigung seiner Ausbildung fort, selbst in den Bedrängnissen des Mutinensischen Krieges (43 v. Chr.), so erfahren wir, ließ er nicht davon ab.[53] Octavius besaß die Fähigkeit der freien, flüssigen Rede, er war schlagfertig und verstand es, die scharfen Waffen der Ironie und des Sarkasmus glänzend zu handhaben.[54] Doch vermied er, wenn es um wichtige Dinge ging, die Stegreifrede. Seine öffentlichen Reden arbeitete er sorgfältig bis in den Wortlaut hinein schriftlich aus und las den Text vom Blatt ab. Das entsprach nicht antiken Gepflogenheiten und wurde entsprechend vermerkt.[55] Auch in wichtige Unterredungen ging er mit schriftlicher Vorbereitung, selbst bei seiner klugen dritten Ehefrau Livia, deren Rat er oft suchte, machte er keine Ausnahme.[56] Offenbar hatte er sich schon in der Jugend angewöhnt, nichts dem Zufall zu überlassen und sich mit äußerster Konzentration auf jede Situation vorzubereiten.

Zweckrationalität war dem jungen Octavius schon früh zur zweiten Natur geworden, und dem entsprach sein Redestil. Ausgestattet mit überragender Intelligenz erfasste er leicht und schnell den springenden Punkt dessen, was gesagt werden musste oder sollte, und er richtete sein ganzes Augenmerk darauf, dies klar und schnörkellos zum Ausdruck zu bringen. Die Erregung von Affekten, die als höchste Leistung der Redekunst galt, war seine Sache nicht, und in Apollodoros von Pergamon hatte er einen Lehrer, der ihn in seiner Neigung zu rationalem Argumentieren und klarer Komposition bestärkt zu haben scheint.[57] Wie Caesar mied er alle ungewöhnlichen Worte, und die Liebhaber eines altertümelnden Stils verlachte er ebenso wie alle diejenigen, die sich einer gesuchten oder schwülstigen Ausdrucksweise bedienten.[58] Von der Höhe geistiger und sprachlicher Überlegenheit herab kanzelte er später Antonius wegen seiner Unfähigkeit, sich klar auszudrücken, und wegen seines schlechten, zwischen Extremen schwankenden Stils ab: „Und du hast noch Zweifel, ob du Cimber Annius oder Veranius Flaccus nachahmen sollst, in der Weise, dass du die Wörter verwendest, die Crispus Sallustius aus den ‚Ursprüngen' des Cato exzerpiert hat, oder ob du die gedankenleere Wortfülle der asianischen Redner in unsere Sprache übernehmen sollst?"[59] Auch von der gezierten und verschnörkelten Redeweise seines Freundes Maecenas hielt er nichts. Aber während er den politischen Gegner im Krieg der Worte erbarmungslos bloßstellte, wurde der Freund nur mit gutmütigem Spott bedacht.[60]

Während seiner Ausbildungszeit geriet Octavius zunächst unmerklich, dann immer stärker in das Gravitationsfeld seines Großonkels Gaius Iulius Caesar. Im Jahre 51 v. Chr., als Caesar dabei war, die Unterwerfung Galliens zu vollenden, starb seine Schwester, Octavius' Großmutter. Der noch nicht Zwölfjährige war nach Caesar der nächste männliche Verwandte der Verstorbenen, und so fiel ihm die Aufgabe zu, der Großmutter die Grabrede zu halten und dabei der Öffentlichkeit das Alter und den Ruhm des Iulischen Geschlechts in Erinnerung zu rufen.[61] Dann brach zum Jahreswechsel 50/49 der Bürgerkrieg aus.[62] Caesars Gegnern aus dem optimatischen Lager war es gelungen, Pompeius von seinem politischen Bündnispartner zu trennen und auf ihre Seite zu ziehen. Ihr Plan war, Caesar zum frühestmöglichen Zeitpunkt aus Gallien abzuberufen, damit er als amtloser Bewerber um den Konsulat für das Jahr 48 wegen der vielen Rechtsbrüche, die er in seinem ersten Konsulat begangen hatte, in Rom vor Gericht gezogen und verurteilt würde. Das hätte nach menschlichem Ermessen das Ende seiner politischen Karriere bedeutet. Dahin ließ es Caesar freilich nicht kommen. Er beantwortete den Abberufungsbeschluss vom 7. Januar 49 umgehend mit der Eröffnung des Bürgerkrieges. Er wollte seinen Feinden keine Zeit lassen, die Ressourcen Italiens und des Römischen Reiches gegen ihn zu mobilisieren. In zwei Monaten bemächtigte er sich der gesamten italischen Halbinsel und zwang Pompeius und die Regierung zur Flucht über die Adria, dann manövrierte er in einem brillanten Feldzug die Generäle des Pompeius in Spanien aus, so dass sie Anfang August 48 kapitulieren mussten, und im folgenden Jahr trug er den Krieg über das Adriatische Meer nach Griechenland, wo Pompeius eine gewaltige Streitmacht zusammengezogen hatte. Caesar gelang es, sich aus der prekären Lage zu befreien, in die er bei Dyrrhachium geraten war, und am 9. August 48 gewann er in Thessalien die Entscheidungsschlacht bei Pharsalos. Er folgte dem flüchtenden Pompeius nach Ägypten, traf ihn aber nicht mehr lebend an. Die vormundschaftliche Regierung, die in Alexandria die Geschäfte führte, hatte ihn am 28. September bei der Landung im Hafen umbringen lassen. Caesar wurde in die Thronstreitigkeiten der Ptolemäer verwickelt, blieb mehrere Monate in Alexandria und im Osten des Reiches und kehrte erst Anfang Oktober 47 nach Rom zurück. Was Gaius Octavius anbelangt, so ließen ihn die Eltern bei Ausbruch des Bürgerkrieges aus Rom in die Sicherheit eines der väterlichen Landgüter bringen.[63] Als der Feldzug in Italien beendet und Pompeius mitsamt der Regierung geflohen war, kehrte er nach Rom zurück. Im Oktober 48 wurde er mit der feierlichen Anlegung der Bürgertoga für volljährig erklärt und erhielt als Fünfzehnjähriger die Priesterstelle im Leitungsgremium der römischen Staatsreligion, die durch den Tod des in der Schlacht bei Pharsalos gefallenen Caesargegners Lucius Domitius Ahenobarbus frei geworden war.[64] Es bedarf keines Beweises, dass dies mit Rücksicht auf Octavius' Verwandtschaft mit dem Sieger von Pharsalos geschah. Ungefähr ein halbes Jahr später, im Frühjahr 47, durfte der noch nicht Sechzehnjährige mit dem Titel eines Stadtpraefekten für einen Tag als Ersatzkonsul in Rom fungieren, als die ordentlichen Magistrate am Latinerfest in feierlicher Prozession zum Heiligtum des Iuppiter Latiaris in den Albanerbergen zogen, um dem Gott von Staats wegen ein Opfer darzubringen.[65] Das war eine Ehre, die jungen Männern aus den großen alten Familien Roms in Vorwegnahme ihrer künftigen Stellung erwiesen wurde. Der junge Gaius Octavius, der von Haus aus nicht zu dieser Nobilität gehörte, hatte auch diese Ehre wiederum seinem Großonkel zu verdanken. Offenbar hatte er sich auf seinen öffentlichen Auftritt gut vorbereitet. Nikolaos von Damaskus weiß zu berichten, dass der junge Stadtpraefekt mit den Rechtsauskünften, die er anstelle der Konsuln und Praetoren gab, großes Aufsehen erregte. Die Übermittlung von Elementarkenntnissen im römischen Recht gehörte zum Ausbildungsprogramm künftiger Senatoren, und durch die Prägung im Elternhaus, in das ratsuchende Klienten ein- und auszugehen pflegten, mag ein junger Mann die Sachkenntnis und die Selbstsicherheit gewonnnen haben, die ihn die Probe des ersten Auftritts in amtlicher Funktion bestehen ließen. Überhaupt rückte Octavius immer stärker in den Mittelpunkt öffentlicher Aufmerksamkeit. Als nächster männlicher Verwandter Caesars drängten sich Altersgenossen und Mitschüler an ihn heran, die sich von ihm eine Förderung ihrer Karriere oder sonstige Vorteile versprachen. Wenn er die Stadt verließ, um sich im Reiten zu üben oder um Besuche zu machen, gaben sie ihm in großer Zahl das Geleit.[66] Damals schloss er mit Marcus Vipsanius Agrippa, der später sein wichtigster Helfer und sein Schwiegersohn werden sollte, Freundschaft fürs Leben.

Caesar kehrte im Oktober 47 nach Rom zurück, doch schon im Dezember brach er nach Nordafrika auf, um das neue republikanische Widerstandszentrum, das sich dort gebildet hatte, zu zerschlagen. Octavius wollte seinen Großonkel begleiten, um unter dessen Aufsicht erste praktische Erfahrungen im Kriegswesen zu sammeln. Ein derartiges Praktikum gehörte ebenso zur Vorbereitung auf die Ämterlaufbahn, den so genannten *cursus honorum*, wie das intensive Studium der Rhetorik und der enge Anschluss an einen der als Sachwalter und Politiker auf dem Forum tätigen erfolgreichen Senatoren. Freilich war im Lärm des Bürgerkriegs die Redekunst verstummt. Auf dem Feld der Auseinandersetzungen vor Gericht und Volksversammlung gab es ähnlich wie zur Jugendzeit Ciceros nichts zu lernen. Anders stand es mit der Kunst des Krieges. Hier hätte Octavius bei dem größten Feldherrn der Zeit in die Lehre gehen können. Doch Atia, die Mutter, erhob Einspruch, und der Sohn gehorchte.[67] Seine Gesundheit war viel zu ungefestigt, und man hielt es in der Familie für besser, wenn er zu Hause bliebe und seine gewohnte Lebensweise beibehalte.

Octavius' Fernbleiben vom afrikanischen Kriegsschauplatz hinderte Caesar nicht daran, seinen Großneffen anlässlich seines mit großem Aufwand gefeierten Triumphes (20.–30. September 46, das entspricht der Zeit vom 20. bis 30. Juli nach dem reformierten Julianischen Kalender) mit militärischen Auszeichnungen zu ehren. Im Schmuck dieser Auszeichnungen durfte er dem Triumphwagen folgen, „als ob er Caesars Zeltgenosse in diesem Feldzug gewesen wäre".[68] Vor allem aber: Caesar ließ ihn als Mittelsmann gewähren, der die Anliegen von Bittstellern vor dem Diktator vertrat. Der Bruder seines Freundes Agrippa hatte auf Seiten der Republikaner gekämpft und war in Gefangenschaft geraten. Agrippa bat den Freund, sich für den Gefangenen zu verwenden, und Octavius erwirkte die Begnadigung durch Caesar.[69] Überhaupt hatte seine Vermittlungstätigkeit meist Erfolg,[70] und es darf wohl mit gutem Grund vermutet werden, dass die Rolle, die er spielte, mit seinem Großonkel abgesprochen und Teil des von Caesar verfolgten Planes war, seinem Großneffen den Weg zu Einfluss und Macht zu ebnen. Ihn einer größeren Öffentlichkeit bekannt machen sollte die ihm von Caesar übertragene Ausrichtung der Aufführungen im griechischen Theater. Octavius ging mit vollem Einsatz seiner Kräfte zu Werke, aber seine schwache Konstitution war überfordert. Er brach zusammen. An den heißesten Tagen des Jahres setzte er sich im Theater der Sonne aus und erlitt einen Hitzschlag.[71]

Als Caesar im November 46 nach Spanien in den Krieg gegen die Söhne des Pompeius zog, war Octavius noch immer nicht von dem Zusammenbruch, den er im Sommer erlitten hatte, wiederhergestellt. Er musste wieder zu Hause bleiben. Erst zu Beginn des folgenden Jahres reiste er Caesar mit kleinem Gefolge nach – die Begleitung der Mutter lehnte er ab. Die Reise war nicht ohne Gefahren. Er erlitt Schiffbruch und musste zu Lande seinen Weg auf Straßen nehmen, die vom Feind bedroht waren. Als er Caesar schließlich in der Nähe von Carteia erreichte, hatte dieser schon die Entscheidungsschlacht bei Munda (17. März 45 v. Chr.) gewonnen.[72] Nun fand er Aufnahme in den Stab seines Großonkels, der ihn genau beobachtete und häufig ins Gespräch zog. Folgt man der Darstellung des Nikolaos von Damaskus, dann bestand er die Probe auf das glänzendste: „Als Caesar erkannte, dass Octavius treffsicher, verständig und prägnant im Ausdruck war und immer die passenden Antworten gab, schloss er ihn in sein Herz und mochte ihn sehr."[73] Wieder wurde Octavius Gelegenheit gegeben, sich als Vermittler und Fürsprecher, dieses Mal bei der Neuordnung Spaniens, zu bewähren und sich so eine eigene Klientel zu erwerben, die ihm durch die Verpflichtung zur Dankbarkeit verbunden war. Besonderes Aufsehen erregte sein erfolgreiches Eintreten für Sagunt, das im Krieg auf der Seite der Pompeianer gestanden hatte. Nikolaos von Damaskus schreibt: „Er nahm sich ihrer (der Saguntiner) an, und da er gegenüber ihm (Caesar) sehr gut argumentierte, entlastete er sie von den Vorwürfen und entließ sie in freudiger Stimmung nach Hause. Allen Leuten gegenüber priesen sie ihn als ihren Retter."[74]

Der gute Eindruck, den Caesar von seinem Großneffen gewann, veranlasste ihn, Octavius in seinem letzten Testament vom 13. September 45 unter der Bedingung, dass ihm vor seinem Tod kein eigener Sohn geboren würde, zum Haupterben einzusetzen und zu adoptieren.[75] Etwa zu der Zeit, als Caesar in Oberitalien sein Testament abfasste, erbat und erhielt Octavius seinen Abschied und kehrte nach Rom zurück. Beim Betreten der Stadt ging ihm mit großem Gefolge ein gewisser Amatius alias Herophilus entgegen, der sich als Sohn des Gaius Marius ausgab und aufgrund der Verwandtschaftsbeziehung zu Caesar – Marius hatte Caesars Tante geheiratet – den Anspruch erhob, in das Iulische Geschlecht zu gehören. Der falsche Marius wollte Octavius für seine Sache gewinnen, doch dieser vermied es, klug wie er war, sich festzulegen, und verwies den Bittsteller an Caesar als das Oberhaupt der Familie, der ihn dann, nach seiner Rückkehr, aus Rom verbannte.[76] Im Herbst 45 verbrachte Octavius einige Wochen in Rom. Er lebte wieder unter der strengen Aufsicht der Mutter, zwar in einem eigenen Haus, das vorher dem Redner und Dichter Licinius Calvus, dem Freund Catulls und Antipoden Ciceros im Streit um den besten Redestil, gehört hatte, aber dieses Haus lag in der Nähe des elterlichen, und die Mutter tat alles, um ihren Sohn von den Versuchungen des süßen Lebens, vor allem vom Umgang mit Frauen fernzuhalten.[77]

Octavius hatte anscheinend schon vor dem spanischen Feldzug darum gebeten, ihn zum Stellvertreter des Diktators zu ernennen, zum Reiterführer *(magister equitum)*, wie der altertümliche Titel lautete. Er war jedoch abgewiesen worden.[78] Aber als Caesar dann seinen Ostfeldzug plante, um das neue pompeianische Widerstandszentrum in Syrien zu zerschlagen und Krieg gegen die Parther im Zweistromland zu führen, gewährte er seinem Großneffen den zuvor abgeschlagenen Wunsch und erhob ihn zum zweiten Mann im Staate. Nicht nur, dass er ihn in den Patrizierstand, den alten Uradel Roms, befördert hatte:[79] Er designierte ihn auch für den bevorstehenden Feldzug zum *magister equitum*.[80] In dieser Eigenschaft sollte er den Diktator in den Osten begleiten. Schon gegen Ende des Jahres 45 begab er sich mit seinem Freund Marcus Agrippa über die Adria zur Ausgangsbasis des geplanten Feldzugs. Ihr Aufenthaltsort war die Hafenstadt Apollonia, das heutige Pojani in Albanien. Sie lag ein Stück südlich von Dyrrhachium, dem Brundisium gegenüberliegenden Haupthafen an der Ostküste der Adria, von dem die durch Makedonien nach Thessalonike führende große Heerstraße nach Osten, die *via Egnatia*, ihren Anfang nahm. In Dyrrhachium landeten die für den Ostfeldzug bestimmten Truppen und wurden in der Umgebung entlang der *via Egnatia* einquartiert. Octavius und Agrippa wurden von ihrem Redelehrer Apollodoros von Pergamon begleitet, und sie füllten die mehrere Monate dauernde Wartezeit bis zur bevorstehenden Ankunft Caesars mit der Fortsetzung ihrer Studien und mit Exerzieren aus.[81] Nacheinander wurden aus Makedonien Reitereinheiten nach Apollonia abkommandiert, mit denen sie sich in den Reitkünsten der Kavallerie übten. Offiziere besuchten den Großneffen Caesars, und dieser verstand es, mit ihnen allen freundschaftliche Beziehungen anzuknüpfen. So führte er sich gut bei der Armee ein. Alles war zum Aufbruch nach Osten vorbereitet und wartete auf den Feldherrn. Da erreichte sie in der zweiten Märzhälfte die Nachricht, dass Caesar in Rom am 15. des Monats einem Attentat zum Opfer gefallen war. Der Diktator war tot, die Designation zu seinem Stellvertreter war hinfällig. Die unter der Ägide Caesars hoffnungsvoll begonnene Karriere erschien beendet.

II. Der Erbe Caesars

1. Der Hochverräter

Zwischen dem 20. und 25. März 44 traf ein Bote aus Rom in Apollonia ein und übergab Octavius einen Brief seiner Mutter. Der Brief war unmittelbar nach der Ermordung Caesars unter dem Eindruck des Geschehens geschrieben. Darin forderte Atia ihren Sohn auf, zu ihr nach Rom zurückzukehren; sie wisse selber nicht, wie es weitergehen solle, und der Sohn möge mit Mut und Besonnenheit auf die eintretenden Umstände reagieren.[1] Auch der Bote, ein Freigelassener der Familie, stand noch unter dem Schock der Ermordung Caesars und berichtete, dass die Partei der Attentäter nicht klein sei und dass sie damit begonnen hätten, die Anhänger Caesars aus Rom zu vertreiben und zu töten. Caesars Verwandte seien in höchster Gefahr, und man müsse zunächst an die eigene Rettung denken.[2] Diese Einschätzung spiegelte die Panik wider, mit der die Caesarianer auf die Ermordung des Diktators reagiert hatten. Selbst der Konsul Marcus Antonius war von ihr erfasst worden und war Hals über Kopf von dem Ort der Tat geflohen. Aber als der Bote in Apollonia ankam, hatte sich die Lage geändert.[3] Die Attentäter hatten nicht das Volk von Rom auf ihre Seite ziehen können, und der Konsul bekam das Heft wieder in die Hand. In der Senatssitzung vom 17. März einigten sich die Parteien auf einen Kompromiss zur Wahrung des inneren Friedens: Alle Regierungsakte Caesars einschließlich der Ämterverteilung sollten rechtens bleiben und die Attentäter straflos gestellt werden. Drei Tage später kehrte die geschickt inszenierte Leichenfeier für Caesar die Lage in der Stadt noch einmal völlig um: Die Attentäter und ihre Sympathisanten mussten vor der Volkswut fliehen, und Antonius gelang es, sie aus Rom, dem politischen Zentrum, zu entfernen. Cassius und Brutus, die beiden führenden Köpfe der Verschwörung, blieben Praetoren, konnten aber ihre Amtsgeschäfte in Rom nicht mehr ausüben. Wahrscheinlich erhielten sie noch im April auf Vermittlung des Antonius durch Senatsbeschluss einen entsprechenden Dispens.

Von diesem Umschwung konnte Octavius noch nichts wissen, als er nach der Ankunft des Boten mit seinen Freunden, an ihrer Spitze Marcus Agrippa und Salvidienus Rufus, darüber beriet, wie auf die Katastrophennachricht aus Rom zu reagieren sei. Den Rat, Zuflucht bei dem mazedonischen Heer zu suchen und an der Spitze der Soldaten nach Italien zu gehen, um den Mord an Caesar zu rächen, verwarf er.[4] Die Situation war viel zu unübersichtlich, und obwohl er über den Mord empört war, widerstrebte es ihm, in undurchschaubarer Lage Vabanque zu spielen. Er hielt sich auch damals schon an die Maxime seines Lebens, an ein griechisches Sprichwort, das Äquivalent des deutschen „Eile mit Weile“,[5] lobte die Soldaten und die Bürger von Apollonia, die ihm ihre Unterstützung versprochen hatten, für ihren guten Willen und verabschiedete sich von ihnen mit der Bitte, seiner zu gedenken, wenn er sie brauchen werde.[6] Dann brach er mit einem kleinen Gefolge nach Italien auf und landete in der Nähe von Lupiae, dem heutigen Lecce, um zunächst nähere Erkundungen über die Lage einzuziehen. Aus Vorsicht mied er die große Hafenstadt Brundisium, die mit Truppen belegt war, und begab sich erst einmal in den kleineren, abgelegenen Hafen von Lupiae. Dort erhielt er auch nähere Nachrichten über den Stand der Dinge in Rom. Es gab in Lupiae sogar Augenzeugen der dramatischen Ereignisse, die sich vom 15. bis zum 20. März in der Hauptstadt abgespielt hatten. Diese Augenzeugen berichteten ihm auch von dem bereits am 18. März veröffentlichten Testament Caesars. So erfuhr er, dass sein Großonkel ihn in Ermangelung eines eigenen Sohnes adoptiert und zum Haupterben mit Dreivierteln der Vermögensmasse eingesetzt hatte.[7]

Als Octavius gemeldet wurde, dass Brundisium nicht in der Hand von Caesargegnern war, begab er sich dorthin, und hier erhielt er einen weiteren Brief seiner Mutter und einen seines Stiefvaters. Atia schrieb nur, was er ohnehin schon wusste: dass in Rom ein Umschwung zu Ungunsten der Caesarmörder eingetreten war. Dagegen riet ihm Marcius Philippus dringend von der Annahme der gefährlichen Erbschaft ab, indem er auf das Menetekel des gewaltsamen Todes hinwies, den der Erblasser erlitten hatte.[8] Die Warnung war nur allzu verständlich. Denn Namensübernahme und Erbschaft waren keine rein private Angelegenheit, sondern hatten politische Implikationen, die wegen der Stellung, die Caesar eingenommen hatte, weit über das in der römischen Aristokratie übliche Maß hinausgingen. Das zeigte sich schon an der Auflage an den Erben, dem Volk von Rom Mann für Mann ein Legat von 300 Sesterzen auszuzahlen. Dafür war bei etwa 300 000 Empfängern die ungeheure Summe von 90 Millionen aufzubringen, das Äquivalent eines Jahressoldes für 100 000 Legionäre. Die betreffende Testamentsklausel war für den Erben eine schwere finanzielle Last, aber sie begründete einen Wechsel auf die Dankbarkeit des Volkes und war dazu bestimmt, dem Erben den Eintritt in die große Politik zu erleichtern. Gewiss war Octavius ein reicher Mann. Er verfügte über das große Vermögen der Octavier, und dieses Vermögen vervielfältigte sich, wenn er Caesars Erbe annahm. Nun bestanden aber die großen Vermögen in Rom nur zu einem Teil aus Bargeld oder Schuldforderungen, vor allem jedoch aus Immobilien, Landgütern und Hausbesitz. Verkäufe im großen Stil zogen unweigerlich einen Preisverfall nach sich. Schon aus diesem Grund – andere Schwierigkeiten, von denen unten die Rede sein wird, kamen noch hinzu – war es gewiss nicht leicht, die Summe baren Geldes aufzubringen, die für die Auszahlung des Legats an das Volk von Rom notwendig war.

Noch problematischer waren andere Implikationen einer Annahme des Testaments. Alle Anhänger und Nutznießer der Herrschaft Caesars sahen in seinem Erben unweigerlich den natürlichen Anwalt ihrer Interessen und übertrugen die dem Vater geschuldete Loyalität auf den Sohn. Dies waren in erster Linie die städtische Plebs in Rom sowie die Veteranen und Soldaten Caesars, die um ihre Versorgung mit Bauernstellen bangten, gleichgültig ob sie bereits eine erhalten hatten oder noch auf ihre Ansiedlung in Kampanien warteten. Veteranen und Soldaten, die bewaffnete Macht also, konnten unter Umständen auch als *ultima ratio* des innenpolitischen Machtkampfes mobilisiert werden. Dies hatte die Geschichte seit den Zeiten eines Marius und Sulla gelehrt, und durch Caesars Bürgerkrieg war gerade erst die Probe aufs Exempel gemacht worden. Hinzu kamen die vielen Angehörigen des Senatoren- und des Ritterstandes, die Caesar gefördert hatte und die ihm durch Bande der Freundschaft und Dankbarkeit verbunden waren. Sie alle fürchteten nach den Iden des März um ihren Besitz und um ihre Stellung. Auch gab es Freunde und Bewunderer Caesars, die ebenso wie die städtische Plebs, Veteranen und Soldaten den Diktator tief betrauerten und ihn am liebsten auf der Stelle gerächt hätten. Zur Rache aber war nach römischer und allgemein antiker Anschauung der Sohn beziehungsweise der nächste männliche Verwandte geradezu verpflichtet. Der Weg zur Rache aber erschien verbaut: Der Konsul Marcus Antonius war mit den Caesarmördern und ihren Sympathisanten einen Kompromiss eingegangen, der den Mördern Amnestie zusicherte. Das schadete ihm beim Volk von Rom und bei Caesars Veteranen, auch bei nicht wenigen hochgestellten Nutznießern der Herrschaft Caesars. Dies alles bedeutete, dass der Erbe Caesars, obwohl er ein amtloser Privatmann war, mit einem starken Rückhalt im caesarianischen Lager rechnen konnte und der potentiell mächtigste Mann Roms sein würde. Freilich barg die Annahme des Erbes auch erhebliche Risiken. Denn es war keineswegs ausgemacht, dass der gänzlich unerfahrene junge Mann der Rolle gewachsen sein würde, die ihm das schwierige Erbe auferlegte. Obwohl Antonius sich mit der von ihm verfolgten Kompromisslinie in eine ambivalente Stellung gebracht hatte, war er als amtierender Konsul doch unstrittig der politische Führer des caesarianischen Lagers, und er war es, der als Inhaber der höchsten Magistratur die Leitlinien der staatlichen Politik vorgab.

Aber mit dem Ablauf seines Konsulats würde es damit vorbei sein, und so war Antonius gezwungen, die Machtstellung, die ihm seine Amtsgewalt auf begrenzte Zeit in die Hand gab, für den Ausbau seiner künftigen politischen Stellung zu nutzen, und dies um so mehr, als alle Welt damals mit dem Ausbruch eines neuen Bürgerkriegs rechnete. Nur die Undurchsichtigkeit der Lage hielt bis auf weiteres alle Parteien von der Anwendung offener Gewalt zurück. Mit dem Auftreten des Erben Caesars musste Antonius damit rechnen, dass sich seine Stellung bei den Caesarianern verschlechtern würde, und er merkte schnell, dass er in Gefahr geriet, einen Zweifrontenkrieg führen zu müssen, gegen den Erben Caesars, sozusagen den natürlichen Sachwalter aller auf die Person und die Sache Caesars bezogenen Interessen und emotionalen Bindungen, sowie gegen die Caesarmörder und alle ihre an dem Ideal der aristokratischen Republik festhaltenden Sympathisanten. Hinzu kam, dass ein Inhaber der staatlichen Exekutivgewalt keineswegs mit Sicherheit darauf rechnen konnte, dass die Soldaten ihm gegen einen Führer Gefolgschaft leisten würden, der ihnen als der bessere Vertreter ihrer Interessen erschien. Auch ein Konsul hatte unter den Bedingungen des latenten Bürgerkriegs um die Gunst der Soldaten zu buhlen, und es war jedenfalls eine offene Frage, wer zum Schluss beim Wettstreit um deren Gunst der Gewinner sein würde, der durch seine Kompromisse mit den Caesarmördern kompromittierte Konsul oder der Erbe Caesars, von dem immerhin feststand, für welche Sache er einstand. Wie immer aber die Überlegungen waren, die Octavius anstellte: Er entschloss sich, das schwierige Erbe anzunehmen, und er ging, gestützt auf die alten Berater aus Caesars Regierungskabinett wie Oppius und Balbus, auf seine Freunde und auf die große Anhängerschaft Caesars, mit taktischem Geschick daran, den Namen und das Erbe Caesars als Hebel für seinen außerordentlichen politischen Aufstieg zu benutzen.[9] Über die Ängste seiner Mutter und die Bedenken seines vorsichtigen Stiefvaters setzte er sich hinweg.

Beide Seiten, sowohl der Konsul als auch der Erbe, waren sich bewusst, dass die Verfügung über große Geldsummen ausschlaggebend für die Gewinnung von Macht und Einfluss war. Im Wettlauf um die baren Mittel, über die der Diktator Caesar verfügt hatte, machte weder der eine noch der andere einen Unterschied zwischen privaten und öffentlichen Geldern. Antonius hatte sich unmittelbar nach der Ermordung Caesars von dessen Witwe Calpurnia das im Haus des Diktators lagernde Geld aushändigen lassen, und er hatte auch Hand auf den im Tempel der Ops gehorteten Staatsschatz gelegt. Wie behauptet wird, handelte es sich insgesamt um die ungeheure Summe von 800 Millionen Sesterzen.[10] Der Erbe Caesars legte in Brundisium seinerseits Hand auf die Kriegskasse Caesars und auf den gerade dort angekommenen Jahrestribut der Provinz Asia.[11] Welche Summen die Kriegskasse enthielt, ist unbekannt, von dem Tribut der Provinz Asia wissen wir, dass er sich auf 1600 Silbertalente belief, das sind etwa 38,4 Millionen Sesterzen.[12] Nikolaos von Damaskus, der Biograph des Augustus, hat zwar versucht, seinen Helden von dem Vorwurf der Aneignung öffentlicher Gelder zu entlasten: Octavius habe nur das behalten, was Caesar gehört habe, und die dem Volk zustehenden Gelder nach Rom weitergeleitet, aber es bleibt unerfindlich, was von den beschlagnahmten Summen das Privateigentum Caesars gewesen sein soll.

Wie schon in Apollonia sollen Octavius' Freunde auch in Brundisium geraten haben, die in Kampanien angesiedelten oder auf Landzuweisung wartenden Soldaten unter Berufung auf den Namen Caesars für einen Feldzug gegen seine Mörder zu mobilisieren. Aber wieder lehnte er den gefährlichen Vorschlag ab.[13] Zunächst wollte er die Erbschaft offiziell antreten und das Terrain in Rom sondieren, erst dann sollte entschieden werden, wie das Erbe in politischen Gewinn umzusetzen war. Für die Reise nach Rom nahm er sich Zeit. Am 18. April war er in Neapel, am 21. traf er in Puteoli ein und nahm seinen Aufenthalt in der Villa seines Stiefvaters. In dessen Begleitung machte er zusammen mit seiner aus Freunden und Beratern bestehenden Entourage dem ältesten und angesehensten der Konsulare, Marcus Tullius Cicero, der in unmittelbarer Nachbarschaft ebenfalls eine Villa besaß, seine Aufwartung. Anfang Mai war er schließlich in Rom und erklärte am 6. oder 7. des Monats vor dem amtierenden Stadtpraetor Gaius Antonius, einem Bruder des Konsuls, dass er das Erbe annehme. Dann stellte der Volkstribun Lucius Antonius, ein anderer Bruder, den Erben Caesars, der nun den offiziellen Namen Gaius Iulius Caesar trug (wir pflegen ihn in Anknüpfung an einen römischen Brauch, den Herkunftsnamen in den offiziellen Namen eines Adoptierten einzubeziehen, auch Octavian zu nennen), in einer informellen Versammlung dem Volk von Rom vor. Der junge Caesar hielt eine Rede. Darin kündigte er an, die Zahlung des Legats, das Caesar in seinem Testament dem Volk vermacht hatte, so schnell wie möglich vorzunehmen und die Spiele zu Ehren der Venus Genetrix, der Stammmutter des Iulischen Geschlechts, die zugleich dem Andenken der Siege Caesars gewidmet waren, mit eigenen Mitteln auszurichten.[14] Ihm kam zustatten, dass die von Staats wegen für die Spiele zuständige Priesterschaft es nach der Ermordung des Diktators für untunlich hielt, sie abzuhalten. Also trat der Erbe Caesars mit Unterstützung der alten Freunde seines Adoptivvaters und zur Freude der städtischen Plebs an die Stelle der staatlichen Funktionsträger und begann mit der Vorbereitung. Das irritierte sowohl den Konsul als auch die Caesarmörder mit ihren Sympathisanten. Der eine spürte, dass er Gefahr lief, seine Massenbasis an den Rivalen zu verlieren, und die anderen mussten fürchten, dass die Begeisterung für den Erben Caesars ihre ohnehin schwierige Lage weiter verschlechtern würde.

Aufschlussreich ist, wie Cicero, ein ebenso engagierter wie besorgter Beobachter des politischen Geschehens, das Auftreten Octavians in seinen an Pomponius Atticus, seinen besten Freund, gerichteten Briefen beurteilte. Die Ankunft des jungen Mannes in Italien muss sich in Windeseile herumgesprochen haben. Am 11. April erkundigte sich Cicero bei seinem Freund, einem der bestinformierten Männer Roms, nach den näheren Einzelheiten: wie Octavius aufgenommen werde, ob etwa die Leute zu seinem Empfang in Massen zusammenströmten und gar ein Umsturz zu erwarten sei.[15] Offenbar empfing er beruhigende Nachrichten. Octavius hatte sich ja entschlossen, auf Gewalt zu verzichten, und so bemerkte Cicero in seinem nächsten Brief, der junge Mann kümmere ihn nicht weiter.[16] Am 19. April hatte Cicero dann eine erste Unterredung mit Cornelius Balbus, der grauen Eminenz Caesars, der sich dem gerade in Neapel angekommenen Erben zur Verfügung stellte und seitdem einer seiner wichtigsten Berater war. Balbus kam mit der Neuigkeit, dass Octavius das Erbe annehmen werde, und fügte dem die von Atticus geteilte Prognose hinzu, dass dies zu einem schweren Konflikt mit dem Konsul führen werde.[17] Am 21. April empfing Cicero Balbus zum zweiten Mal, und mit ihm kamen die noch von Caesar für das Jahr 43 designierten Konsuln, Aulus Hirtius und Gaius Pansa. Sie kündigten ihm Octavius' Besuch mit der Versicherung an, der junge Mann sei ihm ganz ergeben.[18] Anderentags erschien Octavius mit seiner Entourage bei Cicero. Er gab sich ehrerbietig und freundlich, doch Cicero spürte die Gefahr, die von dem jungen Mann für die Caesarmörder ausging. Im Unterschied zu seinem Stiefvater, der ebenfalls mitgekommen war, nannten ihn alle bereits Caesar und machten keinen Hehl daraus, dass ihnen der durch den Kompromiss vom 17. März begründete Zustand, der die Rache für Caesar ausschloss, unerträglich sei. Cicero urteilte: „Ich glaube nicht, dass er ein guter Bürger sein kann", und er setzte in dem Bericht, den er Atticus gab, noch hinzu: „Was meinst du, wo unsere Befreier noch sicher sein können, wenn der Knabe in Rom angekommen ist?"[19] Am 11. oder 12. Mai fragte dann Cicero von Puteoli aus Atticus nach den näheren Einzelheiten der Versammlung, auf der Octavian seine Jungfernrede gehalten hatte.[20] Am 18. hatte er sie in der schriftlichen Form, in der sie in Umlauf gesetzt wurde, gelesen. Wie Atticus erwartete er nichts Gutes, und er drückte seine Missbilligung darüber aus, dass reiche Freunde Caesars wie Gaius Matius und Gaius Rabirius Postumus sich Octavian für die Vorbereitung der Spiele zu Ehren Caesars zur Verfügung gestellt hatten. Das abschließende Urteil lautete: „Diese Sorte Leute fürchten alle, genau wie du meinst, den Frieden nicht weniger als wir die Waffen."[21]

Was folgte, war noch nicht der Bürgerkrieg, sondern, wie Balbus angekündigt hatte, der Konflikt zwischen Octavian und Antonius. Der Konsul war bereits alarmiert, als der Erbe auf dem Weg nach Rom in Kampanien die Loyalitätsbekundungen der Veteranen Caesars entgegennahm,[22] und er reagierte mit einer Doppelstrategie. In Rom empfahl er sich den Sympathisanten der Caesarmörder, indem er dem Treiben des falschen Marius, der sich mit seinen Anhängern an die Spitze einer spontanen kultischen Verehrung des ermordeten Diktators gesetzt hatte, ein Ende machte und den Gefangenen hinrichten ließ.[23] Auf der anderen Seite machte er sich die Sache der Veteranen, das heißt: ihre Versorgung mit Land, zu eigen. Am 24. April peitschte er zusammen mit seinem Kollegen Publius Cornelius Dolabella ein entsprechendes Ansiedlungsgesetz durch die Volksversammlung[24] und verließ einen oder zwei Tage später Rom, um sich persönlich in Kampanien um die Ausführung des Gesetzes zu kümmern. Als der Erbe Caesars in Rom ankam, hatte der in Rom verbliebene Konsul Dolabella gerade mit dem Caesarkult aufgeräumt, der von Teilen der städtischen Plebs noch immer auf dem Forum an der Stelle fortgesetzt wurde, wo die Leiche des Diktators verbrannt worden war.[25] Für einen Gott Caesar sollte kein Raum in Rom sein. Gleichwohl geschah der Einzug des Sohnes unter himmlischen Vorzeichen, die seinen künftigen Ruhm ankündigten: Bei klarem Himmel sei ein Kreis in den Farben des Regenbogens um die Sonne zu sehen gewesen, „wie wenn diesem Mann, der zu Großem bestimmt war, ein Kranz aufgesetzt würde“, und ein Blitz des Iuppiter sei in das Grabmal der Iulia, der Tochter Caesars, eingeschlagen.[26]

Nach seinem Einzug in Rom war der Erbe Caesars erst einmal darauf angewiesen, an dessen Barschaft heranzukommen. Die war dem Konsul Antonius ausgehändigt worden, und dieser war nicht in Rom. Erst am 20. Mai kam er aus Kampanien zurück, er war entschlossen, Octavian Schwierigkeiten zu machen, wo er nur konnte. Vor allem wollte er verhindern, dass der Rivale sich als Wohltäter der städtischen Massen in Szene setzte, und er dachte gar nicht daran, dem Erben die Barschaft Caesars auszuhändigen. Die erste Unterredung zwischen den beiden Kontrahenten verlief in einer gespannten Atmosphäre: Der Konsul verweigerte die Herausgabe der Gelder, auf die Octavian Anspruch erhob.[27] So blieb diesem nichts anderes übrig, als den Immobilienbesitz, der ihm aus dem doppelten Erbe seines Vaters und seines Adoptivvaters zugefallen war, zu Geld zu machen. Das war schwierig und zeitraubend. Besondere Probleme bereitete der rechtliche Status vieler Liegenschaften, die aus der Konfiskationsmasse enteigneter Bürgerkriegsgegner stammten. Konfiszierte Ländereien waren Staatseigentum geworden, und es war strittig, unter welchem Rechtstitel sie in Caesars Besitz gelangt waren. Hinzu kam, dass die Enteigneten beziehungsweise ihre Erben die Rechtmäßigkeit der Konfiskation anfochten, und der Konsul begünstigte ihre Restitutionsansprüche. So kam ein Prozesskrieg in Gang, der den geplanten Güterverkauf zunächst einmal sistierte.[28] Octavian wusste sich jedoch zu helfen. Seine beiden Miterben, Lucius Pinarius und Quintus Pedius, entfernte Verwandte Caesars, intervenierten bei Antonius, erhielten ihren Anteil des Erbes, ein Viertel des Nachlasses, und stellten ihn dem Haupterben zur Verfügung.

Der verkaufte die betreffenden Güter, dazu diejenigen, die er von seinem leiblichen Vater geerbt hatte, und nahm die finanzielle Unterstützung reicher Freunde Caesars in Anspruch. So war er in der Lage, die Hindernisse, die ihm der Konsul in den Weg legte, zu umgehen und als Privatmann die Spiele zu Ehren Caesars vom 20. bis zum 30. Juli auf das prächtigste auszurichten. Zugleich begann er mit der Auszahlung des Legats an die Stadtbevölkerung Roms. Wegen der gewaltigen Summe, die hier ins Spiel kam, geschah die Zahlung in Raten und zog sich bis tief in das folgende Jahr hin. Die erste Rate betrug wahrscheinlich 120 Sesterzen pro Kopf,[29] wofür immerhin insgesamt 36 Millionen aufgewendet werden mussten.

Antonius tat auch sonst alles in seiner Macht Stehende, um seinem Rivalen zu schaden. Er ließ nicht zu, dass Octavian seinen Übergang in das Iulische Geschlecht durch die an sich überflüssige, aber publikumswirksame Zeremonie eines Kuriatgesetzes beglaubigte.[30] Er verhinderte, dass die bereits zu Lebzeiten des Diktators beschlossene Divinisierung Caesars in Kraft trat, obwohl er selbst zum künftigen Priester des Gottes Caesar bestimmt worden war.[31] Während der Spiele zu Ehren der Siege Caesars ließ er die zur Schau gestellten königlichen Insignien des Diktators, den goldenen Sessel des Triumphators und den Goldenen Kranz, entfernen.[32] Den Popularitätsgewinn Octavians konnte er freilich nicht verhindern. Im Gegenteil: Während der Spiele erschien ein Komet am Himmel, und die Massen deuteten diese Himmelserscheinung als Manifestation des Gottes Caesar. Im Glauben des Volkes war der ermordete Caesar ein Gott und Octavian der Sohn des Gottes. Später hat Augustus dieses Schlüsselereignis seines Aufstiegs in seiner Autobiographie so gewürdigt: „Genau an den Tagen meiner Spiele wurde ein Gestirn mit einem Schweif sieben Tage lang am nördlichen Teil des Himmels erblickt. Die Menge glaubte, durch dieses Gestirn werde angezeigt, dass Caesars Seele unter die Wirkkräfte der unsterblichen Götter aufgenommen worden sei, und deshalb ist dieses Himmelszeichen dem Abbild seines Kopfes, das wir bald darauf auf dem Forum weihten, hinzugefügt worden."[33] Wie noch zu zeigen sein wird, ruhte er nicht eher, als bis Caesar auch offiziell zu einem Gott des römischen Staates erklärt war und er seinem Namen die Filiation „Sohn des Gottes" hinzufügen konnte.

Die Konfrontation zwischen Octavian und Antonius hatte zur Folge, dass der Sohn Caesars demonstrativ Schutz bei den Veteranen und Soldaten seines Vaters suchte, die der Konsul um sich geschart hatte, und diese zwangen die beiden zu einer öffentlichen Versöhnung auf dem Kapitol.[34] Doch damit war die Gegnerschaft zwischen beiden nicht beseitigt. Als Octavian sich bei einer Nachwahl, die wegen der Ermordung eines Amtsinhabers namens Helvius Cinna anlässlich der Unruhen am Tage der Bestattung Caesars notwendig geworden war, um den Volkstribunat be-

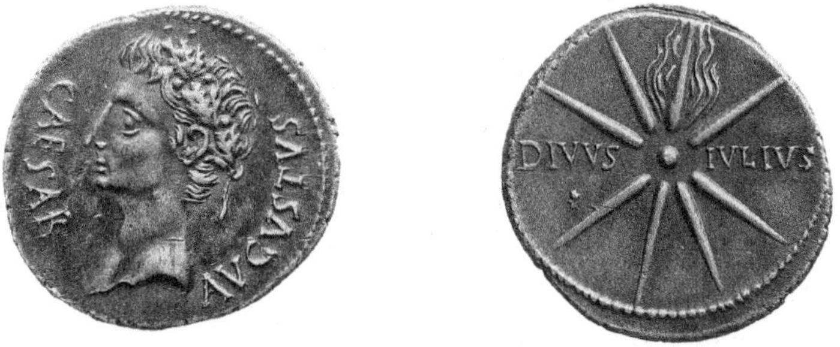

Abb. 1: Die Erscheinung des Gottes Iulius (Caesar) am Sternenhimmel
Der im Jahr 19/18 v. Chr. in der von Augustus gegründeten Kolonie Caesaraugusta (Saragossa) geprägte Denar bildet die Himmelserscheinung des Jahres 44 v. Chr. als Symbol einer glückbringenden Zeitenwende ab.

werben wollte, scheiterte er am Einspruch des Konsuls.[35] Dieser Einspruch war berechtigt; denn Octavian war als Patrizier für das Amt eines Volkstribunen nicht wählbar. Aber als Konsul hätte er, wie vergleichbare Fälle zeigen, dem Bewerber behilflich sein können, in den Stand der Plebejer zurückversetzt zu werden. Aber das tat er verständlicherweise nicht. Er hatte damals ohnehin Schwierigkeiten genug. Seine Beziehungen zu den Caesarmördern und ihren Sympathisanten, mit denen er den Kompromiss des 17. März ausgehandelt hatte, erwiesen sich angesichts der Konkurrenz, die ihm in Gestalt Octavians erwachsen war, als zunehmende Belastung. Ihm lag daran, die von der Ausübung ihres Amtes in Rom suspendierten Praetoren Cassius und Brutus gänzlich aus Italien zu entfernen. Erst sollten sie damit beauftragt werden, in den Provinzen Asia und Sizilien Getreide zu beschaffen,[36] dann wurden sie mit den Provinzen Creta und Cyrene abgefunden, abgelegenen Amtssprengeln, in denen kein römisches Militär stand.[37] Unter Hinterlassung eines Edikts, dessen drohende Untertöne unüberhörbar waren, verließen sie im August grollend Italien.[38] Antonius' politischer Kurs stieß auch sonst auf Opposition. Sie richtete sich vor allem gegen das Gesetzgebungsprogramm, mit dem er Anfang Juni für seine politische Zukunft vorsorgen wollte. Kernstück war das Gesetz über den Provinztausch. Es bestimmte, dass er anstelle der ihm zugesprochenen Provinz Macedonia die beiden gallischen Provinzen, das Diesseitige in Norditalien und das von Caesar bis zur Rheingrenze eroberte Jenseitige Gallien, zusammen mit den in Makedonien stehenden Legionen, ausgesuchten Eliteverbänden, für fünf Jahre erhalten solle. Hinzu kamen ein Agrargesetz zugunsten demobilisierter Soldaten und zwei auf die Rechtsprechung bezogene Gesetze, die dazu bestimmt waren, Antonius Sicherheit vor möglicher Verurteilung wegen Amtsvergehen zu verschaffen.[39]

Das heißt, dass er für sich nach Ablauf seines Konsulats eine Stellung ins Auge gefasst hatte, die ziemlich genau der Caesars in dessen Prokonsulat entsprach. Dieser Präzedenzfall hatte gelehrt, dass der Inhaber des Militärkommandos in den großen an Italien grenzenden gallischen Provinzen letztlich auch in Rom seinen Willen durchsetzen konnte, und sei es mit dem Mittel des Bürgerkriegs. Die Erfahrungen, die man mit Caesars Bürgerkrieg gemacht hatte, schreckten, und so wird erklärlich, dass die Kritik an der Politik des Antonius ein breites politisches Spektrum vereinte, das von den Republikanern bis in das Lager der Anhänger Caesars reichte. Einen Antonius als neuen Caesar wollte niemand. Am 1. August äußerte sich sogar Caesars Schwiegervater Lucius Calpurnius Piso im Senat kritisch zum politischen Kurs des Konsuls, der angesichts des Drucks, dem er von Seiten Octavians ausgesetzt war, alle Erwartungen einer Kurskorrektur zugunsten der Caesarmörder enttäuschte. Im Gegenteil: Antonius hielt es für dringend geboten, auf die procaesarischen Gefühle der römischen Plebs, der Veteranen und Soldaten Rücksicht zu nehmen, und setzte postume Ehrungen Caesars auf die Tagesordnung der auf den 1. September anberaumten Senatssitzung. Mit dieser politischen Wendung verprellte er nicht nur die republikanisch gesinnten Kreise, sondern veranlasste auch seinen Rivalen im caesarianischen Lager zur Erhöhung des Einsatzes im Spiel um die Macht. Octavian wandte sich mit massiver Propaganda und mit dem stärksten Mittel der Überredung, der Zahlung von Geld, an diejenigen, die auch Antonius im Auge hatte und die bei einer Militarisierung des Machtkampfes allein zählten: an die Veteranen in Kampanien und die Soldaten in den Legionen. Er hatte offenbar sein Geld gut eingeteilt und verfügte trotz der Zahlung einer Rate an die stadtrömische Plebs über die notwendigen Mittel, um das Militär für seine Interessen mobilisieren zu können. Antonius fühlte sich schließlich in die Enge getrieben und beschuldigte seinen Rivalen eines Attentatsversuchs. Das war vermutlich eine falsche Anschuldigung, erfunden, um dem Rivalen zu schaden, aber insoweit gut erfunden, als damals schon jedermann dem Erben Caesars, der bereits viele Proben seiner Unbedenklichkeit in der Wahl der Mittel, seiner rastlosen Energie und seiner taktischen Raffinesse gegeben hatte, alles zutraute. Cicero schrieb Quintus Cornificius, dem Statthalter der Provinz Africa: „Aber kluge, vernünftige Leute glauben es (dass Octavian ein Attentat versucht hat) und billigen es. Wie denkst du darüber? Ich setze große Hoffnungen auf ihn; es gibt nichts, was er nach allgemeiner Einschätzung um Ruhm und Ehre willen nicht täte."[40]

Antonius bekam seinen Rivalen nicht zu fassen und bereitete seinen Abgang in die ihm zuerkannte Provinz vor. Am 9. Oktober brach er von Rom auf, um die makedonischen Legionen in Brundisium in Empfang zu nehmen und nach Norditalien in Marsch zu setzen.[41] Als er dort eintraf, hatten die Sendboten Octavians die Soldaten schon bearbeitet, Geld verteilt und größere Beträge in Aussicht gestellt. Jedenfalls fand Antonius die Truppen in rebellischer Stimmung vor.[42] Sein Angebot eines Donativs in Höhe von 100 Denaren wiesen die Soldaten hohnlachend zurück und ließen ihren Feldherrn stehen: Der Rivale hatte ja 500 angeboten. Antonius wurde der drohenden Meuterei nur mühsam und oberflächlich Herr, indem er die Rädelsführer hinrichten ließ. Wenige Tage nachdem Antonius Rom verlassen hatte, reiste Octavian nach Kampanien, um hier unter Caesars Veteranen eine Privatarmee in Stärke von zwei Legionen zu rekrutieren. Er war zum Hochverrat bereit, um dem Konsul auf der Ebene Paroli bieten zu können, auf der ihr Machtkampf letztlich entschieden werden musste, der militärischen.

Als Privatmann, der eine Armee gegen den Konsul ins Feld führte, lief der Erbe Caesars freilich Gefahr, zum Staatsfeind erklärt zu werden und wie Catilina zu enden. Er bedurfte also der Legitimierung durch Verleihung eines außerordentlichen Kommandos, und das konnte nur durch einen Senatsbeschluss geschehen. Solange aber Antonius an der Spitze der Regierung stand, war der Weg zu einem solchen Beschluss blockiert, und so setzte Octavian auf Marcus Tullius Cicero, Roms größten Redner und dienstältesten Konsular, dessen Stimme im Senat etwas galt. Cicero hatte die Ermordung des Diktators, an der er nicht beteiligt war, begeistert begrüßt und nur bedauert, dass mit dem Tyrannen, wie er sich ausdrückte, nicht auch der Tyrannis der Caesarianer ein Ende bereitet worden war.[43] Ausgerechnet dieser Gegner Caesars und aller Caesarianer erschien Octavian als der berufene Vermittler zwischen ihm und dem Senat, weil er genau wusste, dass Cicero soeben zum Todfeind des Antonius geworden war.

Dies war so gekommen:[44] Im Juli war Cicero, voller Enttäuschung über die politische Entwicklung nach den Iden des März, bereits im Aufbruch nach Griechenland begriffen, wo er seinen studierenden Sohn in Athen besuchen wollte, als er erfuhr, dass allgemein von der Senatssitzung am 1. August ein politischer Umschwung zugunsten der Befreier erwartet und seine Abreise ihm als Fahnenflucht ausgelegt werde. Zu diesem erwarteten Umschwung kam es jedoch nicht, der Konsul bekräftigte die procaesarische Linie seiner Politik. In Unkenntnis dieser Entwicklung hatte Cicero kehrtgemacht, ging dann jedoch, gewarnt vor der feindselig gewordenen Haltung des Antonius, nicht in die Senatssitzung, zu der dieser nur geladen hatte, um Ehrungen für Caesar beschließen zu lassen. Der Konsul griff Cicero wegen seines Fernbleibens vor dem Plenum an, und Cicero ließ sich dazu provozieren, am anderen Tag, als der andere Konsul, Ciceros ehemaliger Schwiegersohn Dolabella, den Vorsitz führte, mit Antonius' Politik seit den Iden des März abzurechnen.[45] Am 19. September folgte dessen Replik in Gestalt einer Senatsrede, die Ciceros gesamte politische

Laufbahn und seinen Charakter einer schonungslosen Kritik unterwarf. Der Angegriffene antwortete mit einem ebenso langen wie giftigen Pamphlet, das wir heute als zweite der Philippischen Reden Ciceros lesen.[46] Die Schrift verfolgte keinen direkten politischen Zweck außer der Diskreditierung des Mannes, den Cicero nun als seinen Todfeind betrachtete; und weil er ihn hasste, sah er in ihm auch den Erzfeind der Republik, der unter allen Umständen vernichtet werden musste. Diese Einschätzung wurde bei aller Kritik an Antonius selbst im Lager der Caesarmörder nicht geteilt. Von Marcus Brutus wissen wir, dass er nicht in Antonius, sondern in Octavian den natürlichen Feind der Sache sah, für die die Caesarmörder standen, und er hatte Recht. Antonius gab noch im Februar 43, als der Weg in den Bürgerkrieg längst beschritten war, zu erkennen, dass er zu einer neuen Übereinkunft mit den Caesarmördern bereit war.[47]

Octavian jedenfalls merkte, dass er bei Cicero ansetzen musste, um das ersehnte Kommando zu erhalten, und er bestürmte den Konsular seit Anfang November mit einer Flut von Briefen und Botschaften. Es ist reizvoll, im Spiegel der Briefe Ciceros zu verfolgen, wie der Konsular allmählich gegen alle wohlfeilen Bedenken dem Gedanken näher trat, das riskante Bündnis mit dem Erben Caesars zu wagen. Schon als der junge Mann seine ersten Talentproben anlässlich der Beschaffung der notwendigen Geldmittel und der Vorbereitung für die Spiele zu Ehren der Venus Genetrix gab, hatte Cicero an Atticus geschrieben:

„In Octavian steckt nach meiner Beobachtung genug Intelligenz, genug Mut, und er macht den Eindruck, dass er gegenüber unseren Heroen (gemeint sind die Caesarmörder) so, wie wir es wünschen, gesinnt sein werde. Aber welches Zutrauen man in sein Alter setzen darf, welches in seinen Namen (den Caesars), welches in sein Erbe, welches in seine Erziehung, das ist die große Frage. Sein Stiefvater jedenfalls meint: gar keines – ich sah ihn in Astura. Doch muss man ihn fördern und, wenn schon nichts anderes, von Antonius trennen.“[48]

Während in dieser Äußerung die vage Vorstellung, den jungen Mann in das politische Spiel einbeziehen zu können, von starken Bedenken aufgewogen wird, bezeichnete Cicero ihn am 10. Oktober – Antonius war gerade zu den Legionen nach Brundisium aufgebrochen – schon als den Mann, auf den große Hoffnungen gesetzt würden. Anfang November sah Cicero den Krieg vor der Tür. Octavian hatte in Kampanien bereits 3000 Veteranen rekrutiert, und mehr sollten folgen. Jedem gab er ein Handgeld von 500 Denaren, das sind 2000 Sesterzen, und er fragte Cicero, ob er mit seiner Privatarmee Capua besetzen, um dem anrückenden Antonius den Weg nach Rom zu blockieren, oder selbst in die Hauptstadt ziehen solle.[49] Cicero ermunterte ihn halbherzig zum Marsch auf Rom. Postwendend schickte Octavian neue Briefe, zwei auf einmal. Er wollte die Legitimierung durch den Senat, und er forderte Cicero auf, nach Rom zu kommen und sich für ihn einzusetzen. Cicero war einigermaßen ratlos, aber im Unterschied zu seinen Freunden und Bekannten gewann er zunehmend Gefallen an dem Gedanken, Octavian und Decimus Brutus, der seine Provinz Gallia cisalpina an den Konsul abgeben sollte, gegen Antonius in Stellung zu bringen. Am 4. November schrieb er an Atticus: „Varro hält freilich nichts von dem Plan des Knaben, ich schon. Starke Truppen hat er, (Decimus) Brutus kann er haben. Er geht ganz offen zu Werke, stellt Einheiten in Capua auf, verteilt Gelder. Krieg steht unmittelbar bevor.“[50] Octavian war entschlossen, nach Rom zu marschieren, und er bestürmte Cicero, ebenfalls zu kommen und, wie er mit kluger Berechnung der Mentalität Ciceros sagte, den Staat zum zweiten Mal zu retten. Cicero wusste natürlich genau, dass der Senat es nicht wagen würde, den Konsul zu provozieren. Aber angesichts des begeisterten Empfangs, der „dem Knaben“ in den auf dem Weg nach Rom gelegenen Landstädten bereitet wurde, fühlte sich Cicero von der Begeisterung mit erfasst:

„Immerhin zeigte und zeigt er große Energie, nach Rom wird er mit großem Gefolge kommen. Aber er ist noch ein Knabe. Glaubt, dass der Senat sofort zusammentritt! Wer wird da schon kommen? Wenn aber jemand kommt, wer wird da in unsicherer Lage Antonius vor den Kopf stoßen wollen? Am 1. Januar könnte er vielleicht (mit seiner Truppe) Schutz bieten – oder die Sache wird schon vorher ausgefochten. In den Landstädten ist er bemerkenswert populär. Auf seinem Weg nach Samnium kam er durch Cales, blieb über Nacht in Teanum. Prachtvoller Empfang und Ermutigung. Hättest du das für möglich gehalten? Deshalb also schneller nach Rom, als ich beabsichtigt hatte. Sobald ich mich entschieden habe, werde ich schreiben.“[51]

Cicero ging nicht nach Rom, noch nicht, und Octavians Auftreten in der Stadt, etwa am 10. November, war ein Fehlschlag. In einer Rede vor dem Volk, die ganz auf die procaesarischen Gefühle der Menge berechnet war, schwor er zur Bekräftigung seiner Absichten den Eid: „So wahr es mir vergönnt sein möge, die Ehrungen meines Vaters zu erreichen!“, und dabei erhob er die Rechte zu der Statue Caesars auf dem Forum.[52] Aber eine Legalisierung seines angemaßten Kommandos erhielt er nicht. Als der Konsul von Brundisium in Eilmärschen heranrückte, verließ ihn die Masse der Veteranen, die seinen Kurs nicht mehr verstanden.[53] Mit dem treu gebliebenen Rest ging er nach Norden und machte in Arretium Station. Kurz nach Octavians Abzug war Antonius wieder in der Stadt. Seine Absicht war, Octavian zum Staatsfeind erklären zu lassen. Dazu kam es nicht. Nachrichten trafen ein, die den Konsul zu einem schnellen Aufbruch drängten.

Antonius war mit einer Legion, der fünften, nach Rom gekommen, die übrigen vier hatte er entlang der Adria in Marsch nach Norden gesetzt. Nun zeigten das Geld und die Versprechen noch höherer Belohnungen – 5 000 Denare, für einfache Soldaten ein riesiges Vermögen[54] – Wirkung bei den in ihrer Loyalität zu Antonius längst erschütterten Truppen. Die Marslegion änderte ihre Marschrichtung, erklärte sich für den Erben Caesars und besetzte das auf dem Weg nach Rom gelegene Alba Fucens. Der Versuch, sie zum Gehorsam zurückzubringen, scheiterte. Dann traf die Nachricht ein, dass eine weitere der nach Norden ziehenden Legionen, die vierte, ebenfalls abgefallen war. Antonius musste eilends Rom verlassen, um zu retten, was zu retten war. Am 28. November regelte er in einer Senatssitzung nur noch das Notwendigste – er ließ eine Auslosung der praetorischen Provinzen für das Jahr 43 vornehmen, die seinem Bruder Gaius die Provinz Macedonia einbrachte,[55] dann brach er auf, machte kurz Station in Tibur, wo er den ihn begleitenden Soldaten noch einmal den Fahneneid abnahm. Eine aus Senatoren, Rittern und Angehörigen der städtischen Plebs bestehende Menge, die ihm das Geleit gegeben hatte, schloss sich der Eidesleistung an. Im Zeichen der schwindenden Staatsautorität mutierte der traditionelle Fahneneid zum Treueid für einen Parteiführer in schwieriger Lage.[56] Dann folgte der Konsul mit seiner Begleitung den ihm treu gebliebenen zwei Legionen nach Norditalien.

Nun erst überwand Cicero seine Bedenken, die durch die caesarische Rede Octavians in Rom noch einmal angefacht worden waren.[57] Er hatte das ihm angetragene Bündnis von der Haltung des Erben Caesars gegenüber dem Caesarmörder Servilius Casca abhängig gemacht, der am 10. Dezember sein Amt als Volkstribun antreten würde. Octavian nahm die Bedingung des Bündnisses, das er brauchte, in der Weise an, dass er die vage Zusicherung seines Mittelsmannes – diesmal war es Gaius Oppius – honorierte und von Alba Fucens aus, wo er sich mit seinen Truppen aufhielt, nichts gegen Casca unternahm. Sogleich bemühte sich Cicero, die beiden Statthalter der wichtigsten Italien benachbarten Militärprovinzen, Gallia cisalpina und Gallia comata, Decimus Brutus und den schwer durchschaubaren Munatius Plancus, für das Bündnis gegen Antonius zu gewinnen. Er bestärkte Brutus in zwei Briefen in seiner Absicht, seine Provinz dem Konsul nicht zu übergeben,[58] bei Munatius musste er vorsichtiger sein und es bei Andeutungen und allgemeinen Ermahnungen bewenden lassen.[59] Die Weichen waren also für den 1. Januar 43, den Tag, an dem die neuen Konsuln ihr Amt antreten würden, gestellt. Aber die Entscheidung fiel früher als erwartet, am 20. Dezember.

2. Der Verbündete Ciceros

Am 9. Dezember 44 war Cicero wieder in Rom und traf sogleich mit dem designierten Konsul Gaius Vibius Pansa zusammen. Von ihm erfuhr er, dass Decimus Brutus nicht bereit war, seine Provinz Antonius zu übergeben.[60] Etwa eine Woche später fand in Ciceros Haus eine politische Besprechung statt, an der unter anderen auch drei Vertrauensleute des Brutus teilnahmen.[61] Das Ergebnis war, dass Cicero jedesmal Decimus Brutus brieflich beschwor, nicht auf einen Senatsbeschluss zu warten, sondern zunächst in eigener Verantwortung Antonius abzuweisen. Cicero ging davon aus, dass der Senat erst zum 1. Januar wieder handlungsfähig sein würde und dass es darauf ankomme, vorher vollendete Tatsachen zu schaffen. Wider Erwarten aber nahm das angestrebte Zusammenspiel zwischen dem Erben und dem Mörder Caesars sowie dem Senat schon am 20. Dezember Gestalt an. Das kam so: Die Volkstribunen, die ihr Amt am 10. des Monats angetreten hatten, beriefen den Senat für den 20. ein, um Schutzmaßnahmen für die Sitzung am 1. Januar beschließen zu lassen. Da wurde am selben Tag der Text eines Edikts in Rom bekannt, in dem Decimus Brutus seine Absicht bekundete, seine Provinz nicht abzugeben, sondern, wie er sich ausdrückte, für Senat und Volk zu behaupten.[62] Cicero ergriff die Gelegenheit und legte den Senat darauf fest, das eigenmächtige Vorgehen des Statthalters von Gallia cisalpina und des jungen Hochverräters zu belobigen und die Legalisierung in Aussicht zu stellen.[63] Am 2. Januar gab der Senat Octavian ein propraetorisches Kommando sowie das Recht, seine Meinungsäußerungen im Senat in der höchsten Rangklasse der Konsulare abzugeben und sich zehn Jahre früher als gesetzlich erlaubt um Staatsämter zu bewerben. Außerdem wurde er mit einer goldenen Reiterstatue geehrt.[64] Am 7. Januar erfuhr er in Spoletium von seiner Ernennung und trat unter guten Vorzeichen sein Amt an. Das Datum wurde später in den Festkalender seines Hauses als der Tag seines Regierungsantritts, als *dies imperii*, aufgenommen.[65]

Der Senat verfügte nun über eine Armee, und er ordnete weitere Aushebungen und Rüstungen an,[66] aber zum Leidwesen Ciceros wollte die Mehrheit den Krieg vermeiden und schickte eine aus drei Konsularen bestehende Gesandtschaft nach Norditalien, um eine friedliche Beilegung der kriegerischen Konfrontation zwischen Antonius und Decimus Brutus zu erreichen.[67] Die Gesandtschaft scheiterte jedoch an der Haltung des Antonius. Dieser forderte Garantien für den Erhalt seiner Gesetze und Maßnahmen zugunsten der Veteranen und bestand darauf, dass ihm zumindest das Jenseitige Gallien mit sechs Legionen für die Dauer von fünf Jahren zuerkannt bleibe.[68] Während er mit den Gesandten verhandelte, führte er die Arbeit an den Verschanzungen fort, mit denen er Mutina, das heutige Modena, zernierte. Dort hatte Decimus Brutus seine drei Legionen konzentriert, um Antonius den Vormarsch auf der *via Aemilia*, der großen Heerstraße, die von Ariminum, dem heutigen Rimini, zum Po führte, zu blockieren. Nicht einmal ein Treffen zwischen der Senatsgesandtschaft und Brutus erlaubte Antonius. So scheiterte die Friedensinitiative, und obwohl die Senatsmehrheit sich noch immer Ciceros Drängen widersetzte, Antonius zum Staatsfeind zu erklären, wurde doch der innere Kriegszustand *(tumultus)* ausgerufen.[69] Nun musste der Entsatz des in Mutina belagerten Decimus Brutus allen Ernstes ins Auge gefasst werden. Schon in der ersten Januarhälfte wurden die Truppen, die Octavian dem Senat zur Verfügung gestellt hatte, mit zusätzlichen Verstärkungen unter dem Oberbefehl des Konsuls Hirtius, eines erfahrenen Generals aus der Schule des älteren Caesar, nach Norden in Marsch gesetzt.[70] Octavian musste sich dem Konsul unterordnen und hatte hinzunehmen, dass Hirtius auch über einen Teil seiner Truppen direkte Befehlsgewalt ausübte.[71] Am 3. Februar wurde dann im Senat Hirtius' Botschaft verlesen, dass er Claterna eingenommen habe.[72] Der Ort, das heutige Quaderna, lag etwa 16 Kilometer südöstlich von Bononia (Bologna) an der *via Aemilia*. Octavian nahm mit seinen Truppen in Forum Cornelii, weitere 21 Kilometer in südöstlicher Richtung entfernt, Winterquartier. Bononia hatte Antonius mit starken Kräften belegt, um dem Senatsheer den Vormarsch auf der *via Aemilia* zu verlegen. Während der Winterwochen fand in Norditalien eine Art drôle de guerre statt. Mutina war blockiert, und die Eingeschlossenen begannen, Not zu leiden. Decimus Brutus wartete auf Entsatz, aber die Senatsarmee rührte sich wochenlang nicht von der Stelle. Eine neue Friedensinitiative wurde von dem in Rom verbliebenen Konsul Gaius Pansa begünstigt, scheiterte jedoch, nicht zuletzt am Widerstand Ciceros, der einem Vernichtungskrieg das Wort redete und trotz der großen, im Winter beinahe unüberwindlichen Kommunikationsschwierigkeiten alles tat, um die Statthalter des Westens auf seinen Kriegskurs einzuschwören,[73] und auch Octavian überschüttete er mit Briefen, um ihn bei der Stange zu halten.[74] Am 20. März verließ schließlich auch Pansa mit drei Rekrutenlegionen Rom, um das Entsatzheer in Norditalien zu verstärken. Schon vorher waren mit Frühjahrsbeginn Hirtius und Octavian weiter vorgerückt und hatten das von Antonius geräumte Bononia kampflos eingenommen.[75] Anschließend waren sie bis an die Scultenna, einen östlich an Mutina vorbeifließenden Nebenfluss des Po, vorgedrungen. Über den Fluss waren bereits Kontakte mit den Eingeschlossenen möglich, selbst Schlachtvieh und Salz wurde zu Schiff in die Stadt geschafft, aber Antonius blockierte dem Senatsheer weiterhin den Zugang zur Stadt und hielt es an der Flusslinie auf.[76]

Während dieses neuen Stillstandes, der bis in die erste Aprilhälfte dauer-

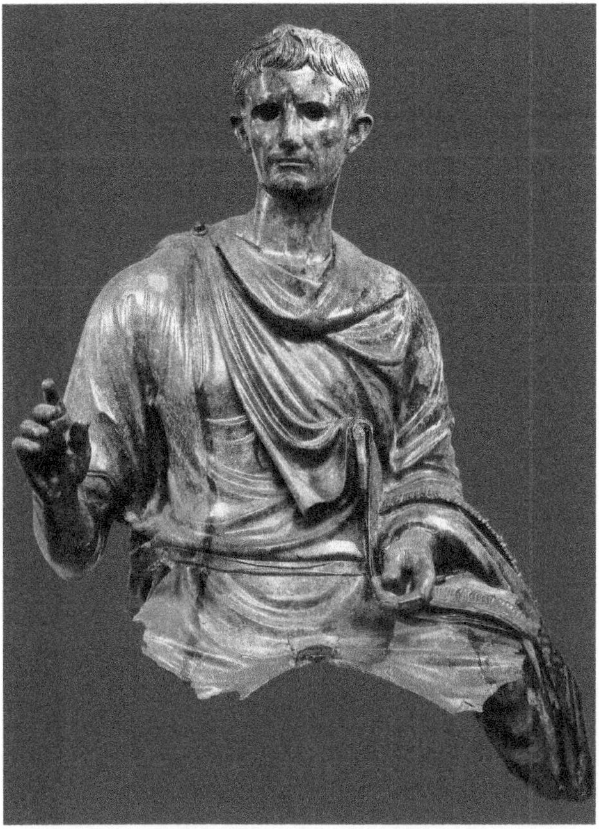

Abb. 2: Reiterstatue des Augustus
Fragment einer bronzenen Reiterstatue des Augustus, gefunden in der nördlichen Ägäis bei Euböa. Es handelt sich um das einzige größere Bruchstück, das sich von den zahlreichen Reiterstatuen des Augustus erhalten hat. Es datiert in spätaugusteische Zeit. Von der im Januar 43 v. Chr. dekretierten vergoldeten Reiterstatue auf dem Forum Romanum ist nur eine Abbildung auf einer Münze erhalten.

te, traten außerhalb Italiens im Osten des Römischen Reiches umwälzende Ereignisse ein. Bereits Ende Januar oder Anfang Februar waren erste vage Gerüchte in Rom eingetroffen, dass Marcus Brutus in Makedonien und Cassius in Syrien Truppen sammelten.[77] Kurz nach dem 4. Februar kam dann die bestimmte Nachricht, dass Brutus die Provinzen Macedonia und Illyricum in seine Hand gebracht hatte,[78] und etwa Mitte des Monats Februar setzte Cicero einen Senatsbeschluss durch, der Brutus mit dem Schutz der betreffenden Provinzen beauftragte und ihn anwies, sein Heer in der Nähe Italiens zur Verfügung des Senats zu halten.[79] Dabei hatte sich Cicero mit dem naheliegenden Einwand im Senat auseinanderzusetzen, dass die Beauftragung des Caesarmörders Marcus Brutus zu einer Belastung des Verhältnisses zu Octavian und den Veteranen führen werde. In der zweiten Februarhälfte wurde dann bekannt, dass Dolabella, Antonius' Mitkonsul, auf dem Wege in die ihm zugewiesene Provinz Syrien den Statthalter von Asia, den Caesarmörder Gaius Trebonius, auf grässliche Weise hatte umbringen lassen.[80] Der Senat erklärte ihn daraufhin zum Staatsfeind. In der Frage, wer die gegen Dolabella verhängte Acht vollziehen sollte, plädierte Cicero dafür, dass Cassius, der sich in Syrien festgesetzt hatte, ein entsprechendes Kommando in den kleinasiatischen Provinzen erhalten solle, das dem der einzelnen Statthalter übergeordnet war.[81] Doch der Konsul Gaius Pansa widersetzte sich dem Vorschlag: Beauftragt wurden die Konsuln. Bis zu deren Eintreffen sollten die bisherigen Statthalter ihre Aufgaben weiter wahrnehmen.[82] Der Konsul und selbst die Verwandten des Cassius gaben zu bedenken, dass die Verleihung eines übergeordneten Kommandos an einen der Caesarmörder und seine Beauftragung, die Acht an einem prominenten Caesarianer zu vollstrecken, Octavian und die Veteranen dem Senat entfremden würden, aber Cicero glaubte sich des jungen Mannes sicher zu sein, und die Veteranen zählten für ihn schon weniger als die neuaufgestellten Legionen.[83] In der ersten Märzhälfte wurde dann Cassius als Prokonsul von Syrien anerkannt.[84]

Antonius war im März von allen diesen Ereignissen genau unterrichtet. Es lag auf der Hand, dass die Erfolge der Caesarmörder im Osten Wasser auf die Mühlen der Politik Ciceros waren und Octavian, den Erben, sowie den Konsul Aulus Hirtius, den ehemaligen General Caesars, in eine schwierige Lage bringen mussten. Antonius nutzte dies zu einem offenen Brief an die beiden Feldherren des Senats, in dem er sie als Erfüllungsgehilfen Ciceros bloßstellte und sich über den Kopf der Adressaten hinweg an die caesarianisch gesinnten Veteranen und Soldaten der Gegenseite wandte. Die Adressaten sandten den gefährlichen Brief nach Rom, und am 20. März nahm Cicero die Gelegenheit wahr, ihn Stück für Stück im Senat zu verlesen und mit seinen polemischen Anmerkungen zu kommentieren.[85] Die politisch brisantesten Teile des Briefes haben folgenden Wortlaut:

„Die Nachricht von dem Tod des Gaius Trebonius hat mich ebenso erfreut wie betrübt. Dass der Verbrecher der Asche und den Gebeinen des herausragenden Mannes [gemeint ist Caesar] die fällige Buße entrichtet hat und die rächende Kraft des göttlichen Wirkens vor dem Ende der Jahresfrist bereits erschienen ist, da die Bestrafung des Mordes an dem Vater des Vaterlandes teils bereits vollzogen und teils unmittelbar bevorsteht, darüber muss man sich freuen. Dass aber Dolabella vom Senat zum Feind des römischen Volkes erklärt worden ist, weil er einen Meuchelmörder getötet hat und dem Staat der Sohn eines Possenreißers teurer zu sein scheint als Gaius Caesar, der Vater des Vaterlandes, darüber muss man aufstöhnen. Am bittersten aber ist es, dass du, Aulus Hirtius, der du von Caesar mit Wohltaten überhäuft wurdest und so erhoben worden bist, dass du über dich selbst staunen musst, und du, o Knabe, der du alles dem Namen (Caesar) verdankst, dahingehend wirkt, dass Dolabella seiner Rechte (als Bürger) verlustig gegangen ist, dieser Giftmischer hier (Decimus Brutus) von der Belagerung befreit wird und Cassius und Marcus Brutus zu größter Macht gelangen. Natürlich, ihr betrachtet das alles so wie das Frühere: Das Lager des Pompeius bezeichnet ihr als Senat. Der besiegte Cicero ist euer Führer, Makedonien macht ihr mit Heeren zu einem Bollwerk eurer Feinde. Afrika habt ihr dem zweimal gefangengenommenen Varus anvertraut, nach Syrien habt ihr Cassius geschickt, dass Casca die Geschäfte eines Volkstribunen führt, habt ihr zugelassen ... Servius Galba seht ihr mit demselben Dolch (mit dem er Caesar umgebracht hat) in eurem Lager ... Deshalb gebt acht, was angemessener und unserer Partei nützlicher ist: den Tod des Trebonius oder den Tod Caesars zu rächen, und was gerechter ist, gegeneinander zu kämpfen, dass die Partei des Pompeius wiederauflebt, die schon so viele Male erstickt worden ist, oder einig zu sein, dass wir unseren Feinden nicht zum Gespött werden. Diesen wird, wer von uns auch fallen mag, der Gewinn bleiben – ein Schauspiel, welches das Schicksal selbst bisher verhindert hat, dass die zwei Heere, die einen Körper bilden, von dem als Fechtmeister agierenden Cicero aufgehetzt, gegeneinander antreten. Dieser ist ja bisher so glücklich, euch mit denselben Ehrerweisen täuschen zu können, mit denen er schon Caesar getäuscht hat. Ich jedenfalls bin entschlossen, keine Schmach, weder meine noch die der Meinigen, hinzunehmen und die Sache Caesars nicht zu verlassen noch zu dulden, dass die Veteranen aus ihren Höfen weichen müssen oder einzeln zur Folter geschleppt werden, noch mein Dolabella gegebenes Wort zu brechen, den Bund mit Lepidus, der sein Wort immer hält, zu verletzen, noch Plancus zu verraten, der an meinen Plänen teilhat. Wenn die Götter mich auf meinem Weg, den ich offen und gerade gehe, so unterstützen, wie ich hoffe, so will ich gerne weiterleben. Wenn mich aber ein anderes Schicksal erwartet, nehme ich die Freude mit mir, dass euch die Strafe erwartet. Denn wenn schon die besiegten Pompeianer so übermütig sind, dann werdet vor allem ihr erfahren, was sie sich als Sieger herausnehmen werden ..."

Der Brief erhellt blitzartig die Situation und zeigt, auf welch dünnem Eis der Erbe Caesars ging. Nicht zu Unrecht wurde er beschuldigt, sich als Werkzeug Ciceros bei der Zerstörung der caesarianischen Partei gebrauchen zu lassen. Er gab damit Antonius die Möglichkeit, sich selbst als aufrechten Verfechter der Sache aller Caesarianer in Szene zu setzen und sich der Aufgabe zu verschreiben, die eigentlich dem abtrünnig gewordenen Erben zufiel: Rache für Caesar zu nehmen und es nicht dahin kommen zu lassen, dass die Gegenseite, der Antonius den alten Parteinamen ‚Pompeianer' gab, den verlorenen Bürgerkrieg nachträglich noch gewann. Antonius hatte offenbar ins Schwarze getroffen. Auch Cicero spürte, dass sein Todfeind den Schleier zerrissen hatte, den er über das unehrliche Zweckbündnis mit der Propagierung der Version vom gottgesandten Jüngling, der im Gegensatz zur popularen Leichtfertigkeit seines Adoptivvaters den Weg zum wahren Ruhm, zum Beifall aller Gutgesinnten, gewählt habe,[86] zur Beruhigung aller derjenigen gebreitet hatte, denen bei seinem politischen Kurs angst und bange wurde. Jedenfalls konnte Cicero auf den Brief nicht mit Gegenargumenten, sondern nur mit wütender Polemik antworten. Der Brief prangerte im übrigen nicht nur die schiefe Stellung an, in die Hirtius und Octavian durch ihr Bündnis mit Cicero geraten waren, er zeigte auch in Umrissen die Möglichkeit auf, dass die Statthalter des Westens, Lepidus, Munatius Plancus und Asinius Pollio, sich auf die Seite des Briefschreibers schlagen würden, bei dem nach seiner Darstellung die Sache aller Caesarianer und das Versorgungsinteresse der Veteranen am besten aufgehoben waren. Das war für Octavian eine bedrohliche Perspektive. Aber so wie damals die Dinge standen, waren sich Cicero und die beiden mit ihm verbündeten Caesarianer noch darin einig, dass ihr Feind keinen Sieg erringen durfte.

Also musste Antonius zur Aufgabe der Belagerung von Mutina gezwungen werden. Mit der Ankunft der von Gaius Pansa herangeführten Verstärkungen sollte die entscheidende Phase des Feldzugs beginnen. Als Pansa sich den Stellungen näherte, die Hirtius und Octavian an der Scultenna bezogen hatten, griff Antonius am 14. April die auf der *via Aemilia* vorrückenden Marschkolonnen zwischen Bononia und Mutina bei Forum Gallorum plötzlich aus dem Hinterhalt an. Pansa hätte eine vernichtende Niederlage erlitten, wenn Hirtius ihm nicht die Marslegion und zwei Gardekohorten entgegengeschickt hätte. So konnte der Angriff des Antonius, wenn auch nur unter schweren Verlusten, abgewiesen werden, und als er seine Truppen in sein Lager zurückführte, erlitt er durch den Angriff, den Hirtius mit 20 Veteranenkohorten führte, selbst große Verluste. Zwei Legionsadler und 60 Feldzeichen fielen den Siegern in die Hände.[87] Aber der Konsul Pansa war beim Kampf um den Straßendamm so schwer verwundet worden, dass er kurze Zeit später in der Nacht zum 23. April in Bononia seinen Verletzungen erlag.[88] Was Octavians Beitrag zum Sieg anbelangt, so hatte er das Lager, das der vor Mutina stehenden Belagerungsarmee gegenüberstand, gegen einen Angriff des Lucius Antonius zu verteidigen. Dafür wurde er offiziell hoch geehrt. Die Truppen riefen ihn am 15. April zum Imperator aus, und Cicero ließ eine Woche später zu Ehren der drei siegreichen Feldherren vom Senat ein fünfzigtägiges Dankfest beschließen.[89] Anders lautete freilich die Version, die Antonius verbreitete. Danach hatte der junge Feldherr vollkommen versagt: Er sei geflohen und erst nach zwei Tagen ohne Pferd und Feldherrnmantel wieder aufgetaucht.[90] Eine Woche nach der Schlacht bei Forum Gallorum, am 21. April, gelang dann der Entsatz des in Mutina eingeschlossenen Decimus Brutus. Antonius musste die Belagerung aufheben und mit den Resten seiner angeschlagenen Armee nach Westen fliehen. Auch die Sieger hatten Verluste erlitten, und der Oberbefehlshaber Aulus Hirtius war im Lager des Antonius vor dessen Zelt gefallen. Octavian bewährte sich, so wird berichtet, beim Kampf, der sich um die Leiche des Konsuls entspann. Wie sein Biograph Sueton zu berichten weiß, erfüllte er nicht nur die Pflichten des Heerführers, sondern auch die eines Soldaten, indem er mitten im Kampf, als der Adlerträger der von ihm kommandierten Legion schwer verwundet worden war, den Adler auf seine Schultern genommen und lange getragen habe.[91]

Mit der Befreiung des Decimus Brutus kam die Koalition gegen Antonius zugleich dem Endsieg und ihrer eigenen Auflösung nahe. Nach Eingang der Siegesmeldung in Rom erreichte Cicero am 26. April endlich, dass Antonius zum Staatsfeind erklärt wurde.[92] Brutus wurde der Triumph bewilligt, Octavian musste sich mit der geringeren Ehrung, der *ovatio,* dem so genannten kleinen Triumph, begnügen. Der Senat übertrug Brutus den Oberbefehl gegen den Staatsfeind Antonius, und Octavian wurde dem Caesarmörder unterstellt. Cicero konnte gerade noch verhindern, dass ihm auch noch das Kommando über die Elitetruppe der vierten und der Marslegion entzogen wurde. In die Senatskommission, die alle Regierungsakte des Konsuls Antonius einschließlich seiner Schenkungen zu Lasten der Staatskasse überprüfen sollte, wurde er ebenso wenig gewählt wie später in die andere, die mit der Belohnung der Soldaten befasst war.[93] Er selbst hat später in seiner Autobiographie geschildert, wie er damals in Furcht geriet, isoliert zu werden und zum Untergang verurteilt zu sein.[94] Dem Mörder seines Adoptivvaters durfte er sich selbstverständlich nicht unterstellen. Das hätte ihn die Loyalität seiner Soldaten gekostet und ihn im caesarianischen Lager endgültig diskreditiert. So verweigerte er Brutus die Teilnahme an der Verfolgung des Antonius. Brutus selbst war wegen des Zustandes und der Zusammensetzung seines Heeres – es bestand größtenteils aus wenig kampfkräftigen Rekrutenlegionen – zu einer schnellen Verfolgung gar nicht in der Lage, und so konnte Antonius auf dem Marsch in das Jenseitige Gallien seine Truppen ungestört reorganisieren und durch drei Veteranenlegionen verstärken, die der Praetor Publius Ventidius, auch er einer der ehemaligen Helfer Caesars, für ihn im Picenum ausgehoben hatte. Am 5. Mai meldete Brutus nach Rom, dass die von Ventidius geführten Verstärkungen sich bei Vada Sabatia an der Riviera mit der Armee des Antonius vereinigt hätten,[95] und einen Tag später erfuhr Brutus aus abgefangenen Briefen des Antonius, dass dieser neben Lepidus auch Munatius Plancus und Asinius Pollio, die Statthalter der Gallia comata und des Jenseitigen Spanien, für ein Bündnis zu gewinnen suchte.[96] Damit hatte Antonius, wie sich bald zeigen sollte, letztlich Erfolg. Der erste Schritt auf dem Wege der Vereinigung aller caesarianischen Heerführer des Westens war der Übertritt des Lepidus in das Lager des Antonius. Dieses Ereignis fand am 29. Mai statt.[97]

Für den jungen Caesar war so eine bedrohliche Lage entstanden. Antonius war sein Feind und Cicero sein falscher Freund, der zwar aus taktischem Kalkül einiges unternahm, um die Brüskierungen abzumildern, denen sein Verbündeter nach dem Entsatz von Mutina seitens der siegestrunkenen Republikaner im Senat ausgesetzt war;[98] denn er wusste genau, dass es angesichts der eingetretenen Konstellation schwieriger sein würde, ihn bei der Stange zu halten, solange er noch benötigt wurde. Danach wäre auch Cicero zweifellos bereit gewesen, seinen Verbündeten zu opfern. Im vertraulichen Gespräch hatte er sich bereits in diesem Sinn mit einem Bonmot geäußert, und, wie es zu gehen pflegt, war das Siegel der Verschwiegenheit, unter dem die Äußerung gemacht wurde, die sicherste Garantie gewesen, dass Octavian davon erfuhr. Am 24. Mai schrieb Decimus Brutus deswegen einen alarmierenden Brief an Cicero:

„Was ich für mich nicht tue, das zwingen mich meine Liebe zu dir und deine Verdienste um mich zu tun: dass ich in Furcht bin. Obwohl es mir schon oft erzählt und von mir nicht auf die leichte Schulter genommen worden ist: Eben erzählt es mir Labeo Sigulius, ein sich stets gleichbleibender Mann, er sei bei Caesar gewesen und man habe ausführlich über dich gesprochen. Caesar selbst hatte keine Klagen über dich – mit Ausnahme des Bonmots, das er dir zuschrieb: Man müsse den jungen Mann loben, auszeichnen – und in den Himmel befördern. Er werde es aber nicht dahin kommen lassen, dass er in den Himmel befördert werde ... Labeo wollte mich gar glauben machen, dass die Veteranen schlimme Reden führten und dir von ihnen Gefahr drohe und sie darüber empört seien, dass weder Caesar noch ich zu der Zehnerkommission gehörten und alles eurem Belieben anheimgestellt sei.“[99]

Was die Regierung in Rom anbelangt, so hatte sie mit dem Tod der beiden Konsuln im Mutinensischen Krieg ihre Spitze verloren. Die Senatssitzungen leitete bis auf weiteres der Stadtpraetor Gaius Caecilius Cornutus, doch die Seele des mit schwindenden Erfolgsaussichten gegen Antonius weiterhin geführten Krieges war Cicero. Er war es, der am 30. Juni Lepidus zum Staatsfeind erklären und mit der Vollstreckung der Acht

Decimus Brutus, Munatius Plancus und Octavian beauftragen ließ.[100] Aber Octavian dachte gar nicht daran, Brutus und Plancus, die mit ihren Heeren denen des Antonius und des Lepidus seit dem 9. Juni[101] untätig an der Isère gegenüberlagen, zu unterstützen, sondern blieb mit seinen Truppen in Oberitalien. Seine Legionen waren also die einzige in Italien stehende bewaffnete Macht, und er plante, mit ihrer Hilfe Konsul zu werden und sich an die Spitze der Regierung zu setzen. Schon am 15. Mai äußerte Marcus Brutus von Makedonien aus die Befürchtung, Octavian könnte mit Ciceros Hilfe versuchen, sich zum Konsul wählen zu lassen,[102] und einen Monat später klagte Cicero in einem Brief an Marcus Brutus, dass der schon sicher geglaubte Sieg über Antonius der Senatspartei irgendwie aus den Händen gleite und Caesar sich nicht mehr so wie bisher von ihm lenken lasse und, wie der Briefschreiber behauptet, von gewissen Leuten zur Hoffnung auf den Konsulat angestachelt werde.[103] Cicero widersetzte sich mit der Senatsmehrheit diesen Aspirationen, und er schrieb in dem erwähnten Brief:

„Aber Caesar, der sich bisher durch meine Ratschläge lenken ließ, der selbst vorzügliche Anlagen besitzt und bemerkenswerte Festigkeit zeigte, haben gewisse Leute durch schändliche Briefe und betrügerische Zwischenträger zur selbstgewissen Hoffnung auf den Konsulat verführt. Sobald ich davon erfuhr, habe ich nicht aufgehört, im Senat die Quellen der verbrecherischen Pläne aufzudecken. Doch ich erinnere mich an keine Gelegenheit, bei der Senat und Magistrate eine bessere Haltung zeigten. Denn wenn es um die außerordentliche Ehrung eines Mächtigen oder besser: des Mächtigsten geht (denn Macht beruht ja gegenwärtig auf der Gewalt der Waffen), ist es nie geschehen, dass nicht ein Volkstribun oder ein amtloser Privatmann sich dafür eingesetzt hätte.“

Cicero tat, was er noch tun konnte, um das Unheil zu verhindern. Er forderte Marcus Brutus und Cassius auf das dringlichste auf, mit ihren Heeren nach Italien zu kommen.[104] Octavian wurde das Privileg erteilt, sich für das kommende Jahr um die Praetur zu bewerben, und sicherheitshalber wurden alle Wahlen auf den 1. Januar 42 verschoben.[105] Zusätzlich beorderte der Senat als Gegengewicht gegen die bedrohliche Armee Octavians zwei erprobte Legionen aus Afrika nach Rom zurück.[106] Aber dies alles brachte Octavian nicht von seinem Plan ab. Er versuchte zunächst, mit Ciceros Hilfe zum Ziel zu gelangen. Er forderte ihn auf, sein Kollege zu werden, indem er dem Beförderer seines außerordentlichen Aufstiegs mit dem Versprechen eine goldene Brücke baute, er sei weiterhin bereit, sich Ciceros Führung anzuvertrauen, und wolle sich mit der bloßen Ehre des Konsulats begnügen. So wenigstens hat er sein auf Ciceros Mentalität geschickt berechnetes Werben um die Unterstützung seines Verbündeten in seiner Autobiographie dargestellt.[107] Aber obwohl Cicero von dem an

Selbsttäuschung grenzenden Glauben, den jungen Mann, der im Gegensatz zu ihm über wirkliche Macht verfügte, lenken zu können, nur schwer lassen konnte oder ihn zumindest nach außen hin aufrechtzuerhalten versuchte,[108] kam er am Ende des oben zitierten Briefes an Marcus Brutus dem Eingeständnis des Scheiterns nahe: „Wir sind, Brutus, ein Spielball bald der Launen der Soldaten, bald der Zumutungen der Feldherren. Jeder fordert soviel Macht im Staate, wie er Stärke besitzt. Nicht Vernunft, nicht Maß, nicht Gesetz, nicht Herkommen, nicht pflichtgemäßes Handeln bedeuten noch etwas, nicht gesundes Urteil, nicht Ansehen bei den Mitbürgern, nicht Scheu vor der Nachwelt."[109]

Als Octavian dann Mitte Juli den Konsulat mit Cicero als Kollegen forderte, lehnte der Senat diese Zumutung ab.[110] Octavian ging daraufhin wieder den Weg der offenen Gewalt. Ende Juli erschien eine Soldatendeputation im Senat und forderte unter Drohungen für ihren Feldherrn den Konsulat.[111] Auf die erneute Ablehnung folgte Octavians zweiter Marsch auf Rom. Der Senat beeilte sich, den Soldaten Geld zu senden und seiner inzwischen auf acht Legionen angewachsenen Armee das gleiche Donativ wie den Veteranen zu versprechen sowie schließlich Octavian die Bewerbung um den Konsulat in Abwesenheit zu gestatten.[112] Er ließ sich durch diese Zugeständnisse nicht beirren und marschierte weiter auf Rom. Da inzwischen die zwei Legionen aus Afrika angekommen waren, baute der Senat unter Führung Ciceros eine letzte Verteidigungslinie auf. Octavian wurde befohlen, 150 km vor Rom Halt zu machen, und die Praetoren erhielten die Weisung, mit den vorhandenen Truppen die Stadt in Verteidigungszustand zu versetzen.[113] Wiederum ließ sich Octavian nicht beeindrucken. Er besetzte die Höhen nördlich des Quirinals, und alle Welt strömte in sein Lager, um ihn zu begrüßen. Am anderen Tag kam er mit bewaffnetem Gefolge in die Stadt, und prompt kapitulierten die mit der Verteidigung der Stadt beauftragten Praetoren.[114] Als Cicero schließlich erschien, um Octavian seine Aufwartung zu machen, wurde er mit dem zweideutigen, nicht ungefährlichen Ausspruch begrüßt: „Sieh da, der letzte meiner Freunde!"[115]

Was folgte, war eine staatsrechtliche Farce. Octavian verließ mit seinen Soldaten die Stadt, damit der Schein einer freien Wahl gewahrt blieb.[116] Dann wurde eine neue Methode zur schnellen Durchführung einer außerordentlichen Wahl erfunden. Nach bestehendem Recht konnte in einem laufenden Amtsjahr eine Neuwahl der Konsuln nur erfolgen, wenn ein Interregnum eingetreten war, das heißt, wenn alle Amtsträger mit Imperium, neben den Konsuln auch die Praetoren, ausgefallen oder zurückgetreten waren. Das war damals nicht der Fall. Darüber hinaus war das reguläre Verfahren einer Neuwahl im Interregnum kompliziert und zeitraubend. Den Ausweg, den Caesar im Jahre 49 gegangen war, indem er sich durch einen eigens bestellten Wahldiktator zum Konsul wählen ließ, wollte Octavian mit demonstrativ legalistischer Rücksichtnahme auf das Gesetz des Konsuls Antonius, das die Diktatur abgeschafft hatte, vermeiden. Also wurde ad hoc eine Surrogatlösung erfunden. Der Praetor Quintus Gallius ernannte ein Zweimännerkollegium zur Abhaltung der Konsulwahlen. Ihre Funktion entsprach, von dem Namen und der Gleichstellung der beiden Kollegen abgesehen, genau derjenigen eines Wahldiktators und seines weisungsgebundenen Stellvertreters, des *magister equitum*. Gewählt wurden, wie abzusehen war, der Erbe Caesars und einer seiner beiden Miterben, Quintus Pedius, vermutlich der Sohn einer Schwester Caesars.[117] Die gesetzlichen Vorschriften über das Lebensalter und die Ämterlaufbahn der Kandidaten wurden nicht beachtet. Das Schwert der Soldaten, das Octavian in die Waagschale warf, hatte Rom den jüngsten Konsul seiner Geschichte beschert.

3. Der Rächer Caesars

Begreiflicherweise wollte Cicero nach dem vollständigen Scheitern seines politischen Kurses die Senatssitzungen nicht mehr besuchen. Er erbat und erhielt von seinem ehemaligen Verbündeten Befreiung von der Teilnahmepflicht und bedankte sich mit einem Brief, von dem ein Satz erhalten geblieben ist: „Dass du mir Befreiung gewährst, freut mich doppelt, denn damit verzeihst du Vergangenes und gestattest Künftiges.“[118] Aber Cicero hatte keine Zukunft mehr, sondern nur noch eine Galgenfrist von einem knappen Vierteljahr – bis Octavian sich mit den zu Staatsfeinden Erklärten, Antonius und Lepidus, auf ein Bündnis geeinigt hatte.

Der Senat hatte den neugewählten Konsuln Handlungsvollmacht gemäß der Formel des Notstandsrechts erteilt, sie möchten zusehen, dass der Staat keinen Schaden nehme. Gemeint war damit, dass sie die Stadt vor den anrückenden, noch immer geächteten Caesarianern Antonius und Lepidus schützten. Doch Octavian nutzte die gewonnene Machtstellung für eine politische Kehrtwende. Er unterstrich zunächst seine politische Orientierung, indem er sich in einem öffentlichen Akt vor den Kuriatkomitien offiziell in das Geschlecht Caesars aufnehmen ließ.[119] Dann folgte die Auszahlung von öffentlichem Geld an die Klientel, auf der seine Macht beruhte. Den Soldaten wurden pro Mann 2500 Denare ausgezahlt, die Hälfte der Summe, die er als Privatmann versprochen hatte und deren Zahlung der Senat auf die Staatskasse zu übernehmen sich bereit erklärt hatte. Durch neue Vermögenssteuern, zu denen unter anderem die kuriose Dachziegelsteuer gehörte, war Geld zusammengekommen, und der Senat hatte bereits der auf dem Marsch nach Rom befindlichen Armee genau die

Summe angeboten, die der junge Konsul nun verteilte, nachdem er zuvor verhindert hatte, dass die Soldaten das Geld von einer Senatskommission annahmen. Es war aber noch genug bares Geld vorhanden, so dass er auch der städtischen Plebs den ausstehenden Rest des Legats, das Caesar dem Volk vermacht hatte, auszahlen konnte. Offiziell geschah das aus privaten Mitteln, tatsächlich wurden auch hierfür staatliche Gelder verwendet. Die Vermischung von privater und öffentlicher Haushaltsführung, die bereits nach der Ankunft des Privatmannes Gaius Octavius in Italien begonnen hatte, setzte sich also unter seinem Konsulat fort, sie sollte für seine ganze Regierungszeit charakteristisch bleiben.

Dann erfolgten erste Signale an die Adresse der Geächteten. Octavian ließ den Beschluss, der Dolabella zum Staatsfeind erklärt hatte, kassieren und veranlasste seinen Mitkonsul, ein Gesetz einzubringen, das ein Gerichtsverfahren gegen die Caesarmörder anordnete.[120] Die Abrechnung mit den Caesarmördern diente keineswegs nur der Einlösung der Rachepflicht des Sohnes, sondern war zugleich das politische Mittel, das dazu bestimmt war, die zerstrittenen Caesarianer gegen den gemeinsamen Feind zu einen, der im Osten des Reiches dabei war, eine gewaltige Streitmacht aufzustellen. Das Gesetz des Pedius machte den zur Rache verpflichteten Sohn des Ermordeten zum Gerichtsvorsitzenden eines Sondergerichtshofs. Ein außerordentliches Verfahren war vonnöten, weil die geplanten Prozesse nicht mit den Regularien vereinbar waren, die für die ordentliche Gerichtspflege in Rom galten. Die Täter beziehungsweise Tatverdächtigen waren nicht in Rom greifbar. Viele befanden sich im Osten und die Prominentesten von ihnen, Marcus Brutus und Gaius Cassius, hatten außerordentliche Kommandos inne und waren somit für die Dauer ihrer Amtszeit eigentlich von gerichtlicher Verfolgung ausgenommen. Wer alles zu dem Kreis der Caesarmörder gehört hatte, war ohnehin nicht leicht zu sagen. Unsere Quellen sprechen von mehr als 60 Teilnehmern, namentlich bekannt sind 27 Personen, von denen möglicherweise mehrere, so wie beispielsweise Cicero, zu Unrecht beschuldigt wurden. Aber Octavian wollte nicht nur die Täter, sondern auch die Mitwisser der Tat vor Gericht ziehen, und diese zweifelsfrei festzustellen, hätte langwierige Untersuchungen notwendig gemacht. An einem fairen Prozess war der junge Konsul indessen nicht interessiert. Das Gesetz hatte den an der Rache für Caesar Interessierten nicht nur zum Gerichtsvorsitzenden bestimmt, sondern es räumte ihm auch das Recht ein, die Geschworenen selbst zu bestimmen. Freunde und Anhänger des Gerichtsvorsitzenden hatten gemäß dem Prinzip der Popularklage – Staatsanwälte gab es damals nicht – den Part von Anklägern zu übernehmen. So erhob Marcus Agrippa Anklage gegen Gaius Cassius, Lucius Cornificius gegen Marcus Brutus. Der Volkstribun Publius Servilius Casca, dem noch vor Eröffnung des Verfahrens die

Flucht glückte, wurde auf Antrag seines Kollegen Publius Titius durch Volksbeschluss erst seines Amtes entsetzt und dann angeklagt. Für die übrigen fanden sich andere Ankläger. Es heißt, dass sie sich dazu hergaben, um dem neuen Machthaber gefällig zu sein und in den Genuss handfester Vorteile zu gelangen. Das Gesetz hatte nämlich den erfolgreichen Anklägern die Güter und Ämter der Verurteilten oder Geld und Befreiung vom Kriegsdienst als Preis ausgesetzt. Die Prozesse selbst, die in aller Eile abliefen, waren ein Hohn auf die Modalitäten eines ordentlichen Gerichtsverfahrens. Alle Angeklagten wurden an einem bestimmten Tag zum Erscheinen vor Gericht aufgefordert, und es wurde keine Rücksicht darauf genommen, dass man den Geflohenen oder den Amtsträgern in den Provinzen nicht einmal die Vorladungen zustellen konnte. Ihr absehbares Nichterscheinen wurde dann als Schuldeingeständnis gewertet. Die handverlesenen Geschworenen waren parteiisch oder eingeschüchtert, und sie sprachen mit Ausnahme eines Einzigen alle Angeklagten schuldig. Diesem einen mit Namen Publius Silicius Corona machte der Gerichtsvorsitzende nur das zweischneidige Kompliment, er sei ein milder Richter gewesen. Wenig später, als Octavian sich mit den Führern der Caesarianer im Westen geeinigt hatte und die Verbündeten ihre tatsächlichen oder angeblichen Feinde liquidierten, fiel auch der milde Richter in diesem außerordentlichen Verfahren der Verfolgung zum Opfer. Persönliche Sicherheit konnte man sich am ehesten durch vorauseilenden Übereifer erkaufen. Ein gewisser Lucius Aemilius stimmte nicht nur für die Verurteilung aller Angeklagten, sondern forderte auch seine Mitgeschworenen auf, das Verbrechen zu sühnen, dessen sich der Senat am 17. März 44 durch die Amnestierung der Caesarmörder schuldig gemacht habe. So weit wollte Octavian nicht gehen. Er hätte sonst fast den ganzen Senat beseitigen müssen. Aber die Erinnerung an den Akt des Übereifers sollte Aemilius in der Zeit eines neuen Bürgerkrieges das Leben retten.

Die Kapitalstrafe, zu der alle Angeklagten verurteilt wurden, konnte nicht vollzogen werden, da der Gerichtsherr ihrer nicht habhaft war. Sie waren also geächtet oder, wie die altertümliche Formel lautet, sie waren von Feuer und Wasser, und das hieß: aus der Rechtsgemeinschaft ausgeschlossen. Sie verloren ihre bürgerlichen Rechte, und dazu gehörten auch die außerordentlichen Kommandos, die ihnen der Senat zuvor für den Kampf gegen die zu Staatsfeinden erklärten Caesarianer verliehen hatte. Dies war ein zusätzlicher politischer Zweck des Verfahrens, und deshalb wurde auch Sextus Pompeius, der zur Zeit der Ermordung Caesars gar nicht in Rom, sondern in Spanien war, in den Kreis der Angeklagten und Verurteilten einbezogen. Pompeius hatte im Frühjahr 43 mit seinen in Spanien rekrutierten Land- und Seestreitkräften Stellung in Massilia bezogen. Er hatte dem Senat seine Hilfe angeboten und ein außerordentliches Kommando zur Kontrolle von Meer und Küsten erhalten. Alle diese Kommandos waren nun hinfällig, und es war nur folgerichtig, dass Octavian nun auch die Senatsbeschlüsse, die Antonius und Lepidus zu Staatsfeinden erklärt hatten, aufheben ließ.[121] Indem er beide dazu brieflich beglückwünschte und ihnen seine Hilfe gegen den auf der Flucht befindlichen Caesarmörder Decimus Brutus anbot, knüpfte er Verhandlungen an, die zu einer Absprache über ein gemeinsames Machtkartell führten. Damit war Octavian aus seiner gefährlichen Isolation befreit, und zu diesem Erfolg trug wohl der Umstand entscheidend bei, dass die Caesarianer angesichts der Bedrohung, die von den Caesarmördern im Osten und von Sextus Pompeius im Westen ausging, zur Einigkeit verurteilt waren. Hinzu kam, dass für die alten Soldaten Caesars sein Sohn und Rächer die Symbolfigur der gemeinsamen Sache war.

Freilich war die reale Machtbasis der drei caesarianischen Führer höchst ungleich, und so musste sich Octavian bis auf weiteres mit der Rolle eines Juniorpartners begnügen. Antonius war ein bewährter Feldherr, der zusammen mit den sieben Legionen des Lepidus insgesamt über mehr als 20 kampferprobte Einheiten verfügte. Von den 17 Legionen Octavians bestand ein großer Teil aus unerfahrenen Soldaten, so die sechs Rekrutenlegionen des Decimus Brutus, die im September zu ihm überliefen, und als Feldherr konnte sich der junge Mann nicht im entferntesten mit Antonius messen. Ende Oktober 43 kam auf einer kleinen Insel in dem Flüsschen Renus bei Bononia die Vereinbarung über das geplante Machtkartell zustande. Unter grotesken, aus gegenseitigem Misstrauen geborenen Sicherheitsvorkehrungen verhandelten die drei Potentaten ohne Begleitung, aber im Angesicht der an beiden Ufern des Renus präsenten Heere zwei Tage lang über die Bedingungen ihres Zusammengehens.[122] Beschlossen wurde folgendes: Octavian sollte den Konsulat an Publius Ventidius abgeben, einen Günstling Caesars, der Antonius nach der Schlacht bei Mutina drei Veteranenlegionen zugeführt hatte. Die drei Verbündeten wollten für die Dauer von fünf Jahren ein kollegiales Ausnahmeamt mit diktatorischer Vollmacht bekleiden, dessen Zweck die Ordnung des Staates sein sollte.[123] Damit war nicht gemeint, dass sie nach dem Vorbild des Diktators Sulla den durch Bürgerkrieg erschütterten Staat mit dem Mittel der Gesetzgebung auf ein gesichertes Fundament stellen sollten, sondern dass ihnen die Vollmacht zu einem Bürgerkrieg gegen Usurpatoren gegeben wurde, die in ihrer Sicht die Ordnung des Staates umgestürzt hatten. In der Sicht der Verbündeten waren die Revision der Ämterverteilung, die der Senat nach dem 1. Januar 43 unter Führung Ciceros zur Legalisierung der usurpierten Kommandos des Sextus Pompeius und der Caesarmörder vorgenommen hatte, und alle daraus folgenden Maßnahmen gegen die Ordnung des Staates gerichtet. Ihrer Wiederherstellung dienten also – dies ist der Sinn des Titels der in Aussicht genommenen Amtsgewalt *tresviri rei publicae constituendae* – die diktatorischen Vollmachten der drei Verbündeten. Sie entsprachen im Binnenraum der *res publica* der Amtsgewalt der Konsuln und erstreckten sich auf das Provinzialreich, soweit es unter ihrer Kontrolle stand. Dementsprechend sollte jedem von ihnen eine Provinz mit dem Recht zugewiesen werden, die Verwaltung vor Ort durch weisungsgebundene Beauftragte ausüben zu lassen. Der Zuschnitt der Provinzen entsprach den Machtverhältnissen innerhalb des Kartells. Antonius, der Mächtigste, erhielt die wichtigsten Militärprovinzen, das Diesseitige und das von Caesar eroberte Jenseitige Gallien, Lepidus Spanien und die Narbonensis, Octavian wurde mit einem Wechsel auf die Zukunft abgefunden: Ihm wurden Nordafrika und die Inseln des Westens, Sizilien und Sardinien nebst den übrigen, zugesprochen. Die Inseln waren fest in der Hand des Sextus Pompeius, dessen Flotte das westliche Meer beherrschte, und in Nordafrika stand die Kernprovinz unter der Kontrolle des Quintus Cornificius, der sich weigerte, seine Provinz zu übergeben.

In Rom und Italien wollten sich die Triumvirn angesichts des bevorstehenden Bürgerkrieges ihrer Gegner, der manifesten wie der potentiellen, entledigen, und sie griffen dazu auf die Methode Sullas, die Ächtung mittels Proskriptionen, zurück. Zur Vermeidung einer Panik in der Öffentlichkeit sollte erst zur gegebenen Zeit eine Liste der vorgesehenen Opfer publiziert werden. Um sich während ihres bevorstehenden Feldzuges gegen die Caesarmörder vor einem politischen Umschwung in Rom zusätzlich abzusichern, vereinbarten sie, alle Magistrate mit Exekutivgewalt, insbesondere die Konsuln, für fünf Jahre im Voraus wählen zu lassen. Zugleich einigten sie sich darauf, einige prominente Gegner in einem Präventivschlag ohne vorherige gesetzliche Ermächtigung aufspüren und umbringen zu lassen. Zu diesem Personenkreis gehörte Cicero, den Antonius als seinen Todfeind betrachtete. Octavian hätte, selbst wenn er dies gewollt hätte, seinen ehemaligen Verbündeten nicht retten können. Am 7. Dezember fiel Cicero auf der Flucht seinen Häschern zum Opfer.[124] Sein Kopf wurde auf Befehl des Antonius auf dem Forum an den Rostren, dem Ort, an dem der große Redner seine Triumphe gefeiert hatte, aufgepflanzt und zur Schau gestellt. Ebenfalls nach dem Vorbild der sullanischen Proskriptionen sollte das Eigentum der Geächteten eingezogen werden. Die betreffende Vermögensmasse war dazu bestimmt, die Rüstungen für den geplanten Feldzug zu finanzieren und die Soldaten durch Geldzahlungen bei Laune zu halten. Diesem zuletzt genannten Zweck diente auch der Plan, die Feldgemarkungen von 18 reichen Gemeinden Italiens nach gewonnenem Bürgerkrieg zu enteignen und den demobilisierten Soldaten aus dieser Dispositionsmasse Bauerngüter zuzuweisen. Die Verbündeten gaben die Ergebnisse der Verhandlungen mit Ausnahme des die Proskriptionen betreffenden Punktes – davon sollte die Öffentlichkeit zunächst nichts erfahren – den versammelten Armeen bekannt. Octavian hatte sich der Forderung der Soldaten zu beugen, zur Bekräftigung der Versöhnung mit Antonius dessen Stieftochter Clodia zu heiraten, obwohl er bereits mit Servilia, der Tochter des prominenten Caesarianers Publius Servilius Isauricus verlobt war und Clodia das heiratsfähige Alter noch nicht erreicht hatte.[125] Dann brachen die drei Machthaber nach Rom auf, und am 27. November ließ der Volkstribun Publius Titius in ihrem Auftrag die in Gesetzesform gebrachte Vereinbarung von Bononia durch die Volksversammlung ratifizieren.[126] Die kollektive Diktatur und die geplante Mord- und Enteignungsaktion waren in aller Form rechtens.

Von den Proskriptionen, die in gleicher Weise der Liquidierung von Gegnern wie der Geldbeschaffung dienten, waren angeblich 300 Senatoren und 2000 Angehörige des Ritterstandes betroffen.[127] Die Jagd auf die Geächteten wurde durch ausgesetzte Belohnungen angeheizt und durch mehrfache Ergänzungen der Proskriptionsliste verlängert. Dennoch kam nicht genug Geld zur Bestreitung der Rüstungskosten zusammen. Die schiere Masse der im Auktionsverfahren angebotenen Güter bewirkte einen starken Preisverfall und fand dennoch nicht genügend Käufer, da in unsicheren Zeiten Geld nicht investiert, sondern gehortet und versteckt wurde.[128] Um die Finanzierungslücke – sie betrug die ungeheure Summe von 200 Millionen Denaren – zu schließen, ordneten die Triumvirn an, dass von Haus- und Grundbesitz ein Halbjahreseinkommen abzuführen sei, und sie belegten Vermögen von mehr als 100000 Denaren mit einer Zwangsanleihe in Höhe von 2 Prozent ihres Wertes. Hinzu kamen eine Sklavensteuer – für jeden Sklaven mussten 25 Denare gezahlt werden – und die Wiedereinführung von Zöllen in Italien. Der Plan, zusätzlich das Eigengut von 1400 reichen Frauen zu besteuern, scheiterte an dem entschiedenen Protest der Betroffenen. Die Triumvirn gaben sich mit der Besteuerung der 400 reichsten Frauen zufrieden.[129]

Bei der Jagd auf die Proskribierten taten sich vor allem kleine Soldatentrupps hervor. Als das Aufspüren und Morden, teilweise mit Unterstützung von Sklaven und persönlichen Feinden der Geächteten, begann, brach in Rom eine Panik aus. Die Nerven des Konsuls Quintus Pedius, Octavians Miterben, waren dem Schock des Blutbefehls nicht gewachsen. Er starb in der Nacht nach Ausbruch der Panik.[130] Die Triumvirn hatten bei der Aufstellung der Proskribiertenliste selbst auf eigene Verwandte keine Rücksicht genommen. Lepidus' Bruder Aemilius Paullus wurde ebenso auf die Liste gesetzt wie Antonius' Onkel Lucius Caesar. Was Octavian anbelangt, so wurde sein der Untreue beschuldigter ehemaliger Vormund Gaius Toranius geächtet.[131] Die Aufnahme in die Proskriptionsliste bedeutete höchste Lebensgefahr, aber nicht unbedingt den sicheren Tod.

Es war die Zeit ingeniöser Überlebensstrategien, der Verstecke und Verkleidungen, und neben Verrat und menschlicher Infamie triumphierten Treue und Mut. Vielen gelang die Flucht nach Sizilien, wo sie Aufnahme bei Sextus Pompeius fanden, wenige entkamen zu Marcus Brutus in den Osten, andere überstanden die kritische Zeit der Menschenjagd in Verstecken, so beispielsweise Lucius Caesar, Antonius' Onkel. Aemilius Paullus, der Bruder des Lepidus, entkam zu Marcus Brutus, und nach dessen Niederlage bei Philippi ging er nach Milet ins Exil. Wer die akute Verfolgungswelle überlebte, hatte langfristig gute Chancen, begnadigt zu werden und einen Teil seines Vermögens zurückzuerhalten. Den nach Sizilien Entkommenen wurde im Jahre 39 Begnadigung und Wiedereinsetzung in ihr Eigentum und in ihre bürgerlichen Ehrenrechte in dem Vertrag zugesichert, den Sextus Pompeius damals mit Antonius und Octavian schloss.[132] Aber schon nach der letzten Schlacht bei Philippi (November 42) kam der Prozess der Begnadigungen über den Weg von Eingaben und privater Vermittlung in Gang. Einen eindrucksvollen authentischen Bericht enthält die inschriftlich erhaltene Leichenrede eines anonymen Senators auf seine in augusteischer Zeit verstorbene Frau, deren Bemühungen er zuerst seine Rettung aus Lebensgefahr und dann seine Restitution zu verdanken hatte.[133] Mit Hilfe ihrer Schwester und ihres Schwagers hatte sie ihrem geächteten Mann Schlupfwinkel und Verstecke besorgt und schließlich bei Octavian, als sich dieser noch beim Heer in Makedonien befand, ein Begnadigungsdekret erwirkt; Lepidus, der in Rom die triumvirale Gewalt repräsentierte, wollte dieses jedoch nicht anerkennen. Mit Bezug auf diese letzte Gefährdung heißt es in der Grabrede:

„Doch das Bitterste in meinem Leben – ich will es gestehen – ist mir durch das, was dir geschehen ist, zugestoßen, als ich dem Vaterland dank der wohltätigen Entscheidung des abwesenden Caesar Augustus bereits als Bürger zurückgegeben war. Denn als sein in Rom anwesender Kollege Marcus Lepidus von dir um die Wiedereinsetzung in meine Rechte angegangen wurde und du am Boden ihm zu Füßen liegend nicht nur nicht aufgehoben, sondern noch verhöhnt und auf unwürdige Weise fortgezerrt wurdest. Den Körper voller blauer Flecken erinnertest du ihn mit beharrlichem Mut an das Edikt Caesars und seine Glückwünsche zur Wiederherstellung meiner Rechte, und obwohl du daraufhin mit Beschimpfungen und grausamen Schlägen traktiert wurdest, erhobst du öffentlich Klage, damit der Urheber meiner Gefährdung nicht unbekannt bleibe."[134]

Was den Feldzug gegen die Caesarmörder anbelangt, so sah der Kriegsplan der Triumvirn vor, dass Lepidus mit drei Legionen Italien kontrollierte, die beiden anderen mit der Hauptmasse des Heeres nach Osten übersetzten und die Entscheidung des Krieges auf dem Schlachtfeld suchten. Vorher sollte jedoch Octavian den Versuch unternehmen, sich in den Besitz von Afrika zu setzen und die Gefahr zu beseitigen, die von Sextus Pompeius und seiner von Sizilien aus operierenden Flotte ausging. Während die Inbesitznahme Afrikas gelang,[135] scheiterte die sizilische Expedition. Octavians Freund Quintus Salvidienus Rufus erlitt in der Straße von Messina eine Niederlage gegen die überlegene Flotte des Pompeius und musste, um nach Brundisium zu gelangen, Sizilien umfahren.[136] Dort wurden seine Schiffe dringend für die beabsichtigte Invasion Griechenlands benötigt. Antonius war auf Verstärkung angewiesen. Denn gegen die überlegenen Seestreitkräfte, die die Caesarmörder unter dem Befehl des Staius Murcus in die Adria entsendet hatten, kam er nicht an. Auch nach Eintreffen der Schiffe des Salvidienus Rufus blieb die Überfahrt über die Adria ein großes Risiko. Die Lage glich der des Jahres 48, in dem es Caesar gelungen war, seine Legionen trotz der Seeherrschaft der Republikaner über die Adria zu bringen. Auch dieses Mal glückte das Wagnis. Eine Kriegslist und heftiger Westwind verhinderten, dass die Flotte der Caesarmörder die Transportschiffe abfingen. Insgesamt landeten 21 oder 22 kriegsstarke Legionen mit Hilfstruppen und mehreren tausend Reitern in den Brundisium gegenüberliegenden Häfen Dyrrhachium und Apollonia. In der numerischen Stärke der gelandeten Truppen lag ihre Verwundbarkeit. Cassius verstärkte die Blockadeflotte in der Adria durch ein zweites Flottenkontingent unter dem Kommando des Gnaeus Domitius Ahenobarbus und schnitt so der gegnerischen Armee den Nachschub aus Italien fast völlig ab, so dass die Truppen bald Mangel zu leiden begannen. Auch darin glich die Lage der Triumvirn derjenigen Caesars im Jahre 48, der aus Mangel an Proviant und Nachschub gezwungen war, seine Operationsbasis an der Adriaküste aufzugeben und die Entscheidung des Krieges im Inneren Griechenlands in offener Feldschlacht zu suchen. Die Triumvirn mussten ebenfalls versuchen, den Gegner möglichst schnell, jedenfalls vor dem bevorstehenden Wintereinbruch, zur Schlacht zu stellen. Unmittelbar nach der Landung schickte Antonius eine starke Vorhut auf der *via Egnatia*, die Dyrrhachium und Apollonia, die Ausgangsbasis der Landungstruppen, mit Byzanz an der Meerenge zwischen Europa und Asien verband, nach Osten und folgte ihr mit der Hauptmacht. Octavian erkrankte wieder einmal und musste in Dyrrhachium zurückbleiben. Antonius' Vorhut hatte bereits den Nestos bei Philippi erreicht und die Gebirgspässe besetzt, als sie auf die Armee des Feindes stieß.

Die Caesarmörder hatten das Jahr 43 dazu genutzt, alle materiellen und personellen Ressourcen des Ostens für den Endkampf zu mobilisieren.[137] Sie hatten ungefähr 20 Legionen und zahlreiche bundesgenössische Kontingente, insbesondere eine starke Reiterei und eine überlegene Flotte zusammengebracht, die ihnen die Seeherrschaft sicherte. Zur Finanzierung dieser gewaltigen Streitmacht gingen die Caesarmörder, insbesondere

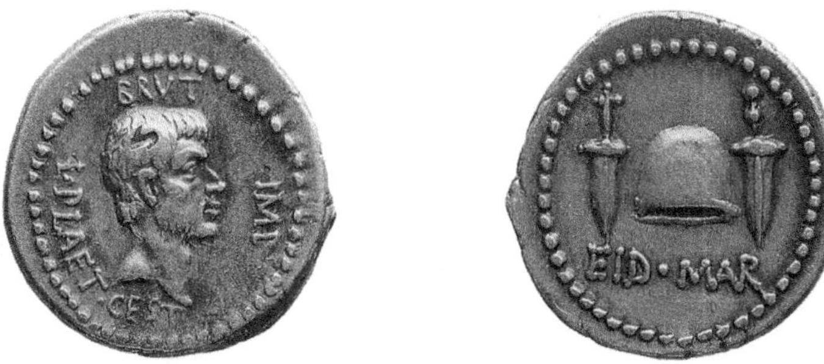

Abb. 3: Brutus, der Tyrannenmörder
Feldherrnprägung des Brutus aus dem Jahr 42 v. Chr. Der abgebildete Denar gehört zu einer Serie von Silber- und Goldprägungen, die im Zuge der Kriegsvorbereitungen gegen die Triumvirn vorgenommen wurden. Der Hinweis auf die Iden des März und die Dolche stehen für die Tötung des Diktators Caesar, die Mütze der Bürger und Freigelassenen symbolisiert die Freiheit des römischen Volkes, um deretwillen Caesar getötet wurde und der Krieg gegen seine Erben geführt wird.

Cassius, mit brutaler Rücksichtslosigkeit vor. Cassius ließ, wenn die unglücklichen Provinzialen die geforderten Kontributionen nicht aufbringen konnten, Menschen versklaven und verkaufen. Städte wie Laodikeia in Syrien oder Tarsos in Kilikien mussten durch konfiskatorische Tribute dafür büßen, dass sie Dolabella aufgenommen und unterstützt hatten. Freie Staaten, die neutral bleiben wollten, wurden mit Krieg überzogen und ausgeplündert. Cassius nahm die reiche Seestadt Rhodos gewaltsam ein, und dabei fielen ihm allein an Geld und Edelmetall 8000 Talente, das ist der Gegenwert von etwa 48 Millionen Denaren, in die Hände, und Brutus führte in Lykien einen Beutefeldzug, der zwar weniger einbrachte, aber mit der Zerstörung von Xanthos und der Ausrottung der Bevölkerung endete. Im Sommer des Jahres 42, als Antonius und Octavian in Griechenland landeten, führten die beiden Caesarmörder 17 Legionen mit den Kontingenten der Bundesgenossen bei Abydos über den Hellespont und marschierten über Doriskos entlang der thrakischen Küste nach Westen, bis sie auf die Vorhut des Feindes trafen. Diese wich zurück und konnte auch ihre festen Passstellungen in der Nähe von Philippi nicht halten, da ihr die Umgehung über das nördlich gelegene Bergland drohte. Sie setzte sich nach Amphipolis am Strymon ab und vereinigte sich dort mit der von Antonius herangeführten Hauptmacht.

Brutus und Cassius folgten der Vorhut des Feindes nicht und beschlossen, den Gegner in einer festen Stellung in der Ebene von Philippi zu erwarten.[138] Diese etwa 3 km breite Ebene, durch welche die *via Egnatia* führte, wurde im Norden durch bis zu 700 m ansteigende bewaldete Berge und im Süden durch ein Sumpfgebiet begrenzt, hinter dem sich zum Meer hin wiederum Berge erhoben. Die Armee der Caesarmörder bezog 3 km westlich von Philippi Stellung und sperrte die leicht nach Westen abfallende Ebene durch Gräben und Verschanzungen. Dahinter wurden zwei befestigte Lager angelegt: im Norden auf einem Hügel das des Brutus, im Süden das des Cassius. Von Philippi führte eine Straße nach dem Flottenstützpunkt Neapolis, zu dem Nachschub und Proviant aus den auf Thasos angelegten Magazinen bequem herangeschafft werden konnten. Ein frontaler Angriff auf die Sperrstellung war unmöglich, und auch vor der Gefahr einer Umgehung glaubten sich Cassius und Brutus geschützt. In Besitz einer vermeintlich unbezwingbaren Stellung und mit Zugang zu unbegrenzten Vorräten waren sie für einen Stellungskrieg bestens gerüstet. Die gegnerische Armee war es nicht. Ihr drohte angesichts ihrer Versorgungsprobleme und des bevorstehenden Winters eine Katastrophe.

Aber die Caesarmörder hatten ihre Rechnung ohne die Kühnheit und den Erfindungsgeist des Feldherrn Antonius gemacht.[139] Nachdem er mit der Armee vor dem Sperrriegel eingetroffen war und in der Mitte der Front ein großes Lager bezogen hatte, ließ er, vom Feind zunächst unbemerkt, einen Straßendamm in das Sumpfgebiet bauen, um die gegnerischen Befestigungen südlich zu umgehen. Als Cassius dies schließlich bemerkte, verlängerte er, um die Umgehung seiner Stellung zu verhindern, seine linke Flanke durch den Bau eines Querdammes. Aus dieser Konstellation entwickelte sich am 23. Oktober die erste Schlacht bei Philippi.[140] Dabei errang Antonius nach hartem und verlustreichem Kampf einen Sieg über die Truppen des Cassius. Auf dem Nordflügel, wo Antonius dem zuvor aus Dyrrhachium eingetroffenen Octavian das Lager anvertraut hatte, kam es ebenfalls zum Kampf, und hier trug Brutus einen glänzenden Sieg davon. Seine Truppen erstürmten das große Lager. Octavian war wieder krank geworden und konnte sich gerade noch rechtzeitig retten. In seiner Autobiographie erklärte er später sein peinliches Versagen damit, dass sein Arzt ihn aufgrund eines Traumgesichts in Sicherheit bringen ließ.[141] Nach Schilderung seiner Freunde Marcus Agrippa und Gaius Maecenas versteckte er sich in den Sümpfen – er hatte sich also auf der Flucht dorthin gewandt, wo Marcus Antonius seinen Sieg errang – und kam erst nach drei Tagen, an Schwellungen des Körpers leidend, wieder zum Vorschein.[142]

Ähnlich wie Octavian quittierte Cassius die Teilniederlage, die er erlitten hatte, mit einem Nervenzusammenbruch. In Unkenntnis des Sieges, den sein Kollege errungen hatte, gab er alles verloren und nahm sich das Leben. Der unterschiedliche Ausgang des Kampfes auf den beiden Flügeln zog eine Umgruppierung beider Armeen nach sich, so dass sie sich danach mit einer um 90 Grad gedrehten Stellung im Süden von Philippi gegenüberstanden. Um zu verhindern, dass Antonius ihn überflügelte und die

Versorgungslinie des republikanischen Heeres zum Hafen von Neapolis blockierte, musste Brutus seinen östlichen Flügel entsprechend verlängern. An sich befand er sich in der günstigeren Lage. An dem Tag, an dem die erste Schlacht geschlagen worden war, hatte die republikanische Flotte einen Geleitzug, der dem vor Philippi stehenden Heer der beiden Triumvirn Verstärkungen und Nachschub bringen sollte, auf der Adria gestellt und vernichtet; dabei ging auch die berühmte Marslegion zugrunde, die eine Schlüsselrolle bei der Erhebung Octavians gegen den Konsul Antonius gespielt hatte.[143] Damit war die Versorgungslage der Armee angesichts des bevorstehenden Winters so gut wie aussichtslos geworden, während Brutus immer noch Zugang zu den reichen, auf Thasos gelagerten Vorräten hatte. Aber er wusste nichts von der Vernichtung der Nachschubflotte, und er hatte auch in seinem Heer mit Auflösungserscheinungen auf Seiten der Bundesgenossen zu kämpfen. So stellte er sich denn Mitte November zu der Entscheidungsschlacht, auf die Antonius und Octavian im Unterschied zu ihm geradezu verzweifelt angewiesen waren. Den Sieg errangen die Triumvirn, und daran hatte der nominell von Octavian kommandierte Flügel den Hauptanteil. Das geschlagene Heer flüchtete in die Berge nach Norden, und hier ließ sich auch Brutus, an einer Fortsetzung des Krieges verzweifelnd, den Tod geben. Die republikanische Armee löste sich auf. 14 000 Legionäre und die auf Thasos stationierte Flotte ergaben sich den Siegern, die damit auch Zugriff auf die dort errichteten Vorratslager gewannen. Wer auf Seiten der Geschlagenen nicht aufgeben wollte, versuchte, sich zu der in der Adria stationierten Flotte durchzuschlagen, deren Befehlshaber Staius Murcus und Domitius Ahenobarbus entschlossen waren, den Kampf fortzusetzen. Das änderte nichts an der Tatsache, dass das Landheer der Caesarmörder – unter großen Verlusten auf beiden Seiten, allein an Toten wurden 40 000 gezählt – vernichtet war und der gesamte Osten des Reiches den Siegern zufiel. Noch auf dem Schlachtfeld kam es zu barbarischen Racheakten – und zu Begnadigungen. Octavian vergriff sich an der Leiche des Caesarmörders Brutus und ließ ihm den Kopf abschlagen, um ihn in Rom öffentlich zur Schau zu stellen – dazu kam es nicht, weil das Schiff mit der Trophäe Italien nicht erreichte –, und er soll auch sonst, allerdings ihm feindlichen Berichten zufolge, zahlreiche Grausamkeiten gegen prominente Gegner begangen haben, während Antonius sich ritterlich und großzügig gegenüber den Besiegten zeigte.[144] Aber von Rachegelüsten war auch er nicht frei. Quintus Hortensius, der ehemalige Prokonsul von Makedonien, der im Winter 43 seine Provinz Marcus Brutus ausgeliefert hatte und später den in Gefangenschaft geratenen Gaius Antonius, den Bruder des Triumvirn, hatte töten lassen, wurde auf seinen Befehl am Grab des Bruders hingeschlachtet. Die Rache für Caesar überließ Antonius freilich dessen Erben und war im übrigen darauf bedacht, seine eigene Anhängerschaft durch Begnadigung prominenter Republikaner zu vergrößern: So begnadigte er die auf Thasos kommandierenden Flottenbefehlshaber Marcus Valerius Messala Corvinus und Lucius Calpurnius Bibulus, den Sohn des Konsuls von 59, der seinem Kollegen Caesar ebenso fanatisch wie erfolglos Widerstand geleistet hatte.[145] Dass dezidierte Republikaner Antonius den Vorzug vor Octavian gaben, verstand sich angesichts des Verrats, den dieser an der Sache der Republik begangen hatte, von selbst, und außerdem musste damals jedem, der Sicherheit suchte, Antonius als der Stärkere erscheinen. Aber auch der junge Caesar begann schon damals, soweit dies möglich war, durch Protektion und Gnadenakte seine Gefolgschaft zu stärken. Die oben zitierte Stelle aus der Grabrede eines von ihm begnadigten Senators auf seine Frau ist hierfür ein eindrucksvoller Beleg.

Unmittelbar nach der Entscheidungsschlacht einigten sich die beiden Sieger auf eine Neuverteilung der Macht.[146] Lepidus sollte wegen seiner beanstandeten Amtsführung in Rom und unter dem Vorwand, mit Sextus Pompeius Verhandlungen angeknüpft zu haben, zur Rechenschaft gezogen werden, und Spanien musste er an Octavian abtreten. Die Vorrangstellung im verbliebenen faktischen Zweierbündnis behielt sich Antonius vor. Er behielt den größten Teil der im aktiven Dienst verbleibenden Legionen – acht von insgesamt elf Legionen und 10 000 von 14 000 Reitern – und übernahm die Aufgabe, mit diesen Truppen den Osten des Reiches in Besitz zu nehmen und, wie verkündet wurde, das Unrecht zu beseitigen, das die Caesarmörder in der Zeit ihrer usurpierten Herrschaft getan hatten. Antonius gewann die Kontrolle über die ertragreichsten Provinzen des Römischen Reiches und die Möglichkeit, sich dort nach dem Vorbild des Pompeius eine zahlreiche und leistungsstarke Klientel zu sichern. Über diesen Zuwachs an Macht vernachlässigte er keineswegs die Kontrolle des Westens. Er blieb in Besitz der wichtigsten Militärprovinz, von der aus er jederzeit in Italien intervenieren konnte: des von Caesar eroberten Jenseitigen Gallien einschließlich der älteren Provinz, der Narbonensis. Seinem jüngeren Kollegen überließ er die konfliktträchtige Aufgabe, die Ansiedlung von 50 bis 60 000 demobilisierten Soldaten auf Kosten der zur Landenteignung vorgesehenen Gemeinden vorzunehmen. Da diese zum Teil in der Poebene lagen, wurde das betreffende Bürgergebiet, das bisher noch immer die diesseitige gallische Provinz gebildet hatte, Italien zugeschlagen. Antonius versprach, die Ansiedlung der Veteranen finanziell aus dem Steueraufkommen der östlichen Provinzen zu unterstützen, und das hieß, dass Octavian bei der Durchführung der Ansiedlung insoweit auf den guten Willen seines Kollegen angewiesen war. Der war ohnehin durch die Benennung von Beauftragten für die Deduzierung von Veteranenkolonien an dem bevorstehenden Unternehmen beteiligt, und schließlich hatten in

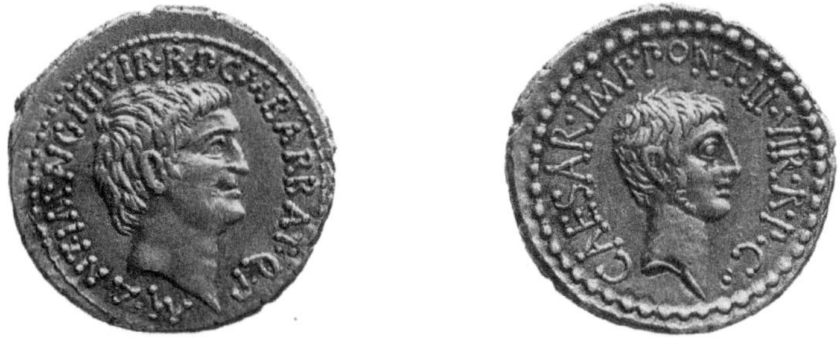

Abb. 4: Die Triumvirn Antonius und Octavian
Der im Jahre 41 v. Chr. in Kleinasien geprägte Denar dokumentiert die neue Machtkonstellation nach der Schlacht von Philippi. Von dem Dreierkollegium zählten nur noch die Sieger von Philippi, der auf der Vorderseite abgebildete Antonius und der auf die Rückseite verwiesene Juniorpartner. Des Dritten im Bunde, des Lepidus, wird nicht gedacht.

Rom und Italien sein Bruder Lucius und seine ehrgeizige und tatkräftige Frau Fulvia sowie seine zahlreichen prominenten Anhänger ein gewichtiges Wort mitzusprechen. Octavian war eine Aufgabe zugefallen, die ihm, so schien es, mit Sicherheit Feinde einbrachte, und er war umstellt von Anhängern des Antonius. Dieser mochte sich schmeicheln, die Weichen für den unausweichlichen Machtkampf in seinem Sinne gestellt zu haben. Doch es kam anders.

4. Der Kampf um die Beherrschung des Westens[147]

Als Octavian zu Beginn des Jahres 41 mit seinen Legionen und den für die Landzuteilungen vorgesehenen Veteranen in Brundisium landete, wurde er erst wieder einmal krank,[148] und die Annahme liegt nahe, dass die schwere Last der bevorstehenden Aufgaben den erneuten Zusammenbruch seiner Gesundheit hervorgerufen oder doch zumindest begünstigt hat. Er war tatsächlich in keiner beneidenswerten Lage. Bei Abschluss des Zweiten Triumvirats war vereinbart und den Soldaten auch bekanntgegeben worden, dass 18 Städte mit ausgedehnten ertragreichen Feldgemarkungen für die Verteilung in Aussicht genommen und Ausnahmen zugunsten von Altbesitzern nur in wenigen Fällen gemacht werden sollten. Von den ursprünglich genannten Gemeinden wurden zwei in Süditalien, die am Meer gelegenen Städte Rhegium und Vibo, schon vor Beginn des Feldzugs gegen die Caesarmörder wieder von der Liste gestrichen, da verhindert werden sollte, dass diese sich aus Verzweiflung Sextus Pompeius anschlössen, der von Sizilien aus das Meer beherrschte.[149] Die endgültige Liste umfasste folgende Gemeinden: Ancona, Aquinum, Ariminum, Asculum, Benevent, Bononia, Capua, Concordia, Cremona, Firmum, Hadria, Hispellum, Luca, Nuceria, Pisaurum, Teanum, Tergeste und Venusia.[150]

Italien geriet bei Octavians Rückkehr in ein Chaos. Die von Enteignung Bedrohten bestürmten ihn, sobald er in Rom eingetroffen war, mit der Forderung, sie zu verschonen, aber die Veteranen, die ganz genau wussten, dass er und alle Triumvirn auf sie angewiesen waren, warteten das ordnungsgemäße Verfahren der Landzuweisungen nicht einmal ab, sondern okkupierten gewaltsam die besten Landstücke, derer sie habhaft werden konnten. Die Alteigentümer leisteten Widerstand, wenn sie es denn konnten, aber ihr Schicksal war die Vertreibung. Das vorgesehene Areal reichte, wie sich herausstellte, nicht aus, um die insgesamt 50–60000 Veteranen mit Bauernstellen zu versorgen.[151] Zusätzliches Land musste also beschafft werden, und dies geschah dann in der Weise, dass Teile des Territoriums von Nachbargemeinden ebenfalls enteignet wurden. So wurde beispielsweise Land von Mantua und Brixia der zur Verteilung vorgesehenen Gemarkung von Cremona zugeschlagen, und ähnlich wurde in Umbrien mit dem Territorium von Assisi bei der Gründung der Militärkolonie von Hispellum verfahren.[152] Die Familie des Dichters Properz, die in Assisi begütert war, verlor dabei einen großen Teil ihres Besitzes, wie er selbst in einem seiner Gedichte bezeugt hat:

> „Des Vaters Gebeine bestattetest du vor der Zeit,
> musstest selbst dich mit schmalem Besitz bescheiden:
> Denn obwohl deine Ländereien viele Gespanne pflügten,
> nahm die unglückselige Messlatte dir wohlangebauten Besitz."[153]

Weiter im Süden teilte Horaz das Schicksal des jüngeren Properz. Aus der Schlacht bei Philippi, an der er auf Brutus' Seite als Militärtribun mitkämpfte, rettete er zwar sein Leben, aber nach Italien zurückgekehrt traf ihn im heimatlichen Venusia die Enteignung, und er war im Nachhinein souverän genug, sich die Wohltat der Selbstironie zu gönnen:

„Sobald mir Philippi den Abschied gegeben und ich mit gestutzten Schwingen am Boden liegend das väterliche Haus mitsamt dem Land verloren hatte, da trieb mich die Armut zu der Kühnheit, Verse zu machen."[154]

Vergil entkam möglicherweise mit knapper Not dem Verlust des väterlichen Gutes, als ein Teil der Gemarkung Mantuas enteignet und für die Landanweisungen an die benachbarten Militärsiedler von Cremona verwendet wurde. Will man der biographischen Überlieferung folgen, war es Octavian, der den jungen Dichter auf Fürsprache hochgestellter Gönner vor der Vertreibung rettete. Einen Nachklang dessen, was die vielen erlebten, die sich keiner höheren Protektion erfreuen konnten, vernehmen wir in den Bucolica Vergils:

> „Oh, Lycidas, nun sind wir dahin gekommen,
> was wir nicht im Traum geglaubt hätten,
> dass ein neuer Besitzer unseres Landguts rief:
> ‚Dies ist mein, fort mit euch, ihr seid die Besitzer gewesen.‘
> Nun sind wir traurig und niedergeschlagen.
> Dieser Schicksalsschlag hat alles gewendet,
> die Herde überlassen wir ihm – übel bekomm's ihm.“[155]

Das Chaos, das die Disziplinlosigkeit und die Gewaltbereitschaft der Soldaten auslöste, bildete den Hintergrund einer politischen Krise, die in einem neuen Bürgerkrieg mündete. Dieser brachte noch keine Entscheidung der Rivalität zwischen Antonius und Octavian, aber er führte zur entscheidenden Weichenstellung, die den Erben Caesars in die Stellung des Überlegenen brachte. Das ist auf den ersten Blick um so erstaunlicher, als Octavian es mit überlegenen Streitkräften der Gegenseite zu tun hatte und Antonius' Bruder Lucius das Schlüsselamt des Konsulats bekleidete und es dazu benutzte, dem Kollegen seines Bruders das politische Ende zu bereiten. Octavian wurde in einen Kampf auf Leben und Tod verwickelt, aber er bestand ihn mit Glück – Glück heißt freilich in diesem Falle nicht, dass blinder Zufall waltete, sondern dass das Zusammenspiel von schweren politischen Fehlern auf der Seite der Antonianer und mangelnder Koordination ihrer militärischen Operationen Octavian aus seiner anfangs verzweifelten Situation retteten. Freilich kam hinzu, dass er eine überragende politische Klugheit an den Tag legte, die die Gegenseite vermissen ließ.

Zunächst zog Octavian seinen Kollegen Lepidus, der noch immer in Italien mit seiner Armee stand, auf seine Seite, indem er ihn von dem Vorwurf des Verrats entlastete und ihm dann aufgrund des Abkommens von Philippi Nordafrika als Provinz zusprach.[156] Während des militärischen Konflikts zwischen Octavian und Lucius Antonius blieb Lepidus als Verbündeter Octavians in Italien. Das Entscheidende aber war, dass der Erbe Caesars wie schon in seinen Anfängen ganz darauf setzte, die Veteranen und Soldaten zufrieden zu stellen und alles andere für zweitrangig zu halten. Die zur Ansiedlung vorgesehenen Veteranen brauchten Geld. Aus dem Osten, wo Marcus Antonius die notwendigen Mittel sammeln und nach Italien schicken sollte, kam es jedenfalls nicht. Doch Octavian verschaffte es ihnen durch Verkauf von Gütern der Proskribierten, die sich noch in Staatsbesitz befanden, und durch den Zugriff auf die Tempelschätze Italiens.[157] Die mit der Wahrnehmung der Interessen des Marcus Antonius

Beauftragten, sein Bruder Lucius, seine Ehefrau Fulvia und sein Prokurator Manius, spürten die Gefahr, die seiner Sache drohte, wenn Octavian sich den Soldaten als der alleinige Sachwalter ihrer materiellen Interessen präsentierte. Sie versuchten gegenzusteuern, zuerst mit der Forderung, die Landverteilung bis zur Rückkehr des Antonius aus dem Osten aufzuschieben.[158] Dann, als dies nach Lage der Dinge angesichts des Drängens der Soldaten nicht durchsetzbar war, mit der neuen Forderung, dass Antonius' Freunde die Ansiedlung der Veteranen, die unter ihm gedient hatten, leiten sollten. Octavian gab widerstrebend nach, behielt jedoch die Oberleitung in der Hand.[159] Dann holte Lucius Antonius zu einem Generalangriff aus. Er nahm sich der Sache der Enteigneten an und trat für die Abschaffung des verhassten Ausnahmeamtes ein, das Octavian zum Herrn über die Landverteilung gemacht hatte. Dieser parierte den Vorstoß, indem er sich auf die Abmachung mit seinem Kollegen Marcus Antonius berief und geltend machte, dass allein der Triumvirat es sei, der den Soldaten die Sicherheit des ihnen zugeteilten Besitzes verbürge.[160] Die Soldaten waren durch diese Machtrivalität ihrer Führer aufs höchste verunsichert. Zur Beilegung des Streites beriefen die Offiziere ein Schiedsgericht nach dem kampanischen Teanum ein. Sie beschlossen einen Kompromiss, den der Konsul unannehmbar fand. Zwar war beschlossen worden, dass sich die Triumvirn nicht in die Amtsführung der Konsuln einmischen sollten, aber an dem Triumvirat wurde ebenso festgehalten wie an der Verteilung von Land und Geld an die Soldaten. Ja, es wurde ausdrücklich stipuliert, dass Octavian zusätzlich zur Bekämpfung des Sextus Pompeius, der die Getreidezufuhr nach Rom blockierte, zwei weitere Legionen aus dem Kontingent des Antonius erhalten solle, und der in Norditalien eine Armee des Antonius kommandierende Asinius Pollio erhielt die Anweisung, den zur Übernahme der spanischen Provinzen ernannten Legaten Octavians, Salvidienus Rufus, mitsamt seinen Truppen die Alpen passieren zu lassen. Lucius Antonius wurde eigens auferlegt, die von ihm rekrutierte Leibwache zu entlassen.[161] Darauf wollte sich der Konsul nicht einlassen und besetzte das feste Praeneste in der Nähe von Rom, während Fulvia mit ihren Kindern Zuflucht bei Lepidus suchte. Ein neues, diesmal nach Gabii einberufenes Schiedsgericht der Offiziere kam gar nicht erst zustande. Nachdem sich die berittenen Leibgarden beider Seiten ein Scharmützel geliefert hatten, war Lucius Antonius im Unterschied zu Octavian nicht mehr bereit, sich einem Schiedsgericht zu stellen. Tatsächlich war dies für Octavian, den die Soldaten als Garanten der Land- und Geldverteilung sahen, leichter als für den Konsul, der sich törichterweise darauf eingelassen hatte, die Loyalität der Soldaten zu verscherzen.[162]

Beide Seiten rüsteten nun zum Kampf, und dem Krieg der Waffen ging der Krieg der Worte in Gestalt von Proklamationen und Verunglimpfungen des Gegners voraus. Ein durch seine sexuelle Freizügigkeit bemerkenswertes Pasquill aus der Feder Octavians gegen Fulvia und Manius hat sich im Wortlaut erhalten. Es lautet:

> „Weil Antonius Glaphyra vögelte, hat mir Fulvia zur Strafe bestimmt,
> sie auch zu vögeln. Fulvia soll ich vögeln? Was, wenn Manius bittet,
> dass ich ihn schände? Soll ich es tun? Ich denke, nein, wenn ich bei Sinnen bin.
> ‚Fick' mich, oder es gibt Krieg', sagt sie. Was aber, wenn mir das Leben
> lieber noch ist als der Schwanz? Auf, so blase zum Kampf."[163]

Für den Krieg der Waffen standen in Italien dem Konsul sechs Legionen zur Verfügung. Hinzu kamen 18 Legionen des Marcus Antonius, sieben in Norditalien unter dem Kommando des Asinius Pollio und elf in Gallien unter dem Befehl des Fufius Calenus. Octavian besaß in Italien nur vier Legionen, sechs weitere befanden sich, geführt von seinem Legaten Salvidienus Rufus, auf dem Marsch nach Spanien.[164] Mit einem Eingreifen des Sextus Pompeius wurde gerechnet, doch dieser verhielt sich ruhig, obwohl ihm der republikanische Flottenbefehlshaber Staius Murcus 80 Kriegsschiffe, zwei Legionen und 500 Bogenschützen zuführte.[165] Er beschränkte sich darauf, die Blockade Italiens aufrechtzuerhalten. Doch der andere der beiden republikanischen Flottenbefehlshaber, Gnaeus Domitius Ahenobarbus, der mit einer gleichgroßen Streitmacht von Kephallenia aus die Adria beherrschte, schloss Brundisium ein, verheerte die Umgebung der Stadt und fügte der gegnerischen Flotte große Verluste zu.[166] Octavian belegte Brundisium mit einer Legion und befahl Salvidienus, mit seinen Truppen zurückzukehren.[167] Beide Parteien nahmen Rekrutierungen vor. Die Enteigneten und die überwältigende Mehrheit der Zivilbevölkerung unterstützten den Konsul. Die Agenten Octavians, die dabei waren, die Tempelschätze zu beschlagnahmen, wurden vertrieben, die Bürger besetzten die Stadtmauern und verwehrten den Beauftragten Octavians den Zutritt zu ihren Städten.[168] Der von ihm geforderte Vermittlungsversuch des Senats scheiterte, und so begann der Krieg. Gleich zu Anfang zeigte sich, dass Lucius Antonius sich nicht auf die Kampfbereitschaft seiner Soldaten verlassen konnte. Zwei in Alba Fucens stationierte Legionen weigerten sich zu kämpfen, und Antonius musste sie durch Geldgeschenke und zusätzliche Versprechungen bei der Stange halten.[169] So war er in der Lage, Rom einzunehmen – Lepidus floh mit den zwei Legionen, mit denen er die Stadt schützen sollte, zu Octavian, der die auf dem Marsch zu Antonius befindlichen Verstärkungen in der umbrischen Stadt Sentinum einschloss.[170]

In Rom war es Antonius ein leichtes, den Senat und das Volk zu gewinnen, indem er das Ende der triumviralen Amtsgewalt und die Bestrafung der beiden Triumvirn Octavian und Lepidus ankündigte.[171] Ob dieses Vorgehen tatsächlich mit dem sich im Osten aufhaltenden Marcus Antonius abgesprochen war, wie sein Bruder behauptete, steht dahin. Dagegen steht fest, dass seine Haltung selbst die Veteranen, die unter Marcus Antonius gedient hatten, verunsicherte und Octavian zutrieb. Als der Konsul unter ihnen Aushebungen vornehmen wollte, kam es prompt zu Schwierigkeiten. Der Quaestor Marcus Barbatius Pollio ließ öffentlich verlauten, dass ihr Patron gegen den Konfrontationskurs seines Bruders sei, und trat zu Octavian über, und ein Teil der Veteranen folgte ihm.[172] Als Salvidienus Rufus mit seiner Armee in Italien erschien, wurde er von den beiden Legaten des Marcus Antonius, Asinius Pollio und Ventidius Bassus, verfolgt, und Lucius Antonius zog mit seinen Truppen nach Etrurien, um ihm den Weg zu verlegen. Aber als er merkte, dass ihm in den Gebirgspässen des Appennin die Einkesselung durch die beiden von Salvidienus Rufus und Vipsanius Agrippa geführten Heere Octavians drohte, wich er nach Perusia aus und bezog dort eine befestigte Stellung. Hier wurde er von Octavian und Agrippa zu Beginn des Winters eingeschlossen.[173] Dies war die Stunde der Fulvia. Sie bot alles auf, um ihren Schwager zu entsetzen. Sie drängte die Legaten ihres Mannes zum Handeln und sammelte Verstärkungen, die sie unter dem Befehl des Munatius Plancus in Marsch setzte. Doch Octavian und Agrippa gelang es, sowohl die Belagerung aufrechtzuerhalten als auch die zögerlich und unkoordiniert operierenden Entsatzarmeen fernzuhalten. Perusia wurde mit einem doppelten Ringwall umgeben, einem inneren, mit 1500 Belagerungstürmen versehenen und einem äußeren zur Abwehr von Entsatzarmeen. Die Belagerten versuchten vergeblich, die Zernierungsarbeiten zu verhindern. In der Stadt brach eine Hungersnot aus. Verzweifelte Ausbruchsversuche scheiterten, ebenso Ventidius' in letzter Minute unternommener Versuch, die Belagerung von außen aufzubrechen: Agrippa und Salvidienus zwangen ihn, sich nach Fulginium zurückzuziehen, und Munatius Plancus setzte sich bei seinen Mitfeldherren mit dem defätistischen Rat durch, auf einen Entsatz zu verzichten, da ihre Armeen dabei in Gefahr gerieten, vom Gegner in die Zange genommen zu werden. Damit war das Schicksal des Konsuls in Perusia besiegelt.

Bei Übergabe der Stadt wurde den Soldaten und Veteranen des Antonius Verzeihung gewährt, und die prominenten Gefangenen wurden in ehrenvollen Gewahrsam genommen. Die Ratsherren von Perusia aber verfielen mit Ausnahme eines einzigen, der seinerzeit seine Mitgeschworenen zur Verurteilung der wegen der Ermordung Caesars Angeklagten aufgerufen hatte, der Todesstrafe, die Bürger behielten ihr Leben, aber ihre Stadt sollte der Plünderung preisgegeben werden. Dazu kam es jedoch nicht: Einer der Bürger setzte vorher aus Verzweiflung sein Haus in Brand, das

Feuer griff schnell um sich, und die ganze Stadt wurde ein Raub der Flammen. Lucius Antonius wurde, wohl mit Rücksicht auf seinen Bruder, von Octavian ehrenvoll behandelt – der Sieger hat später in seiner Autobiographie diese Begegnung als Dokument seiner Milde und Großzügigkeit ausführlich geschildert.[174] Dazu hatte er freilich guten Grund; denn seine Feinde hatten die Ereignisse nach dem Fall von Perusia dazu benutzt, ihm den Ruf eines grausamen Schlächters anzuhängen, der die um Gnade Bittenden mit der stereotypen Bemerkung „Gestorben werden muss" abgewiesen und 300 Gefangene aus dem Senatoren- und Ritterstand am Todestag Caesars vor dem Altar des Gottes Iulius abgeschlachtet habe.[175] Das war, gelinde gesagt, übertrieben. Aber vom Stadtrat abgesehen: Persönliche Feinde Octavians wie der Volkstribun des Jahres 44 Tiberius Cannutius, Gaius Flavius, Clodius Bithynicus und andere mussten, angeblich auf Drängen der Soldaten, sterben.[176]

Als Marcus Antonius endlich im Frühjahr des Jahres 40 in Griechenland erschien, hatte sein Bruder den Krieg bereits verloren, und das bedeutete, dass Antonius' starke Stellung im Westen des Reiches und in Italien zusammengebrochen war. Seinen Bruder Lucius sah er nie wieder – Octavian schickte ihn als seinen Legaten nach Spanien, wo er bald darauf starb. Antonius' Legaten zogen sich zurück, Asinius Pollio in die Poebene, Ventidius Bassus nach Unteritalien, zwei Legionen des Munatius Plancus liefen zu Octavian über. Plancus begleitete Fulvia auf der Flucht zu ihrem Mann nach Griechenland. Dort machte Antonius ihr und Manius die heftigsten Vorwürfe, aber das änderte nichts an dem Desaster. Aber es kam noch schlimmer: Als Octavian die Legionen des Salvidienus durch Gallien nach Spanien führte, traten auch die elf Legionen des Antonius zu ihm über, die in seiner gallischen Provinz stationiert waren. Ihr Legat Fufius Calenus war kurz zuvor gestorben, und sein Sohn übergab die Truppen samt der Provinz an Octavian.[177] Zu diesem Akt des Defätismus wird der Schock des Zusammenbruchs in Italien ebenso beigetragen haben wie die Verunsicherung der Soldaten durch den unbedachten Kurs des Konsuls Lucius Antonius, der sich die Interessen der enteigneten Alteigentümer gegen die der Veteranen und Soldaten zu eigen gemacht hatte. Marcus Antonius fand somit, als er im Frühjahr 40 in Griechenland mit der Absicht ankam, in Italien zu retten, was noch zu retten war, nur noch Trümmer seiner ehemals starken Stellung im Westen vor. Zu allem Überfluss drohte ihm auch noch der Osten zu entgleiten. Die Parther begannen unter Führung des Prinzen Pacorus mit einer Großoffensive. Begleitet wurde Pacorus von Quintus Labienus, einem Sohn jenes Titus Labienus, der im Gallischen Krieg Caesar als der befähigtste seiner Legaten gedient und im Bürgerkrieg dann gegen ihn gekämpft hatte. Der Sohn war im Jahre 42 von den Caesarmördern an den Hof des Partherkönigs Orodes geschickt worden, um ihn zur Waffenhilfe gegen die Triumvirn zu bewegen. Daraus war damals nichts geworden. Umso durchschlagender war nun der Erfolg des verspäteten Eingreifens.[178] Pacorus eroberte den Orient, Antonius' Legat Decidius Saxa fiel, von den im Osten stationierten Truppen traten viele zu Labienus über, und mit einer römisch-parthischen Armee eroberte dieser bis auf die Küstenstädte und wenige feste Plätze ganz Kleinasien. Antonius musste den Osten zunächst sich selbst überlassen und versuchen, seine schwer angeschlagene Autorität in Italien, im Zentrum des Römischen Reiches, wiederherzustellen. Zu diesem Zweck trat er in Unterhandlungen mit den beiden Führern der geschlagenen Republikaner, die nach Philippi den Kampf gegen die Triumvirn fortgesetzt hatten, mit Pompeius und Domitius Ahenobarbus. Mit einer Gesandtschaft des Pompeius vereinbarte er in Athen für den Fall eines bewaffneten Konflikts mit Octavian ein Waffenbündnis, für den Fall eines friedlichen Interessenausgleichs versprach er, Pompeius und dessen Anhänger in die Einigung mit einzubeziehen.[179] Das Bündnis mit Domitius Ahenobarbus, das Asinius Pollio angebahnt hatte, verschaffte Antonius die Seeherrschaft in der Adria und damit einen sicheren Übergang nach Italien.[180]

Als Octavian bei seiner Rückkehr aus Gallien von der Konferenz zwischen Antonius und den Abgesandten des Pompeius in Athen erfuhr, versuchte er die Veteranen mit der Parole zu mobilisieren, dass es die Rückkehr der Alteigentümer zu verhindern gelte. Aber die Veteranen wollten nicht gegen ihren alten Feldherrn kämpfen, und Octavian, der inzwischen eine riesige, durch Einheiten der Antonianer aufgefüllte Armee von 40 Legionen besaß, konnte sich der Treue seiner zusammengewürfelten Truppe nicht sicher sein, wenn es zur bewaffneten Konfrontation mit dem Sieger von Philippi kommen sollte. Er versuchte also vorzubauen, indem er über ein Ehebündnis Verbindung mit Pompeius' Schwiegervater Lucius Scribonius Libo aufnahm. Er verstieß die junge Clodia, die Stieftochter des Antonius, nicht ohne verlauten zu lassen, dass er wegen ihrer Jugend die Ehe nicht vollzogen habe, und heiratete mit Libos Zustimmung dessen Schwester Scribonia. Dann entfernte er sicherheitshalber den für seinen Wankelmut berüchtigten Kollegen Lepidus aus Italien und sandte ihn mit sechs ehemals zum Truppenkontingent des Antonius gehörenden Legionen, deren Loyalität er nicht traute, in die diesem zugewiesene Provinz nach Afrika.[181] Eine Annäherung an Pompeius kam trotz der Ehe mit Scribonia freilich nicht zustande. Dieser blockierte weiterhin die Getreidezufuhr nach Rom, wo bereits während der Belagerung von Perusia Hungerunruhen ausgebrochen waren.

Unterdessen setzte Antonius nach Italien über und begann mit der Belagerung von Brundisium, das von Truppen Octavians besetzt war, und nahm Sipontum ein, der mit ihm verbündete Pompeius belagerte Thurii und Consentia, während sein fähigster Admiral, der Freigelassene Menedorus, Sardinien einnahm, wo zwei Legionen Octavians zu ihm überliefen.[182] Auf dem Marsch nach dem bedrohten Süden scheiterte Marcus Agrippa mit dem Versuch, die seinerzeit von Antonius in Kampanien angesiedelten Veteranen zu mobilisieren, und auch die von Octavian angesiedelten, mit denen Agrippa seine Truppen verstärkte, zogen mit der Absicht ins Feld, so erfahren wir, die verfeindeten Triumvirn miteinander zu versöhnen. Octavian erkrankte wiederum in dieser kritischen Situation und musste sich in Canusium auskurieren. Als er dann vor Brundisium eintraf, das Antonius mit einer doppelten Umwallung umgeben hatte, kam es zu Fraternisierungen unter den Soldaten beider Heere und zu ersten Friedenskontakten, die der mit Octavian und Antonius gute Beziehungen unterhaltende Lucius Cocceius Nerva, der Urgroßvater des späteren Kaisers, vermittelte.[183] Antonius kam seinem Kollegen entgegen, indem er Pompeius und Ahenobarbus mit dem Versprechen, sie in die Einigung mit Octavian einzubeziehen, vom italischen Kriegsschauplatz entfernte. Pompeius zog sich nach Sizilien zurück, und Ahenobarbus ging als Antonius' Statthalter in das kleinasiatische Bithynien. Dann wurde auf Druck der Soldaten Octavians eine Aussöhnungskommission gebildet, der neben Cocceius Nerva je ein Vertrauensmann der beiden Kontrahenten angehörte, Asinius Pollio und Maecenas. Die Aussöhnung kam im Herbst 40 unter folgenden Bedingungen zustande:[184] Antonius verzichtete auf die ohnehin verlorene gallische Provinz. Als Grenze zwischen ihren Herrschaftsbereichen wurde die Stadt Skodra an der mittleren Adria festgelegt: Antonius fiel der griechische Osten, Octavian der lateinische Westen des Römischen Reiches mit Ausnahme von Afrika zu, das Lepidus erneut zugesprochen wurde. Während Antonius den Krieg gegen die Parther führen sollte, wurde Octavian aufgegeben, Pompeius zu bekämpfen, falls es nicht gelänge, ihn in den Frieden einzubeziehen und er weiter Rom von der Getreidezufuhr abschnitt. Dieser Einigungsvertrag wurde besiegelt durch die Eheschließung zwischen Antonius und Octavians Schwester Octavia – beider Ehepartner waren kurz vorher gestorben, und so waren sie frei für das neue politische Ehebündnis. Die Hochzeit fand in Rom statt, und wie zur Befestigung des neu begründeten Einvernehmens beging Antonius die politische Torheit, Octavian davon zu unterrichten, dass dessen Legat in Gallien, Salvidienus Rufus, beabsichtigt hatte, zu Antonius überzutreten. Octavian handelte sofort. Er ließ den Verräter unter einen Vorwand nach Rom kommen, der folgsame Senat erklärte ihn zum Staatsfeind, und Salvidienus beging Selbstmord.[185] Die gallische Armee überließ Octavian seinem Kollegen, der die Verstärkung für die Rückeroberung des Ostens dringend benötigte. Octavian besaß genug Truppen, und der Verzicht auf den Teil, der bis vor kurzem dem

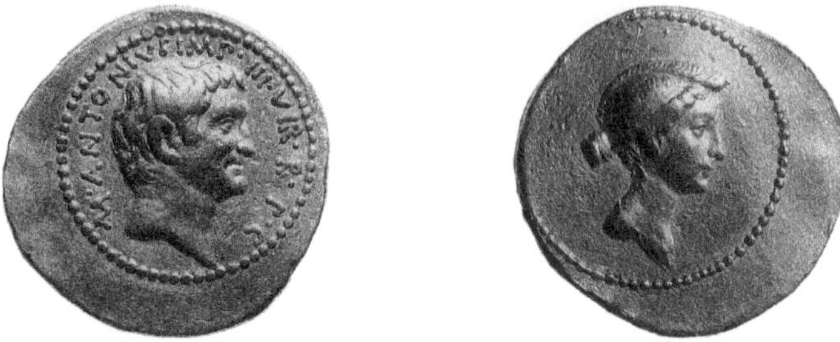

Abb. 5: Antonius und Octavia
Das seltene Goldstück, eine Prägung des Antonius aus Kleinasien vom Jahre 39 v. Chr., setzt seine Eheschließung mit Octavia voraus, durch die das im Vertrag von Brundisium festgelegte neue Einvernehmen zwischen Antonius und ihrem Bruder besiegelt wurde.

Kontingent des Antonius angehört hatte, befreite ihn von Legionen, deren Zuverlässigkeit ihm zweifelhaft erschien.

Alles in allem war Octavian gestärkt aus der Krise hervorgegangen, auch wenn er weiterhin in Italien mit großen Problemen zu kämpfen hatte. Pompeius befürchtete offenbar, der Einigung der beiden Triumvirn zum Opfer zu fallen, und verstärkte wieder seine Kriegsanstrengungen. Menedorus eroberte Sardinien zurück, das Octavian wieder in seinen Besitz gebracht hatte, und Pompeius verstärkte von Sizilien aus die Seeblockade Italiens. Die Folge waren erneute Hungerunruhen in Rom, wo die Massen forderten, Pompeius in den Frieden einzubeziehen. Octavian weigerte sich, dem Druck der Straße nachzugeben, und geriet so in Bedrängnis, dass Antonius ihn auf dem Forum heraushauen musste.[186] Auf dessen Initiative kam es nun doch zu Verhandlungen mit Pompeius. Das Ergebnis war der im Frühsommer 39 geschlossene Vertrag von Misenum. Darin wurde bestimmt, dass Pompeius in Besitz von Sizilien, Sardinien und Korsika bleiben und zusätzlich im Osten die Peloponnes erhalten solle. Dafür erklärte er sich bereit, die Blockade Italiens aufzuheben und die Getreideversorgung Roms zu garantieren. Zahlreichen prominenten Republikanern, die bei ihm Zuflucht gesucht hatten, wurde die Rückkehr nach Rom gestattet: Sie sollten Teile ihres konfiszierten Eigentums zurückerhalten und bei den Ämterbesetzungen in den folgenden Jahren Berücksichtigung finden; Pompeius selbst wurde der Konsulat für das Jahr 35 zugesagt.[187]

In die kurze Phase des faulen Friedens mit Pompeius fiel die Auflösung der politisch motivierten Ehe Octavians mit Scribonia. Aus dieser ging sein einziges Kind, die Tochter Iulia, hervor. Mit der Geburt der Iulia hatte Scribonia ihre Schuldigkeit getan. Kurz danach, Ende 39, schickte er ihr den Scheidungsbrief, und in seiner Autobiographie führte er als Grund den „Ekel über die Verderbtheit ihres Charakters“ an.[188] Wie immer es damit stand: Es gab einen gewichtigeren Grund für die Auflösung dieser Ehe. Octavian hatte kurz zuvor Livia Drusilla kennengelernt, die mit ihrem Ehemann Tiberius Claudius Nero aufgrund der Vereinbarung von Misenum aus Sizilien nach Rom zurückgekehrt war.[189] Beide, Ehemann und Ehefrau, entstammten dem alten patrizischen Geschlecht der Claudier. Livias Vater war von Marcus Livius Drusus, dem berühmten Volkstribun des Jahres 91, adoptiert worden und nannte sich seitdem Marcus Livius Drusus Claudianus. Nach der Schlacht von Philippi, die er auf Seiten der Caesarmörder mitmachte, nahm er sich das Leben. Livias Ehemann war wechselnde politische Bündnisse eingegangen, zuletzt hatte er Lucius Antonius im Perusinischen Krieg unterstützt und war, nachdem er zunächst den Krieg gegen Octavian auch nach dem Fall von Perusia hatte fortsetzen wollen, wie andere auch zu Pompeius nach Sizilien geflohen. Das Ehepaar hatte bei der Rückkehr nach Rom ein Kind, den am 16. November 42 geborenen Tiberius, der einmal Augustus' Nachfolger werden sollte, und sie war schwanger. Das zweite Kind namens Drusus wurde im März oder April 38 geboren. Als Octavian sie in der zweiten Jahreshälfte 39 kennenlernte, muss ihn die Liebe zu der ebenso schönen wie klugen Frau wie ein Blitz getroffen haben, und sie erwiderte seine Liebe. Octavian wartete, bis ihm Scribonia seine Tochter geboren hatte, aber er wartete nicht, bis Livia von dem Kind ihres Ehemannes entbunden war. Am 17. Januar 38, ein Vierteljahr vor der Niederkunft, fand die Hochzeit statt – übrigens im Beisein des geschiedenen Ehemanns der Braut. Unvermeidlicherweise gab die überstürzte Heirat Anlass zu allerlei kompromittierenden Gerüchten, deren Quintessenz das witzige Diktum „Dem Glücklichen werden Dreimonatskinder geschenkt“[190] zum Ausdruck brachte. Umso größeren Wert legten die Betroffenen auf die öffentliche Demonstration, dass alles mit rechten Dingen zugegangen war. Octavian hatte sich vor der Hochzeit die Unbedenklichkeit der Eheschließung mit einer Frau, die noch von einem Mann aus vorangegangener Ehe schwanger war, durch ein priesterliches Gutachten bescheinigen lassen, und zu seiner und seiner Ehefrau Entlastung ließ er den in seinem Hause geborenen Drusus dem Vater übergeben, der ihn prompt als seinen Sohn anerkannte. Als Claudius Nero einige Zeit später starb, wurde Octavian aufgrund seines Testaments Vormund seiner beiden Söhne und nahm sie in seinem Haus auf. An der Ehe mit Livia hielt Octavian, unbeschadet aller sexuellen Eskapaden, die er sich mit Duldung und, wie überliefert wird, unter Beihilfe seiner Frau nach wie vor leistete, unbeirrt fest. Livia war eine Frau mit politischem Ehrgeiz und politischer Begabung – nicht umsonst nannte ihr Urenkel, der spätere Kaiser Caligula, sie einen „Odysseus im Weiberrock“.[191] Octavian suchte ihren Rat in allen wichtigen Fragen, und er tat dies, indem er nach sorgfältiger schriftlicher Vorbereitung die Liste der Agenda mit ihr durchsprach.

Der unter großen Feierlichkeiten abgeschlossene Vertrag von Misenum war das Papier nicht wert, auf dem er stand. Octavian war nicht gewillt, Pompeius als eigenständigen Machtfaktor im Westen zu dulden und die politisch heikle Getreideversorgung Roms von dessen gutem Willen abhängig sein zu lassen. Er nutzte die Entfremdung, die zwischen Pompeius und dessen Admiral Menedorus eingetreten war, und nahm dessen Angebot an, ihm Sardinien und Korsika auszuliefern.[192] In dem daraufhin im Jahre 38 ausbrechenden Krieg zeigte sich jedoch erneut die Überlegenheit des Pompeius zur See. Octavian erlitt in der Straße von Messina eine demütigende Niederlage. Daraufhin wurden umfangreiche Flottenrüstungen eingeleitet, deren organisatorische Leitung Marcus Agrippa während seines Konsulats im Jahre 37 innehatte. Zunächst schuf er eine maritime Infrastruktur, indem er in Kampanien den Lucriner- und den Avernersee zu zwei geschützten Hafenbecken ausbaute, sie miteinander verband und zwei Ausfahrten schuf: Die vom Lucrinersee führte mittels einer vertieften Fahrrinne in den Golf von Puteoli, die vom Avernersee über einen unterirdischen Kanal zum Tyrrhenischen Meer. In dem Doppelhafen wurden Werften angelegt, die Wälder der Umgebung abgeholzt und eine große Zahl von Kriegsschiffen gebaut.[193] Als Ruderer wurden 20000 Sklaven mobilisiert und auf dem offenen Meer eingeübt. Dies alles war eine gewaltige Leistung, in der sich das herausragende organisatorische Genie Agrippas glänzend bewährte.

Octavians Flottenrüstungen hatten kaum begonnen, da erschien Antonius im Frühjahr 37 mit einer großen Flotte von 300 Schiffen noch einmal in Italien. Er hatte, nachdem seine Legaten Ventidius Bassus und Gaius Sosius die Parther vertrieben hatten, den Winter 38/37 wieder in Athen verbracht und war entschlossen, dem Hilferuf, den Octavian nach seiner Niederlage gegen Pompeius an ihn gerichtet hatte, zu folgen, um im Tausch für die Unterstützung zur See Landtruppen zu erhalten, die er für die geplante Gegenoffensive gegen das Partherreich benötigte. Aber nun wollte Octavian seine eigenen Flottenrüstungen vollenden und Antonius aus dem Krieg im Westen heraushalten. Er ließ der Flotte des Antonius den Hafen von Brundisium verschließen, so dass dieser gezwungen war, in Tarent zu landen. Vermutlich wollte Octavian auch deshalb Antonius aus dem Krieg mit Pompeius heraushalten, weil er befürchtete, dass sein Kollege diesen als politischen Störfaktor, der ihm jederzeit Schwierigkeiten bereiten konnte, zu erhalten beabsichtigte. Mit Sicherheit war unvergessen, dass Antonius ihn zur Zustimmung zum Vertrag von Misenum gedrängt und vor Wiederausbruch des Krieges im Jahre 38 dringend geraten hatte, an dem im Vorjahr abgeschlossenen Frieden festzuhalten.[194] Obwohl es also

Octavian vorgezogen hätte, aus eigener Kraft mit Pompeius fertig zu werden, gab er doch schließlich dem Druck zu einer erneuten Einigung mit Antonius nach. Der Grund war, dass am 31. Dezember 38 die Amtsgewalt des Triumvirats von Rechts wegen erloschen war. Die aneinander geketteten Rivalen mussten sich also einigen, wie es mit ihnen weitergehen sollte. Die Unterhandlungen waren schwierig, Octavia tat alles, um zwischen ihrem Bruder und ihrem Mann zu vermitteln, und schließlich kam in Tarent eine neue, die letzte Einigung zwischen beiden zustande.[195] Antonius gab Pompeius preis und überließ Octavian für den Seekrieg 120 Kriegsschiffe. Dafür erhielt er die Zusage einer Verstärkung seines Landheeres um 20000 in Italien ausgehobene Legionäre. Pompeius verlor seine Priesterämter und die Anwartschaft auf den Konsulat. Schließlich einigten sich die Kontrahenten auf eine Verlängerung des Triumvirats bis zum 31. Dezember 33. Der Rechtsverstoß der eigenmächtigen Weiterführung des Amtes wurde dann durch ein Volksgesetz nachträglich geheilt.[196]

Nachdem Antonius wieder in den Osten zurückgekehrt war, bereitete Octavian für das Jahr 36 den entscheidenden Schlag gegen Sextus Pompeius vor. Dazu gehörte die Vereinbarung eines gemeinsamen Feldzugsplans mit Lepidus. Dieser sollte im Westen, Octavian im Osten Siziliens landen. Der Beginn der Operation im Juli war jedoch ein Fehlschlag. Ein Sturm fügte den Invasionsflotten großen Schaden zu. Die Landung im Osten der Insel scheiterte völlig, nur Lepidus gelang es, mit einem Teil seiner Armee an der Westspitze bei Lilybaeum zu landen. Aber sein Versuch, weitere vier Legionen nachzuziehen, endete mit ihrem Untergang. Im August unternahmen Octavian und Agrippa einen zweiten Anlauf. Während dieser im Norden bei Mylai einen Sieg über die Flotte des Pompeius errang und vier Legionen in der Nähe von Tyndaris an Land brachte, hätte Octavian im Osten bei Tauromenion beinahe den Untergang gefunden. Zwar gelang auch ihm die Landung mit drei Legionen, aber dann erlitt er gegen die Flotte des Pompeius eine schwere Niederlage, die ihn die Hälfte seiner Schiffe kostete. Vom italischen Festland abgeschnitten, gab er sich verloren und dachte an Selbstmord.[197] Aber der Vertraute, den er bat, ihn zu töten, verweigerte sich, und er entkam nach Italien. Die drei Legionen, die er im Stich ließ, schlugen sich von Naxos nach Norden durch und vereinigten sich mit den Truppen Agrippas vor Tyndaris. Nachdem dieser die Stadt eingenommen hatte, setzte Octavian mit weiteren Verbänden dorthin über. Mit vereinten Kräften schlossen die Verbündeten – auch Lepidus kam mit dem Großteil seiner Armee aus dem Westen – Pompeius in der Nordostecke Siziliens ein. Dieser vereinbarte mit ihnen eine Seeschlacht, die seine Flotte im Angesicht der Landheere am 3. September bei Naulochos verlor. Pompeius geriet, ähnlich wie sein Vater nach der Schlacht von Pharsalos, in Panik. Er floh nach Messane und befahl den acht Legionen, die Lilybaeum verteidigten, zu ihm zu stoßen. Aber als sie in Messane ankamen, hatte er die Stadt bereits verlassen und war mit den ihm verbliebenen Streitkräften auf dem Seeweg nach Osten geflohen. Lepidus brachte die von Pompeius im Stich gelassenen Truppen dazu, ihm die Stadt auszuliefern und zu ihm überzutreten. Damit verfügte er über eine Armee von 22 Legionen, die numerisch etwa ebenso stark war wie die Octavians, und er glaubte nun, aus einer Position der Stärke heraus mit seinem Kollegen verhandeln zu können.[198] Er forderte Sizilien für sich. Hätte sich Octavian darauf eingelassen, hätte er Lepidus die Kontrolle über die Getreidezufuhr nach Rom überlassen, und das Ergebnis des Feldzugs wäre gewesen, dass Lepidus an die Stelle des Pompeius getreten wäre. Das wollte Octavian auf jeden Fall verhindern. Er wusste, dass Lepidus keine große Autorität bei seinen Soldaten besaß, und er beschloss nach dem Vorbild, das Marcus Antonius im Jahre 43 an der Isère gegeben hatte, sich in das Lager des Lepidus zu begeben, um dessen Armee zum Übertritt aufzufordern. Aber er scheiterte kläglich. Er musste fliehen und obendrein noch den Spott ertragen. Als er jedoch mit seinem Heer heranrückte, begannen die Soldaten des Lepidus überzulaufen. Diesem blieb am Ende nichts anderes übrig, als sich umzubringen oder um Gnade zu bitten. Er wählte Letzteres und rettete so sein Leben. Seine Amtsgewalt als Triumvir, seine Armee und seine Provinz büßte er ein, nur der Oberpontifikat wurde ihm belassen. Als Aufenthaltsort wurde ihm Circei an der Küste von Latium angewiesen.

Octavian hatte den Bürgerkrieg siegreich beendet und beherrschte nun den gesamten Westen des Römischen Reiches. Die Blockade Italiens zur See war aufgehoben, die Getreideversorgung Roms erschien wieder gesichert, und damit entfiel die Hauptursache der Massenunruhen in der Stadt, die ihm in den vergangenen Jahren schwer zu schaffen gemacht hatten. Aber er war wieder mit dem Problem konfrontiert, aus dem sich schon der Krieg mit Lucius Antonius entwickelt hatte. In der Riesenarmee, über die er am Ende des Sizilischen Krieges verfügte, dienten etwa 100000 bis 120000 Legionäre, und sie alle erhoben Anspruch auf Versorgung mit einer Bauernstelle. Eine nochmalige Enteignungsaktion hätte den endlich errungenen Frieden wieder in Frage gestellt, und gerade weil er den Preis der Abhängigkeit kennen gelernt hatte, den er für die unbedenkliche Instrumentalisierung der Soldaten bezahlt hatte, widersetzte er sich in dem Augenblick ihren Forderungen, als er sie nicht mehr zur Niederringung seiner Rivalen benötigte. Er zog sich aus der Affäre, indem er jedem die Summe von 2000 Sesterzen schenkte und nur die Altgedienten, die schon bei Mutina und Philippi mitgekämpft hatten, ungefähr 20000 Mann, entließ und mit Bauernstellen abfand. Sie wurden in Sizilien oder auf freigewordenem Staatsland beziehungsweise auf angekauften Arealen in Italien angesiedelt.[199] So bewahrte er das Land vor neuen Enteignungen. Über-

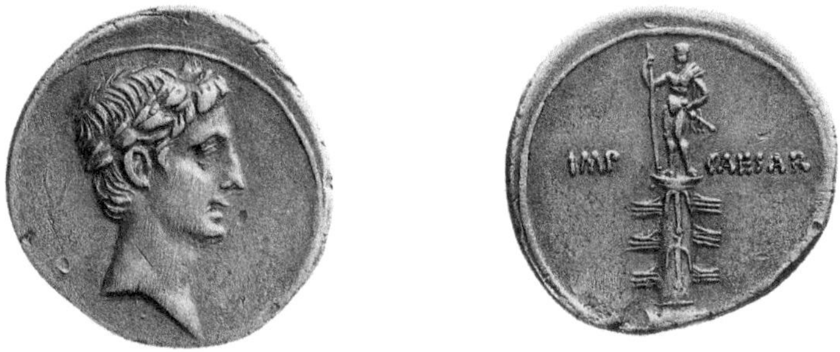

Abb. 6: Ehrensäule für Octavian
Der um 29/27 v. Chr. in Italien geprägte Denar bildet die mit Schiffsschnäbeln geschmückte Ehrensäule ab, die der Senat im Jahre 36 v. Chr. für den Sieger über Sextus Pompeius beschlossen hatte.

haupt begann Octavian gezielt damit, sich vom Odium des Gewaltherrschers zu befreien. Er hatte in der Vergangenheit bedenkenlos militärische Gewalt eingesetzt, um die Macht zu gewinnen, aber er wusste, dass er die gewonnene Macht nur durch die Rückkehr zu Recht und Ordnung sichern konnte. Deswegen wurde Eigentum wieder respektiert, selbst die gefangenen Sklaven, die in Heer und Flotte des Pompeius gedient hatten, angeblich 30000, wurden ihren Herren zurückgegeben, denen die Bestrafung überlassen wurde.[200] In der Stadt Rom kehrte wieder Ruhe ein, als die Versorgung mit überseeischem Getreide wiederaufgenommen werden konnte, und auf dem flachen Land ließ Octavian das Bandenunwesen, dem Krieg und Enteignungen mächtigen Auftrieb gegeben hatten, durch den Konsular Gaius Calvisius Sabinus systematisch bekämpfen.[201] Zur Wiederherstellung von Recht und Ordnung gehörte nach verbreiteter Vorstellung freilich auch die Beseitigung der triumviralen Ausnahmegewalt, die eine Herrschaft von Unrecht und Gewalt errichtet hatte. Deshalb hatte Lucius Antonius mit der Ankündigung, dem Triumvirat ein Ende zu setzen, die überwältigende Mehrheit des Senats und die Masse des Volkes für sich gewonnen. Jetzt hielt auch Octavian die Stunde für gekommen, den Triumvirat zur Disposition zu stellen und seinem Kollegen die Verantwortung zuzuschieben, wenn das Amt, das nach dem Ausscheiden des Lepidus zu einem Duovirat geworden war, weiterhin auf Rom lastete. Er kündigte an, dass er bereit sei, das Amt niederzulegen, wenn auch Antonius nach Beendigung des Partherkrieges dies täte, verbrannte Schriftstücke belastenden Inhalts aus der Zeit der Bürgerkriege und überließ den ordentlichen Magistraten zumindest die Routinegeschäfte.[202]

Bei seiner Rückkehr nach Rom wurde der Sieger mit Ehren geradezu überschüttet.[203] Der Senat ging ihm mit großen Teilen des Stadtvolks entgegen, geleitete ihn in die Stadt, zu den Tempeln und zu seinem Haus. Am folgenden Tag gab er Senat und Volk einen Rechenschaftsbericht und publizierte ihn in Buchform. Darin kündigte er Frieden und die Wiederherstellung der Rechtssicherheit an. Den Bürgern erließ er den ausstehenden Rest der Vermögensabgabe, die er zur Finanzierung des Krieges ausgeschrieben hatte, sowie den Staatspächtern und den Zeichnern von Staatskontrakten die Summen, die sie der Staatskasse schuldeten. Von den Ehren, die ihm beschlossen wurden, nahm er den kleinen Triumph an, die so genannte *ovatio*, ebenso eine jährlich wiederkehrende Feier an den Tagen seiner Siege sowie eine goldene, auf einer Säule stehende Statue auf dem Forum, die ihn in der Aufmachung darstellte, in der er bei seiner Rückkehr die Stadt betreten hatte. An der Säule war eine Inschrift angebracht, die als bleibenden Ruhmestitel verkündete: „Den lange gestörten Frieden stellte er zu Wasser und zu Lande wieder her.“ Weiterhin empfing er das Privileg der tribunizischen Unverletzlichkeit, und das Volk beschloss, ihm auf dem Palatin, wo er den von ihm erworbenen Bauplatz dem Apollo geweiht hatte, nachdem dort ein Blitz eingeschlagen war, auf Staatskosten ein Haus zu errichten, das in die Tempelanlage integriert sein sollte. Gewiss lag den Ehrungen wie denen, die der Diktator Caesar empfangen hatte, ein gerütteltes Maß an Opportunismus und Servilität zugrunde, aber sie waren auch ein Gradmesser dafür, dass Octavian seinem älteren Kollegen den Rang abgelaufen hatte.

5. Der Weg zur Alleinherrschaft

Während Octavian im Jahre 36 die Früchte seines wohlkalkulierten Konfrontationskurses einfahren konnte, erlitt sein auf den Osten des Reiches beschränkter Kollege einen weiteren Rückschlag. Sein Rachefeldzug gegen die Parther endete in einer schweren Niederlage.[204] Antonius nahm nicht wie vor ihm Crassus den Weg von Syrien in das Zweistromland, sondern marschierte mit einer großen, insgesamt etwa 100 000 Mann umfassenden Armee und unterstützt von der Reiterei des armenischen Königs Artavasdes über Armenien in die medische – im Nordwesten des iranischen Hochlandes gelegene – Landschaft Atropatene ein. Vor der Hauptstadt Phraaspa kam der mühsame Vormarsch zum Stehen. Antonius konnte die Stadt wegen des Mangels an Belagerungsgerät nicht einnehmen und musste, als die parthische Hauptarmee vom Zweistromland her kommend in Erscheinung trat, einen verlustreichen Rückzug antreten. Mochte er sich auch persönlich als Truppenführer wieder bewähren und auf dem Rückzug den Zusammenhalt der vielfach angegriffenen Armee bewahren, so endete der Feldzug doch in einem Desaster. Zwei Legionen hatten den

Untergang gefunden, insgesamt verlor Antonius allein in Medien 20000 Mann und 4000 Reiter, und auf dem Rückzug kamen noch einmal 8000 Römer um. Zu allem Überfluss trugen die Niederlage des Sextus Pompeius im Westen und seine Flucht in den Osten Antonius noch weitere Schwierigkeiten ein.[205] Pompeius sammelte aus einer fluktuierenden Masse von Entwurzelten eine neue Armee, nahm Kontakt mit den Parthern auf und verwickelte den Statthalter von Asia Marcus Titius in einen regelrechten Krieg. Erst im Jahre 35 konnte Titius ihn gefangennehmen und ließ ihn auf dem Marktplatz von Milet hinrichten – ob aus eigenem Entschluss oder auf Befehl des Antonius, war und ist strittig.

Octavian tat nicht das Geringste zur Unterstützung seines Kollegen. Er selbst hatte zwar die Kriegsschiffe angenommen, die Antonius ihm zur Bekämpfung des Pompeius überlassen hatte, er schickte ihm auch die gute Hälfte zurück, die den Seekrieg überstanden hatte, aber er dachte nicht daran, Antonius die verlorengegangenen Schiffe zu ersetzen. Von den Antonius versprochenen 20000 neuen Legionären war keine Rede mehr. Vielmehr ging Octavian daran, sein großes Landheer in einem Krieg gegen die keltisch-illyrischen Stämme im Hinterland der dalmatinischen Adriaküste einzusetzen. Dieser Krieg war das Ergebnis einer komplexen Motivlage. Da waren auf der einen Seite die Zwänge, die sich aus dem Erbe des Bürgerkriegs und der Rivalität der beiden Triumvirn ergaben. Die raison d'être des Triumvirats war die Mobilisierung des militärischen Potentials für einen großen Bürgerkrieg und hatte dementsprechend zu einer vorher nie dagewesenen Militarisierung Italiens und des Römischen Reiches geführt. Der Bürgerkrieg war jedoch spätestens im Jahre 36 zu Ende gekommen, aber es gab noch immer zwei Triumvirn, und diese hielten ihre hochgerüsteten Streitkräfte weiterhin in Kriegsbereitschaft, um sie zu gegebener Zeit als Bürgerkriegsarmeen zur Austragung ihres Machtkampfes zu gebrauchen. Solange dieser Machtkampf unterhalb der Schwelle einer bewaffneten Auseinandersetzung geführt wurde, mussten sie die Armeen gegen äußere Feinde einsetzen. Die Soldaten mussten beschäftigt werden, damit der von ihnen ausgehende Druck, bei einer Demobilisierung materiell versorgt zu werden, aufgeschoben und aufgrund eintretender Verluste minimiert würde. Hinzu kam ein anderer Gesichtspunkt: Erfolge gegen äußere Feinde zu erringen, das Reich zu vergrößern oder seine Sicherheit zu erhöhen, war von alters her das wichtigste Mittel, mit dem Angehörige der römischen Aristokratie Prestige in der Öffentlichkeit, Reichtum, Anhänger und Einfluss gewannen. Als Feldherr und mitreißender Truppenführer hatte der Diktator Caesar den Grund für jene Machtakkumulierung gelegt, mit deren Ertrag sein Erbe wucherte und zu einer Stellung emporgestiegen war, die er unter normalen Umständen niemals erreicht hätte. Aber Octavian war weder ein mitreißender Truppenführer noch ein genialer Feldherr, und es war sein Glück, dass er in dieser Hinsicht Gefolgsleute besaß, die den ihm anhaftenden Mangel mehr als ausglichen, allen voran Marcus Vipsanius Agrippa, dann bis zu seinem Verrat im Jahre 40 Salvidienus Rufus und seit dem letzten Krieg gegen Sextus Pompeius auch Titus Statilius Taurus. Sie alle hatten, vom Standpunkt des jungen Caesar aus gesehen, den Vorteil, nicht der alten Aristokratie anzugehören und insofern gar nicht als potentielle Rivalen in Erscheinung treten zu können. Aber das enthob diesen nicht der Notwendigkeit, mit den Soldaten als Feldherr die Gefahren des Krieges zu teilen und nötigenfalls mit der Waffe in der Hand seinen Mann zu stehen. Die Soldaten erwarteten das, und es entsprach auch den Normen der aristokratischen Gesellschaft, die in der persönlichen Bewährung im Krieg den Königsweg zur Gewinnung von Ansehen und Autorität erblickte. In diesem Zusammenhang war es für Octavian ein weiterer Glücksfall, dass Italien und seine adriatische Gegenküste keineswegs sicher vor den Beutezügen der unbezwungenen Stämme aus der Alpenregion und aus dem Hinterland der dalmatinischen Küste waren. Zwar gehörte die Gefahr, die um das Jahr 59 von der expandierenden dakischen Reichsbildung unter Burebista ausgegangen war, längst wieder der Vergangenheit an, aber noch immer waren Norditalien und die Adriaküste von Beutezügen zu Lande und zu Wasser betroffen. Caesar hatte nach Niederschlagung des Vercingetorixaufstandes im Jahre 52 wieder eine Legion in Norditalien zum Schutz des Landes stationiert, damit sich nicht wiederhole, was der Stadt Tergeste (heute Triest) wegen der vollständigen Entblößung der Gallia cisalpina von Truppen widerfahren war: dass sie bei einem räuberischen Überfall der Illyrer verwüstet worden war.[206] Die folgenden Bürgerkriege verschlechterten dann die ohnehin prekäre römische Kontrolle der Randzonen Norditaliens. Im Jahre 48 hatte Caesar das dalmatinische Küstenland, das als mögliches Durchzugsgebiet für kombinierte See- und Landangriffe der Pompeianer auf Italien von großer strategischer Bedeutung war, militärisch sichern lassen, aber Aulus Gabinius, den er als erfahrenen Militär mit frisch ausgehobenen Kohorten dorthin geschickt hatte, erlitt durch den Verlust römischer Feldzeichen eine schimpfliche Niederlage gegen einheimische Stämme.[207] Als besonders gefährlich erwies sich in der Bürgerkriegssituation das Zusammenspiel zwischen der pompeianischen Flotte und den unbezwungenen Stämmen des Landes. Später, in den Jahren 45/44 und 39, hatten Publius Vatinius und Asinius Pollio versucht, die Anerkennung der römischen Oberhoheit durchzusetzen, ohne indessen viel auszurichten.[208] Einige Stämme hatten sich sogar der bereits bestehenden Tributpflicht wieder entzogen, und von den Adriainseln wurden einige als Piratenstützpunkte genutzt, von denen aus die Küsten Italiens heimgesucht wurden. Octavian verfolgte also mit seinen Feldzügen im Illyricum in den Jahren 35–33 einen ebenso begrenzten wie politisch und strategisch wohlkalkulierten Kriegsplan. Er gedachte, Norditalien und die Adriaküste vor Einfällen und Plünderungszügen zu schützen und zugleich die Kontrolle über das küstennahe Binnenland zu gewinnen, das in dem erwarteten Endkampf mit Antonius diesem als Aufmarschgebiet gegen Italien dienen konnte. Octavian wollte mit diesem Krieg Prestige in der Armee, die Dankbarkeit der bedrohten Randgebiete Italiens sowie einen strategischen Vorteil für den in naher Zukunft erwarteten Endkampf mit seinem Rivalen im Osten gewinnen.

Im ganzen erreichte er alle seine Ziele. Deren Durchsetzung nahm jedoch drei Jahre in Anspruch.[209] Im ersten Jahr überwand Octavian mit Hilfe seiner bewährten Truppenführer Agrippa und Statilius Taurus im Norden den hartnäckigen Widerstand der Iapoder und drang bis zu den pannonischen Stämmen an der Save vor. Dort eroberte er Siscia (heute Sziszek) und ließ diesen Platz als dauernden Stützpunkt zur Überwachung der im Landesinneren siedelnden Stämme ausbauen. Nachdem so das Vorfeld des Einfallstors nach Norditalien gesichert war, wandte er sich in den folgenden beiden Jahren nach Süden, um die Kontrolle über das Hinterland der dalmatinischen Küste bis zu der mit Antonius vereinbarten Grenzstadt Skodra zu gewinnen. Angesichts der schwierigen topographischen Verhältnisse im Bosnischen Bergland erwies sich der Krieg als langwierig und verlustreich. Octavian scheute diesmal den persönlichen Einsatz nicht. Schon in der ersten Phase des illyrischen Krieges hatte er sich, als er den Angriff auf das befestigte Metulum mitmachte, beim Einsturz einer Belagerungsbrücke eine leichte Verletzung zugezogen, und bei den Kämpfen im Bosnischen Bergland traf ihn ein feindlicher Schleuderstein am Knie.[210] Bei Beendigung der Kämpfe hatte er nicht nur sein strategisches Ziel erreicht, sondern auch die unter Gabinius und Vatinius verlorenen Feldzeichen zurückerhalten. Damit war dem römischen Ehrenstandpunkt Genüge getan, und er hatte auch darin seinen Rivalen ausgestochen, dass dieser die von den Parthern erbeuteten Feldzeichen, die Crassus bei Carrhae und sein eigener Legat Decidius Saxa im Jahre 40 verloren hatten, nicht nur nicht zurückgewinnen konnte, sondern auf seinem verunglückten Partherfeldzug noch zusätzliche verloren hatte. Im Alpenraum führte Octavians Absicht, die Randzone Norditaliens zu sichern, noch zu einem weiteren Erfolg: Im Jahre 34 gelang seinem Legaten Valerius Messalla Corvinus die vorläufige Unterwerfung des im Aostatal ansässigen Stammes der Salasser, der die Bergpässe des Großen und Kleinen St. Bernhard beherrschte.[211]

Mit diesen die römische Öffentlichkeit beeindruckenden Erfolgen konnte Marcus Antonius nicht konkurrieren. Ja, mit seiner im Osten verfolgten Politik, über deren sachliche Berechtigung man denken mag, wie man will, spielte er seinem Rivalen geradezu die Trümpfe in die Hände, die dieser zur Beeinflussung der römischen Öffentlichkeit benötigte. Dies geschah nicht zuletzt deswegen, weil die ägyptische Königin Kleopatra immer stärker in den Mittelpunkt der von Antonius im Osten errichteten Herrschaftsordnung rückte.[212] Mit Kleopatra hatte Antonius nach der ersten Begegnung in Tarsos (November 42) in aller Ruhe das kritische Winterhalbjahr 41/40 verbracht, das ihn die Vorrangstellung innerhalb des Triumvirats gekostet hatte. Kleopatra hatte ihm im Jahre 40 ein Zwillingspaar geboren, einen Jungen und ein Mädchen namens Alexander Helios und Kleopatra Selene. Dann ging Antonius in Rom die politische Ehe mit Octavians Schwester Octavia ein. Diese wahrte trotz seiner notorischen Beziehung zu Kleopatra die Loyalität gegenüber ihrem Ehemann und vermittelte im Jahre 37 die letzte Einigung der beiden Triumvirn im Vertrag von Tarent. Aber da Octavian seinem in den Osten zurückgekehrten Kollegen jede Unterstützung versagte, war dieser für die Vorbereitung seines Partherkrieges mehr denn je auf die Hilfe der ägyptischen Königin angewiesen, der reichsten und mächtigsten unter den zahlreichen Potentaten des römischen Machtbereichs im Osten. Antonius übertrug Kleopatra Gebiete im Libanon und in Kilikien und machte ihr Zugeständnisse auf Kosten des Königs Herodes von Judäa, den er nach der Vertreibung der Parther und der Rückeroberung von Jerusalem als Herrscher in diesem ebenso wichtigen wie politisch schwierigen Durchgangsland zwischen Ägypten, Syrien und dem arabischen Nabatäerreich eingesetzt hatte. Dafür erhielt er von der Königin die Zusage, die von ihm benötigten Schiffe bauen zu lassen und seine Rüstungsanstrengungen finanziell zu unterstützen. Der Partherkrieg ging verloren, und so war Antonius wiederum auf die Hilfe der Kleopatra bei der Vorbereitung der geplanten Revanche angewiesen. Deshalb ließ er seine Ehefrau, die ihm Octavian im Jahre 35 zusammen mit 2000 Legionären anstelle der seinerzeit versprochenen 20000 sowie mit Geld und Kriegsmaterial zuschickte, bereits in Athen wissen, dass sie nach Rom zu ihrem Bruder zurückkehren und die Soldaten nebst allem übrigen ihm nach Syrien senden möge.[213] Das war ebenso wie die magere Hilfeleistung seines Schwagers eine Provokation, und aus der Retrospektive ist deutlich, dass sich hier ein Konflikt anbahnte, der Octavian die besten Chancen zu einer publikumswirksamen Propaganda gegen Antonius bot. In der ersten Phase seines im Jahre 35 begonnenen zweiten Partherkrieges begnügte sich Antonius damit, Armenien zu besetzen und dessen König Artavasdes, dem er die Schuld am Scheitern des ersten Krieges gab, bei einer Unterredung gefangenzunehmen und ihn in Ketten nach Alexandria zu führen. Im Jahre 34 hielt er dort eine spektakuläre Siegesfeier ab. Sicher in der Hand hatte er Armenien indessen nicht. Es entstanden dort Unruhen und Empörung, und die Parther nutzten die Gelegenheit, um den Sohn des gefangenen Artavasdes namens Artaxes oder

Artaxias als König von ihren Gnaden einzusetzen. Antonius musste deshalb im Jahre 33 erneut ins Feld ziehen. Er drang bis zu dem Hauptfluss Armeniens, dem Araxes, vor, brachte ein Bündnis mit dem König von Medien, einem Vasallen des Partherkönigs, zum Abschluss und trat sogar mit den Feinden der Parther am Ostrand ihres Reiches, den so genannten Indoskythen, in Verbindung. Damit begann sich eine mögliche Realisierung von Herrschaftsansprüchen abzuzeichnen, die schon im Jahr zuvor anlässlich der spektakulären Siegesfeier in Alexandria öffentlich propagiert worden waren.

Bei diesem im Gymnasium der Stadt gefeierten Fest verkündete Antonius eine dynastische Herrschaftsordnung: Die ihm verbundene ägyptische Königin und ihre gemeinsamen Kinder sollten den gesamten Osten jenseits des auf drei Kernprovinzen reduzierten Gebietes unter direkter römischer Herrschaft, Asia, das verkleinerte Bithynien und Syrien, regieren.[214] Unverkennbar war, dass Antonius der ägyptischen Königin einen Wechsel auf die Verwirklichung eines dynastischen Traums ausstellte, den ihr Vorfahre Ptolemaios VI. Philometor geträumt und ansatzweise für kurze Zeit realisiert hatte, Herrscher über Ägypten und Asien zu werden. Was Kleopatras Reich anbelangt, so gruppierten sich um das Kernland Ägypten Besitzungen in Kilikien, Syrien, an der phönikischen Küste und im Libanon. Hinzu kamen die alten Nebenländer der Dynastie, Zypern und die Kyrenaika, die ihren Status als römische Provinzen wieder verloren. Einbezogen in die neue Herrschaftsordnung wurden auch die prekären Eroberungen im Osten einschließlich der noch geplanten, also Armenien und das Partherreich. Wie sie im einzelnen aussehen sollte, wurde in einer sorgfältig inszenierten Zurschaustellung dem versammelten Volk im Gymnasium von Alexandria demonstriert. Plutarch hat in seiner Biographie des Antonius die betreffende Szene wie folgt beschrieben:

„Er ließ nämlich das Gymnasium mit einer Volksmenge anfüllen und auf einer silbernen Bühne zwei goldene Thronsessel aufstellen, den einen für sich, den anderen für Kleopatra, sowie andere, kleinere für die Kinder; zuerst proklamierte er Kleopatra als Königin von Ägypten, Zypern, der Kyrenaika und Koilesyrien, und Kaisarion, der für einen Sohn des älteren Caesar galt, sollte ihr Mitregent sein; an zweiter Stelle proklamierte er seine Söhne von Kleopatra zu Königen der Könige und wies Alexander Armenien und Medien sowie das Partherreich zu, wenn es unterworfen sein würde, Ptolemaios aber (das heißt dem zuletzt im Jahre 36 geborenen gemeinsamen Sohn) Phönikien, Syrien und Kilikien. Zugleich ließ er von seinen Söhnen den Alexander in medischer Tracht mit aufrechter Tiara auftreten, den Ptolemaios in Stiefeln, kurzem Mantel und diademgeschmücktem Petasos. Dies war die Tracht der Nachfolgekönige Alexanders des Großen, jenes die der medischen und armenischen Könige.“[215]

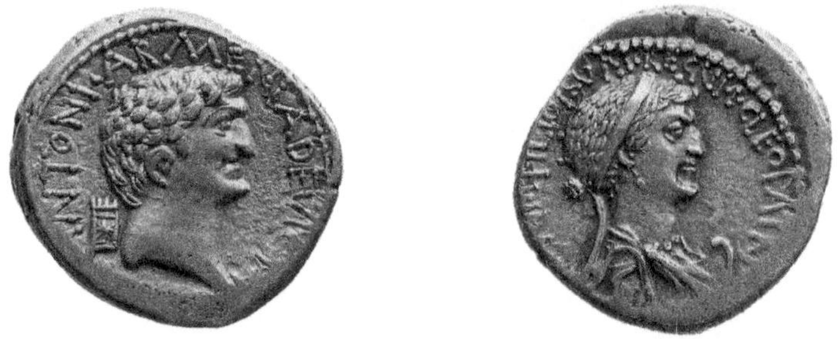

Abb. 7: Antonius und Kleopatra
Der im Jahre 32/31 in Kleinasien geprägte Denar nimmt Bezug auf die dynastische Herrschaftsordnung, in deren Mittelpunkt Antonius und Kleopatra standen. Wie auf hellenistischen Königsmünzen sind beider Namen im Genitiv angegeben: „(Münze) des Antonius" und „(Münze) der Kleopatra, der Königin der Könige, ihrer Kinder, der Könige". Hinter dem Kopf des Antonius ist die armenische Tiara abgebildet, und in der Beischrift heißt es: „Auf die Eroberung Armeniens". Kleopatra ist mit dem Königsdiadem geschmückt, und mit der Abbildung eines Schiffsbugs rechts unten wird auf ihren Beitrag zu den Flottenrüstungen gegen Octavian angespielt.

Damit war zum Ausdruck gebracht, dass die ptolemäische Dynastie, Kleopatra als Königin der Könige und ihre Kinder, die Herrschaft über die aus dem Erbe Alexanders des Großen hervorgegangenen Reiche des Ostens ausüben und Antonius als der Repräsentant der römischen Oberherrschaft auf das engste mit dieser dynastischen Ordnung verbunden sein sollte. Dies alles musste die Frage aufwerfen, ob Antonius als römischer Mandatsträger im Osten des Reiches berechtigt war, aus eigener Machtvollkommenheit die Entprovinzialisierung von Teilen des direkten römischen Herrschaftsgebietes, die Landzuweisungen an die ägyptische Königin und ihre Kinder sowie die großzügige Vergabe jüngst eroberter beziehungsweise noch zu erobernder Gebiete an einen der Söhne, die er mit Kleopatra hatte, zu verfügen. Es war klar, dass er, wie vor ihm der große Pompeius, die Ratifikation der von ihm errichteten Herrschaftsordnung durch den Senat benötigte, damit seine Verfügungen die Garantie ihrer Dauer erhielten. Octavian erkannte sofort, dass ihm sein Rivale einen entscheidenden Trumpf für den bevorstehenden Endkampf zugespielt hatte. Er schlug im Briefwechsel mit Antonius einen neuen kritischen Ton an und fragte nach der Rolle der ägyptischen Königin. Antonius reagierte, indem er Kleopatra einerseits seine Frau nannte – und das ungeachtet der Tatsache, dass er mit der Schwester Octavians in einer römischen Ehe verbunden war, aber im übrigen seine Beziehungen zu ihr auf das Niveau sexueller Bedürfnisbefriedigung reduzierte, um dann gegenüber seinem Schwager, dessen sexueller Appetit notorisch war, mit spitzen Anspielungen auf dessen Sexualleben aufzutrumpfen. Er schrieb:

„Was hat dich denn so verändert? Dass ich die Königin penetriere? Sie ist meine Frau. Habe ich jetzt damit angefangen oder schon vor neun Jahren? Und du, penetrierst du nur Drusilla? Wahrhaftig, wenn du diesen Brief liest, hast du sicher Tertulla oder Terentia oder Rufilla oder Salvia Titisenia oder sie alle penetriert. Oder macht es einen Unterschied, wo und bei welcher du Erektionen bekommst?“[216]

Aber damit war die Sache nicht abgetan – schließlich ging es um die politischen Implikationen einer Beziehung, die zur Skandalisierung in polemischer Absicht geradezu einlud. Wie schon bei den früheren Konfrontationen erwies sich Octavian als der überlegene Machtpolitiker. Keine privaten Neigungen und keine sexuellen Eskapaden konnten ihm die Kreise seines politischen Kalküls stören – im Gegenteil: Er pflegte seine Amouren mit den Damen der römischen Aristokratie dazu zu benutzen, rechtzeitig von den Plänen seiner Gegner zu erfahren.[217] Antonius war ein Mann von anderer Art. Er genoss die Freuden des Lebens bis zum Exzess, er konnte großzügig und ritterlich sein bis über die Grenzen politischer Zweckmäßigkeit hinaus, und jedenfalls war ihm die Politik nicht Lebenszweck schlechthin. In den kulturellen Zentren des griechischen Ostens wie Athen oder Alexandria brachte er es fertig, monatelang als Grieche unter Griechen zu leben, ohne sich um Politik zu kümmern. Dann genoss er die Diskussionen in Gymnasien und Hörsälen, gab sich als Freund von Athleten, Schauspielern und Intellektuellen und sprach bei Trinkgelagen dem Wein mehr zu, als ihm gut tat. Dieses Verhalten hatte ihn im Winter 41/40 während seines ersten Aufenthaltes in Alexandria die Vorherrschaft im Westen gekostet, und spätestens seit dem Jahr 34 gab die Vermengung der persönlichen Beziehungen zu Kleopatra mit einem dynastisch orientierten Herrschaftskonzept seinem kühl kalkulierenden Rivalen die Möglichkeit, ihn in der römischen Öffentlichkeit zu diskreditieren, seine Anhängerschaft zu verunsichern und letzten Endes aufzulösen.

Beide Seiten rechneten damit, dass nach dem Ende des Triumvirats am 31. Dezember 33 der Endkampf um die Macht beginnen werde. Wieder ging dem Krieg der Waffen der Krieg der Worte voraus, der dazu diente, den Gegner ins Unrecht zu setzen und persönlich zu verunglimpfen.[218] Antonius forderte seinen Kollegen zur Niederlegung des Triumvirats wiederholt auf, und er nahm damit Octavian bei seinem Wort, das er nach Beendigung des Sizilischen Krieges gegeben hatte. Aber darauf wollte sich dieser verständlicherweise nicht einlassen; denn er hätte in Rom seine Amtsgewalt eingebüßt, während Antonius in seiner Stellung im Osten des Reiches verblieben wäre, bis er abgelöst sein würde. Dann forderte Antonius die Wiederherstellung der kollegialen Parität. Er machte geltend, dass die gemeinsame Amtsgewalt in Italien gelten solle und ihm deshalb die Hälfte der dort ausgehobenen Legionen zustehe, und er forderte zudem die Hälfte der Provinzen und Truppen des Pompeius und Lepidus, die sich Octavian im Jahre 36 aufgrund der eigenmächtigen Absetzung des gemeinsamen Amtskollegen angeeignet hatte.[219] Octavian replizierte, indem er die Hälfte der armenischen Beute für sich beanspruchte, und hielt Antonius die Verschleuderung von Land und Leuten an die ägyptische Königin und ihre Kinder vor. Als Erbe Caesars empörte er sich besonders darüber, dass Antonius Kaisarion, den Mitregenten seiner Mutter, öffentlich als Caesars Sohn ausgegeben hatte.[220] Den Vorwurf der widerrechtlichen Absetzung des Lepidus beantwortete er mit dem Gegenvorwurf der Tötung des von ihm angeblich geschonten Sextus Pompeius. Der Forderung nach einer Teilung des erweiterten Herrschaftsbereichs im Westen und nach einer Teilhabe an der Veteranenversorgung in Italien begegnete er mit kaum verhüllter Verspottung des Kollegen, dessen Machterweiterung im Osten mehr Anspruch als Wirklichkeit war. Er schrieb, dass er teilen werde, wenn Antonius das Gleiche täte. Das Ansinnen, die Veteranen des Antonius in Italien anzusiedeln, wies er mit der spitzen Bemerkung zurück, dass für diese ja Medien und das Partherreich zur Verfügung stünden, das sie durch ihren siegreichen Feldzug den Römern hinzuerworben hätten. Alles dies wurde in offenen Briefen und Botschaften verbreitet. Die wirkungsträchtigste Tribüne der Propagandaschlacht waren indessen Senat und Volk in Rom. Hier beherrschte Octavian die Szene und wurde nicht müde, die Empörung über Antonius und Kleopatra zu schüren.

Der Kampf der Worte hatte noch eine andere Dimension, an der das Publikum in Rom seine besondere Freude hatte, die der persönlichen Verunglimpfung in Vers und Prosa. Da wurde Octavian die Abstammung aus einer unbedeutenden Familie von zweifelhafter Herkunft attestiert und ihm nachgesagt, dass er sich die Adoption durch seinen Großonkel erkauft habe, indem er sich ihm zur Unzucht preisgegeben habe.[221] Da wurde der „Schlächter von Perusia“ der exzessiven Grausamkeit und des feigen Versagens in der Schlacht beschuldigt; ja, es hieß, er sei nicht einmal in der Lage gewesen, den Anblick einer zum Kampf aufgestellten Flotte zu ertragen.[222] Vor allem Octavians Sexualleben war ein dankbares Objekt heuchlerischer Entrüstung. Eine besondere Rolle spielte dabei eine Orgie, an der die Teilnehmer sich als Götter und Göttinnen und Octavian als sein Schutzgott Apollo verkleidet hatten.[223] Er war ein Gotteslästerer, ein wollüstiges, grausames Ungeheuer, ein Spieler und ein Feigling obendrein. Der so Gescholtene zahlte mit gleicher Münze heim. Antonius' Lebenswandel im Allgemeinen und der Umgang mit der ägyptischen Königin im Besonderen boten genug Angriffsflächen. Dabei traf es sich gut, dass bereits Cicero in seiner Zweiten Philippischen Rede Antonius als ein Monstrum aller denkbaren Laster karikiert und so die Farben zur weiteren Ausmalung geliefert hatte. Da Octavian selbst, von seinem Liebesleben einmal abgesehen, ein Ausbund asketischer Lebensführung war – er aß wenig und trank kaum –, nahm er Antonius' Trunksucht lustvoll aufs Korn. Der fühlte sich getroffen und tat seinem Verleumder den Gefallen, eine Verteidigungsrede „Über seine Trunksucht" zu verfassen.[224] Antonius' Stil war oft dunkel und unausgeglichen, er schwankte zwischen archaischer Knappheit und überbordendem Wortreichtum. Jedenfalls fehlte ihm die Fähigkeit zu der klaren, schnörkellosen Schreibweise, die Octavian auszeichnete. Also erklärte dieser ihn für einen Verrückten, der so schreibe, dass man sich eher wundern als ihn verstehen könne, und er verschmähte es nicht, ihm in der Attitüde des Stilkritikers seine stilistischen Verfehlungen vorzuhalten.[225]

Während also die beiden Triumvirn die Lust des Publikums an Skandal und Invektive unter Ausbeutung der herrschenden Doppelmoral bedienten, sich gegenseitig Vorwürfe machten und unerfüllbare Forderungen stellten, begannen sie mit den Kriegsvorbereitungen. Nachdem Octavian zu Beginn seines Konsulats im Jahre 33 Antonius im Senat heftig angegriffen hatte, brach dieser seinen Partherfeldzug ab, verlegte Truppen und Kriegsschiffe in das westliche Kleinasien und nahm zusammen mit Kleopatra, die ihn vor allem wieder mit Geld und Schiffen unterstützte, Quartier in Ephesos. Am Jahreswechsel geriet Octavian in Rom in eine peinliche Lage. Am 1. Januar 32 wurde aus dem Triumvir ein amtloser Privatmann, dessen Amtsgewalt nur noch in seinen Provinzen, und auch dort nur bis zu seiner Ablösung, galt. In Rom und Italien aber lebte nach Erlöschen des Triumvirats die Konsulatsverfassung wieder auf. Eine nochmalige Erneuerung der Ausnahmegewalt war angesichts der Verfeindung der bisherigen Amtsinhaber undenkbar, und an eine Diktatur wie die seines Adoptivvaters durfte Octavian nicht denken, wenn er seine Ankündigung einer Wiederherstellung der alten Verfassung nicht Lügen strafen und seinem Feind in die Hände arbeiten wollte. Aufgrund der in Misenum aufgestellten Liste designierter Konsuln fiel das republikanische Oberamt ausgerechnet im Jahre 32 dezidierten Anhängern des Antonius zu: Gnaeus Domitius Ahenobarbus, dem ehemaligen Flottenbefehlshaber der Caesarmörder, und Gaius Sosius, der sich als Antonius' Legat in den Kriegen gegen die Parther bewährt hatte. In dieser schwierigen Lage bewies Octavian Nervenstärke und wartete die Initiative der Gegenseite ab.

Sosius richtete am 1. Januar als Konsul heftige Angriffe gegen Octavian, lobte Antonius, wagte aber nicht, dessen Antrag auf Ratifikation seiner Verfügungen im Osten auf die Tagesordnung zu setzen.[226] Dann stellte er einen Antrag – vermutlich ging es um die Ablösung Octavians in seinen Provinzen –, aber ein Volkstribun aus dessen Anhängerschaft namens

Marcus Nonius Balbus verhinderte einen Beschluss. Dann vertagte sich der Senat. Octavian hatte an der Sitzung nicht teilgenommen. Er hielt sich außerhalb Roms auf und beriet mit seinen Freunden die Gegenmaßnahmen. Was folgte, war ein Coup außerhalb der Legalität, den Cassius Dio so beschreibt:

„Später kam er nach Rom zurück, betrat den Senat umgeben von Soldaten und Freunden, die versteckt Dolche trugen, setzte sich zwischen die Konsuln und hielt eine lange und maßvolle Rede zu seiner Rechtfertigung, aber ebenso griff er ausführlich und heftig Sosius und Antonius an. Da nun weder ein anderer noch die beiden Konsuln irgend etwas zu sagen wagten, befahl er ihnen, sich an einem bestimmten Tag wiedereinzufinden, damit er aus gewissen Dokumenten den Beweis führen könne, dass Antonius gegen das Recht verstoßen habe."[227]

Diese Demonstration der Gewalt genügte. Die Konsuln fühlten sich in Rom nicht mehr sicher und flohen zu Antonius. Ihnen folgten rund 300 Senatoren, ein knappes Drittel des Senats. Octavian ließ die Parteigänger des Antonius gerne ziehen; denn auf diese Weise wurden die Fronten klar, die Anhängerschaft des Antonius räumte denen das Feld, die Octavian in den Senat gebracht hatte oder die auf seine Seite getreten waren. Gewählt wurden zwei neue Konsuln, persönlich unbedeutend, aber Angehörige alter Familien der Aristokratie, Marcus Valerius Messalla und Lucius Cornelius Cinna. Dennoch konnte sich Octavian seiner Sache noch nicht völlig sicher sein. Es gab die in Italien angesiedelten Veteranen des Antonius, und dieser versäumte nicht, durch Agenten Geld in Italien verteilen zu lassen. Octavian war dagegen in Geldverlegenheit und musste sich die notwendigen Mittel durch Drohungen verschaffen. Zur Vorbereitung des Krieges wurde dann der Bevölkerung eine Sonderabgabe in Höhe von einem Viertel des Jahreseinkommens, Freigelassenen sogar in Höhe von einem Achtel ihres Vermögens auferlegt.[228] Es gab mancherorts Unruhen, und zeitweise schien Italien wieder am Rande eines Bürgerkrieges zu stehen. Doch Octavian behielt die Oberhand. Er verfügte mit seiner unter Waffen stehenden Armee und den ihm verbundenen Veteranen über die stärkeren Bataillone, und seine Propaganda gegen Antonius als einen entarteten Helfershelfer der ägyptischen Königin, die, wie Horaz schrieb, „dem Kapitol und dem ganzen Imperium mit Sturz und Untergang drohte",[229] zeigte Wirkung – nicht nur in Rom und in Italien, sondern bald auch im Lager des Antonius.

Antonius verlegte sein Hauptquartier nach Athen, wieder gefolgt von Kleopatra. Die Propaganda Octavians wirkte sich hier vor allem dank derjenigen aus, die aus Italien zu ihm stießen, und als er Octavia von Athen aus den Scheidungsbrief schickte und ihr befahl, sein Haus in Rom zu verlassen,[230] führte der Skandal zu ersten Auflösungserscheinungen unter seiner Anhängerschaft. Munatius Plancus, einer der notorischen Überläufer in den Zeiten des Bürgerkriegs, ging mit seinem Neffen Marcus Titius zu Octavian über und verriet ihm Inhalt und Aufbewahrungsort des Testaments, das Antonius bei den Vestalinnen hinterlegt hatte.[231] Octavian erzwang die Herausgabe und machte das private Testament zum öffentlichen Argument gegen seinen Verfasser. Er las dem Senat vor, dass Antonius in Alexandria neben Kleopatra bestattet werden wollte, dass die Kinder, die er von ihr hatte, zu seinen Erben gehören sollten, und er brandmarkte die Aussage des Testaments, dass Kaisarion der leibliche Sohn des Diktators Caesar sei. Um zu demonstrieren, dass er sich im Unterschied zu Antonius auch im Tode Rom verbunden fühle, begann er mit der Errichtung seines gewaltigen Grabmals auf dem Marsfeld jenseits des Tibers.[232] Antonius wurde die Anwartschaft auf den Konsulat des Jahres 31 und „jegliche sonstige Amtsgewalt" aberkannt. Sein Vermögen und das seiner Anhänger, soweit sie nicht von ihm abfielen, wurde eingezogen. Wie der Historiker Cassius Dio berichtet, traf diese Strafaktion ähnlich wie im Jahre 41 ganze Gemeinden, die zu Antonius' Klientel gehörten.[233] Octavian sicherte sich auf diese Weise ein Verteilungsobjekt für die bevorstehende Demobilisierung seiner Armee, und er riskierte die Wiederkehr der bürgerkriegsähnlichen Verhältnisse, die nach der Schlacht bei Philippi zum Perusinischen Krieg geführt hatten. Im übrigen wurde Antonius zur Unperson, dessen Name sein Rivale nie mehr in den Mund nahm. Der Krieg, der um die Alleinherrschaft zwischen den beiden Aspiranten ausgetragen wurde, wurde der ägyptischen Königin erklärt, und zwar in den altertümlichen Formen des Sakralrechts, indem Octavian einen Speer auf ein umgrenztes Areal in Rom schleuderte, das zuvor zum feindlichen Ausland deklariert worden war.[234] Octavian war eine propagandistische Meisterleistung gelungen: Er vermied das Odium des Bürgerkrieges und führte den Kampf um die Alleinherrschaft als Vorkämpfer des römischen Italien gegen eine orientalische Königin, die sich angeblich geschworen hatte, auf dem Kapitol Recht zu sprechen.[235]

Als der Krieg erklärt wurde, war Octavian noch immer Privatmann, aber es stand außer Frage, dass ihm in diesem Krieg die Rolle des Vorkämpfers Italiens zufallen musste. Der zukünftige Führer nutzte diese Konstellation zu einer plebiszitären Demonstration des Volkswillens. Er kam auf den ingeniösen Gedanken, die bei Ausrufung des militärischen Notstands gebräuchliche Vereidigung der gesamten waffenfähigen Mannschaft für seine Zwecke zu instrumentalisieren, indem er eine Art Volksabstimmung in Gestalt eines militärischen Treueids auf die Person des Feldherrn inszenieren ließ. Dieser Eid war mit der Forderung verbunden, dass er den Krieg gegen Kleopatra führen solle. In diesen Treueschwur wurden auch, in welcher Form auch immer, die westlichen Provinzen des Reiches einbezogen.

Was also ursprünglich ein Eid war, der einem bereits bestellten Führer geleistet wurde, war hier ein Treueid, der einem amtlosen Privatmann in der Absicht geleistet wurde, ihn mit allen Vollmachten zur Abwehr einer angeblich großen, dem römischen Staat drohenden äußeren Gefahr zu betrauen. Als Octavian gegen Ende seines Lebens Bilanz zog und seine Grabinschrift als Rechenschaftsbericht für die Nachwelt stilisierte, beschrieb er dieses Schlüsselereignis seiner Laufbahn wie folgt:

„Einen Eid auf die von mir gegebene Losung leistete aus eigenem Entschluss ganz Italien und forderte mich zum Führer in dem Krieg, in dem ich bei Actium siegte. Auf dieselbe Losung leisteten den Eid die Provinzen Galliens und Spaniens, Africa, Sizilien und Sardinien. Damals kämpften unter meinen Feldzeichen mehr als 700 Senatoren, unter ihnen 83, die vorher oder später bis zu dem Tag, an dem dies geschrieben wurde, Konsuln waren, sowie rund 170 Inhaber von Priesterämtern.“[236]

Auf die plebiszitäre Demonstration folgte die offizielle Übertragung weitgehender Vollmachten für den Krieg, den Octavian dann als Konsul und Oberbefehlshaber führte. Bei der Mobilisierung der waffenfähigen Bevölkerung wurde Rücksicht auf bestehende Klientelverbindungen zur Gegenseite genommen. Den Bürgern von Bononia (Bologna), die von alters her den Antoniern verbunden waren, wurde der Treueid erlassen,[237] und Entsprechendes wird auch für die in Italien angesiedelten Veteranen des Antonius gegolten haben. Umgekehrt gab es vereinzelt auch schon im Osten Treuebindungen zu Octavian, etwa bei Kapitänen der Kriegsschiffe, die ihm Antonius für den Krieg gegen Sextus Pompeius zur Verfügung gestellt hatte. Aus einer Inschrift ist ein gewisser Seleukos aus dem syrischen Rhosos bekannt, den Octavian mit dem römischen Bürgerrecht und Steuerprivilegien ausgezeichnet hatte.[238] Ebenso aufschlussreich ist der Fall der Doppelgemeinde von Plarasa/Aphrodisias in Karien, für deren Privilegierung der Erbe Caesars wegen der dort in einem berühmten Heiligtum verehrten Aphrodite, der Stammmutter des Iulischen Geschlechts, im Jahre 39 gesorgt hatte.[239] Von solchen Ausnahmen abgesehen mobilisierten die beiden Machthaber alle Ressourcen der jeweils ihnen unterstehenden Reichshälften.

Antonius verfügte über insgesamt 30 Legionen, und zahlreiche Hilfstruppen einschließlich einer starken Reiterei. Seine Flotte umfasste 500 Kriegsschiffe. Ein Teil bestand aus Großkampfschiffen, bei denen jedes Ruder der drei Ruderreihen von acht beziehungsweise zehn Galeerensklaven bedient wurde. Octavians Streitkräfte waren etwa 80000 Mann stark, numerisch deutlich unterlegen war seine aus rund 450 Schiffen bestehende Flotte. Antonius konzentrierte seine Seestreitkräfte in dem natürlichen Hafen des Golfs von Ambrakia, verteilte die 19 Legionen, mit denen er nach Europa übersetzte, über verschiedene Lager in Westgriechenland

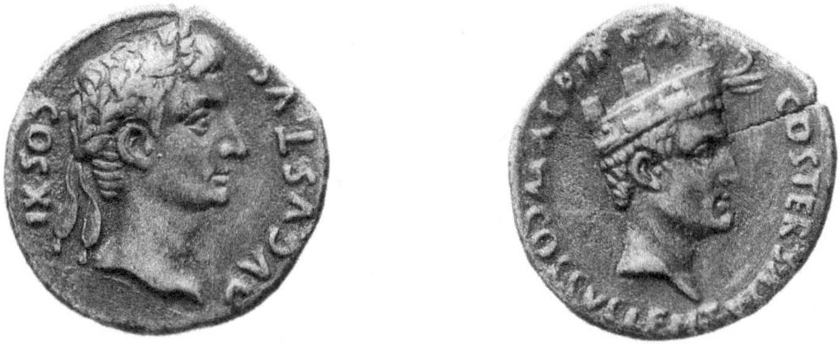

Abb. 8: Augustus und sein Feldherr Agrippa
Der im Jahre 12 v. Chr. geprägte Denar, eine Gedenkmünze auf den soeben verstorbenen Agrippa, zeigt auf der Vorderseite Augustus im Schmuck des Eichenkranzes, der ihm im Jahre 27 v. Chr. als Ehrung für die Verschonung im Bürgerkrieg verliehen wurde, und Agrippa mit den Auszeichnungen, die er für seine siegreichen Feldzüge erhalten hatte: Mauerkrone und Schiffskrone.

und bezog, nachdem er den Winter 32/31 in Athen verbracht hatte, zusammen mit Kleopatra sein Hauptquartier in Patrai. Den Gedanken an eine Landung in Italien gab er auf und erwartete seinen Gegner in Griechenland. Octavian sammelte Armee und Flotte in den Häfen von Brundisium und Tarent. Bevor er im Frühjahr die Adria überquerte und beim Keraunischen Vorgebirge in Nordepirus ungefähr 200 km vom Ambrakiotischen Golf entfernt landete, tauschten die Kontrahenten noch einmal zur Beeindruckung von Freund und Feind Propagandabotschaften aus. Antonius ließ verlautbaren, dass er zwei Monate nach siegreicher Beendigung des Kampfes seine Ausnahmegewalt Senat und Volk zurückgeben werde. Octavian schlug einen Pakt zur Austragung des bewaffneten Konflikts vor: Entweder solle er Antonius in Italien oder dieser ihn in Griechenland sicher landen lassen, bevor sie dann zur Entscheidungsschlacht gegeneinander anträten. Doch Antonius fragte, wer denn im Falle eines Bruchs der Vereinbarung Schiedsrichter zwischen ihnen sein solle, und bot seinerseits einen Zweikampf zur Austragung des Konflikts an.[240] Diesem Satyrspiel der Worte folgte der Krieg, in dem die Entscheidung am 2. September mit der Seeschlacht von Actium fiel.

Auf die Nachricht von Octavians Landung verlegte Antonius die Hauptmacht seines Landheeres an den Ambrakiotischen Golf, wo bereits seine Flotte konzentriert war, und besetzte den Süd- und den Nordausgang des Sundes, der den Golf mit der offenen See des Ionischen Meeres verbindet. Er nahm so eine schwer angreifbare Verteidigungsposition ein, die ihn freilich zur Unbeweglichkeit verurteilte.[241] Agrippa, der auch dieses Mal für Octavian den Feldzug führte, fand so Gelegenheit, eine Reihe wichtiger Plätze – die Inseln Korkyra und Leukas sowie die Städte Methone, Korinth und Patrai – einzunehmen und Antonius wie in einer Falle einzuschließen. Wochenlang lagen sich beide Heere und Flotten gegenüber, ohne dass Agrippa eine Seeschlacht oder Antonius eine Landschlacht erzwingen konnte. Dann musste Antonius, bedrängt von einem Mangel an Nahrungsmitteln und beginnenden Auflösungserscheinungen in seinem Lager, alles auf eine Karte setzen und den Ausbruch wagen. Am 2. September kam es auf der Reede vor Actium zur großen Seeschlacht, und sie endete für Antonius in einer Katastrophe: Als Kleopatra mit ihren Galeeren die Reihen der miteinander kämpfenden Schiffe durchbrach und das Weite suchte, folgte ihr Antonius und ließ Flotte und Landheer im Stich. Am Ende des Tages war Antonius' Flotte vernichtet, das Landheer begann sich aufzulösen und kapitulierte auf dem Marsch nach Makedonien gegen das Versprechen, bei der Veteranenversorgung mitberücksichtigt zu werden.

Antonius war verloren. Er erlitt einen schweren moralischen Zusammenbruch, von dem er sich nicht mehr erholte.[242] Er begab sich zunächst nach Paraitonion (heute Marsa Matruh). Dort unternahm er einen Selbstmordversuch, als er von der Kapitulation des Heeres in Makedonien erfuhr. Dann zog er sich nach Alexandria zurück, wo er die Wintermonate teils in depressiver Stimmung, teils in wilden Gelagen mit seinen Zechgenossen zubrachte. Ganz anders Octavian. Er ordnete an, an dem Ort seines Triumphes eine neue Stadt mit Namen Nikopolis (das heißt: Siegesstadt) zu gründen. Auf einer vorspringenden Hügelzunge oberhalb des Stadtareals ließ er ein Heiligtum für seinen Schutzgott Apollo errichten, dessen Substruktionen als gewaltiges Siegesmonument konzipiert waren. In die südliche Stützmauer wurden 30 Rammsporne erbeuteter Kriegsschiffe integriert. Über eine Weite von 53 m wurde anlässlich der Einweihung des Monuments im Jahre 29 eine monumentale Inschrift mit folgendem Wortlaut angebracht:

„Imperator Caesar, Sohn des Gottes Iulius, hat nach dem Sieg in dem Krieg, den er für den römischen Staat in dieser Gegend geführt hat, als er zum fünften Mal Konsul war und die siebte imperatorische Akklamation erhalten hatte und zu Lande und zu Wasser Frieden eingekehrt war, dem Neptun und dem Mars das mit Siegestrophäen geschmückte Lager geweiht, von dem er aufgebrochen war, um den Feind zu verfolgen."[243]

Den Winter 31/30 verbrachte Octavian in Samos, doch zwangen ihn die Folgen der Teildemobilisierung, mit der er seine nach Actium zu überdimensionaler Größe angeschwollene Armee vermindert hatte, trotz des Winters für einige Woche nach Italien zurückzukehren. Die demobilisierten Soldaten warteten dort vergeblich auf die Erfüllung des ihnen gegebenen Versorgungsversprechens und wurden schwierig und aufsässig. Octavian versuchte, sie von Brundisium aus mit Geld und Land abzufinden, das ihm in Italien aus der Enteignung der Antonianer zur Verfügung stand, aber da dies alles nicht ausreichte und es auch unmöglich war, im Auktionsverfahren Land gegen Geld zu tauschen, musste er sie vor allem mit der Vertröstung auf die Zeit nach dem Ende des Krieges ruhigstellen.[244] Im Frühjahr zog er dann von Samos über Rhodos und Syrien nach Ägypten. Überall auf seinem Weg fand er die Unterstützung der lokalen Machthaber, die noch vor kurzem Antonius zu Diensten gewesen waren. Zur gleichen Zeit stieß sein Legat Gaius Cornelius Gallus von der Provinz Africa aus in die Kyrenaika vor, wo sich ihm Lucius Pinarius Scarpus, ein Vetter Octavians, mit vier Legionen des Antonius ergab. Auf Antonius' Versuche, mit ihm in Kontakt zu treten, ging Octavian nicht ein. Auf das nochmalige Angebot eines Zweikampfes antwortete er mit der spöttischen Bemerkung, seinem Kontrahenten stünden ja viele Wege zum Tode offen.[245] Auch Kleopatra machte er keine festen Zusagen. Das Ende kam für beide schnell. Die letzten Kämpfe vor Alexandria endeten mit einem vollständigen Sieg Octavians. Antonius stieß sich das Schwert in die Brust und starb in den Armen Kleopatras. Der Sieger betrat Alexandria am 1. August 30. Er zeichnete seinen alten Lehrer, den Philosophen Areios, dadurch aus, dass er ihn in seinem Wagen mit in die Stadt einziehen ließ, und in der Ansprache, die er an das verängstigte Volk in griechischer Sprache hielt, sagte er, dass er aus drei Gründen Gnade walten lasse: wegen des Stadtgründers Alexander, wegen der Größe und Schönheit der Stadt und um seines Freundes und Lehrers Areios willen.[246] Er besuchte das Grab Alexanders des Großen, aber die Gräber der Ptolemäer wollte er nicht sehen.[247] Er war entschlossen, ein Ende mit den Ptolemäern zu machen.

Kleopatra begann noch mit dem Sieger zu verhandeln, um für sich und die Dynastie zu retten, was doch nicht mehr zu retten war. Octavian ließ sich scheinbar auf Verhandlungen mit ihr ein, es kam sogar zu einer persönlichen Begegnung, bei der die Königin ihn mit allen Künsten, derer sie fähig war, günstig zu stimmen versuchte.[248] Aber es war vergeblich. Octavian verfolgte kühl seine politischen Ziele: das reiche Ägypten einzuziehen und die Königin auf seinem bevorstehenden Triumphzug dem Volk von Rom zur Schau zu stellen. Als Kleopatra merkte, was ihr bevorstand, nahm auch sie sich das Leben – und fand dafür die Hochachtung des Dichters Horaz in seiner Ode auf den Fall von Alexandria:

> „… doch auf einen würdevolleren Tod
> war ihr Sinn gerichtet, und nicht nach Frauenart
> erbebte sie vor dem Schwert oder suchte sie zu erreichen
> in schneller Fahrt verborgene Küsten.

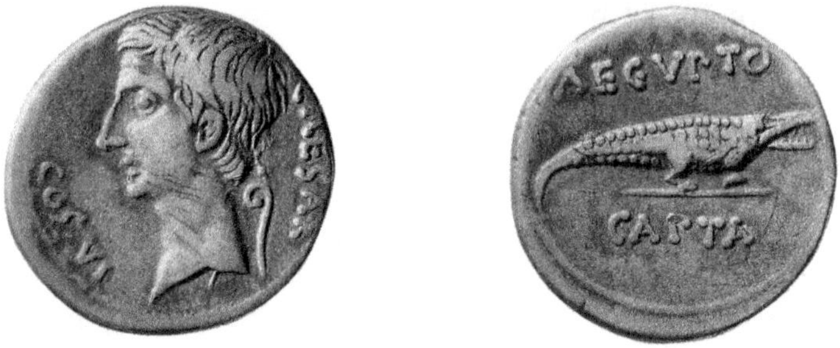

Abb. 9: Auf die Eroberung Ägyptens
Der im Jahre 28 in Italien geprägte Denar gehört zu der Serie von Neuprägungen, mit denen Octavian die gewaltigen Ausgaben nach seiner Rückkehr aus dem Osten bestritt. Auf der Rückseite wird mit dem Bild eines Krokodils und der Aufschrift: „Auf die Eroberung Ägyptens" auf die Quelle des Geldsegens angespielt.

Sie wagte es, auf die in Trümmern liegende Königsburg zu schauen
mit heiterem Antlitz und tapfer nach den schrecklichen
Schlangen zu greifen, damit sie das schwarze
Gift tränke mit ihrem Leib,

Noch unbezähmbarer durch einen wohlüberlegten Tod:
Denn sie neidet den grimmen Liburnerschiffen,
sie als Entthronte zu führen zum stolzen
Triumph – keine niedrige Frau."[249]

Auch Octavian versagte ihr im Tode den Respekt nicht. Er ließ sie in allen Ehren neben Antonius so, wie dieser es in seinem Testament verfügt hatte, in Alexandria bestatten. Im Übrigen tat er kalten Blutes, was unumgänglich erschien. Den ältesten Sohn, den Antonius von Fulvia hatte, ließ er ebenso umbringen wie Kaisarion, den Sohn Caesars und Mitregenten seiner Mutter. Er beseitigte damit den potentiellen Rächer des Antonius und den Thronerben Ägyptens, der dazu noch seinen Anspruch in Frage stellte, der einzige Sohn des Gottes zu sein.[250] Die unglücklichen Kinder von Antonius und Kleopatra wurden beim Triumph im Jahre 29 in Rom zur Schau gestellt und am Leben gelassen. Octavia, die verstoßene Ehefrau des Antonius, besaß die menschliche Größe, sie in ihr Haus aufzunehmen und mit ihren Töchtern, der älteren und jüngeren Antonia, aufzuziehen.

Was Ägypten anbelangt, so erfüllte sich jetzt das Schicksal, das zwei Generationen lang wie ein Damoklesschwert über dem Land geschwebt hatte: Es wurde römische Provinz. Aber es wurde eine Provinz besonderer Art. Octavian, der als Führer des römischen Staates den Krieg gegen die Königin Ägyptens geführt hatte, trat die Nachfolge der Ptolemäer an. Er verfügte damit über die reichen Einnahmen und Getreideüberschüsse des Landes. Als Stellvertreter setzte Octavian seinen dem römischen Ritterstand angehörenden Freund Cornelius Gallus ein, denselben, der die Kapitulation der in der Kyrenaika stationierten Legionen des Antonius entgegengenommen hatte. Die bei der Einrichtung der Provinz getroffene Regelung hatte Bestand: Ägypten blieb, zugespitzt formuliert, Privatprovinz der römischen Kaiser, in der senatorische Amtsträger nichts zu suchen hatten. In seinem Tatenbericht schrieb der Kaiser, dass er Ägypten der Herrschaft des römischen Volkes hinzugefügt habe, aber es war seine Herrschaft, die er in Ägypten errichtete. In dem Augenblick, als er die Früchte des letzten Kampfes um die Alleinherrschaft einfuhr, wurden die Züge einer künftigen Monarchie erkennbar.[251]

III. Die Errichtung der Monarchie in der wiederhergestellten Republik

Octavian hatte mit dem Sieg über die ägyptische Königin zugleich den Bürgerkrieg um den Besitz der Alleinherrschaft gewonnen. Er hatte keinen Gegner mehr, der den Kampf fortsetzen konnte. Insofern befand er sich in einer ungleich besseren Lage als Sulla, der, um einen Bürgerkrieg gegen seine popularen Widersacher in Rom führen zu können, den erst halb gewonnenen Krieg gegen König Mithradates VI. von Pontos mit einem Kompromissfrieden beenden musste, und auch in einer besseren als sein Adoptivvater, der nach seinem Sieg über Pompeius nach Rom zurückgekehrt war und dann den Kampf gegen neue Widerstandszentren der Republikaner und Pompeianer fortsetzen musste. Im Unterschied zu Sulla, der nach seinem Sieg im Bürgerkrieg als Diktator den Versuch unternahm, das Senatsregiment wieder in den Sattel zu setzen, ging Caesar den umgekehrten Weg und benutzte unter Missachtung der traditionellen Formen der aristokratischen Republik die Diktatur als Instrument einer auf Dauer angelegten persönlichen Herrschaft über den römischen Staat und das Römische Reich. Dafür zahlte er mit seinem Leben, aber er hatte seinem Erben das Machtpotential hinterlassen, mit dem dieser letztendlich die Alleinherrschaft gewann. Das Mittel, mit dem er sich durchsetzte, war nicht das aristokratische Familienbündnis, das in Zeiten des Bürgerkrieges wirkungslos geworden war, sondern die Armee, und er zahlte für den bedenkenlosen Gebrauch der bewaffneten Macht einen hohen Preis: Er wurde abhängig vom guten Willen der Soldaten, er musste ihn mit Geld und Land erkaufen. Geld war ausgemünztes Edelmetall, Silber und Gold, und somit ein zumindest begrenzt vermehrbares Gut. Land war es nicht. Um die Soldaten zufrieden zu stellen, mussten die Triumvirn zu dem Recht und Gesetz hohnsprechenden Mittel der Proskriptionen und der Enteignung ganzer Stadtgemeinden greifen. Der Sieg über die Caesarmörder zog einen neuen Bürgerkrieg, den Perusinischen, nach sich, und auch der Sizilische und der Actische waren trotz ihrer Stilisierung als Sklavenkrieg beziehungsweise als Krieg gegen Kleopatra nichts anderes als Bürgerkriege. Der Kampf um die Macht war mit Octavians Sieg zu Ende. Umso drängender stellte sich die Frage, wie der Sieger seine Macht gebrauchen würde – im Sinne Sullas, der die traditionelle Ordnung des Staates durch Reformen stabilisieren wollte, und sein Konzept durch Proskriptionen und Besitzumwälzungen gründlich verdorben hatte, oder nach dem Vorbild Caesars, der sich zum Alleinherrscher gemacht hatte und deshalb umgebracht worden

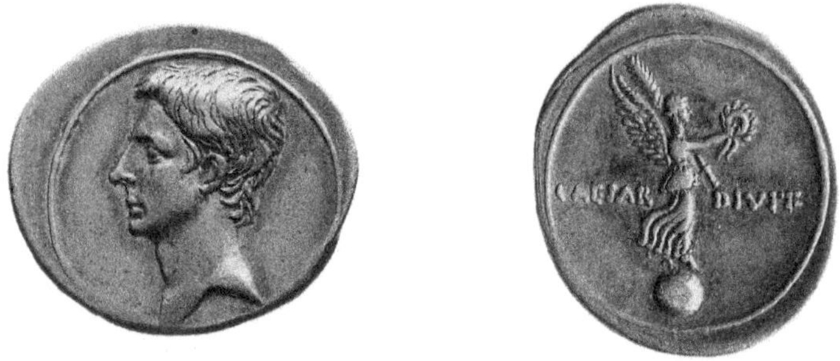

Abb. 10: Der Sohn des Gottes Caesar als Weltherrscher
Der um das Jahr 30/29 geprägte Denar bildet auf der Rückseite mit der Beischrift: „Caesar, der Sohn des Gottes" die Siegesgöttin von Tarent ab, die Octavian auf einen Globus montieren und zum Zeichen der errungenen Weltherrschaft in der *Curia Iulia*, dem von Caesar begonnenen Sitzungsgebäude des Senats, aufstellen ließ.

war. Beide Diktatoren waren gescheitert, und was die Gewaltherrschaft der Triumvirn anbelangt, so war sie so gründlich diskreditiert, dass jeder der Rivalen im Kampf um die Macht die Bürgerschaft mit der Ankündigung einer Rückkehr zur Konsulatsverfassung auf seine Seite zu ziehen versuchte. Im Jahre 36 hatte Octavian bereits das Ende der Bürgerkriege proklamiert und den Anspruch erhoben, den Frieden zu Wasser und zu Lande wiederhergestellt zu haben.

Was damals ein auf die Zukunft ausgestellter Wechsel gewesen war, wurde mit Actium eingelöst. Zur Zeit des Perusinischen Krieges hatte Horaz in der Kette der Bürgerkriege, die Rom erschütterten, einen Fluch walten gesehen, der seinen Ursprung in dem Mord des Stadtgründers an seinem Bruder hatte, und die Verzweiflung war so weit gegangen, dass er den Mitbürgern in einer fiktiven Rede an eine ebenso fiktive Volksversammlung riet, die Heimat zu verlassen und Zuflucht auf den Inseln der Seligen zu suchen.[1] Vergil, der andere große Dichter jener Zeit, hatte in der berühmten vierten Ekloge, dem Gedicht auf die Geburt eines Kindes, das der Welt den Frieden schenken und die Menschheit in das Goldene Zeitalter des Mythos zurückführen würde, der Sehnsucht nach einem Friedensbringer geheimnisvollen Ausdruck verliehen.[2] Der verbreiteten Friedenssehnsucht hatte Octavian im Jahre 36 mit der Proklamation vom Ende der Bürgerkriege Rechnung getragen, und es war nur konsequent, wenn er den Entscheidungskampf mit Antonius als einen Akt der Verteidigung der römischen *res publica* gegen die Herrschaftsaspirationen einer fremden Königin stilisierte. Der Krieg wurde in der künstlich angeheizten Atmosphäre patriotischer Begeisterung geführt, und diese Sicht fand ihren Widerhall bei den Dichtern. Horaz feierte in diesem Sinn den Sieg von Actium und stellte den Sieger noch über die Bezwinger Jugurthas oder Karthagos, und Vergil nahm am Schluss seines Gedichtes über den Landbau vorweg, was in Rom in der durch die Eroberung Ägyptens angefachten Siegeseuphorie von Octavian erwartet wurde:

> „… Caesar indes, der gewaltige, schleudert Blitze am tiefen
> Euphrat im Krieg. Als Sieger gibt er Gesetze
> Willigen Völkern und bahnt sich den Weg zum Olymp.“[3]

Aber der Sieger war noch mit anderen, ebenfalls nicht gestillten Erwartungen konfrontiert. Sie galten der Überwindung der inneren Krise von Staat und Gesellschaft, die nach verbreiteter Überzeugung der Nährboden der Bürgerkriege war, und der Wiederherstellung der traditionellen Ordnung des römischen Staates. Was da erwartet wurde, war eine wahrhaft herkulische Aufgabe, und es wäre verständlich, wenn Octavian zögerte, sich ihr zu stellen. Folgt man der Augustusbiographie des Sueton, so hat er bei Kriegsende tatsächlich erwogen, sich ins Privatleben zurückzuziehen und auf die Führung des Staates zu verzichten.[4] Aber zwei Gründe, so heißt es weiter, hätten ihn bewogen, davon Abstand zu nehmen: die Gefährdung, der er sich bei seiner Vergangenheit als Privatmann ausgesetzt hätte, und der zu erwartende Wiederausbruch der Bürgerkriege, wenn dem Staat die Orientierung an einem Machtzentrum fehle. Er entschloss sich also, weiterhin an der Spitze zu bleiben. Allerdings war ihm vollständig klar, dass seine im Krieg errungene Vorrangstellung nicht gegen die Erwartung einer Rückkehr zu dem Ideal einer an den Wertvorstellungen der Vorfahren orientierten *res publica* Dauer und Legitimität gewinnen könne.[5] Vieles musste anders werden, damit die errungene Machtstellung im Kern erhalten blieb. Das Ziel war vorgegeben, der Weg dorthin war es nicht. Er musste Schritt für Schritt gefunden werden. Einen Meisterplan gab es jedenfalls nicht.

Der erste Schritt aber war klar: Es durfte keine Enteignungen und keine Vertreibungen mehr zugunsten der Veteranen geben. Die Unruhen, die unmittelbar nach Actium in Italien unter den zur Demobilisierung vorgesehenen Soldaten entstanden waren, waren ein Menetekel. Ein neuer Umsturz der Besitzverhältnisse schien bevorzustehen – und damit die Gefahr eines neuen Bürgerkrieges. Doch Octavian konnte einen anderen Weg gehen. Die Schätze Ägyptens eröffneten ihm den Ausweg.

1. Die Neuordnung des Ostens

Octavian beseitigte die ptolemäische Dynastie und zog Ägypten mitsamt seinen Nebenländern ein: Zypern und die Kyrenaika wurden wieder römische Provinzen, und das der Herrschaft des römischen Volkes unterworfene Ägypten unterstellte er als Nachfolger der Könige seiner Kontrolle.[6] Damit war dem propagierten römischen Ehrenstandpunkt ebenso wie seinem eigenen Machtinteresse Genüge getan. Octavian dachte nicht daran, die noch immer offene Rechnung mit dem Partherreich zum Anlass zu nehmen, sich in einen neuen großen Krieg verwickeln zu lassen und damit die Erwartungen zu erfüllen, die in Rom laut wurden und denen vor allem die Dichter bleibenden Ausdruck verliehen haben. Als er sich im Herbst 30 in Syrien aufhielt und dort lokale Angelegenheiten regelte, verzichtete er darauf, den Aufstand des parthischen Thronprätendenten Tiridates zu unterstützen, obwohl dieser in Seleukeia am Euphrat Tetradrachmen mit der Aufschrift „Freund der Römer“ prägen ließ.[7] Auf die Eroberungspläne des Antonius war damit zunächst einmal Verzicht geleistet. Im Übrigen änderte Octavian an der auf Klientelkönige gegründeten Herrschaftsordnung, die Antonius in Anknüpfung an eine längst eingefahrene Praxis im Osten errichtet hatte, in der Sache nichts.[8] In den wichtigsten Klientelreichen wurde nicht einmal die Person der Herrscher ausgewechselt. Polemon, der Sohn eines berühmten Rhetors namens Zenon von Laodikeia, blieb König von Pontos, Deiotaros Philadelphos, der bereits vor der Schlacht von Actium zu Octavian übergetreten war, in Paphlagonien, Amyntas in Galatien, Pamphylien und im kilikischen Bergland, Archelaos, der Sohn der schönen Hetäre Glaphyra, in Kappadokien sowie Herodes, der dem Sieger von Actium bereits im Winter 31/30 seine Aufwartung in Samos gemacht hatte, in Judäa. Octavian hatte keinen Grund, an der Loyalität der Genannten gegenüber dem Repräsentanten Roms zu zweifeln, und allein um diese Loyalität ging es ihm. Polemon büßte nur die Herrschaft über Kleinarmenien ein, aber dies geschah nicht zur Bestrafung, sondern damit der aus dem Partherreich geflohene König der Meder mit einem kleinen Reich im römischen Herrschaftsbereich diesseits des Euphrats ausgestattet werden konnte. In den kleineren Fürstentümern kam es dagegen vereinzelt zu Herrscherwechseln. Aus jeweils bestimmtem Anlass hielt es Octavian für angebracht, die Antonius verbundenen Dynasten abzusetzen. Betroffen war König Tarkondimotos Philopator, der Herrscher des in der kilikischen Ebene gelegenen Hierapolis-Kastabala, dessen Vater im Kampf für Antonius bei Actium gefallen war, weiterhin der Hohepriester und Dynast des pontischen Komana namens Lykomedes, der einem gewissen Kleon von Gordioukome weichen musste, weil dieser sich bereits vor Actium Octavian angeschlossen hatte und in Mysien einen

Kleinkrieg gegen Antonius entfesselt hatte; das Gleiche gilt für den Herrscher des syrischen Emesa, Alexander, den Antonius kurz vor der Schlacht von Actium eingesetzt hatte, nachdem er dessen Bruder Iamblichos wegen geplanten Verrats hatte hinrichten lassen. In diesem Fall wird als Grund der Absetzung angegeben, dass Alexander die Herrschaft aufgrund der Anklagen, die er gegen Octavian richtete, von Antonius erhalten hatte. In Kommagene ersetzte Octavian den König Mithradates II., der Antonius unterstützt hatte, durch Antiochos II., aber schon im Jahre 29 ließ er ihn hinrichten, weil er einen Gesandten, der von seinem Bruder nach Rom geschickt worden war, hatte umbringen lassen. Die Wahl neuer Herrscher richtete sich nach deren Verdiensten um die Sache des Siegers. Dies gilt für den mysischen Dynasten Kleon von Gordioukome, von dem bereits die Rede war, weiterhin für den Spartaner Eurykles, den Sohn eines Piraten, der ihm wertvolle Unterstützung im Feldzug von Actium geleistet hatte: Ihn machte er zum Stadtherrn von Sparta. Das Prinzip von Belohnung und Bestrafung wurde auch gegenüber Stadtrepubliken angewendet: In Griechenland verloren einige das Privileg der Freiheit,[9] auf Kreta hingegen wurden Kydonia und Lappa, die ihn unterstützt hatten, mit eben diesem Privileg ausgezeichnet; darüber hinaus empfing Lappa materielle Hilfe beim Wiederaufbau der Stadt.[10] Belohnt wurden auch verdiente Privatpersonen. Octavian empfahl diese ihren Heimatstädten, so beispielsweise seine Lehrer Areios von Alexandria und Athenodoros von Tarsos, der den von Antonius eingesetzten Tyrannen Boethos absetzte und der Stadt eine neue Verfassung gab, oder Seleukos von Rhosos, der ihm als Flottenbefehlshaber gute Dienste geleistet hatte.[11] Die von ihm Begünstigten gehörten zu seiner Klientel und wurden als die Vertrauensleute des mächtigsten Mannes in Rom ihrerseits in ihrer Heimat mächtig und einflussreich. Im übrigen versteht es sich von selbst, dass Octavian unter Umständen einmal getroffene Personalentscheidungen zu bereuen hatte und korrigieren musste. Das gehörte zur Routine der indirekten Herrschaftsausübung im Osten und kann, was die Einzelheiten anbelangt, hier auf sich beruhen.[12]

Octavian nahm nach seinem Sieg über Antonius und Kleopatra im Osten die Stellung ein, wie sie Pompeius nach dem Dritten Mithridatischen Krieg, Caesar nach seinem Sieg über Pompeius und Antonius nach der Entscheidungsschlacht bei Philippi innegehabt hatte. Sie alle fanden wie die hellenistischen Könige vor ihnen nichts dabei, sich ihre Gunst teuer bezahlen zu lassen. Dass dabei große Summen ins Spiel kamen, ist im Fall des Pompeius gut bezeugt. Im Fall Octavians fehlen entsprechende Nachrichten; wahrscheinlich war der Osten finanziell so ausgeblutet, dass nichts mehr herauszupressen war. Dafür sind die Hinweise auf den Beutezug in Ägypten um so deutlicher. Bereits Kleopatras Vater, Ptolemaios XII. Auletes, hatte, um Bestechungsgelder für seine Anerkennung durch Rom aufbringen zu können, eine radikale Reduzierung des Silbergehalts der im Lande zirkulierenden Tetradrachmen vorgenommen – er fiel von knapp 90 % auf 30 %[13] –, doch waren in den Tempeln Ägyptens noch große Mengen Edelmetall, der Stoff, aus dem Geld gemacht werden konnte, thesauriert. Diese Schätze hatte Kleopatra zur Fortführung des Krieges beziehungsweise zur Mitnahme auf ihrer geplanten Flucht mit Beschlag belegt und in ihrem Palast gehortet. Der Sieger konnte sie sich bequem aneignen, ohne persönlich das Odium eines Tempelräubers auf sich nehmen zu müssen.[14] Aber der Reichtum der Tempel war nicht die einzige Quelle der Geldschwemme, in der Octavian nach der Annexion Ägyptens badete. Die hohen Funktionäre der gestürzten Monarchie verloren einen beträchtlichen Teil ihres Besitzes. Sie alle wurden mit einer Abgabe von zwei Dritteln ihres Vermögens belastet. Wer Antonius bis zum bitteren Ende treu geblieben war, wurde mit Geldstrafen belegt, und dass das Vermögen derjenigen eingezogen wurde, die mit dem Tod bestraft wurden, versteht sich von selbst. Somit war es für Octavian ein leichtes, seine Soldaten für den Verzicht auf die Plünderung von Alexandria mit einer Zahlung von 1000 Sesterzen pro Mann zu entschädigen. Dies war angesichts der Mittel, die ihm in Ägypten in die Hände fielen, eine quantité négligeable. Gleiches gilt für die Anlage einer zweiten Siegesstadt (Nikopolis) östlich von Alexandria oder die Erneuerung des Bewässerungssystems, das die Ertragsfähigkeit des Landes am Nil garantierte.[15] Die ägyptische Beute, die Enteignungen und die Strafaktionen brachten gewaltige Geldsummen in Octavians Hand. Sie ermöglichten ihm die Versorgung der demobilisierten Soldaten seiner Armee, ohne bestehende Eigentums- und Besitzrechte in Italien und in den Provinzen verletzen zu müssen, die Verteilung von Geld an Veteranen und städtische Plebs sowie die Finanzierung eines großen Bauprogramms in Rom und Italien.

Octavian trat gegen Ende des Jahres 30 die Rückreise in den Westen an. Er reiste über Syrien in die Provinz Asia und verbrachte dort den Winter. Sein fünftes Konsulat trat er am 1. Januar 29 auf Samos an. Während dieses Winters trugen ihm die Landtage der Provinzen Asia und Bithynien die Stiftung eines Kultes für seine Person an.[16] Einen Herrscher kultisch wie einen Gott zu verehren war ein Erbe aus der Zeit der hellenistischen Monarchien, und da die siegreichen Feldherren Roms im Osten wie Könige schalteten und walteten, empfingen auch sie von griechischen Gemeinden kultische Ehren. Für Caesar hatte der Landtag der Provinz Asia nach seinem Sieg über Pompeius einen entsprechenden Beschluss gefasst, und auch Antonius hatte im Osten göttliche Ehren empfangen. Aber der Gott Antonius war durch Octavian überwunden worden, und dieser hatte sich somit als der mächtigere auf Erden erschienene Gott erwiesen. Dieser Gott trat nun zugleich als großer Wohltäter in Erscheinung. Er brachte

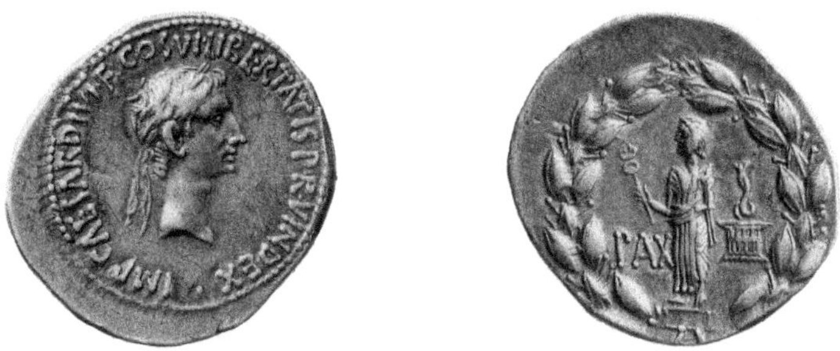

Abb. 11: Octavian als Begründer der Freiheit des römischen Volkes und des Weltfriedens

Das im Jahr 28 in Kleinasien geprägte Stück ist ein so genannter Cistophor, eine pergamenische Tetradrachme mit reduziertem Gewichtsstandard. Die Vorderseite mit dem Bildnis Octavians trägt die Umschrift: „Beschützer der Freiheit des römischen Volkes", die Rückseite bildet im Lorbeerkranz die Personifikation des Friedens *(PAX)* ab. Bild und Schrift propagieren die offiziösen Parolen, mit denen Octavians Sieg gefeiert wurde: Er sicherte die Freiheit des römischen Volkes und der Welt den Frieden.

den Frieden, und damit hatte die gnadenlose Ausbeutung der östlichen Provinzen durch die einander ablösenden Bürgerkriegsparteien ein Ende. Friede und Rückkehr des Wohlstandes waren die Parolen, mit denen sich der neue Herr empfahl. Die Münzen, die er in der Provinz Asia prägen ließ, so genannte Cistophoren, trugen auf der Rückseite die Figur und den Namen der Friedensgöttin *(PAX)*. Octavian verfügte einen Schuldenerlass und sorgte für die Rückgabe der von Antonius geraubten Weihgeschenke. Das Programm eines Friedens zu Wasser und zu Lande wurde nun nach dem Sieg über Antonius Realität. Indem Octavian der Menschheit Frieden auf Erden bescherte, bewies er, obwohl er sterblicher Mensch war, dass in ihm eine übermenschliche, göttliche Kraft wirkte. So dachte man damals, und deshalb konnte und wollte er die ihm angetragene kultische Verehrung nicht ablehnen, anderenfalls wäre er nicht verstanden worden. Aber er nahm die Ehrung nur in modifizierter Form an. Seine Person durfte nur zusammen mit der Göttin Roma, der Personifikation Roms, verehrt werden, und zwar nur von den Hellenen genannten Provinzialen in zwei Metropolen der beiden Provinzen, in Pergamon und Nikomedeia. Für römische Bürger, die sich in großer Zahl in beiden Provinzen aufhielten, wurde in Ephesos und Nikaia ein besonderer Kult für den römischen Staatsgott Iulius, Octavians Vater, eingerichtet. Mit dieser Regelung brachte Octavian zum Ausdruck, dass auf offizieller Ebene nicht er, sondern allein sein Vater als römischer Staatsgott zum Empfang kultischer Ehren von Seiten römischer Bürger berechtigt und den Landtagen der griechischen Gemeinden die kultische Verehrung seiner Person nur in Verbindung mit der Göttin Roma gestattet sei. Gewiss blieb es Privatleuten, Vereinen und Gemeinden überlassen, wem sie Kulte widmen und wie sie diese gestalten wollten, aber soweit die offizielle Ebene von Staat und Reich betroffen war, sorgte er dafür, dass er seinen Mitbürgern als Mensch und den Provinzialen nur als Kultgenosse der Göttin Roma, das heißt, der auf Ewigkeit angelegten Herrschaft Roms, gegenübertrat. Mit anderen Worten: Er folgte der Einsicht, dass er gegenüber der Bürgerschaft und der alten regierenden Klasse Roms Mäßigung zeigen musste, dass der „Erste Bürger" sich nicht von Staats wegen als auf Erden erschienener Gott stilisieren lassen durfte, wenn er nicht das Konzept einer wiederhergestellten Republik, das ihm vorschwebte, ruinieren wollte. Andererseits sollte den Provinzialen im Osten unmissverständlich bedeutet werden, dass die Herrin der Welt, die Göttin Roma, und seine Person untrennbar zusammengehörten und deshalb beide zusammen kultisch verehrt werden sollten. Mit dieser Regelung setzte er Maßstäbe für Jahrhunderte, an die seine Nachfolger sich zu halten hatten, wenn sie keinen Anstoß erregen wollten. In diesem Sinne schrieb Cassius Dio in severischer Zeit:

„Dieser Brauch nahm von dort (Asia und Bithynien) seinen Anfang und verbreitete sich unter den späteren Kaisern nicht nur in den Griechisch sprechenden Provinzen, sondern auch in allen anderen, die den Römern untertan sind. In Rom selbst und im übrigen Italien wagte kein Kaiser, mochte er noch so herausragende Verdienste haben, dies zu tun. Erst nach ihrem Tod und dann auch nur den guten Kaisern werden göttergleiche Ehren erwiesen und Heiligtümer errichtet."

2. Die Begründung des Prinzipats

Während der Abwesenheit Octavians waren in Rom nach dem Sieg von Actium und nach der Einnahme Alexandrias Ehrungen in einem Ausmaß beschlossen worden, die ähnlich wie diejenigen, die Caesar nach seinen Siegen im Bürgerkrieg erhalten hatte, keinen Zweifel daran ließen, dass er nach seiner Rückkehr weiterhin der erste Mann im Staate sein würde, wie immer seine Stellung im einzelnen definiert wäre.[17] Der Senat erkannte ihm den Triumph über Kleopatra zu und beschloss, ihm Ehrenbögen in Brundisium, der Stadt, in der er italischen Boden betreten würde, und auf dem Forum in Rom zu errichten. Der Tempel des Gottes Iulius sollte mit Schiffsschnäbeln erbeuteter Kriegsschiffe geschmückt und somit zu einem Siegesmonument des Sohnes ausgestaltet werden. Zu seinen Ehren sollten alle vier Jahre von Staats wegen Spiele stattfinden, sein Geburtstag und die Jahrestage seines Sieges sollten durch öffentliche Dankfeste begangen werden, und bei seiner Rückkehr sollte er von den Vestalischen Jungfrauen, den Hüterinnen des heiligen Feuers der Gemeinde, den Magistraten, dem Senat und dem Volk feierlich eingeholt werden. Umgekehrt wurde das Andenken des Antonius offiziell getilgt, sein Geburtstag zu einem Unglückstag erklärt und seiner Familie die Verwendung des Vornamens Marcus untersagt. Zum Glückstag hingegen wurde der 1. Sextilis erklärt, der Tag, an dem Octavian in Alexandria eingezogen war. Der Senat fasste den Beschluss, dass seine Person in alle Gebete und Trankopfer mit aufzunehmen sei. Hinzu kamen bestimmte politische Vorrechte: Zur bereits bestehenden tribunizischen Unverletzlichkeit trat das dem Volkstribunat inhärente Recht, Bürgern auf Anrufung Hilfe gegen magistratische Akte zu leisten; ebenso wurde ihm die Befugnis erteilt, die entscheidende Zusatzstimme abzugeben, wenn die Abstimmung in Strafverfahren Stimmengleichheit der Geschworenen ergeben hatte.

Am 1. Januar 29, dem Tag, an dem er in Samos seinen fünften Konsulat antrat, leisteten in Rom Magistrate und Senat einen Eid auf alle Verfügungen, die er getroffen hatte.[18] Dieser Eid stellte sicher, dass seine Anordnungen im Osten die Garantie dauernder Gültigkeit erhielten. Als dann die Nachricht von der friedlichen Einigung mit dem Partherkönig in Rom eintraf, wurde beschlossen, seinen Namen in die Götterhymnen aufzunehmen, eine der 35 Stimmkörperschaften des römischen Bürgerverbandes in die Iulische umzubenennen und ihm das Recht zuzugestehen, bei allen Festen das Triumphalgewand, die purpurfarbene Toga und den goldenen Kranz, zu tragen. Der Tag seiner Ankunft in Rom sollte durch öffentliche und private Opferhandlungen geehrt und für immer heilig gehalten werden, und ihm wurde das Recht der Ernennung von neuen Mitgliedern der vier großen priesterlichen Kollegien zuerkannt. Diese und andere Ehrungen waren sicherlich in Absprache mit denen beschlossen worden, die er als seine Vertreter in Rom zurückgelassen hatte, seine beiden Vertrauten Agrippa und Maecenas. Sie waren Privatleute, aber Octavian hatte ihnen ein Duplikat seines Siegelringes mit der in den Stein geschnittenen Sphinx überlassen und ließ ihnen auch alle offiziellen, an Senat und Volk gerichteten Briefe zuerst zugehen. Diese Korrespondenz war in einem Geheimcode geschrieben und musste von den Eingeweihten entziffert werden. Anstelle eines Buchstaben wurde der jeweils folgende eingesetzt, so dass beispielsweise die Buchstabenfolge *tfobuxt* soviel wie *senatus* bedeutete.[19] Octavian nahm die meisten der ihm angetragenen Ehren an. Er verbat sich jedoch den Empfang durch die gesamte Bevölkerung, der zu einem öffentlichen Chaos und zu einem Stocken von Handel und Wandel geführt hätte. Mit besonderem Stolz nahm er die Ehren entgegen, die ihn in symbolischen Handlungen als Begründer des Friedens feierten: Der Tempel des Gottes Ianus wurde geschlossen und das so genannte *augurium salutis* durchgeführt, eine Zeremonie, mit der die göttliche Zustimmung zu einem öffentlichen Friedensgebet erwirkt wurde.[20] Noch in seinem Tatenbericht klingt der Stolz nach, der ihn bei dieser und den späteren Gelegenheiten erfüllte, als der Senat offiziell feststellte, dass durch seine Siege ein weltweiter Frieden eingetreten sei:

„Den Tempel des Ianus Quirinus, den unsere Vorfahren verschlossen lassen wollten, wenn im ganzen Herrschaftsbereich des römischen Volkes durch Siege zu Wasser und zu Lande der Friede hergestellt sei, hat der Senat unter meinem Prinzipat dreimal zu schließen angeordnet, während er der Überlieferung zufolge vor meiner Geburt seit Gründung der Stadt insgesamt nur zweimal geschlossen worden war.“[21]

Zum äußeren Frieden trat die Gewähr des inneren. Schon im Jahr 30 ließ Octavian unter Aufwendung großer Geldsummen Land in Italien und in den Provinzen zur Verteilung an die Veteranen und die Enteigneten der italischen Gemeinden aufkaufen, die sich auf Antonius' Seite gestellt hatten und folglich der Konfiskation verfallen waren. Die Betreffenden wurden in Bürgerkolonien außerhalb Italiens, in Dyrrhachium, Philippi und anderenorts angesiedelt.[22] Gewiss trug dies zur Milderung der Spannungen bei, die der letzte Krieg hinterlassen hatte.

Octavian feierte nach seiner Rückkehr vom 13. bis 15. August 29 einen dreifachen Triumph über die Dalmater, auf den Sieg von Actium und den über Ägypten; dann folgten am 18. die Einweihung des Tempels für seinen Adoptivvater, den Gott Iulius, und am 28. die Weihung der aus Tarent stammenden Statue der Victoria in der Kurie, dem Sitzungssaal des Senats.[23] Anlässlich der Einweihung des Tempels für den Gott Iulius führten die Knaben aristokratischer Familien die Troianischen Reiterspiele auf, dann folgten mehrere Tage aufwendige Schaustellungen und Gladiatorenkämpfe.[24] Octavian selbst war den Anstrengungen des in der heißesten Jahreszeit stattfindenden Festprogramms nicht gewachsen: Er wurde krank, doch ließ er keine Unterbrechung im Ablauf der Feiern zu. Aus Anlass seines Triumphs verteilte er große Summen an die Veteranen und das Volk von Rom, und er initiierte ein großes Bauprogramm, das den städtischen Massen Brot und Arbeit gab. Darüber hinaus zahlte er seine Gläubiger aus und erließ seinen Schuldnern alle Rückzahlungen. Rom schwamm damals in Geld. Der Historiker Cassius Dio weiß zu berichten, dass man Octavian die Leiden der Triumviratszeit verzieh und sein Triumph ein allgemeines Freudenfest war. Zu den Folgen der allgemeinen Geldschwemme gehörte der tiefe Fall des Kreditzinses. Geld war in der Antike in aller Regel ein knappes Gut, und der durchschnittliche Zinssatz betrug 12 %. Im Jahre 29 fiel er um zwei Drittel auf 4 %. Die andere, erwartbare, aber mit Unmut aufgenommene Wirkung war ein Inflationsschub: Die Preise für Waren und Dienstleistungen stiegen.

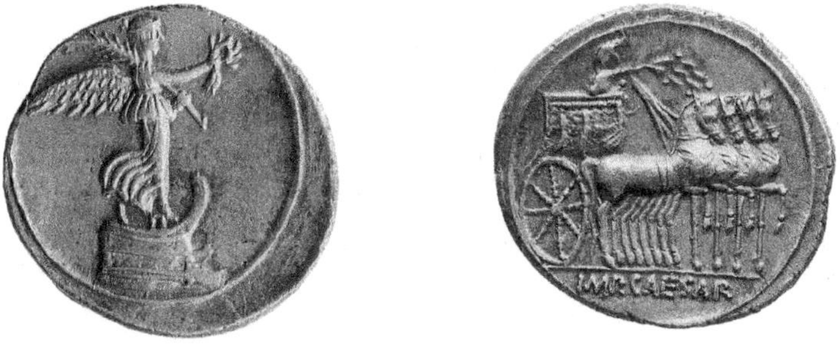

Abb. 12: Auf den Triumph von Actium
Der im Jahre 29/28 v. Chr. in Rom geprägte Denar zeigt auf der Vorderseite die in einem Schiffsbug stehende Victoria mit einem Lorbeerkranz in der Hand und auf der Rückseite Octavian in einer Triumphquadriga stehend. Im unteren Abschnitt ist dem Familiennamen *Caesar* der auf den Kriegsherrn verweisende offizielle Vorname *Imp(erator)* vorangestellt.

Um welche Summen es sich insgesamt handelte, die seit dem Jahr 30/29 in den Geldumlauf eingespeist wurden, wissen wir nicht. Immerhin hat Augustus in seinem Tatenbericht zumindest die Beträge genannt, die er für Landkäufe und Geldverteilung an Veteranen und städtische Plebs aufwendete. Anlässlich seines Triumphs erhielt das Stadtvolk von Rom pro Kopf 400 Sesterzen, das sind bei etwa 300 000 Empfängern 120 Millionen. Der gleiche Betrag wurde für die Veteranen ausgeworfen: 120 000 erhielten pro Mann 1 000 Sesterzen. Für Landkäufe sind im Jahre 30 schätzungsweise 500 Millionen ausgegeben worden.[25] Welche Summen das Bauprogramm verschlang, wissen wir nicht. Wiederherstellen ließ Augustus die Stätte der großen Spiele, den Circus maximus, der im Jahre 31 durch einen Großbrand ebenso in Mitleidenschaft gezogen worden war wie der benachbarte Tempel der Ceres, das so genannte Chalcidium. Dann wurde im August 29 das von Caesar begonnene, inzwischen fertig gestellte neue Forum mit dem Tempel der Venus Genetrix, der Stammmutter des Iulischen Geschlechts, eingeweiht. Im Jahr 28 wurde auf dem Palatin der Tempel des Apollo, den Octavian sich zu seinem Schutzgott erkoren hatte, mitsamt den Säulenhallen, den beiden Bibliotheken für lateinische und griechische Literatur sowie dem Wohnhaus Octavians vollendet und am 9. Oktober feierlich eingeweiht. Ebenso kamen die Bauarbeiten an dem im Jahre 32 begonnenen imposanten Mausoleum damals zum vorläufigen Abschluss. Hinzu kam die Restaurierung kleinerer, von privaten Stiftern errichteter Heiligtümer. Soweit deren Nachkommen dafür nicht aufkommen konnten oder die Stifterfamilien ausgestorben waren, übernahm Octavian die Restaurierungskosten. Er selbst gibt die Zahl der von ihm auf Geheiß des Senats erneuerten Tempel mit 82 an.[26] Ein Jahr später wurde ein Straßenbauprogramm in Angriff genommen, für das er und seine Mitfeldherren Beiträge aus ihrer Kriegsbeute leisteten. Octavian selbst finanzierte die Wiederherstellung vieler Brücken und die Erneuerung der *via Flaminia* von Rom bis Ariminum (Rimini). Seinem Beispiel folgten Gaius Calvisius Sabinus und Marcus Valerius Messalla Corvinus: Der eine ließ die *via Latina* erneuern, der andere die *via Tusculana* erbauen. Die bedeutendste Rolle neben Octavian aber spielte sein engster Freund und Mitarbeiter Marcus Agrippa. Schon als Aedil hatte er sich mit der Reparatur von Straßen und mit der Sanierung des Abwassersystems der Stadt Rom große Verdienste erworben. Im Jahre 29 begann er damit, das Marsfeld jenseits des Tibers mit monumentalen Bauten zu überziehen, die bei seinem Tod im Jahre 12 noch nicht alle fertiggestellt waren. Überhaupt ist zu bedenken, dass sich die Bautätigkeit in Rom fast über die gesamte Regierungszeit des Kaisers erstreckte. Ein gutes Beispiel ist die Anlage des *Forum Augustum* mit dem Tempel des Rächenden Mars (Mars Ultor), den der junge Octavian bereits im Jahre 42 vor der Schlacht bei Philippi zu bauen gelobt hatte. Für diesen Baukomplex wurde im Jahre 29 mit dem Ankauf privater Grundstücke begonnen, aber erst im Jahre 2 v. Chr. fand die Einweihung der repräsentativen Anlage statt. Rom wurde freilich nicht nur mit Prachtbauten geschmückt, die der monumentalen Repräsentation der neuen Ordnung des Staates dienen sollten. Verbessert wurden auch die Hygiene- und Wohnverhältnisse der Stadt, ihre Wasserversorgung und der Feuerschutz. Sueton bezeugt in seiner Biographie des Augustus, dass Rom unter seiner Herrschaft sein Aussehen zum Besseren veränderte und Augustus stolz darauf war: „Die Stadt Rom, die nicht der Würde des Reiches entsprechend geschmückt sowie Überschwemmungen und Feuersbrünsten ausgesetzt war, verschönerte er in dem Maße, dass er sich mit Recht rühmen konnte, anstelle der Stadt aus Ziegeln, die er übernommen habe, eine aus Marmor zu hinterlassen …“[27]

Octavian brachte also den äußeren und inneren Frieden, er brachte Geld, Arbeit, Brot und Spiele. Was noch ausstand, war die Rückkehr zur Tradition der *res publica.* Dies geschah, in einem ersten Anlauf, in den Jahren 28 und 27, seinem sechsten und siebten Konsulat, den er gemeinsam mit Marcus Agrippa bekleidete. Der Ansatzpunkt war die Religion, die im öffentlichen Bewusstsein ein starkes emotionales Gewicht besaß. Beim Nachdenken über die Ursachen der Krise Roms hatte sich der Glaube verfestigt, dass die Vernachlässigung der religiösen Pflichten den Götterfrieden gestört habe und dadurch die Voraussetzung für das Gedeihen von Staat und Reich verlorengegangen sei. Deshalb begann er mit einer religiösen Restauration, die vernachlässigten Tempel wurden erneuert, uralte Rituale wieder zelebriert und Sorge für die Belebung oder Erhaltung priesterlicher Institutionen getragen. Den Göttern wurden Opfer und Gelübde dargebracht, und sie erhielten ihren Anteil an der Siegesbeute. Sueton berichtet, dass Octavian allein aus der ägyptischen Kriegsbeute in das Allerheiligste des Capitolinischen Iuppiter, des höchsten Staatsgottes, 16000 Pfund Gold sowie Gemmen und Perlen im Wert von 50 Millionen Sesterzen deponierte, und Augustus hat später in seinem Tatenbericht den Wert des den Göttern der Capitolinischen Trias, dem Gott Iulius, der Vesta und dem Mars Ultor geweihten Anteils aus der Kriegsbeute auf 100 Millionen Sesterzen beziffert.[28] Die aus Edelmetall und Schmuck bestehenden Weihgeschenke waren der Dank für den von den Göttern gewährten Sieg, und sie waren zugleich die letzte finanzielle Reserve der Gemeinde in Notzeiten. In seinem Werk „Über die Gesetze" hatte Cicero einen Beitrag zur Fundierung der *res publica* in kritischer Zeit leisten wollen und dabei die Ordnung des Staates auf die gesetzlich fixierte Religion der Vorfahren gegründet,[29] und der große römische Universalgelehrte Marcus Terentius Varro, ein Zeitgenosse Ciceros, hatte der Staatsreligion einen erheblichen Teil seiner Forschungen zu einem vertieften Verständnis der römischen Welt gewidmet. Auch dies war als Beitrag zur Überwindung der spätrepublikanischen Krise gedacht.[30] Daran knüpfte Octavian an, als er daranging, den Staat der Vorfahren wiederherzustellen. Nirgends ist der Zusammenhang zwischen religiöser und allgemeiner Regeneration so klar und präzise zum Ausdruck gebracht wie in der sechsten Römerode, mit der Horaz im Jahre 29 oder 28 die Wiederherstellung des Götterfriedens begleitete:

> „Du büßest, Römer, unverdient der Väter Missetaten,
> bis du die Tempel wiederhergestellt,
> der Götter verfallene Behausungen,
> und ihre Statuen, von schwarzem Rauch entstellt.
>
> Du herrschst, indem du dich den Göttern unterwirfst.
> Damit beginne nur und damit ende nur dein Werk.
> Verschmähte Götter sandten viel
> Des Unheils schon Italien leidgeprüft."[31]

Der religiösen Restauration folgte die offizielle Rückkehr zu den Prinzipien von Recht und Gesetz. Die wichtigste Voraussetzung hierfür war mit dem Verzicht auf Enteignungen zugunsten der demobilisierten Teile der Armee im Jahre 30 gelegt worden. Was noch fehlte, war eine klare Distanzierung von dem Unrecht der Triumviratszeit, ein Akt symbolischer Politik, der ein Zeichen der Umkehr setzte. Dies geschah im Jahre 28, indem Octavian in einem Edikt viele gegen Recht und Gesetz verstoßende Anordnungen der Triumviratszeit mit Wirkung zum Jahresende aufhob. Bei Cassius Dio heißt es:

„Da Octavian in der Zeit von Krieg und Bürgerkrieg, vor allem aber während der gemeinsam mit Antonius und Lepidus ausgeübten Herrschaft sehr viele ungesetzliche und ungerechte Anordnungen getroffen hatte, hob er sie alle in einem einzigen Edikt auf und bestimmte das Ende seines sechsten Konsulats zum Stichtag."[32]

Tacitus hat diesen Akt geradezu als Geburtsstunde des Prinzipats, der Herrschaft des „Ersten Bürgers" in der offiziell wiederhergestellten *res publica,* bezeichnet. „In seinem sechsten Konsulat hat endlich Caesar Augustus, im sicheren Besitz der Macht, die Anordnungen widerrufen, die er als Triumvir erlassen hatte, und das gesamte Recht gegeben, nach dem wir in Frieden und unter dem ‚Ersten Bürger' leben sollten."[33] Das Edikt konnte selbstverständlich einen großen Teil des Geschehenen, die Proskriptionen, die Tötung von Bürgern ohne Richterspruch, den überwiegenden Teil der Konfiskationen, um nur dies zu nennen, nicht ungeschehen machen. Um so wichtiger war, dass ein Trennungsstrich zwischen dem Unrechtsregime der Vergangenheit und dem zukünftigen Zustand gezogen wurde. Welche Bedeutung Octavian selber dem Edikt beimaß, ist durch ein vor kurzem gefundenes authentisches Zeugnis belegt. Es handelt sich um eine Goldmünze des Jahres 28, deren Rückseite Octavian in der Toga auf dem Amtssessel eines römischen Obermagistrats sitzend mit einer Schriftrolle in der Rechten abbildet. Zu seiner Linken steht ein Behälter zur Aufbewahrung weiterer Schriftrollen. Was sie symbolisieren, ist aus der Umschrift zu erschließen. Sie lautet: „Die Gesetze und das Recht hat er dem römischen Volk zurückgegeben."[34]

Zur gesetzlichen Ordnung gehörte auch die Neukonstituierung von Senat und Bürgerschaft. Diese Aufgabe, die zur Zeit der Republik in einem Vierjahresturnus von zwei Zensoren wahrgenommen wurde, war lange Zeit nicht mehr in Angriff genommen worden. Der letzte Zensus, die Zählung der männlichen Bürger und ihre Registrierung nach Vermögensklassen, hatte im Jahre 69 und die letzte Überprüfung der Senatsliste im Jahre 50 stattgefunden.[35] Aufgrund der umfassenden Vollmachten, die ihm vor Eröffnung des Krieges gegen Kleopatra erteilt worden waren, nahm Octavian als Konsul mit zensorischer Gewalt beide Aufgaben zusammen mit Marcus Agrippa als seinem Kollegen im Amt in den Jahren 29/28 wahr. Agrippa war ihm auch hier ein unentbehrlicher Helfer, der aufgrund seiner Verdienste und Fähigkeiten Anspruch auf Teilhabe an der Macht erheben konnte und zugleich soviel Einsicht und Loyalität besaß, sich mit der Stellung des Zweiten im Staat zu begnügen. Mit an Sicherheit grenzender Wahrscheinlichkeit darf angenommen werden, dass er ähnlich wie Maecenas bei den Beratungen, die der Neufundierung einer *res publica* unter Führung ihres „Ersten Bürgers" vorausgingen, eine wichtige, für uns im einzelnen freilich nicht mehr feststellbare Rolle gespielt hat.[36] Was die organisatorische Aufgabe der Zensuserhebung anbelangt, war fraglos Agrip-

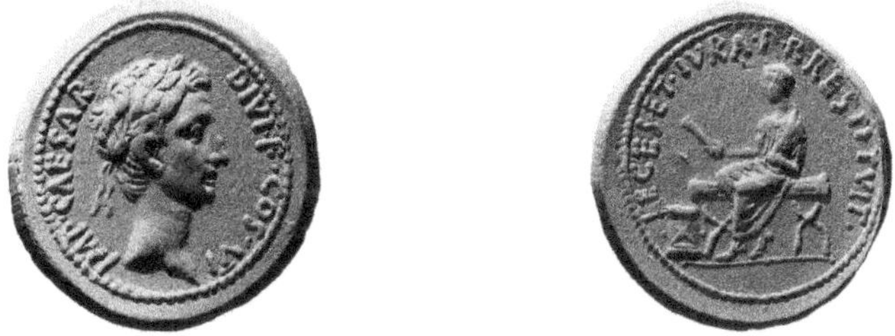

Abb. 13: Auf die Wiederherstellung von Recht und Gesetz
Die im Text näher beschriebene Goldmünze des Jahres 28 v. Chr. ist aus Anlass des Edikts geprägt worden, mit dem Octavian einen Schlussstrich unter das Unrechtsregime des Triumvirats zog.

pa der richtige Mann am richtigen Platze. Gezählt wurden 4063000 Bürger, über 3 Millionen mehr, als der letzte Zensus im Jahre 69 ergeben hatte.[37] Der enorme Zahlenunterschied spiegelt selbstverständlich nicht eine die Grenzen des Möglichen sprengende Reproduktionsrate wider, sondern die Erweiterung des Bürgergebietes durch Caesar und eine Veränderung der Berechnungsgrundlage. Caesar hatte im Jahr 49 den Bewohnern des bevölkerungsreichen Landes zwischen Po und Alpen das römische Bürgerrecht verliehen, aber eine Zensuserhebung, die neben den Altbürgern auch die Neubürger registriert hätte, war in der Bürgerkriegszeit unterblieben. Nun wurden die Neubürger der Transpadana mitgezählt. Hinzu kam eine weitere Neuerung: Während vorher nur die in sechs Vermögensklassen eingetragenen Bürger in den Zensuslisten erschienen waren, registrierte der neue Zensus die Gesamtheit der erwachsenen römischen Bürger, die Besitzlosen ebenso wie die Besitzenden.[38] Mit der Registrierung aller erwachsenen römischen Bürger war selbstverständlich die Erfassung ihrer Vermögensverhältnisse und ihrer Zugehörigkeit zu den 35 Stimmkörperschaften der römischen Volksversammlung verbunden. Beides aber war ebenso wie die am Vorbild der Vergangenheit ausgerichtete Zusammensetzung des Senats Teil der geplanten Wiederherstellung der *res publica*.

Bei den Beratungen, die der zensorischen Tätigkeit der beiden Konsuln vorausgingen, muss auch die Frage nach Umfang und personeller Zusammensetzung des Senats ausführlich zur Sprache gekommen sein. Vorgesehen war, dass der Senat wieder das oberste Regierungsorgan des römischen Staates bildete – in dem späteren Tatenbericht des Augustus figuriert er geradezu als Repräsentant der *res publica* – und sich gleichwohl mit dem neuen Machtzentrum, dem „Ersten Bürger“, arrangierte. Das hieß, dass er in seiner Zusammensetzung der Vorstellung von der idealen Vergangenheit des Gremiums nach Möglichkeit entsprach und weder aus bloßen Jasagern und Opportunisten noch aus verbitterten Oppositionellen bestand. Letztere stellten vermutlich kein allzu großes Problem mehr dar, die Reihen der Gegner waren ohnehin gelichtet. Wie Tacitus im Rückblick feststellte, hatten die entschlossensten Widersacher auf dem Schlachtfeld ihr Leben gelassen oder waren auf andere Art umgekommen.[39] Wer aber überlebt hatte, machte in der Regel seinen Frieden mit den neuen Verhältnissen, die dem einzelnen als Lohn der Anpassung Sicherheit und Karrierechancen boten. Je angesehener die Familie war, aus der einer stammte, desto gewisser konnte er mit der Förderung durch den Prinzeps rechnen. Um so problematischer aber war die Aufblähung des Senats mit Leuten, die ihren Senatssitz Caesar und den Triumvirn verdankten, ohne den formalen, den finanziellen oder den moralischen Anforderungen, die an einen Senator gestellt wurden, zu entsprechen. Wer diesen nicht genügte, konnte von der Senatsliste gestrichen werden. Aber was war zu tun, wenn es sich bei den betreffenden Personen um Anhänger handelte, die von den Machthabern in der Zeit des Triumvirats ohne Rücksicht auf Laufbahnvorschriften, Vermögenslage oder moralische Qualifikation in den Senat gebracht worden waren? Wie es dabei zugegangen war, ist einer Nachricht zum Jahr 38 zu entnehmen. Damals wurden sage und schreibe 67 Praetoren anstelle der regulären acht gewählt.[40] Es war also kein Wunder, dass der Senat weder quantitativ noch qualitativ der Norm entsprach, aber hier mit zensorischen Machtsprüchen durchzugreifen, bedeutete nichts anderes, als einen Teil der eigenen Klientel bloßzustellen. Vorgesehen war, den Senat, der damals etwa 1000 Mitglieder hatte, auf die alte Normgröße von 600 zu verkleinern, aber das erreichten die beiden Konsuln mit ihrem eher vorsichtigen, durch die beschriebenen Umstände gebotenen Vorgehen nicht.[41] Zunächst versuchten sie sich der delikaten Aufgabe mit dem Mittel der Überredung zu entledigen. Aber der Erfolg war bescheiden. Nur fünfzig der angesprochenen Senatoren fügten sich und entsagten freiwillig ihrer Würde. Daraufhin wurden weitere einhundertvierzig gezwungen, deren Beispiel zu folgen. Obwohl das Ziel, das Octavian mit der Neukonstituierung des Senats verfolgte, also weder in quantitativer noch in qualitativer Hinsicht erreicht worden war, verzichtete er, um Konflikte mit dem Senat zu vermeiden, auf eine strengere Auslese. Während er dessen Umfang immerhin um ein knappes Fünftel verminderte, vergrößerte er den durch Proskriptionen und Bürgerkrieg stark zusammengeschmolzenen Stand der Patrizier.[42] Das war notwendig, damit die dem Uradel Roms vorbehaltenen, vornehmlich kultischen Funktionen nach altem Herkommen auch ausgeübt werden konnten. Octavian tat noch ein übriges, um alle diejenigen Angehörigen der Senatsaristokratie, die sich in ihrem Briefwechsel mit Antonius kompromittiert hatten, in Sicherheit zu wiegen. Er ließ in der Öffentlichkeit verbreiten, dass er die gesamte Korrespondenz

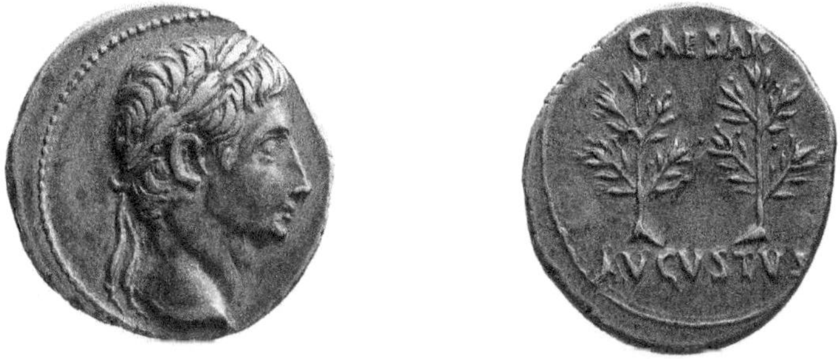

Abb. 14: Die Ehrungen vom Januar 27 v. Chr. Die Lorbeerbäume.
Die Vorderseite bildet den mit einem Lorbeerkranz geschmückten Kopf des Augustus ab, die Rückseite die beiden Lorbeerbäume, die den Eingang seines Hauses mit der Aura einer religiösen Weihe versehen. Entsprechendes gilt für den ihm verliehenen Ehrennamen *Augustus*, der auf der Rückseite dem Familiennamen hinzugesetzt ist.

verbrannt habe, die er im Nachlass des Antonius gefunden habe. Aber diese der Beruhigung der Kompromittierten dienende Botschaft hielt den schlauen Politiker nicht davon ab, belastendes Material zurückzuhalten und später, wie überliefert wird, nach Bedarf auch davon Gebrauch zu machen.[43]

Ihren krönenden Abschluss fanden die beschriebenen Maßnahmen zur Wiederherstellung von Götterfrieden und innerer Eintracht, von Recht und Gesetz in den zwei Staatsakten vom 13. und 16. Januar 27.[44] Zuerst legte Octavian die ihm erteilten außerordentlichen Vollmachten nieder und gab die Verfügungsgewalt über den Staat an Senat und Volk zurück. Dafür erhielt er drei Tage später Ehrungen, die ihn mit der Aura eines gottähnlichen Retters und des Inbegriffs aller Bürgertugenden umgaben. Von diesen beiden Akten her datierte er selbst die neue Qualität seiner Führungsstellung in einer wiederhergestellten *res publica*. In seinem Tatenbericht beschrieb er das so:

„Nachdem ich die Bürgerkriege ausgelöscht hatte, habe ich im Besitz der mir unter allgemeiner Zustimmung verliehenen umfassenden Vollmachten in meinem sechsten und siebten Konsulat den Staat aus meiner Verfügungsgewalt in das freie Ermessen von Senat und Volk zurückgegeben. Für dieses mein Verdienst habe ich durch Senatsbeschluss den Ehrennamen Augustus [das heißt: der Erhabene, Verehrungswürdige] erhalten, und die Türpfosten meines Hauses wurden von Staats wegen mit Lorbeer umkleidet, eine Bürgerkrone [aus Eichenblättern, Symbol für die Rettung von Bürgern – in diesem Fall für die Rettung der gesamten Bürgerschaft] wurde über meiner Haustür angebracht und ein goldener Schild in der Curia Iulia [dem Versammlungsort des Senats] aufgestellt, den mir, wie

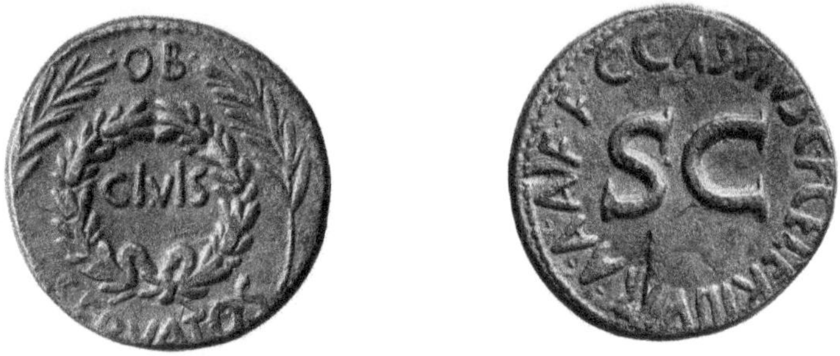

Abb. 15: Der Eichenkranz
Der im Jahre 16 v. Chr. geprägte Sesterz bildet auf der Vorderseite den Augustus verliehenen Eichenkranz ab und nennt den Grund der Verleihung: „Wegen Verschonung von Bürgern".

durch die Inschrift des Schildes bezeugt ist, Senat und Volk wegen meiner Tapferkeit, Milde, Gerechtigkeit und frommen Pflichttreue widmeten. Seit dieser Zeit überragte ich alle an Einfluss *(auctoritas)*, an Amtsgewalt *(potestas)* aber besaß ich um nichts mehr als diejenigen, die meine Kollegen in den jeweiligen Ämtern waren."[45]

Wenn Augustus – mit diesem Namen wird er seit Januar 27 genannt – seine Führungsrolle auf informelle Macht, nicht auf institutionalisierte Amtsgewalt, auf eine aus überragenden Verdiensten und Tugenden resultierende Autorität zurückführt und im Übrigen die Gleichheit mit seinen Kollegen im Amt betont, so sagt er nichts geradezu Falsches, aber doch allenfalls nur die halbe Wahrheit. Seine Autorität speiste sich, wie noch näher darzustellen sein wird, durchaus auch aus Quellen realer Macht: Sie beruhte auf Geldmitteln, die alle bisherigen Maßstäbe privaten Reichtums sprengten, auf einer über das Bürger- und das Untertanengebiet ausgebreiteten Klientel und seinen besonderen Beziehungen zur bewaffneten Macht, der er seinen Aufstieg zu verdanken hatte. Und was staatliche Amtsgewalt anbelangt, so kann von einer Gleichheit zwischen Augustus und seinen jeweiligen Kollegen nicht ernstlich die Rede sein. Augustus war im Jahre 27 zusammen mit Agrippa, seinem Freund und unentbehrlichen Helfer, Konsul, und er überließ aus gutem Grund diesem im Januar die turnusmäßig wechselnde Leitung der Senatssitzungen. Äußerlich betrachtet waren beide Konsuln gleich, aber tatsächlich verfügte Augustus seit dem 16. Januar über den die reale Macht im Staat begründenden Amtsbereich. Ihm wurden nämlich die großen Militärprovinzen des Reiches, Gallien, Spanien und Syrien, mitsamt den dort stehenden Legionen und Hilfstruppen, dem Löwenanteil des römischen Heeres, zugewiesen. Entgegen der von Theodor Mommsen begründeten und bis auf den heuti-

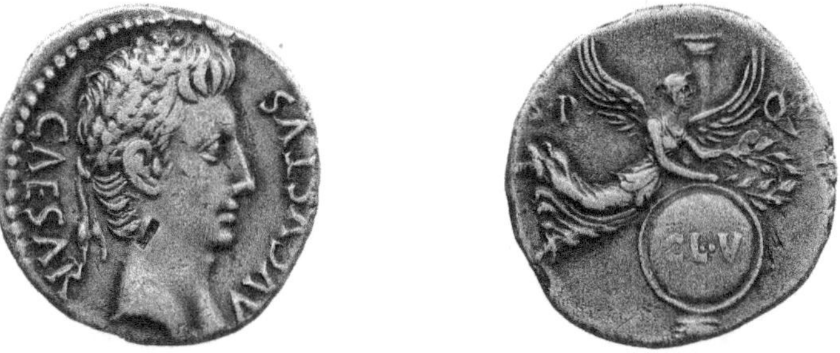

Abb. 16: Der goldene Ehrenschild
Der abgebildete Denar ist wie das Stück mit den Lorbeerbäumen um das Jahr 19 v. Chr. in Spanien geprägt worden. Die Rückseite zeigt die fliegende Victoria, die Siegesgöttin, die einen Lorbeerkranz über den Augustus verliehenen Ehrenschild hält. Die Buchstaben auf dem Schild *CL(upeus) V(irtutis)* nennen in Kurzform den Verleihungsgrund: „Schild für Tapferkeit", die zur Rechten und Linken der Flügel der Victoria *SPQR* bezeichnen Senat und römisches Volk als die Urheber der Ehrung.

gen Tag einflussreichen Forschungsmeinung besaßen die Konsuln auch in nachsullanischer Zeit das ungeteilte militärisch-zivile Imperium, und ein Konsul konnte jederzeit mit einem Militärkommando außerhalb Italiens betraut werden.[46] Aber die ungeheure Ausdehnung des Römischen Reiches und der Umstand, dass es pro Jahr nur zwei Konsuln gab, hatte längst zu einem System pragmatischer Aushilfen insofern geführt, als in den Provinzen meist Promagistrate, Exkonsuln und Expraetoren, mit verlängerter Amtsgewalt und mit dem Titel eines Prokonsuls oder Propraetors als Statthalter fungierten, unter Umständen in einem mehrere Provinzen umfassenden Amtsbereich und einer bis zu zehn Jahren dauernden Amtszeit.

Dies trifft für die großen außerordentlichen Kommandos zu, die im letzten Jahrzehnt der Republik Caesar und Pompeius bekleideten. Das Kommando, das Caesar als Konsul im Jahre 59 erhalten hatte, erstreckte sich auf das Diesseitige und Jenseitige Gallien sowie auf das Illyricum mit der Maßgabe, dass er es als Prokonsul mindestens zehn, nach Möglichkeit sogar zwölf Jahre behielt. Was Pompeius anbelangt, so besaß er seit dem Jahr 57 nicht nur eine umfassende außerordentliche Amtsgewalt zur Sicherung der Getreideversorgung von Rom, sondern hatte seit seinem zweiten Konsulat im Jahre 55 auch die auf eine Dauer von insgesamt zehn Jahren berechnete Statthalterschaft in den beiden spanischen Provinzen inne. Er blieb jedoch in Rom beziehungsweise in unmittelbarer Nähe der Stadt und ließ das Kommando vor Ort von so genannten Legaten ausüben, Beauftragten, die seiner Befehlsgewalt unterstanden, und behielt seine Provinzen auch während seines dritten Konsulats im Jahre 52. Dann hatten die Triumvirn die in Rom und die in den Provinzen ausgeübte Amtsgewalt in

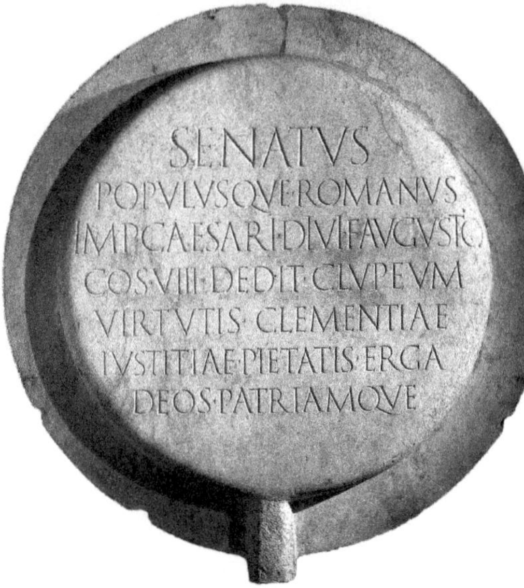
SENATVS
POPVLVSQVE·ROMANVS
IMP·CAESARI·DIVI·F·AVGVSTO
COS·VIII·DEDIT·CLVPEVM
VIRTVTIS·CLEMENTIAE
IVSTITIAE·PIETATIS·ERGA
DEOS·PATRIAMQVE

Abb. 17: Eine Replik des goldenen Ehrenschilds aus Marmor
Die im Jahr 26 v. Chr. angefertigte Nachbildung des Schildes aus der römischen Bürgerkolonie Arelate (Arles) enthält die vollständige Weihinschrift (und das Datum der Kopie, Augustus' achtes Konsulat, 26 v. Chr.): „Senat und römisches Volk haben Imperator Caesar, dem Sohn des Gottes, Augustus in seinem achten Konsulat den Schild für seine Tapferkeit, Milde, Gerechtigkeit und seinen Respekt vor Göttern und Vaterland verliehen."

der Weise verknüpft, dass sie einerseits in Rom und Italien ein dem der Konsuln gleiches Imperium ausübten und andererseits das Kommando im Untertanengebiet unter sich aufteilten. Nach der Niederlegung der Octavian verliehenen außerordentlichen Ausnahmegewalt musste eine neue Form jener integralen, die *res publica* und das Imperium umfassenden Amtsgewalt gefunden werden; denn diese war die beste institutionelle Garantie für die Verhinderung jener Konstellation, die die Bürgerkriege der späten Republik hervorgebracht hatte: dass die Inhaber der großen Militärkommandos in den Provinzen in Konflikt mit der Regierung in Rom dieser mit Waffengewalt ihren Willen aufzwangen. Die Diktatur Caesars oder der Zweite Triumvirat, die eine integrale, den römischen Staat und das Römische Reich umfassende Amtsgewalt dargestellt hatten, waren diskreditiert, also musste mit dem Ziel experimentiert werden, die alte, die als einzig legitim angesehene Ordnung der *res publica* geltende Konsulatsverfassung mit der politischen Notwendigkeit einer einheitlichen Regierungs- und Exekutivgewalt zu verbinden. Die Lösung, die im Jahre 27 gefunden wurde, bestand darin, dass Augustus Jahr für Jahr den Konsulat bekleiden und somit zusammen mit einem Kollegen an der Spitze der Regierung in Rom stehen und in dieser amtlichen Eigenschaft zugleich das Kommando in den wichtigsten Militärprovinzen ausüben sollte, das einst das aus Caesar (Gallien), Pompeius (Spanien) und Crassus (Syrien) bestehende Machtkartell innegehabt hatte. Diese am 16. Januar getroffene Regelung wurde mit der Notwendigkeit einer endgültigen Sicherung der gefährdeten und im Inneren noch unbefriedeten Provinzen begründet, und in Anbetracht der damit ins Auge gefassten Aufgabe wurde sie auf insgesamt zehn Jahre terminiert. Sie löste also das Problem einer integralen Regierungs- und Herrschaftsordnung nur auf Zeit und das in einer Weise, die dem Anspruch, die republikanische Konsulatsverfassung wiederherzustellen, allenfalls äußerlich gerecht wurde. Denn Augustus' jeweiliger Kollege im Konsulat besaß kein Militärkommando, und seine Amtszeit war auf ein Jahr beschränkt. Demgegenüber verfügte der Konsul Augustus über die drei wichtigsten Militärbezirke des Römischen Reiches, und es war vorgesehen, dass er unter Missachtung des gesetzlich vorgeschriebenen zehnjährigen Intervalls zwischen zwei Konsulaten das Schlüsselamt der Republik Jahr für Jahr, und zwar für die Dauer von zehn Jahren, bekleiden sollte. Innerhalb kurzer Zeit sollte sich zeigen, dass diese Lösung der Stellung des „Ersten Bürgers", die dem Idealbild einer wiederhergestellten Republik widersprach, modifiziert werden musste.

Augustus bediente sich ähnlich wie Pompeius bei der Verwaltung seiner Provinzen und bei der Ausübung seines Militärkommandos weisungsgebundener Legaten aus den oberen Rängen des Senatorenstandes, ehemaligen Konsuln und Praetoren, die den Titel *legati Augusti pro praetore* führten. Die übrigen Provinzen, die befriedeten und die Militärprovinzen zweiter Ordnung wie Africa, Macedonia und Illyricum vergab der Senat an Statthalter mit prokonsularischer Amtsgewalt. So ist die Regelung des Jahres 27 der Ursprung des Dualismus von kaiserlichen und senatorischen Provinzen in der frühen und hohen Kaiserzeit. Die Prokonsuln besaßen im Unterschied zu den kaiserlichen Legaten ein selbständiges Imperium und waren insoweit Augustus formal gleichgestellt. An realer Macht konnten sie sich freilich nicht mit ihm messen. Sie kommandierten, wenn überhaupt, nur kleine Teile der bewaffneten Macht und übten ihr *imperium* in der Regel nur ein Jahr aus. Hinzu kommt, dass Augustus als Konsul auch das Recht hatte, den Prokonsuln Weisungen zu erteilen, und er hat das in bestimmten Fällen auch getan. Beispielsweise wies er bereits im Jahre 27 zusammen mit seinem Kollegen Marcus Agrippa den Prokonsul der Provinz Asia an, dafür zu sorgen, dass den Heiligtümern geraubte Weihgeschenke restituiert würden und nicht als Pfandobjekte bei der Eröffnung eines Prozesses Verwendung fänden. Wie aus der einschlägigen, im kleinasiatischen Kyme gefundenen Inschrift hervorgeht, hat der Prokonsul Lucius Vinicius dieses Mandat der Konsuln seiner Entscheidung eines konkreten Falles zugrunde gelegt.[47]

Die endgültige Definition der Stellung des Augustus im Gefüge der Verfassung des römischen Staates war damit noch nicht gefunden, und für die Lösung der zahlreichen Sachprobleme, mit denen er nach Beendigung der Bürgerkriege konfrontiert war, bedurfte es der langen Regierungszeit, die ihm beschieden war. Dennoch war unter den Zeitgenossen und auch bei den Nachgeborenen die Einschätzung verbreitet, dass das Jahr 28/27 für den römischen Staat die entscheidende Wende zum Besseren gebracht hatte. Als ein Senator, der beinahe ein Opfer der Proskriptionen des Jahres 43 geworden wäre, seiner verstorbenen Frau die Totenrede hielt, charakterisierte er diese Wende mit folgenden Worten: „Nachdem der Welt der Friede geschenkt und das Gemeinwesen wiederhergestellt worden war, waren uns ruhige und glückliche Zeiten beschieden.“[48] Und aus der Retrospektive knüpfte der Historiker Velleius Paterculus das Lob der neuen Zeit an das Schlüsselereignis ihrer Begründung im Jahre 27:

„Beendet wurden im zwanzigsten Jahr die Bürgerkriege, begraben die auswärtigen, zurückgerufen wurde der Friede, eingeschläfert überall das Wüten der Waffen, den Gesetzen die bindende Kraft zurückerstattet, den Gerichten die Autorität, dem Senat die hoheitliche Macht, die Amtsgewalt der Magistrate auf das ursprüngliche Maß zurückgeführt, lediglich wurden zu den acht Praetoren zwei neue hinzugewählt. Indem jene altehrwürdige Form des Gemeinwesens wieder ins Leben zurückgerufen wurde, kehrte den Feldern die Bestellung zurück, den Heiligtümern die Verehrung, den Menschen die Sicherheit, jedem einzelnen der ungefährdete Besitz seines Eigentums; die Gesetze wurden auf nützliche Weise verbessert und neue zu heilsamen Zwecken eingebracht …“[49]

Damit ist auf schlüssige Weise zum Ausdruck gebracht, was den überwiegenden Teil der Bürgerschaft für die neue, am Idealbild der alten ausgerichtete Ordnung einnahm: Friede und Sicherheit, Herrschaft von Recht und Gesetz – und die Wiederkehr der als altehrwürdig apostrophierten Verfassung. Was den letzten Punkt anbelangt, so ist nicht zu übersehen, dass das Lob der von Augustus neubegründeten Ordnung nur der Oberfläche der Verhältnisse gerecht wird. Gewiss, äußerlich gesehen war die Konsulatsverfassung wiederhergestellt, die vom Volk gewählten Magistrate nahmen ihre traditionellen Funktionen wahr, und Senat und Volk fassten wieder einmütig ihre Beschlüsse. Ausgeblendet blieb in dieser Betrachtungsweise die reale Macht des „Ersten Bürgers“, die informelle und die institutionelle, deren Kern das nur notdürftig verhüllte lebenslängliche Kommando in den großen Militärprovinzen des Reiches war. Davon schweigt Augustus in seinem Rechenschaftsbericht, und er hatte guten

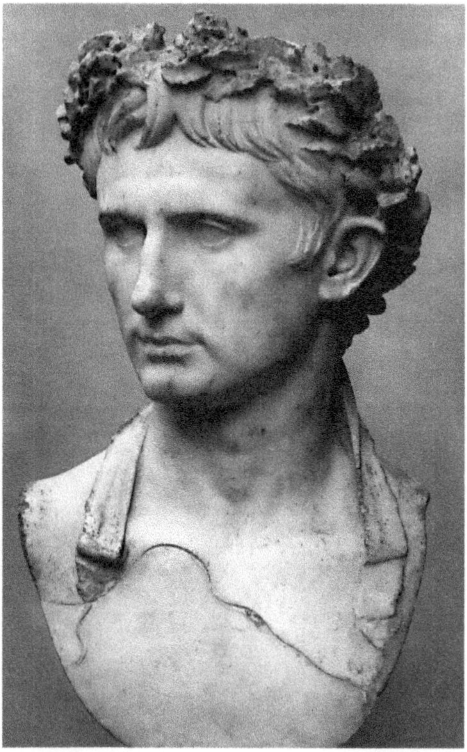

Abb. 18: Büste des Augustus mit Eichenkranz aus spätaugusteischer Zeit

Grund dazu. Denn es handelte sich in der Sache um nichts anderes als um eine Monopolisierung jener außerordentlichen Imperien, die, wie Cicero sich im Falle Caesars ausdrückt, es ermöglicht hatten, dass die Freiheit des römischen Volkes mit dem Heer des römischen Volkes unterdrückt worden war. Als ob es einer symbolischen Demonstration bedurft hätte, dass unter der Maske des republikanischen Oberamtes der Kriegsherr aus den Zeiten des Bürgerkriegs lauerte, unterhielt Augustus in und um Rom eine Leibgarde, und der Senat beeilte sich noch im Januar 27, für diese Praetorianer doppelten Sold zu beschließen.[50] Es war üblich, dass römische Magistrate und Promagistrate im Felde Leibwachen hatten, aber ihre Unterhaltung in Rom war eine Begleiterscheinung bürgerkriegsähnlicher Verhältnisse. Es ist bezeichnend, dass das aus Soldaten bestehende Schiedsgericht, das im Jahre 41 am Vorabend des Perusinischen Krieges einen Frieden zwischen dem Konsul Lucius Antonius und dem Triumvirn Octavian vermitteln wollte, dem Konsul auferlegte, seine Leibwache zu entlassen, und es ist ebenso bezeichnend und beleuchtet blitzartig die Entstehung des römischen Kaisertums aus dem Bürgerkrieg, dass für den Konsul Augustus von Staats wegen und auf Dauer eine privilegierte Leibwache geschaffen wurde. Die Praetorianergarde war eine typisch monarchische Institution, und ihr fiel in der Geschichte des Römischen Reiches noch mehr als einmal die Rolle von Kaisermachern zu.

Zumindest der Minderheit der politisch Denkenden war wohl ebenso wie den späteren antiken Historikern klar, dass die wiederhergestellte Republik des Jahres 27, was die tatsächlichen Machtverhältnisse anbelangt, eine Fassade war, hinter der sich eine neue Form der Monarchie verbarg. Wie Tacitus feststellte, waren die Namen der Magistrate wieder die alten, aber jene aristokratische Gleichheit, welche in der Zeit der Republik die Voraussetzung der Konkurrenz um Macht und Einfluss gewesen war, bestand nicht mehr. Entsprechend dieser Erkenntnis charakterisierte Tacitus den Umbruch, den die Begründung des augusteischen Prinzipats bedeutete, ganz anders als Velleius Paterculus. Er schrieb: „Also blieb nach der Änderung der politischen Ordnung nichts von der alten Sitte intakt: Alle begannen nach Beseitigung der Gleichheit nach den Weisungen des ‚Ersten Bürgers' Ausschau zu halten."[51] Vom Standpunkt der alten politischen Klasse aus gesehen, war das eine unanfechtbare Einsicht. Aber für die überwältigende Masse der Bürgerschaft waren die Segnungen der neuen, am Ideal von Recht und Gesetz orientierten Ordnung weitaus bedeutender als die politische Freiheit einer Aristokratie, die sich als unfähig erwiesen hatte, den Konkurrenzkampf um Macht und Einfluss mit dem für den Staat notwendigen Maß an Konsens und innerer Eintracht zu verbinden. Angehörigen der alten regierenden Klasse war diese Einsicht auch keineswegs verschlossen, und sie machten in ihrer Mehrheit, wie niemand besser als Tacitus im Eingang der Annalen zum Ausdruck gebracht hat, ihren Frieden mit den neuen Verhältnissen, in denen ihnen eine glanzvolle äußere Stellung belassen wurde und eine Teilhabe an der Ausübung öffentlicher Gewalt erhalten blieb.

3. Krisen und Krisenbewältigung

Die Stellung, die Augustus seit dem 16. Januar 27 einnahm, bewirkte, dass er mit einer doppelten Erwartung konfrontiert war: dass er im Inneren den Weg einer politisch-moralischen Reform einschlage, die sich an den Werten und Normen der Vergangenheit, der so genannten Sitte der Vorfahren *(mos maiorum)* orientierte, und dass er nach außen hin die Überlegenheit der römischen Waffen an allen Grenzen zur Geltung bringe und damit Roms Bestimmung zur Weltherrschaft vollende. Beiden Erwartungen zu entsprechen war schwierig, und es war unmöglich, sie schnell und zur gleichen Zeit zu befriedigen. Aus sachlichen und machtpolitischen Gründen besaß der zweite Gesichtspunkt, die Sicherung der römischen Herrschaft in den Grenzprovinzen, unbedingte Priorität. Nicht nur, dass die Zuweisung von Militärbezirken an Augustus auf Zeit erfolgt war und der Inhaber des Kommandos sich mit dem Versprechen, sie nach ihrer Befriedung Senat und Volk zurückzugeben, unter Erfolgsdruck gesetzt hatte: Mit der militärischen Aufgabe der Befriedung war die Schicksalsfrage der neuen Ordnung und des römischen Staates verbunden, nämlich die Umwandlung einer Bürgerkriegsarmee in ein Instrument der Staatsführung zur Gewährleistung der inneren und äußeren Sicherheit eines Weltreichs. Die in der Bürgerkriegszeit nach Bedarf rekrutierten Heere hatten nicht nur einen Raubbau an den wirtschaftlichen Ressourcen nach sich gezogen, sondern auch die soziale Revolution mittels Umverteilung von mobilem und immobilem Besitz zur ständigen Bedrohung gemacht. Notwendig war die Umwandlung der Milizheere in eine Berufsarmee überschaubarer Größe, die dem Zweck der äußeren und inneren Herrschaftssicherung genügte und die ohne Raubbau an den Ressourcen unterhalten werden konnte. Nicht nur mussten die Mittel für die Besoldung und Versorgung der aktiven Truppen aufgebracht werden, sondern es musste auch eine Methode gefunden werden, wie die künftige Altersversorgung der Veteranen mit der Respektierung bestehender Eigentumsverhältnisse vereinbart werden konnte. Dies alles setzte den Aufbau eines rationellen Steuersystems voraus. Während der Osten unter der Herrschaft der hellenistischen Könige längst an eine solche Besteuerung gewöhnt war, war dies im Westen entweder noch nicht oder nur ansatzweise der Fall. Hier fehlte es an einer Kalkulationsgrundlage, das heißt unter den Bedingungen der Agrarwirtschaft an einer genauen Erfassung der landwirtschaftlichen Nutzfläche und der sie bearbeitenden Bevölkerung. Es handelte sich also um eine gigantische Aufgabe, die nicht über Nacht und schon gar nicht am grünen Tisch in Rom, sondern nur vor Ort unter Berücksichtigung der regionalen Verhältnisse gelöst werden konnte. Nach seinem Sieg über Antonius und Kleopatra war es Octavian im Osten zunächst einmal gelungen, hinreichend stabile Verhältnisse zu schaffen. Aber im Westen stand es anders, und hier lag der Schwerpunkt der Augustus bei der Teilung der Provinzen zugefallenen Militärbezirke. Dorthin brach er Mitte des Jahres 27 auf und blieb dann etwa drei Jahre Rom fern.

Augustus hatte noch einen anderen Grund, sich als Feldherr und Organisator in seinen Provinzen zu bewähren. In der militarisierten Gesellschaft der römischen Aristokratie war kriegerische Bewährung die Hauptquelle von Prestige und informeller Macht, und Augustus wusste genau, dass er auf diesem Feld keine ernsthafte Konkurrenz zulassen durfte. Eine solche war ihm aber seit dem Jahre 29 in der Person des Marcus Licinius Crassus erwachsen.[52] Dieser Enkel des gleichnamigen Verbündeten Caesars hatte sich zunächst Sextus Pompeius angeschlossen und war nach dessen Katastrophe zu Marcus Antonius übergetreten. Doch vollzog er wie andere auch noch vor der Entscheidungsschlacht von Actium einen erneuten Frontwechsel und ging zu Octavian über. Als Angehöriger einer prominenten und dem älteren Caesar eng verbundenen Familie wurde er mit dem Konsulat belohnt. In der ersten Jahreshälfte 30 blieb er in Rom, dann ging er in seine Provinz Macedonia und verwaltete sie mit verlängertem Imperium als Prokonsul in den Jahren 29 bis 27. Von Anfang an war er mit einer ernsten Bedrohung seiner Provinz konfrontiert. Schon im Winter 30/29 überschritten die germanischen Bastarner die untere Donau und drangen über das Balkangebirge in das thrakische Vorfeld der römischen Provinz ein. Als sie den Teil des Landes verheerten, den der mit Rom in einem Freundschaftsverhältnis stehende Stamm der Dentheleter bewohnte, griff Crassus ein, vertrieb die Bastarner und brachte ihnen in Donaunähe eine vernichtende Niederlage bei. Dabei gelang es ihm, ihren König im Zweikampf zu besiegen und zu töten. Ein erneuter Einfall der Bastarner zwang Crassus im folgenden Jahr zu einem zweiten Feldzug, der zur Unterwerfung mehrerer dakischer und getischer Stämme und zur Rückgewinnung der im Jahre 43 von Gaius Antonius verlorenen Feldzeichen führte. Crassus' Erfolge hätten ähnlich wie die Caesars bei seinem Vorgehen gegen die Helvetier und germanischen Sueben im Jahre 58 der Anknüpfungspunkt zu einer neuen Provinzbildung sein können, wenn dem siegreichen Feldherrn die Möglichkeit zur Konsolidierung der begonnenen Unterwerfung des Landes gegeben worden wäre. Schon nach dem ersten Feldzug hatte der Senat Dankfeste beschlossen und ihm sowie Octavian als dem damaligen Inhaber einer umfassenden militärischen Obergewalt einen Triumph beschlossen. Aber Octavian lehnte für seine Person den Triumph ab und wusste zu verhindern, dass Crassus für die Tötung des Königs der Bastarner die höchste Ehre empfing, die ein römischer Feldherr erlangen konnte: die Weihung der Rüstung des getöteten feindlichen Heerführers, der so genannten *spolia opima*, im Tempel des Iuppiter Feretrius auf dem Kapitol. Octavian bestritt Crassus das Recht zum Empfang dieser Ehrung mit dem Argument, dass sie nur dem Oberkommandierenden, aber nicht dem Inhaber eines untergeordneten Kommandos zustehe, und er unterstützte seine Argumentation mit den zweifelhaften Ergebnissen eigener Forschung.[53] Er besuchte den Tempel des Iuppiter Feretrius, mit dessen Restaurierung schon im Jahre 32 begonnen worden war, und nahm die Inschrift in Augenschein, die an der von Aulus Cornelius Cossus geweihten Rüstung des Lars Tolumnius, des Königs von Veii, angebracht war. Als Ergebnis seiner Autopsie teilte er mit, dass Cossus die betreffende Rüstung nicht als Militärtribun, wie die annalistische Überlieferung einhellig behauptete, sondern als Konsul, somit als Inhaber der obersten Kommandogewalt, geweiht habe. Was immer aber an der Rüstung zu sehen war: Im fünften Jahrhundert gab es keinen Konsulat, und die Angabe, dass Cossus Konsul gewesen sei, als er die *spolia opima* weihte, kann nicht authentisch sein. Aber sie passte nur zu gut zu Octavians Absicht zu verhindern, dass Crassus eine Ehrung für sich verbuchte, der er, der Sieger von Actium, nichts Entsprechendes entgegensetzen konnte. Tatsächlich blieb Crassus diese besondere Ehre verwehrt, seinen Triumph über Daker und Geten durfte er noch feiern, dann zog er sich ins Privatleben zurück. Von ihm ist in der Überlieferung nicht mehr die Rede. Die Feier des Triumphes fand am 4. Juli 27 statt. Augustus hatte vorher die Stadt verlassen und war in die westlichen Provinzen aufgebrochen.

Augustus' Aufbruch nach Gallien begleiteten hochfliegende imperiale Erwartungen: dass er nach Britannien übersetzen und die Insel, die Caesar zweimal betreten hatte, der römischen Herrschaft unterwerfen würde. Er selbst soll eine solche Expedition über den Ärmelkanal auch tatsächlich geplant haben. Aber in Gallien angekommen verschob er die Ausführung des Plans und verwarf ihn endgültig im folgenden Jahr, als er in Spanien und in den Westalpen mit Einfällen unbezwungener Stämme in römisches Gebiet konfrontiert war.[54] Wie gegenüber den Parthern scheute er überhaupt das Risiko eines Angriffskrieges, dessen Dauer und Folgen unabsehbar waren. Er neigte in militärischen Dingen zu vorsichtigem Abwägen, und er vermied es nach Möglichkeit, in einem Krieg alles auf eine Karte zu setzen. Sein Biograph Sueton schreibt ihm die Maxime zu, dass Kriege und Schlachten nur unternommen werden sollten, wenn die Hoffnung auf Gewinn größer als die Furcht vor Verlust sei.[55] Augustus brachte diesen Grundsatz durch einen anschaulichen Vergleich zum Ausdruck, indem er sagte: „Wer geringen Vorteilen unter Gefahr eines großen Verlustes nachjagt, gleicht Leuten, die mit goldenen Haken zum Angeln gehen." Er zitierte Euripides mit dem Vers: „Besser ist ein bedächtiger als ein kühner Feldherr." Abgesehen von dieser Vorsicht wollte Augustus in Gallien erst einmal das Nächstliegende tun, und das war der Aufbau eines rationellen Steuer- und Abgabensystems sowie die Sicherung der bestehenden Grenzen gegen Einfälle und Plünderungszüge von außen. Von Narbo (Narbonne) aus organisierte er den ersten Zensus, das heißt die Erfassung von landwirtschaftlich genutztem Land und Arbeitskräften als Grundlage für die Erhebung von Steuern und Abgaben, entsprechend der Motivationskette, die Tacitus einmal so formuliert hat, „dass es keine Ruhe unter den Völkern geben könne ohne eine bewaffnete Macht, eine bewaffnete Macht nicht ohne Soldzahlungen und diese wiederum nicht ohne Steuern".[56] Noch vor Jahresende reiste er nach Spanien und nahm sein Hauptquartier in Tarraco (Tarragona), wo er jeweils am 1. Januar der Jahre 26 und 25 seinen achten beziehungsweise neunten Konsulat antrat. Sowohl in Narbo als auch in Tarraco war er mit den zivilen Aufgaben römischer Statthalter überhäuft. Er fungierte als oberster Gerichtsherr und hatte auf die Flut von Streitigkeiten zwischen Städten, Stämmen und Privatleuten mit Entscheidungen zu reagieren. Dies geschah in jurisdiktionellen Formen, und er musste sich häufig die Sachwalter der streitenden Parteien anhören, so beispielsweise einen Gavius Silo, dessen rhetorische Brillanz sein äußeres Erscheinungsbild Lügen strafte, so dass Augustus bemerkte: „Nie habe ich einen biederen Hausvater mit größerer Beredsamkeit sprechen gehört."[57]

Aber nicht nur die Angelegenheiten der Westprovinzen wurden in Tarraco verhandelt. Die spanische Metropole wurde so etwas wie ein zweiter Regierungssitz des Römischen Reiches. Im Jahre 26 klagte ein gewisser Valerius Largus den *praefectus Aegypti* Cornelius Gallus bei Augustus an, weil er seine militärischen Erfolge diesseits und jenseits der Südgrenze Ägyptens in prahlerischen Inschriften als eigene Großtaten verherrlicht hatte. Gallus war ein Freund des Augustus, aber er hatte mit der Verherrlichung seiner kriegerischen Erfolge die ihm gesetzten Grenzen, das *arcanum imperii* der neuen Ordnung, verletzt. Militärische Verdienste waren dem Oberbefehlshaber gutzuschreiben, und Ägypten war die Provinz des Augustus, der Praefekt besaß kein eigenes Imperium, er war der persönliche Beauftragte des Augustus. Dieser reagierte sofort. Er setzte Cornelius Gallus ab, verbot ihm, sein Haus und seine Provinzen zu betreten, und kündigte ihm die Freundschaft. Damit sollte es offenbar sein Bewenden haben. Augustus wollte die Angelegenheit gleichsam auf privater Ebene regeln. Aber er hatte nicht mit dem Übereifer und dem Opportunismus des Senats gerechnet, der die Sache in vermeintlich vorauseilendem Gehorsam sich zu Eigen machte und den Vorfall als Staatsverbrechen qualifizierte. Neue Anklagen wurden von Largus gegen Gallus vorgebracht, und der Senat ordnete ein Gerichtsverfahren mit der Maßgabe an, dass bei einer Verurteilung des Angeklagten sein Vermögen konfisziert und Augustus übergeben werden solle. Der von allen Seiten Angegriffene beging Selbstmord, bevor das Verfahren eröffnet worden war. Das hatte Augustus nicht gewollt, er lobte zwar die Anhänglichkeit derjenigen, die sich um seinetwillen so empört gezeigt hätten, beklagte aber, wie es heißt, unter Tränen sein Schicksal, das ihm als einzigem verwehre, seinen Freunden nur so weit zu zürnen, wie er es wünsche.[58] Dies Vorkommnis wirft ein scharfes Licht auf die Problematik, die sich aus der Disproportionalität zwischen realem Machtzentrum und konstitutioneller Ordnung ergab und für die Geschichte der frühen Kaiserzeit typisch werden sollte. Wenn die Kommunikation zwischen Kaiser und Senat, aus welchen Gründen auch immer, unterbrochen oder gestört war, und eine Koordination zwischen dem Willen des Prinzeps und den Initiativen im Senat nicht zustande kam, so konnten sich Verstimmungen und schwere Irritationen einstellen. Augustus hat denn auch später, wie noch zu zeigen sein wird, diesem Problem große Aufmerksamkeit geschenkt und institutionelle Formen zu finden sich bemüht, die den notwendigen Informationsfluss zwischen ihm und dem Senat sicherstellten.

In Tarraco wurden die Konsequenzen, die sich aus der neuen Ordnung ergaben, noch in anderer Weise deutlich. Augustus empfing in Spanien zahlreiche Gesandtschaften, nicht nur von reichsangehörigen Gemeinden und Herrschern, sondern auch von außerhalb des Reiches wie beispielsweise aus Indien oder von den Skythen.[59] Herkömmlicherweise war der Senat für die Gestaltung völkerrechtlicher Beziehungen zuständig, und auch der Verkehr zwischen reichsangehörigen Städten und Rom vollzog sich in den völkerrechtlichen Formen des Austauschs von Gesandtschaften. Fremde Gesandte wandten sich in der Regel an die Konsuln in Rom, die ihnen dann eine Audienz vor dem versammelten Senat vermittelten. Dazu war der Konsul Augustus wegen seiner Abwesenheit von Rom nicht in der Lage, und doch wandten sich zahlreiche Gesandte mit ihren Anliegen zunächst an ihn und gegebenenfalls, sofern es um die Gestaltung völkerrechtlicher Beziehungen ging, auch über seinen in Rom anwesenden Kollegen an den Senat. Über Einzelheiten sind wir im Fall von Mytilene auf Lesbos unterrichtet. Im Jahre 26 suchte eine städtische Gesandtschaft Augustus in Tarraco auf, und der Dichter Krinagoras überreichte ihm als diplomatisches Geschenk einen goldenen Kranz und den Ehrenbeschluss der Gemeinde, der an verschiedenen Orten des Reiches, unter anderem in Tarraco, publiziert werden sollte. Das Anliegen, um das es der Gemeinde hauptsächlich ging, war der Abschluss eines Bündnisvertrags mit Rom, und dies konnte in völkerrechtlich gültiger Weise nur durch entsprechende Senats- und Volksbeschlüsse in Rom geschehen. Die Gesandtschaft versicherte sich also zunächst der Zustimmung des Konsuls, der mächtiger war als sein Kollege, und wandte sich erst dann mit ihrem Anliegen an Marcus Iunius Silanus in Rom. Dieser schrieb einen Brief nach Spanien, und in der Antwort ermächtigte Augustus seinen Mitkonsul, das übliche Verfahren zu einem Abschluss des Bündnisvertrags in Gang zu setzen.[60] So oder so ähnlich hat man sich auch das Zustandekommen eines Senatsbeschlusses vorzustellen, durch den im Jahre 26 Polemon von Pontos, einer der Klientelkönige des Ostens, in das Verzeichnis der Freunde und Bundesgenossen des römischen Volkes aufgenommen wurde.[61] Dass Augustus der eigentliche Herr über Krieg und Frieden war und er über die Einsetzung und Absetzung von Klientelkönigen entschied, erschien späteren Historikern so selbstverständlich, dass Cassius Dio mit keinem Wort die Einbindung des Senats in diesen und ähnliche Vorgänge erwähnt. Dies gilt auch für die im Jahre 25 erfolgte Vergabe des Königreichs Mauretanien im westlichen Nordafrika an den mit Kleopatra Selene verheirateten Prinzen Iuba aus dem numidischen Königshaus[62] oder die Provinzialisierung des in Zentralkleinasien gelegenen Königreichs Galatien nach dem Tod des Amyntas.[63] Wie kompliziert sich das Zusammenspiel zwischen dem mächtigsten Mann im Staat und dem Senat, der Regierung der *res publica*, gestaltete, zeigt das Beispiel des Thronprätendenten Tiridates, der nach dem gescheiterten erneuten Versuch, sich der Herrschaft im Partherreich zu bemächtigen, hilfesuchend mit großem Gefolge Augustus in Spanien aufsuchte. Doch dieser verhielt sich abwartend und verschob eine Entscheidung bis zu seiner Rückkehr nach Rom. Hier hörte er im Jahre 23 beide Parteien an, nachdem auch eine Gesandtschaft des Partherkönigs Phraates eingetroffen war. Eine Unterstützung des Tiridates hätte Rom vermutlich in einen Krieg mit dem Partherreich gezogen, eine Auslieferung des Thronprätendenten, die von Phraates gefordert wurde, hätte dagegen eine Demütigung Roms und den Verlust eines Druckmittels im Verhältnis zu dem großen Nachbarn im Osten bedeutet. Augustus zog es angesichts der heiklen Alternative vor, die Angelegenheit vor den Senat zu bringen, doch dieser lehnte eine Entscheidung ab und wies sie Augustus zu. Dieser begnügte sich mit einem diplomatischen Kompromiss, der ihm das Risiko eines Krieges ersparte und doch das Druckmittel in seiner Hand ließ. Er gewährte Tiridates erneut Asyl, schickte Phraates den Sohn, der sich bei ihm als Geisel befand, zurück und empfing dafür das Versprechen, die von den Parthern erbeuteten Feldzeichen zurückzuerhalten.[64] Dass der Senat sich auf diese Weise aus der Verantwortung für eine Schlüsselfrage der Außenpolitik, bei der es um Krieg oder Frieden mit einer Großmacht ging, entzog, war keineswegs durch eine rechtliche Abgrenzung der zwischen Prinzeps und Senat geteilten Befugnisse bedingt, sondern durch die Rücksichtnahme des Senates auf die Macht des Faktischen. Augustus war schließlich der Herr über die Armee, und Syrien, wo im Falle eines Krieges der römische Aufmarsch erfolgen musste, war seine Provinz. Erst im Laufe der Zeit kristallisierten sich aus solchen Rücksichtnahmen Vorrechte und Privilegien heraus, die später zum festen Kompetenzbereich der römischen Kaiser gehörten.

Während Augustus darauf bedacht war, den großen Krieg im Osten zu vermeiden, begann er in Spanien einen begrenzten Krieg, der den unbezwungenen Nordwesten der Iberischen Halbinsel, das Land der asturischen und kantabrischen Stämme, unter römische Herrschaft bringen sollte. Im Rückblick hat Augustus diesen spanischen Krieg in eine Reihe mit den späteren Feldzügen im Westen des Reiches gestellt und deren Zielsetzung wie folgt charakterisiert:

„Das Gebiet aller Provinzen des römischen Volkes, denen Stämme benachbart waren, die unserer Befehlsgewalt nicht gehorchten, habe ich erweitert. Die gallischen und spanischen Provinzen, ebenso Germanien, ein Gebiet, das der Ozean von Gades (Cadiz) bis zur Elbmündung umschließt, habe ich befriedet. Die Alpen habe ich von der Gegend an, die der Adria benachbart ist, bis zum Tyrrhenischen Meer befrieden lassen, ohne dass ich mit irgendeinem Stamm unrechtmäßig Krieg begonnen hätte."[65]

Diese Charakterisierung ist aufschlussreich, freilich auch interpretationsbedürftig. Augustus bezieht sich auf den römischen Anspruch, unverletzliche Grenzen in einer Umwelt zu schaffen, der dieses Prinzip geordneter Staatlichkeit unbekannt war. Am Rhein, auf dem Balkan und auch in Spanien waren die Römer mit Beutezügen und Wanderbewegungen konfrontiert, der Folge eines Kultur- und Wohlstandsgefälles zwischen den unter römischer Herrschaft stehenden mediterranen Ländern und dem Barbaricum jenseits der Grenzen. Augustus war entschlossen, der daraus resultierenden Bedrohung ein Ende zu bereiten. Die Mittel, die ihm zur Verfügung standen, waren vertragliche Abmachungen, militärische Abschreckung und gegebenenfalls Unterwerfung durch Vorschieben der Grenzen. Im Bereich der Außenpolitik kamen auch Weltherrschaftsvorstellungen ins Spiel, die sich bereits in spätrepublikanischer Zeit angedeutet hatten, ihre Vollendung jedoch erst in der Zeit des Augustus fanden.[66] Diese Vorstellungen besagten, dass der römischen Friedensordnung prinzipiell keine Grenzen gesetzt seien, und es war kein Geringerer als Vergil, der in dem Nationalepos der Aeneis dies in klassisch gewordenen Versen zum Ausdruck gebracht hat. Im ersten Buch heißt es in der Prophezeiung Iuppiters:

> „Ihnen (den Römern) setze ich für ihr Reich
> weder in Raum noch Zeit eine Grenze:
> Herrschaft ohne Ende habe ich ihnen gegeben."[67]

Und in der Unterweltsschau des sechsten Buches heißt es von Roms Berufung:

> „Du bist ein Römer, dies sei dein Beruf:
> Die Welt regiere; denn du bist ihr Herr.
> Dem Frieden gib Gesittung und Gesetze,
> begnad'ge, die sich dir gehorsam fügen,
> und brich in Kriegen der Rebellen Trutz."[68]

Das Ideal eines römischen Friedens im Weltmaßstab schloss weder die gewaltsame Erzwingung von Gehorsam noch das Mittel des Völkermords aus, wenn anders Sicherheit, wie die römische Seite sie definierte, nicht zu erreichen war. Dies ergibt sich aus dem von Augustus aufgestellten Grundsatz, unter den er in seinem Tatenbericht seine Feldzüge gestellt hat: „Fremde Völker, denen ohne Gefährdung der Sicherheit verziehen werden konnte, habe ich lieber erhalten als auslöschen wollen.“[69]

Spanien war das erste Beispiel für die Sicherung des römischen Friedens, der Pax Romana, durch Expansion. Wie Cassius Dio berichtet, waren es die Feindseligkeiten der Kantabrer und Asturer, die ihn veranlassten, endgültig auf den Plan einer Expedition nach Britannien zu verzichten und alle militärischen Anstrengungen auf die Einbeziehung des nordwestlichen Spanien in das römische Herrschaftsgebiet zu richten.[70] Der Geograph Strabon von Amaseia, ein Zeitgenosse des Augustus, hat ein anschauliches Bild von den Verhältnissen gezeichnet, auf die die Römer gestoßen waren, als sie in Spanien ihre Herrschaft zu etablieren suchten, und man darf wohl davon ausgehen, dass sich in einer breiten Grenzzone im Nordwesten der Iberischen Halbinsel daran wenig geändert hatte, als Augustus sich in Spanien aufhielt. Strabon schreibt:

„Ungefähr 30 Stämme bewohnen das Land zwischen Tajo und Kantabrien. Das Land ist reich an Feldfrüchten und Tieren, an Gold, Silber und dergleichen, und dennoch haben es die meisten aufgegeben, von den Erträgen des Landes zu leben, sondern haben sich auf ständige Raubzüge und Kriege gegeneinander und, indem sie den Tajo überschreiten, gegen ihre Nachbarn verlegt – bis die Römer ihre Macht brachen, die meisten ihrer Städte zu offenen Siedlungen machten, manche auch an günstigerer Stelle zu neuen Städten zusammenführten. Begonnen hatten mit der allgemeinen Gesetzlosigkeit offensichtlich die Bewohner der Berge. Sie bewohnten ein hartes, unfruchtbares Land und besaßen wenig; deshalb begehrten sie fremdes Gut; die Angegriffenen aber konnten notwendigerweise bei ihrer Abwehr nicht ihrer eigenen Arbeit nachgehen, und so kam es, dass das vernachlässigte Land den angestammten Ertrag nicht mehr erbrachte und (ebenfalls) von Räuberbanden bewohnt wurde.“[71]

Die Unterwerfung der Bergstämme erwies sich wegen der Unzugänglichkeit des Geländes und der Kampfesweise der Gegner, die sich in dem unwegsamen Land immer wieder dem Zugriff der Legionen entzogen, als langwierig und verlustreich. Anfangs, im Jahre 26, leitete Augustus selbst die Operationen, aber er war den Strapazen des Feldzugs, der die Züge eines Guerillakrieges trug, der furchtbarsten Form des Krieges überhaupt, nicht gewachsen.[72] Er wurde krank und musste in einer Sänfte getragen werden – einmal wäre er beinahe von einem Blitz getroffen worden und gelobte deshalb als Dank für die Rettung Iuppiter Tonans, dem Gott des Gewitters, einen Tempel, der schon im Jahre 22 in Rom eingeweiht wurde.[73] Krankheitshalber kehrte er nach Tarraco zurück und überließ die Fortführung des Krieges seinen beiden Legaten Gaius Antistius und Publius Carisius. Im Jahr 25 sah er sich sogar genötigt, zur Wiederherstellung seiner Gesundheit einen längeren Badeaufenthalt in den Pyrenäen zu nehmen.[74] Insgesamt führten die Feldzüge der Jahre 26 und 25, bei denen sein Neffe Marcus Marcellus und sein Stiefsohn Tiberius ihre ersten militärischen Erfahrungen sammelten,[75] nur zu einer oberflächlichen Unterwerfung des spanischen Nordwestens. Spektakuläre Siege waren ausgeblieben, und Augustus nahm den ihm angetragenen Triumph nicht an.[76]

Als Augustus Spanien im Jahre 24 verließ, erhoben sich die Asturer und Kantabrer von neuem. Sie lockten den Legaten Lucius Aemilius in einen Hinterhalt und brachten ihn zusammen mit den ihn begleitenden Soldaten um.[77] Daraufhin führten die Römer einen Feldzug der verbrannten Erde. Gefangenen, die nicht in die Sklaverei verkauft wurden, wurden die Hände abgeschlagen, und sie wurden so für immer kampfunfähig gemacht. Aber damit war die Unterwerfung des nordwestlichen Berglandes, das später weder die muslimischen Heere noch Napoleon erobern konnten, noch immer nicht vollendet. Als Agrippa im Jahre 19 als Augustus' Stellvertreter in die Westprovinzen ging, musste er eine neue Erhebung niederschlagen.[78] Versklavte Kantabrer hatten ihre Herren getötet und sich befreit, waren nach Hause zurückgekehrt und hatten eine Insurrektion angezettelt. Wieder war die Niederringung des Aufstandes mühsam und verlustreich. Agrippa bekam erhebliche Schwierigkeiten mit den Soldaten, die alt, abgekämpft und von der Härte des Guerillakrieges demoralisiert waren. Er degradierte viele, die versagt hatten, und entließ sie in Unehren, das heißt ohne Anspruch auf eine Altersversorgung. Eine ganze Einheit, die *legio Augusta*, wurde mit Entzug ihres Ehrennamens bestraft. Erst als Agrippa die Disziplin wiederhergestellt hatte, kam er zum Ziel. Die Bergfestungen wurden einzeln eingenommen, der überlebende Rest der Bevölkerung, soweit er Gnade fand, in den Ebenen angesiedelt, wo sie leicht zu überwachen war, so beispielsweise in Bracara Augusta (Braga), Lucus Augusti (Lugo), Asturica Augusta (Astorga). Mit ehrenhaft entlassenen Soldaten wurden in Spanien zwei Veteranenkolonien neu angelegt, die erste, Augusta Emerita (Merida), bereits während Augustus' Aufenthalt in Spanien und wenig später die zweite, Caesar Augusta (Saragossa), mit Veteranen von drei Legionen, der *IV. Macedonica, VI. Victrix* und *X. Gemina*. Zusätzlich wurden bestehende Kolonien durch Neusiedler verstärkt. Die Wehrkraft der unterworfenen Stämme wurde durch Rekrutierung von Hilfstruppen abgeschöpft, die fern ihrer Heimat am Rhein oder im Illyricum Verwendung fanden. Der von Augustus im Jahre 26 begonnene Feldzug in Spanien dauerte also mit Unterbrechungen sieben Jahre: Das Ergebnis war, dass von nun an ganz Spanien unter römischer Herrschaft stand und Friede einkehrte, auch wenn es im Nordwesten zunächst die Ruhe des Friedhofs sein mochte. Zur Sicherung des Friedens blieben anfangs vier bis fünf Legionen im Lande, später wurde ihre Zahl auf drei vermindert. Dank Agrippa wurde das Ziel, das Augustus sich gestellt hatte, erreicht, aber persönlich hatte er während seines zweijährigen Aufenthaltes in Spanien keine spektakulären Siege errungen, die denen des Crassus auf dem Balkan ebenbürtig waren. Um so stärker wurde das Zwischenergebnis propagandistisch gefeiert: Im Jahre 25 wurde in Rom der Tempel des Ianus zum zweiten Mal als Zeichen des siegreich errungenen Friedens geschlossen.[79] Dazu mochte der Umstand ermutigen, dass im Westen weitere Siege zu verzeichnen waren: Augustus' Legat Marcus Vinicius führte eine erfolgreiche Strafexpedition über den Rhein, weil jenseits des Stromes römische Kaufleute von Germanen umgebracht worden waren.[80] Und im Jahr 25 unterwarf Aulus Terentius Varro Murena in Augustus' Auftrag die Salasser, die sich im Aostatal von neuem erhoben hatten. Dieses Mal wurde ganze Arbeit geleistet. Varro brachte die gesamte Jungmannschaft in seine Gewalt und verkaufte sie mit der Auflage in die Sklaverei, dass die Betreffenden erst nach Ablauf von 20 Jahren freigelassen werden dürften. Dann sicherte Augustus die wichtige, durch das Aostatal führende Straßenverbindung zwischen Norditalien und Gallien durch die Anlage einer Veteranenkolonie namens Colonia Augusta (das heutige Aosta), in der er entlassene Angehörige seiner Praetorianergarde ansiedelte.[81]

Noch von Spanien aus ermächtigte Augustus den *praefectus Aegypti* Lucius Aelius Gallus zu einer kombinierten See- und Landexpedition nach Südarabien, in den heutigen Jemen. Der Grund ist wohl in wirtschaftlichen Motiven zu suchen. Es ging um die Kontrolle des gewinnbringenden Indien- und speziell des Weihrauchhandels.[82] Gallus gelangte bis zur Hauptstadt des Sabäerreiches Mariba, doch endete das militärische Abenteuer in einer Katastrophe. Ein großer Teil des Heeres ging schon auf dem langen Marsch in der glühenden Hitze an Wassermangel und Krankheiten zugrunde. Die Hauptstadt konnte nicht genommen werden, und die Römer mussten, bedrängt von den Arabern, den Rückzug antreten. Das gescheiterte Unternehmen hatte für Ägypten noch ein Nachspiel. Während der Abwesenheit des Praefekten fielen die Aithiopier in den Süden Ägyptens ein, und Gallus' Nachfolger Publius Petronius musste einen mehrjährigen Feldzug gegen die Königin Kandake führen, der ihn bis nach Napata oberhalb des vierten Nilkataraktes führte und die Königin zwang, die Unverletzlichkeit der ägyptischen Südgrenze zu respektieren.[83] Im Jahre 20, als Augustus sich im Osten aufhielt, suchte ihn eine Gesandtschaft der Königin in Samos auf und erkannte die römische Überlegenheit an. Auf diese Weise sprang aus der Katastrophe der arabischen Expedition schließlich der Erfolg einer Sicherung der ägyptischen Südgrenze heraus. Alles in allem müssen die kriegerischen Ereignisse der Jahre 26 bis 24 die überspannten imperialen Erwartungen der römischen Öffentlichkeit eher enttäuscht haben. Augustus kehrte nicht als strahlender Kriegsheld im Jahre 24 nach Rom zurück, und seine ohnehin labile Gesundheit hatte sich noch zusätzlich verschlechtert.

Von Tarraco aus hatte Augustus eine weitgespannte Regierungstätigkeit entfaltet, welche die Provinzmetropole zum zweiten Zentrum des Reiches neben Rom machte. Den Magistraten und dem Senat wurde auf diese Weise drastisch vor Augen geführt, dass im Januar 27 allem schönen Schein zum Trotz keineswegs die alte Konsulatsverfassung wiederhergestellt worden war. Denn in allen wichtigen Fragen traf Augustus die Entscheidungen, und in Rom war sein Mitkonsul auf seine Zustimmung angewiesen. Darüber hinaus hatte Augustus noch einen Stadtpraefekten eingesetzt, der die Hauptstadt unter Kontrolle halten sollte. Seine Wahl war auf einen prominenten Anhänger gefallen, der eine bewegte politische Vergangenheit hinter sich hatte, auf Marcus Valerius Messalla Corvinus. Ursprünglich ein Anhänger und Bewunderer des Caesarmörders Gaius Cassius, hatte er sich nach Philippi Antonius angeschlossen und war dann, als dessen Vorrangstellung im Westen zusammenbrach, zu Octavian übergetreten. Das Amt des Stadtpraefekten war bis dahin ein bloßes Ehrenamt gewesen, mit dem junge Leute für den Tag des Latinerfestes ausgezeichnet wurden, wenn die Konsuln mit den übrigen Magistraten zum Heiligtum auf dem Albanerberg zogen, um ein Opfer darzubringen. Nun aber sollte der Stadtpraefekt Augustus in Rom vertreten und trotz der Anwesenheit eines Konsuls die Stadt faktisch regieren. Das war mit der offiziell wiederhergestellten Konsulatsverfassung schlechthin unvereinbar. Jedenfalls trat Messalla Corvinus nach wenigen Tagen von dem in der Verfassung nicht vorgesehenen Amt zurück, „als ob er nicht wüsste, wie er es führen sollte".[84] Hinzu kam, dass Augustus noch von Spanien aus mit der dynastischen Förderung seines einzigen männlichen Blutsverwandten begann. Dies war sein im Jahre 42 geborener Neffe Marcus Marcellus, der Sohn seiner Schwester Octavia aus erster Ehe. Marcellus hatte ihn nach Spanien begleitet, wurde zusammen mit Augustus' Stiefsohn Tiberius im Jahre 25 mit der Ausrichtung von Spielen beauftragt und dann mit der noch nicht 14-jährigen Tochter Iulia verheiratet. Da Augustus' Rückkehr nach Rom sich wegen seines Gesundheitszustandes verzögerte, beauftragte er Agrippa, bei der Hochzeitszeremonie in Rom die Rolle des Brautvaters zu übernehmen.[85] Mit der dynastischen Heirat konnte es also nicht schnell genug gehen. Unmittelbar danach erfolgte die Privilegierung des kaum dem Jugendalter entwachsenen Schwiegersohns, der dies allein dem Umstand verdankte, dass er der nächste männliche Verwandte des Augustus war. Im Jahre 24 erhielt er durch Senatsbeschluss das Recht, im Senat in der Rangklasse der Praetorier zu stimmen und zehn Jahre vor dem gesetzlichen Mindestalter Konsul zu werden. Weiterhin wurde der Siebzehnjährige mit Dispens von den gesetzlichen Laufbahnbestimmungen zum Aedilen gewählt.[86] Diese Bevorzugung ähnelte den Privilegien, die dem jungen Octavian, freilich in einer unvergleichbaren Situation, im Januar 43 zuerkannt worden waren. In der Öffentlichkeit wurde dies als erster Schritt zu einer dynastischen Nachfolgeregelung verstanden. Das alles fügte sich schlecht in das Bild der wiederhergestellten Republik. Die spektakuläre Herausstellung des Marcellus erregte nicht nur bei republikanisch gesinnten Angehörigen der Aristokratie Anstoß, sondern auch bei Agrippa, dessen Loyalität nicht bis zur Selbstaufgabe ging und der die Bevorzugung eines Knaben, der keine Verdienste aufweisen konnte, als kränkende Zurücksetzung empfand.[87] Schließlich war ein weiterer Stein des Anstoßes, dass Augustus gegen die gesetzliche Bestimmung, die zwischen zwei Konsulaten ein Intervall von zehn Jahren vorsah, laufend verstieß, Jahr für Jahr den Konsulat bekleidete und dann noch aufgrund der tatsächlichen Macht, die er besaß, seinen jeweiligen Kollegen zum Befehlsempfänger degradierte.

Offiziell freilich empfing Augustus nach dem vorläufigen Abschluss des spanischen Feldzugs vom Senat neue Ehrungen – dazu gehörten die erneute Schließung des Ianustempels und der am 1. Januar 24 geleistete Eid auf seine Verfügungen. Als er vor seinem Einzug in Rom die Zustimmung des Senats zu der Ankündigung eines Geldgeschenks an das Volk einholen wollte, befreite ihn dieser von der Beachtung aller gesetzlichen Beschränkungen seiner Machtvollkommenheit.[88] Wie im Falle der Ehrungen des Diktators Caesar stehen wir vor einem Rätsel: Hat man mit bloßer Servilität zu rechnen oder diente das Übermaß der zuerkannten Ehrungen dazu, den Wiederhersteller der Republik als Alleinherrscher zu entlarven? Der Verdacht, dass eine dynastische Machtbildung im Gange war, fand neue Nahrung in einem spektakulären Majestätsprozess gegen den Prokonsul von Macedonia, Marcus Primus.[89] Gegen ihn wurde bei seiner Rückkehr nach Rom Anklage erhoben, weil er unautorisiert unter Verletzung des Majestätsgesetzes die Grenzen seiner Provinz überschritten und Krieg gegen die thrakischen Odrysen geführt hatte. Ankläger war Aulus Terentius Varro Murena, ein Mann, von dem berichtet wird, dass er kein Blatt vor den Mund zu nehmen pflegte. Der Angeklagte sagte aus, dass er den Krieg mit Billigung des Augustus begonnen habe, und dann berief er sich auch auf dessen Neffen Marcellus. Augustus erschien in eigener Person vor Gericht und bestritt die Aussage des Angeklagten. Der Ankläger fragte ihn, wer ihn denn geladen habe, und erhielt als Antwort: das öffentliche Interesse. Das öffentliche Interesse war in diesem Fall das seine. Denn was immer die Wahrheit war: Es durfte in der wiederhergestellten *res publica* nicht den Anschein haben, als hätten der „Erste Bürger“ und sein Neffe sich Hoheitsrechte angemaßt, die nach dem Gesetz Senat und Volk zustanden. Alle diese Dinge berührten die Masse der Bürgerschaft gewiss nicht sonderlich, aber anders stand es mit der regierenden Klasse. Für eine breite Oppositionsbewegung gab es auch in ihr keinen Raum, wohl aber kam es im Jahre 23 zu einer Verschwörung, die an die Iden des März erinnerte. Als ihre Führer werden ein gewisser Fannius Caepio und Aulus Terentius Varro Murena, der Ankläger des Marcus Primus, genannt. Varro war zum Konsul für das Jahr 23 gewählt worden.[90] In den Capitolinischen Fasten und nur dort wird er als Kollege des Augustus genannt. Doch trat im Laufe des Jahres Gnaeus Calpurnius Piso an seine Stelle. Dieser war ein Anhänger der Caesarmörder gewesen und hatte sich nach deren Scheitern von der Politik ferngehalten. Augustus wollte ein Zeichen setzen und gewann den ehemaligen Gegner als Kollegen im Amt, nachdem die Verschwörung des ursprünglich gewählten Konsuls aufgedeckt worden war. Gegen die Verschwörer erhob Augustus' Stiefsohn Tiberius Anklage. Sie entzogen sich durch Flucht dem Verfahren, wurden *in absentia* verurteilt und, nachdem sie ergriffen worden waren, beide getötet. Weder Maecenas noch Murenas Halbbruder Gaius Proculeius, die beide bei Augustus in hoher Gunst standen, konnten das Leben der Verschwörer retten.

Für Augustus war dies eine aufregende Zeit, und unmittelbar nach Aufdeckung der Verschwörung brach seine ohnehin angeschlagene Gesundheit vollständig zusammen. Er selbst rechnete mit seinem Tod und traf Vorbereitungen für den Fall seines Ablebens. Alle Welt rechnete damit, dass der ostentativ geförderte Marcellus zum Erben und Nachfolger designiert würde, aber Augustus tat dies eben nicht. Eine dynastische Sukzession erschien doch unmöglich, und außerdem war die neue Ordnung noch viel zu unausgereift, als dass sie ohne Gefahr neuer Bürgerkriegswirren einem jungen Mann anvertraut werden konnte. Agrippa konnte nicht übergangen werden, und auf der anderen Seite war der Konsulatsverfassung Rechnung zu tragen. Augustus handelte, den Tod vor Augen, in diesem Sinne: Er händigte Agrippa seinen Siegelring aus und gab ihm damit die Verfügungsgewalt über sein Vermögen und die Führung der Familienklientel, seinem Mitkonsul Gnaeus Piso aber übergab er die Staatspapiere, die Verzeichnisse über Armee und Finanzen, und setzte ihn damit an die Spitze des Staates.[91] Die Zeit war noch nicht gekommen, in der die Führung des Staates mit einer dynastischen Sukzession verknüpft werden konnte.

Wahrscheinlich war es ein Glücksfall, dass Augustus am Leben blieb und der dualistischen Konstruktion der Nachfolge die Probe der Realisierung erspart blieb. Angeblich sollen ihm die Kaltwasserkuren des berühmten, aus dem Freigelassenenstand stammenden Arztes Antonius Musa das Leben gerettet haben.[92] Den ebenfalls erkrankten Marcellus konnte die gleiche Therapie nicht retten. Sein Tod bereitete allen Spekulationen über eine geplante dynastische Nachfolgeregelung erst einmal ein Ende. Augustus sah ein, dass er den Hauptanstoß, den die Ordnung des Jahres 27 unter den Angehörigen der regierenden Klasse erregt hatte, die Blockierung eines der beiden Konsulate, beseitigen musste. Da das Angebot, jährlich neben ihm zwei Konsuln zu wählen, nicht angenommen wurde,[93] entsagte er im Juni 23 dem Amt. An seiner Statt wurde Gaius Sestius gewählt, ein Republikaner, der nie aus seiner Verehrung für den Caesarmörder Marcus Brutus einen Hehl gemacht hatte. Das nominell höchste Amt im Staate war also mit Männern besetzt, deren republikanische Gesinnung allgemein bekannt war. Augustus selbst hat seitdem den Konsulat nur noch zweimal aus besonderen Anlässen, in den Jahren 5 und 2 v. Chr., bekleidet. Im Jahre 23 musste nun für sein zehnjähriges Provinzkommando, das bis zum Jahre 18 lief, eine andere Rechtsform in Gestalt einer vom Konsulat gelösten mehrjährigen Amtsgewalt gefunden werden. Das geschah in Gestalt eines außerordentlichen prokonsularischen Imperiums.[94] Eine solche Amtsgewalt hatte es bereits mehrfach in der späten Republik gegeben. Sie erinnerte freilich an die großen Militärkommandos, die es ermöglicht hatten, der Republik das Ende zu bereiten. Augustus hat von diesem prokonsularischen Imperium, das in den Jahren 18 und 13 v. Chr. um jeweils fünf, sodann in den Jahren 8 v. Chr. sowie 3 und 13 n. Chr. für jeweils zehn Jahre verlängert wurde, in seinem Tatenbericht geschwiegen, und auch in Rom hat er von dem Titel keinen Gebrauch gemacht. Aber wenn er sich in den Provinzen aufhielt, führte er ihn in offizieller Titulatur. Das wissen wir erst seit kurzem dank eines Inschriftenfundes in Spanien. In zwei Edikten aus der Zeit seines zweiten Aufenthaltes im Westen, die auf den 14. und 15. Februar 15 v. Chr. datiert sind, hat seine Titulatur den folgenden Wortlaut: „Imperator Caesar, Sohn des Gottes (Iulius), Augustus, das achte Mal Inhaber der tribunizischen Gewalt und Prokonsul, verkündet …“[95]

Mit dem Verzicht auf den Konsulat gingen zwei keineswegs unwichtige Kompetenzen verloren. Die eine betraf das Recht, Senat und Volksversammlung einzuberufen, mit ihnen zu verhandeln und Beschlüsse herbeizuführen sowie in Rom die Exekutivgewalt auszuüben, die andere die Möglichkeit, in die den Prokonsuln unterstehenden Senatsprovinzen einzugreifen. Zum Ausgleich dieses Kompetenzverlustes wurde Augustus eine *übergeordnete* prokonsularische Gewalt, das so genannte *imperium proconsulare maius*, und eine lebenslängliche tribunizische Amtsgewalt verliehen. Diese führte er seit dem 26. Juni 23 mit jährlicher Zählung in seiner Titulatur. Ein übergeordnetes prokonsularisches Imperium hatte es, auf bestimmte militärische Aufgabenbereiche bezogen, die sich nicht in den Grenzen einer Provinz bewältigen ließen, schon vorher gegeben, beispielsweise zur Bekämpfung der Seeräuberplage im Mittelmeerraum oder zur Vollstreckung der Acht an dem zum Staatsfeind erklärten Prokonsul Cornelius Dolabella im Jahre 43, aber das *imperium maius* des

Augustus bezog sich nun auf alle Provinzen des Reiches, war also eine Weiterentwicklung der älteren Ansätze zu einem räumlich und faktisch auch zeitlich unbegrenzten übergeordneten Kommando. Doch Augustus konnte die zahlreichen Probleme, welche die innere und äußere Konsolidierung des Reiches stellte, unmöglich allein bewältigen. Er konnte nicht zugleich im Westen und im Osten anwesend sein, und er durfte auch Rom, das Zentrum der *res publica*, nicht gänzlich sich selbst überlassen. Er brauchte einen Teilhaber seiner Gewalt, aber einen solchen durfte es im Interesse der Sicherung des inneren Friedens nur geben, wenn dessen Loyalität über jeden Zweifel erhaben war. Augustus' Wahl fiel auf Agrippa, seinen ältesten Freund und bewährtesten Helfer.[96] Dieser erhielt im Jahre 23 ein übergeordnetes *imperium* für den griechischen Ostteil des Reiches, das gesetzlich dem des Augustus gleichgestellt war und das er bis zum Winter 22/21 von Mytilene auf Lesbos aus ausübte. In den Jahren 20 bis 19, als sich Augustus selbst im Osten aufhielt, vertrat ihn Agrippa in Gallien und Spanien, in der Zeit von 17/16 bis 13 von neuem im Osten und schließlich 13/12 bis zu seinem frühen Tod auf dem Balkan. Nicht zu Unrecht hat der jüdische Historiker Iosephus das Verhältnis zwischen den beiden Machthabern so beschrieben: „Diese beiden regierten damals das riesige Römische Reich, Augustus und *nächst* ihm Agrippa."[97] An der sachlichen Eignung Agrippas bestand kein Zweifel, und auch davon konnte Augustus ausgehen, dass der Freund seine partielle Gleichstellung nicht für persönliche machtpolitische Zwecke missbrauchen würde. Agrippa respektierte die überlegene *auctoritas* seines Freundes, und er trat, obwohl im Besitz eines eigenen Imperiums, immer nur als Augustus' Beauftragter in Erscheinung. Während des Kantabrischen Krieges verzichtete er sogar darauf, dem Senat Bericht zu erstatten, und er nahm den ihm zuerkannten Triumph nicht an.[98] Damit setzte er ein Vorbild: In demselben Jahr, in dem er den Triumph ablehnte, feierte Cornelius Balbus als Prokonsul von Africa als letzter Feldherr, der nicht zum Hause des Princeps gehörte, einen Triumph.

Was die tribunizische Amtsgewalt anbelangt, so besaß Augustus schon längst einzelne Privilegien beziehungsweise Kompetenzen des Volkstribunats. Im Jahre 36 war ihm die tribunizische Unverletzlichkeit zuerkannt worden und seit dem Jahr 30 das Recht der tribunizischen Hilfeleistung an römische Bürger. Was Augustus nun im Juni 23 noch erhielt, war der eigentliche politische Kern der tribunizischen Gewalt: das Recht, Senats- und Volksbeschlüsse durch Einlegung eines Vetos zu verhindern und im Bedarfsfall sowohl den Senat als auch die nach Stimmbezirken zusammengesetzte Volksversammlung einzuberufen und Beschlüsse herbeizuführen. Das am Ende der so genannten Ständekämpfe den Volkstribunen förmlich zugestandene Vetorecht besaß eine strategische Schlüsselfunktion im Gefüge der republikanischen Verfassung. Mit seiner Hilfe konnte unter Umständen die gesamte Staatsmaschine lahmgelegt werden, und schon der bloße Besitz dieses Rechtes genügte, dass der mächtigste Mann, der nun auch zeitlebens Inhaber der tribunizischen Gewalt war, von ihm nie Gebrauch machen musste. Als Patrizier konnte Augustus nicht Volkstribun werden und ebenso galt es seit der Gracchenzeit als Regelverstoß, das Amt mehrmals zu bekleiden. Es war also notwendig, die Amtsgewalt vom Amt zu trennen, und dies geschah nach dem Vorbild der prokonsularischen Gewalt.

Mit diesen Veränderungen der konstitutionellen Stellung des Augustus war die Krise noch nicht beendet. Ausgelöst wurde ihre Fortsetzung von einer Seuche, von der wir nicht anzugeben vermögen, welches die Ursache der Epidemie war. In ihren Auswirkungen war sie jedenfalls so gravierend, dass nach der Mitteilung des Cassius Dio die landwirtschaftliche Produktion darunter litt und in Rom eine Teuerung entstand, die sich zu einer Hungersnot zu steigern drohte.[99] Wie immer in solchen Fällen gab es unheilvolle Vorzeichen: Blitze trafen unter anderem das Pantheon und aus der Hand der dort aufgestellten Augustusstatue fiel der Speer zu Boden. Dies wurde von der Volksmenge, so erfahren wir, auf den Zorn der Götter darüber zurückgeführt, dass Augustus nicht mehr Konsul war, und es kam zu gewalttätigen Demonstrationen mit dem Ziel, dass er zum Diktator ernannt und wie Pompeius im Jahre 57 mit der Getreideversorgung der Hauptstadt beauftragt werde. Der Senat wurde von der Volksmenge belagert und mit der Drohung, das Gebäude in Brand zu stecken, genötigt, einen entsprechenden Beschluss zu fassen. Dann zog die Menge zu Augustus und bot ihm die 24 Rutenbündel an, die das Statussymbol eines Diktators waren. Augustus geriet in eine peinliche Verlegenheit: Die Diktatur war im Jahre 44 in Reaktion auf Caesars Ermordung durch ein Gesetz des Konsuls Marcus Antonius geächtet worden. Augustus wollte und brauchte ein gutes Einvernehmen mit dem Senatorenstand, denn dieser war das Bindeglied zwischen der alten und der neuen Ordnung, und er war das Reservoir, aus dem sich das herrschaftsgewohnte Führungspersonal rekrutierte, ohne das weder die *res publica* noch das Imperium regiert werden konnte. Vor allem aber schreckten die Spuren Caesars. Als dieser zum Diktator auf Lebenszeit geworden war, fiel er einer Verschwörung zum Opfer, und eine ähnliche im Jahr 23 gegen Augustus gerichtete war zwar gescheitert, hatte ihm aber die Gefährlichkeit der Situation demonstriert. Augustus war deshalb entschlossen, keine der ihm angetragenen Ausnahmegewalten anzunehmen, und leistete mit bemerkenswertem Mut dem Druck der Straße Widerstand. Sein Biograph Sueton schreibt: „Die ihm vom Volk unter großer Nötigung angetragene Diktatur lehnte er unter flehentlichen Bitten ab, indem er niederkniete, die Toga von den Schultern fallen ließ und die Brust entblößte."[100] Die höchst pathetische Szene brachte zum Ausdruck, dass er lieber den Tod erleiden als die Diktatur annehmen wollte. Die Inszenierung hatte die gewünschte Wirkung – nicht zuletzt auch deswegen, weil er dem nächstliegenden Zweck, den das Stadtvolk mit seinen gewalttätigen Demonstrationen verfolgte, nämlich die Verhinderung einer verheerenden Hungersnot, auf andere Weise zu entsprechen versprach. Er beschaffte mit privaten Mitteln und unter persönlichem Einsatz das notwendige Getreide. Er selbst hat in seinem Tatenbericht die Krise des Jahres 22 und seine eigene Leistung so beschrieben:

„Die Diktatur, die mir in An- und Abwesenheit von Volk und Senat im Konsulatsjahr des Marcus Marcellus und Lucius Arruntius angeboten wurde, habe ich nicht angenommen. Nicht abgelehnt habe ich angesichts des äußersten Mangels an Getreide die Beauftragung mit der Beschaffung von Nahrungsmitteln, der ich in der Weise nachkam, dass ich innerhalb weniger Tage die gesamte Bürgerschaft von der Furcht und von der drohenden Gefahr (einer Hungersnot) mit meinen Aufwendungen und meinem persönlichen Einsatz befreite. Den mir damals auch angebotenen Jahreskonsulat auf Lebenszeit habe ich (ebenfalls) nicht angenommen."[101]

Dass Augustus es auch ablehnte, lebenslänglich Jahr für Jahr den Konsulat zu bekleiden, war nur konsequent. Anderenfalls hätte er sein Konzept, das er mit der Niederlegung des Konsulats eingeleitet hatte, ebenso verdorben, wie er es mit der Annahme der Diktatur getan hätte. Zurückhaltung war überhaupt das Kennzeichen, nach dem Augustus sein öffentliches Auftreten in Rom stilisierte. Dazu gehört auch, dass er im Jahr 23, anders als Pompeius im Jahr 57, kein außerordentliches Amt zur Sicherung der Getreideversorgung der Stadt Rom annahm, sondern als Privatmann mit eigenen Mitteln und persönlichem Einsatz den Versorgungsnotstand behob.[102] Dazu befähigte ihn sein riesiges Privatvermögen, das so genannte *patrimonium,* das sich trotz vielfältiger Aufwendungen für öffentliche Zwecke niemals erschöpfte, sondern durch ständige Zuflüsse liquide blieb. Eine strikte Trennung von öffentlichen und privaten Geldern hat es in Augustus' Kasse vermutlich nicht gegeben. Schließlich hatte das der römischen Herrschaft unterworfene reiche Ägypten einen Status, der dem einer Privatprovinz des Augustus nahekam. Doch eine der Hauptquellen seiner unerschöpflichen Geldmittel entstammte tatsächlich dem nichtstaatlichen Bereich: nämlich der Gewohnheit der aristokratischen Gesellschaft, einflussreiche Freunde und Standesgenossen testamentarisch zu bedenken. Man mag dies eine subtile Form der Bestechung nennen. Der Brauch diente in einer Gesellschaft, die auf das Prinzip des *do, ut des* gegründet war, dem Zweck, der Familie des Erblassers die Gunst des Beschenkten zu erhalten. Die Zahl und die Höhe testamentarisch vermachter Einnahmen galten geradezu als Gradmesser der Bedeutung und Beliebtheit, die ein Angehöriger der römischen Aristokratie in der Gesellschaft genoss. Ein Beispiel mag das Gesagte erläutern: Der Konsul Marcus Antonius hielt im September 44 im Senat eine Rede, in der er mit Cicero auf das schärfste abrechnete. Darin behauptete er unter anderem, dieser nehme seit Jahren nichts aus Erbschaften ein, und wertete dies als Zeichen der Unbeliebtheit und Isolation seines Gegners. Cicero ließ das nicht auf sich sitzen und replizierte in seiner 2. Philippischen Rede, er habe im Unterschied zu Antonius große Summen eingenommen. Von 20 Millionen Sesterzen ist in diesem Zusammenhang die Rede.[103] Das war viel Geld, aber gemessen an Augustus' Einkünften aus testamentarischen Verfügungen war das eine quantité négligeable. Eine Vorstellung von den Summen, die hier ins Spiel kamen, gibt Sueton mit seinen Mitteilungen aus Augustus' eigenem Testament. Der Kaiser entschuldigte sich bei seinen Erben für den geringen Barbestand seines Vermögens – er belief sich, abgesehen von dem Sonderposten für die Donative an Volk, Praetorianer und Soldaten, auf immerhin 150 Millionen, die den Erben zufielen. Als Grund gab er an, dass er zusammen mit den beiden väterlichen Vermögen die ungeheure Summe von 1,4 Milliarden, die er allein in den letzten 20 Jahren aus testamentarischen Verfügungen seiner Freunde erhalten hatte, fast vollständig für den Staat aufgewendet habe.[104] Es versteht sich von selbst, dass er solche Einnahmen nicht nur in den letzten 20 Jahren seines Lebens hatte. Zu seinen Freunden gehörten nicht nur Angehörige der römischen Aristokratie, sondern auch seine auswärtige Klientel, insbesondere die reichsangehörigen Dynasten und Könige. Im Falle des Königs Herodes von Judäa sind wir hierüber dank der Angaben des Flavius Iosephus unterrichtet. In seinem sechsten Testament aus dem Jahre 5 v. Chr. vermachte der König Augustus Silbergeld im Wert von 24 Millionen Sesterzen, der Livia, den Kindern, Freunden und einflussreichen Freigelassenen insgesamt 12 Millionen. Im siebten, dem Testament letzter Hand aus Herodes' Todesjahr (4 v. Chr.) bestanden die ausgesetzten Beträge aus 40 und 20 Millionen. Hinzu kamen ungemünztes Gold, wertvolles Silbergeschirr und kostbare Kleidung.[105] Augustus war zum größten Patron im Römischen Reich geworden, und dieser Umstand erklärt den ununterbrochenen Zufluss von Geld, der ihn in die Lage versetzte, als Wohltäter im Weltmaßstab aufzutreten und im Bedarfsfall staatliche Aufgaben zu finanzieren beziehungsweise das Defizit der Staatskasse auszugleichen. Anders als in den Fürstenstaaten der frühen Neuzeit, deren Herrscher sich an die Stände wegen einer Steuerbewilligung wenden mussten, wenn das Einkommen aus den Regalia und dem Dominium zur Bestreitung der Ausgaben nicht ausreichte, war die römische *res publica* auf Zuschüsse aus dem Privatvermögen ihres „Ersten Bürgers" vielfach angewiesen. Die kostenlose Versorgung der stadtrömischen Plebs mit Getreide, dem Grundnahrungsmittel der antiken Welt, war seit dem Jahr 58 eine staatliche Aufgabe, welcher der Staat in Zeiten des Krieges oder bei den periodisch wiederkehrenden Missernten oft genug nicht gewachsen war. Die Folge waren dann Unruhen, die sich in gefährlichen politischen Forderungen niederschlugen. Augustus sprang in den Jahren 23/22 mit seinem Privatvermögen ein, um die Versorgungskrise zu beenden. Dies war nur eine von vielen Gelegenheiten, bei denen sein Geld in Strömen floss. In der Aufzählung seiner Verdienste, die sein Tatenbericht enthält, nehmen die finanziellen Aufwendungen für Volk und Staat einen ganz herausragenden Platz ein. Eine Summe der Ausgaben wird in einem Zusatz zu seinem Tatenbericht genannt, der nicht von seiner Hand stammt und speziell für Leser in den Provinzen bestimmt war. Er hat folgenden Wortlaut:

„Der Gesamtbetrag des Geldes, das er der Staatskasse, der römischen Plebs sowie den entlassenen Soldaten gab, belief sich auf 600 Millionen Denare [das sind 2,4 Milliarden Sesterzen].[106]

An neuen Bauten ließ er errichten: den Tempel des Mars (Ultor), des Iuppiter Tonans und Feretrius, des Gottes Iulius, des Quirinus, der Minerva, der Iuno Regina, des Iuppiter Libertas, der Penaten, der Iuventas, der Magna Mater, das Lupercal, das Pulvinar beim Circus (maximus), die Curia mit dem Chalcidium, das Forum Augustum, die Basilica Iulia, das Theater des Marcellus, die Porticus Octavia und den Hain für Gaius und Lucius Caesar jenseits des Tibers.

Wiederhergestellt hat er das Capitol und 80 Tempel an der Zahl, das Theater des Pompeius, Wasserleitungen und die Via Flaminia.

Die Aufwendungen, die er für szenische Aufführungen, Gladiatorenkämpfe, Athleten, Tierhetzen und einen Schaukampf zu Wasser machte, sowie die Gelder, die er Kolonien, Munizipien und Gemeinden gab, die von Erdbeben, Brandkatastrophen schwer in Mitleidenschaft gezogen waren, sowie im einzelnen an Freunde und Senatoren vergab, deren Vermögen er auf den vorgeschriebenen Stand brachte, sind gar nicht zu beziffern."

Augustus erwarb sich so das Ansehen des größten Wohltäters in einer Welt, in der seit langem der Euergetismus der Reichen und Mächtigen eine der Hauptquellen ihrer Macht war. Ihm wuchs damit eine monarchische Stellung zu, die an die der Könige in hellenistischer Zeit erinnert – mit dem Unterschied, dass die ihm zur Verfügung stehenden Mittel unvergleichlich größer waren als die der reichsten Herrscher im dritten und frühen zweiten Jahrhundert v. Chr. Um so wichtiger war Augustus, dass er auf den Teil seiner Amtsgewalt verzichtete, die in Rom besonders ins Auge fiel, die konsularische, und dass er hier mit Rücksicht auf die Senatsaristokratie mit Zurückhaltung auftrat. Er verbat sich sogar die Anrede „Herr", und er versuchte, die Tugenden der Mäßigung *(moderatio)* und der Bürgerlichkeit *(civilitas)* unter Beweis zu stellen, indem er alle ihm angetragenen Ausnahmegewalten in Rom ablehnte. Er ließ auch zu, dass für das Jahr 22 wie zur Zeit der Republik zwei Zensoren, Lucius Munatius Plancus und Paullus Aemilius Lepidus, gewählt wurden. Cassius Dio betont in seinem Geschichtswerk die Diskrepanz zwischen der Zurückhaltung, die Augustus sich bei seinem öffentlichen Auftreten in Rom auferlegte, und seiner tatsächlichen Machtausübung, und er stellt fest, dass Augustus zwar für sich die Zensur auf Lebenszeit ablehnte und zwei Zensoren wählen ließ, jedoch viele ihrer Aufgaben an sich zog.[107] Er stellt die Diskrepanz fest, schweigt sich jedoch darüber aus, auf welche Weise das eine mit dem anderen, die tatsächliche Machtausübung durch Augustus mit den Formen des republikanischen Regierungssystems, dem Zusammenspiel von Magistraten, Senat und Volksversammlung, vereinbar wurde. Cassius Dio lebte in der Zeit der severischen Kaiser, als die Allmacht des römischen Kaisers längst selbstverständlich geworden war, und so nennt er Augustus ganz unbefangen einen souveränen Herrscher und Gesetzgeber. Tatsächlich aber regierte Augustus in Rom mit den republikanischen Magistraten, dem Senat und der Volksversammlung, indem er seinen Einfluss, hinter dem ja reale Macht, die Verfügung über Geld und Soldaten, stand, indirekt zur Geltung brachte. Das setzte eine intensive Kommunikation zwischen ihm und den Organen der *res publica* voraus. Dafür war, nach der Überlieferung schon im Jahre 27, eine besondere Institution geschaffen worden, ein aus Magistraten und Senatoren bestehender Beirat, mit dem er alles vorberaten konnte, was auf die Tagesordnung des Senats kommen sollte.[108] Dieser Beirat bestand aus den Konsuln, jeweils einem der übrigen Jahresmagistrate und aus 15 ausgelosten Senatoren, die nach jeweils sechs Monaten abgelöst und durch neu ausgeloste ersetzt wurden. Es war üblich, dass jeder römische Magistrat in allen wichtigen Fragen, die zur Entscheidung anstanden, Ratgeber hinzuzog, der Feldherr einen Kriegsrat, der Praetor Rechtskundige und die Konsuln die führenden Männer des Staates, das heißt vor allem die ehemaligen Konsuln. Den Entscheidungsträgern stand es frei, wen sie hinzuzogen – nur waren sie im eigenen Interesse gehalten, erfahrene und kompetente Ratgeber auszuwählen. Für Augustus aber wurde ein festes Gremium aus Magistraten und Senatoren geschaffen, somit eine repräsentative Kommission, die ihm für die Kommunikation mit dem Senat, der offiziellen Regierungsspitze, beigegeben wurde. Er vermied es, wie Caesar aus dem Kabinett heraus zu regieren, sondern hielt sich an das Prinzip, im Einvernehmen mit seinen Standesgenossen den Staat so zu führen, dass er den Willen des Senats zu vollstrecken schien. Das setzte auf seiner Seite die Bereitschaft und mehr noch die Fähigkeit voraus, die prekäre Balance zwischen der Respektierung des Senats und dem eigenen Führungsanspruch zu wahren. Im Gegensatz zu seinen Nachfolgern hat er das gewiss nicht leichte Spiel meisterhaft beherrscht. Er konnte mit Menschen umgehen, jedem einzelnen Senator erwies er ebenso wie dem Gremium als Ganzem seine Reverenz, er wusste sich zurückzunehmen, und er hütete sich, Widerspruch und kritische Äußerungen zu unterdrücken.[109] In Plenarsitzungen erwies er jedem einzelnen Senator seine Aufmerksamkeit, indem er ihn persönlich und namentlich begrüßte und sich beim Verlassen der Kurie von den auf ihren Plätzen Sitzenden verabschiedete. Spitze Bemerkungen, ja, selbst heftige Schmähreden ertrug er oder, wenn er es vorzog, die Flucht zu ergreifen, ließ er sich nachrufen, dass es Senatoren doch erlaubt sein müsse, über öffentliche Angelegenheiten kontrovers zu reden. Er nahm dies alles hin, denn es gehörte zu seinem Konzept, in Rom nach Möglichkeit alles zu vermeiden, was an den autokratischen Herrschaftsstil Caesars erinnerte, der diesen das Leben gekostet hatte.

Zu diesem Konzept gehörte auch, dass Augustus im Herbst 22 Rom für einen insgesamt dreijährigen Aufenthalt in Sizilien und im griechischen Osten verließ. Nachdem er sich aus dem Schlüsselamt des Konsulats zurückgezogen hatte, sollte die Probe auf das freilich gewagte Experiment gemacht werden, ob in Rom eine geordnete Regierung ohne ihn überhaupt möglich sei. Aber kaum hatte Augustus Rom verlassen, kam es zu gewalttätigen Unruhen bei den Konsulwahlen. Für das Jahr 21 war zunächst nur ein Konsul, Marcus Lollius, gewählt worden, die andere Stelle sollte nach dem Willen des Volkes noch immer Augustus vorbehalten bleiben. Dieser lehnte jedoch ab, und die Folge war der Ausbruch der Unruhen. In Rom wusste man sich nicht zu helfen, Augustus wurde zurückgerufen, doch er weigerte sich zu kommen. Statt dessen rief er die beiden Kandidaten Quintus Aemilius Lepidus und Lucius Silanus zu sich nach Sizilien, machte ihnen heftige Vorwürfe und ordnete an, dass die Wahlen in ihrer Abwesenheit stattfinden sollten. Das half jedoch nichts. Die Unruhen dauerten noch lange an, bis schließlich Lepidus gewählt wurde.[110] Diese Vorgänge demonstrierten jedermann, dass der innere Friede mit der freien Konkurrenz um das höchste Staatsamt nicht zu vereinbaren war, und Cassius Dio hat dies in seinem Geschichtswerk auch so ausgedrückt. Augustus befand sich in einem Dilemma. Eigentlich musste er in Rom und im Reich präsent sein, aber er konnte sich nicht teilen, und er hatte sich entschlossen, fürs Erste die Stadt zu meiden. In den Jahren 27 bis 24, während seiner Abwesenheit im Westen, hatte Agrippa ihn in Rom vertreten, anfangs, das heißt im Jahre 27, als Konsul, danach informell ohne amtliche Eigenschaft. Während dieser Zeit hatte er eine umfangreiche Bautätigkeit auf dem Marsfeld entfaltet und damit große Teile der Bevölkerung in Brot und Arbeit gehalten. Im Jahre 23 vertrat er Augustus im Osten, aber im Winter 21/20 rief ihn Augustus nach Rom zurück.[111] Zur gleichen Zeit band er den Freund noch enger an sich und sein Haus. Er veranlasste ihn, sich von seiner Frau

Claudia Marcella, immerhin Augustus' Nichte, zu trennen und Iulia, die 25 Jahre jüngere Tochter des Kaisers, die Witwe des Marcus Marcellus, zu heiraten. Dazu hatte Maecenas mit dem Argument geraten: „Du hast ihn so groß gemacht, dass du ihn entweder zu deinem Schwiegersohn nehmen oder ihn umbringen lassen musst." Augustus wählte das Erstere, und es dauerte noch eine Zeit, bis klar wurde, dass Agrippa eine Schlüsselrolle in Augustus' dynastischen Plänen spielen sollte. Die ihm zunächst übertragene Aufgabe, die Autorität des Augustus in dem unruhigen Rom zu vertreten, stellte ihn freilich vor unlösbare Probleme. Eine amtliche Stellung hatte er in Rom nicht, und als im Frühjahr 20 anlässlich einer Routineangelegenheit, der Bestellung eines Stadtpraefekten anlässlich des Latinerfestes, wieder Unruhen in der Stadt ausbrachen, konnte er die Ordnung nicht wiederherstellen. Es hat den Anschein, dass während der gesamten Zeit, in der Augustus abwesend war, die Lage in Rom unsicher und prekär blieb. Agrippa selbst wurde schon im Jahre 19 in den Westen abgeordnet, wo er als Teilhaber der prokonsularischen Gewalt des Augustus erst das von inneren Unruhen und Einfällen der Germanen heimgesuchte Gallien, dann den wieder aufständischen Nordwesten Spaniens befrieden musste. So blieb Rom während der Abwesenheit des Augustus weiter sich selbst überlassen.

Augustus verbrachte das Winterhalbjahr 22/21 in Sizilien, wo er sich um die Ansiedlung von Veteranen kümmerte.[112] Ähnliches war bereits im Jahre 36 und wohl auch nach Actium geschehen. Nun wurden aufs neue Militärkolonien nach dem Osten und Norden der Insel deduziert: nach Syrakus, Catania, Tauromenium, Tyndaris, Himera, und Panormus. Augustus hatte mit der Abwicklung der finanziellen Transaktionen einen seiner griechischen Lehrer, Athenodoros von Tarsos, betraut, doch der hatte sich als korrupt erwiesen, so dass Augustus ihn durch einen anderen seiner griechischen Lehrer, Areios von Alexandria, ersetzte. Beide fungierten als persönliche Beauftragte. Die Ansiedlungen wurden aus dem Privatvermögen des Augustus finanziert. Im Frühjahr 21 reiste er weiter nach Griechenland, das wie Sizilien eine der senatorischen Provinzen war, um auch hier seine Autorität für die Lösung lokaler Probleme einzusetzen.[113] Zusammen mit seiner Frau stattete er Sparta einen Besuch ab. Dort hatte Livia nach dem Perusinischen Krieg zusammen mit ihrem ersten Mann Zuflucht gefunden, und nach Actium hatte Augustus den Spartaner Eurykles wegen der Verdienste, die er sich um ihn erworben hatte, zum Stadtherrn von Sparta gemacht. Nun nahm er zusammen mit seinem Gefolge an den gemeinsamen Männermahlzeiten der Spartaner, den Syssitien, teil und schenkte ihnen die Insel Kythera. Dagegen hatte Athen noch immer unter seiner Ungnade zu leiden. Die Stadt war der Lieblingsaufenthalt des Antonius gewesen, und vor Actium hatte dieser zusammen mit der ägyptischen Königin dort sein Hauptquartier aufgeschlagen und hohe städtische Ehrungen empfangen. Augustus entzog den Athenern zwei ihrer Außenbesitzungen, die Insel Aigina und das euböische Eretria; darüber hinaus nahm er ihnen eine lukrative Einnahmequelle, indem er ihnen verbot, ihr begehrtes Bürgerrecht zu verkaufen. Dann verbrachte er den Winter 21/20 auf Samos. Im Frühjahr 20 betrat er das kleinasiatische Festland und griff auch hier regelnd in die Verhältnisse der Städte in den senatorischen Provinzen Asia und Bithynia ein. Einigen Städten legte er zusätzlich zu ihrem Tribut Zahlungen auf, während andere finanzielle Zuwendungen empfingen. Der Gemeinde Kyzikos am Marmarameer entzog er den Status einer freien Stadt, weil dort während innerer Unruhen römische Bürger ausgepeitscht und hingerichtet worden waren. Als er nach Syrien kam, traf die bedeutenden Hafenstädte Tyros und Sidon wegen vorausgegangener Unruhen das gleiche Schicksal. Beide Städte verloren ihre Freiheit und wurden dem Statthalter der Provinz Syrien unterstellt. Im übrigen dachte Augustus nicht daran, das bewährte System der indirekten Herrschaftsausübung im Osten zu beseitigen – allenfalls nahm er Modifikationen vor, die hier nicht im Einzelnen dargestellt zu werden brauchen.[114] Die wichtigste Neuerung war bereits im Jahre 25 eingetreten. Damals war nach dem Tod des Königs Amyntas, der im Kampf gegen das unbezwungene Bergvolk der Homonadenser im Taurusgebirge gefallen war, sein Reich provinzialisiert worden, das unkultivierte rauhe Kilikien überließ er nun im Jahre 20 dem Klientelkönig Archelaos von Kappadokien, und im kilikischen Hierapolis-Kastabala setzte er in der Person des Tarkondimotos Philopator die angestammte Dynastie wieder in die Herrschaft ein. Die neue Provinz Galatien brachte Zentralkleinasien unter direkte römische Herrschaft.[115] Zur Sicherung der neuen Provinz und der Kommunikationslinien wurden in der Folgezeit in Pisidien und Lykaonien mehrere Veteranenkolonien angelegt, so in Antiocheia, Kremna, Komama, Olbasa, Parlais, Lystra und Ikonion. Später, nach dem Tod des Königs Deiotaros, wurde im Jahre 6/5 sein Reich, Paphlagonien, der Provinz Galatien zugeschlagen und einige Jahre danach, als König Polemon von Pontos gestorben war, kam auch die Landschaft um Amaseia am Schwarzen Meer hinzu. Die im Jahre 25/24 errichtete und im Jahre 20 reorganisierte Großprovinz umfasste also schließlich das gesamte mittlere Kleinasien vom Mittelmeer bis zum Schwarzen Meer.

Das Hauptziel, das Augustus im Osten verfolgte, galt indessen der Demonstration römischer Überlegenheit gegenüber dem Partherreich. Das hieß, dass endlich die Zusage des Phraates, die erbeuteten Feldzeichen und die römischen Gefangenen zurückzugeben, erfüllt würde, und es bedeutete des Weiteren, dass in dem strategisch wichtigen Schlüsselland Armenien ein der römischen Seite genehmer Kandidat den Königsthron be-

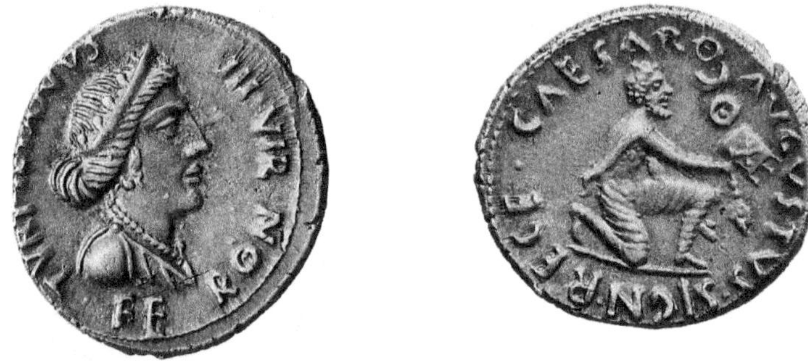

Abb. 19: Auf die Rückgabe der Feldzeichen
Die Vorderseite des im Jahre 19 v. Chr. oder später geprägten Denars stellt die Göttin Feronia, eine sabinische Gottheit aus der Heimat des Münzmeisters Publius Petronius, dar, die Rückseite zeigt einen Parther, der kniend ein Feldzeichen übergibt. Die Legende lautet: „Caesar Augustus auf den Empfang der Feldzeichen".

stieg. Dort herrschte noch immer als Vasall des Partherkönigs der römerfeindliche Artaxias, der Sohn des von Antonius gefangengesetzten und von Kleopatra hingerichteten Königs Artavasdes. Zur Unterstützung seiner Forderungen befahl Augustus seinem damals 21-jährigen Stiefsohn Tiberius, Truppenverstärkungen nach Osten zu führen, und unter dem Druck dieser römischen Machtdemonstration erfüllte Phraates endlich seine Zusage. Dieser Erfolg tat dem römischen Ehrenstandpunkt Genüge, und Augustus nutzte ihn, wie wir sagen würden, zu einer großangelegten Propagandakampagne in allen Medien, über die die Zeit verfügte. Aber auch ein realer politischer Erfolg stellte sich ein, und zwar in Armenien, dem klassischen Land der Adelsfehden und der daraus entspringenden wechselnden Anlehnung an die beiden benachbarten Großreiche, das Parthische im Osten und das Römische im Westen. Unter dem Eindruck der römischen Truppenkonzentration kam es in Armenien zu einer Erhebung gegen den partherfreundlichen König Artaxias. Er wurde ermordet, und Tiberius konnte in Augustus' Auftrag die Investitur des Tigranes, eines im römischen Exil lebenden armenischen Prinzen, vornehmen.[116] Wie sich im Laufe der Zeit herausstellen sollte, war dies wegen der labilen Machtverhältnisse des Landes freilich ein prekärer Erfolg, aber zunächst hatte es den Anschein, dass sich die strategische Position Roms gegenüber dem Partherreich erheblich verbessert hatte, und dessen König hatte noch dazu die Demütigung der Auslieferung aller Siegestrophäen und der noch lebenden Gefangenen hinnehmen müssen. Augustus war entschlossen, diesen Prestigeerfolg bei seiner Rückkehr nach Rom mit allen Mitteln auszubeuten.

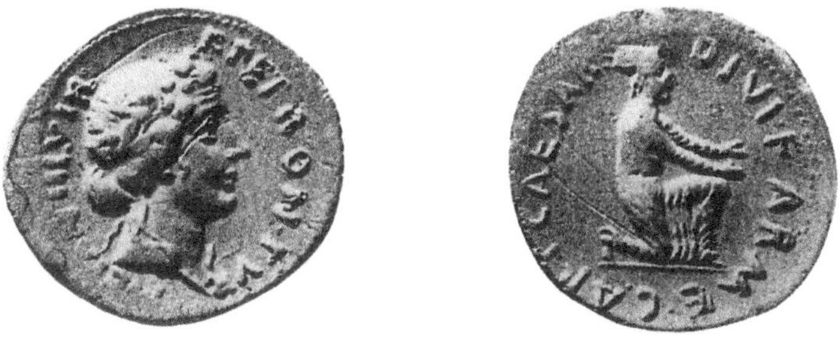

Abb. 20: Auf die „Eroberung" Armeniens
Die seltene Münze, ein Denar des Jahres 19 v. Chr., feiert die Einsetzung des armenischen Prinzen Tigranes zum König des Landes, die Tiberius im Auftrag seines Stiefvaters vornahm, als einen Akt der Unterwerfung. Auf der Rückseite ist ein kniender Armenier mit bittflehend ausgestreckten Armen dargestellt. Die Umschrift lautet: „Caesar, der Sohn des Gottes, auf die Eroberung Armeniens".

4. Reformen und symbolische Politik

Im Herbst 20 trat Augustus die Rückreise zu See an und verbrachte den Winter wieder auf Samos. Dieses Mal zeichnete er die Stadt, die sein Lieblingsaufenthaltsort im Osten war, mit dem Privileg der Freiheit aus. Im Sommer des Jahres 19 hielt er sich auf dem griechischen Festland auf, wo er Athen, Eleusis und Megara besuchte. Mitte September landete er in Brundisium und traf am 12. Oktober wieder in Rom ein. In diesem Jahr war die Stadt ebenso wie im Vorjahr wiederum von heftigen Wahlunruhen erschüttert worden. Für das Jahr 19 war nur ein Konsul, Gaius Sentius Saturninus, gewählt worden, und der gewalttätig ausgetragene Kampf um die Besetzung der zweiten Stelle zog sich bis in dessen Konsulatsjahr hinein.[117] Sentius verweigerte dem beim Volk populären Marcus Egnatius Rufus die Zulassung zur Bewerbung. Dieser hatte sich mit der Aufstellung einer Feuerwehr aus privaten Mitteln beliebt gemacht und hatte erreicht, unmittelbar nach Bekleidung der Aedilität zum Praetor gewählt zu werden. Nun unternahm er den Versuch, aus der Praetur in den Konsulat zu wechseln.[118] Das verstieß gegen die Laufbahnbestimmungen des republikanischen Amtsrechts und lieferte dem amtierenden Konsul den Rechtsgrund für die Weigerung, Egnatius Rufus zur Wahl zuzulassen. Die Auseinandersetzungen eskalierten so weit, dass der Senat eine Leibwache für den Konsul beschloss. Als dieser sich weigerte, sie anzunehmen, wusste der Senat sich nicht anders zu helfen, als eine Gesandtschaft zu Augustus nach Griechenland zu schicken, damit dessen Autorität den unhaltbaren Zustand in Rom beende. Augustus benannte einen der Gesandten, Quintus

Lucretius Vespillo, als seinen Kandidaten – er war einer der Proskribierten des Jahres 43, die überlebt hatten. Möglicherweise ist er identisch mit dem Senator, dessen Grabrede auf seine verstorbene Ehefrau, die so genannte *Laudatio Turiae*, erhalten ist. Dass Augustus einen Mann benannte, der einst auf der Gegenseite gestanden hatte und durch seine Restituierung sein Anhänger geworden war, entsprach seinem damaligen Kurs, ehemalige Republikaner in das höchste Staatsamt zu bringen. Sein Wort gab den Ausschlag. Lucretius Vespillo wurde gewählt, und damit war der Beweis erbracht, dass nur die Autorität des Prinzeps die Wiederkehr chaotischer Verhältnisse in Rom verhindern konnte, wie sie in den Jahren vor Ausbruch des Bürgerkrieges zwischen Caesar und dem Senat geherrscht hatten.

Egnatius Rufus bezahlte seinen Griff nach dem Konsulat mit dem Leben. Er wurde der Verschwörung gegen Augustus angeklagt – mit welchem Recht, ist ungewiss – und hingerichtet. Die Wahlunruhen und die „Verschwörung“ scheinen der Anlass gewesen zu sein, Augustus anstelle des von ihm abgelehnten Konsulats auf Lebenszeit die vom Amt abgelöste Amtsgewalt eines Konsuls zu übertragen.[119] Seitdem begleiteten ihn bei offiziellen Anlässen in Rom zwölf Liktoren, und im Senat nahm er neben den Konsuln Platz. Mit dieser Übertragung besaß er auch in Rom und Italien die oberste Exekutivgewalt, die es ihm jederzeit von Rechts wegen erlaubte, gegen Wahlunruhen und sonstige Störungen der öffentlichen Ordnung einzuschreiten oder zensorische Aufgaben wie die Erhebung des Bürgerzensus zu übernehmen. Augustus' staatsrechtliche Stellung – und die der späteren Kaiser – war damit endgültig definiert. Aus Elementen des republikanischen Amtsrechts war mittels der Trennung von Amt und Amtsgewalt, der Akkumulierung der wichtigsten Amtsgewalten und der Aufhebung der zeitlichen Begrenzung etwas grundsätzlich Neues geschaffen worden: eine Obergewalt, die Augustus die Kontrolle über *res publica* und Imperium ermöglichte und die Gefahr eines Bürgerkriegs zwischen der Regierung in Rom und einzelnen Prokonsuln in den Provinzen beseitigte. Augustus besaß eine amtliche Stellung, die in ihrer Machtfülle derjenigen der Triumvirn entsprach. Aber sie unterschied sich von der triumviralen Amtsgewalt durch ihre Ableitung aus einzelnen regulären Ämtern der Republik und, was wichtiger war und die eigentliche Differenz ausmachte, durch die Bindung an Recht und Gesetz. Augustus hat sich viel darauf zugute gehalten, dass er damit den römischen Staat auf eine feste, sein Glück begründende Basis gestellt habe, und in einem seiner Edikte hat er diesen Anspruch nicht ohne Pathos wie folgt formuliert:

„So wahr es mir vergönnt sein möge, den Staat an seinem angestammten Platz sicher und wohlbehalten zu verankern und daraus den Gewinn zu ziehen, Urheber des besten Zustandes zu heißen und sterbend die Hoffnung mit ins Grab zu nehmen, dass die von mir gelegten Fundamente (unverrückt) an ihrem Platz bleiben werden."[120]

Durch den ohne Krieg errungenen Erfolg im Osten und durch die Befriedung der Lage in Rom war der Boden bereitet für die Propagierung eines Geschichtsbildes, in dem Augustus als der Vollender der römischen Geschichte erscheint, als der Mann, der Roms Bestimmung zur Weltherrschaft realisierte und die Rückkehr zu Frieden und Eintracht im Inneren bewirkte. Dieses Geschichtsbild diente der Verherrlichung des Augustus und war zugleich ein Motiv praktischer Politik. Augustus selbst hatte erheblichen Anteil an dieser Deutung der Geschichte, und er hatte in den großen Dichtern seiner Zeit, allen voran Vergil und Horaz, willige Helfer. Unter Vermittlung seines Freundes Maecenas, dessen Name in Gestalt der Wortbildung „Mäzenatentum" zum Synonym kultureller Förderung geworden ist, pflegte er das Gespräch mit ihnen und nahm an ihrem Schaffen lebhaften Anteil; wie sein Biograph Sueton sagt, legte er Wert darauf, nur von den besten Autoren zum Gegenstand ihrer Werke gemacht zu werden.[121] Horaz hat er geradezu gedrängt, bei ihm die Funktion eines Privatsekretärs zu übernehmen. Dieser lehnte ab und bewahrte sich seine Unabhängigkeit, ohne dass das gute Verhältnis zwischen beiden Schaden genommen hätte.[122] Nach dem Jahr 23, in dem die ersten drei Odenbücher publiziert wurden, verfasste Horaz literarische Briefe in Versform, in denen er sich Themen des privaten Lebens und ethischen Betrachtungen zuwandte. Dann folgten die beiden Literaturepisteln an Iulius Florus (ep. II,2) und an die Pisonen (ep. II,3). Augustus las sie und musste feststellen, dass kein einziges der Stücke ihm gewidmet war oder von ihm sprach. Halb scherzhaft, halb im Ernst schrieb er Horaz: „Du sollst wissen, dass ich Dir zürne, weil Du in den meisten Stücken dieser Art nicht vor allem mit mir sprichst. Oder fürchtest Du etwa, dass es Dir bei der Nachwelt zur Schande gereichen wird, als einer unserer Vertrauten zu erscheinen?"[123] Augustus gab damit Horaz unmissverständlich zu verstehen, ihm ebenfalls einen Brief zu widmen,[124] doch Ausdruck politischer Distanzierung war Horazens Schweigen nicht. Als Augustus die Saekularfeier des Jahres 17 zu einer großartigen Inszenierung symbolischer Politik nutzte, schrieb Horaz das Festgedicht zum Höhe- und Endpunkt der Feierlichkeiten. Seit dem Sieg von Actium und der Beendigung der Bürgerkriege fand Augustus bei den Dichtern der Zeit ehrliche Zustimmung, und ihm wurde, um einen neuerdings zur Charakterisierung der Verhältnisse unter Hitler gebrauchten Ausdruck zu benutzen, „entgegengearbeitet"[125]. Das für die augusteische Geschichtskonstruktion repräsentative Werk war die in den zwanziger Jahren verfasste Aeneis des Vergil, das neue Nationalepos der Römer. Sie erzählt von den mythischen Ursprüngen Roms und des Iulischen Geschlechts und enthält in der Unterweltsschau des sechsten Buches einen Ausblick auf die künftige Vollendung der Geschichte Roms:

> Nun schaue her auf deiner Römer Stamm,
> Auf Caesar und des Iulus ganz Geschlecht,
> Das einst emporsteigt zu des Himmels Sternen.
> Ja, er, er ist's, der oft schon dir verheißen,
> Augustus, des Gottes Caesar Spross.
> Die goldenen Zeiten wird er wiederbringen
> Latinerauen, wo Saturn einst herrschte;
> Des Reiches Mehrer wird er sein bis jenseits
> Der Wüstenvölker und der Inder Grenzen:
> Das Land liegt außerhalb der Sonnenjahrbahn
> Und unsrer Himmelszonen, dort wo Atlas
> Auf Riesenschultern dreht das Firmament,
> Das in der Sterne Flammenschmuck erstrahlt.
> Schon zittern vor dem Nahen des Gewalt'gen,
> Durch der Orakel Götterspruch geschreckt,
> Die Völker in des hohen Nordens Steppen,
> Und bange bebt der siebenarm'ge Nil."[126]

Schon während des Kantabrischen Krieges erkundigte sich Augustus von Spanien aus nach dem Fortschritt der Aeneis und traf beim Tod des Dichters Vorsorge, dass das unveröffentlichte Manuskript nicht nach dessen Wunsch verbrannt wurde.[127] Vergil reiste, das fast vollendete Werk im Gepäck, im Jahre 19 nach Griechenland. In Megara traf er mit Augustus zusammen. Schwer erkrankt kehrte er nach Italien zurück. Am 22. September verstarb er in Brundisium. Mit Rücksicht auf Augustus' Wunsch hatte er darauf verzichtet, dass das Werk, dem noch die letzte Hand fehlte, den Flammen übergeben wurde. So ist die Aeneis, der genuine Ausdruck augusteischer Geschichtsdeutung, auf uns gekommen.

Die Rückgabe der verlorenen Feldzeichen und der überlebenden Kriegsgefangenen sowie die Einsetzung eines romfreundlichen Kandidaten auf den armenischen Königsthron standen für die Durchsetzung des römischen Weltherrschaftsanspruchs und wurden wie große Siege von Staats wegen gefeiert.[128] Der Senat beschloss zwei große Dankfeste, eines zu Ehren des Augustus, das andere zu Ehren des Tiberius, sowie einen Triumph und einen Triumphbogen auf dem Forum Romanum für Augustus. Dieser lehnte den Triumph ab – der große Erfolg war ja nicht im Krieg errungen worden –, nahm aber den Triumphbogen an. Errichtet wurde er südlich vom Tempel des Gottes Iulius als Gegenstück zu dem Triumphbogen auf der Nordseite, der nach dem Sieg von Actium beschlossen worden war. Das ganze Ensemble ergab ein dreigeteiltes großartiges Denkmal

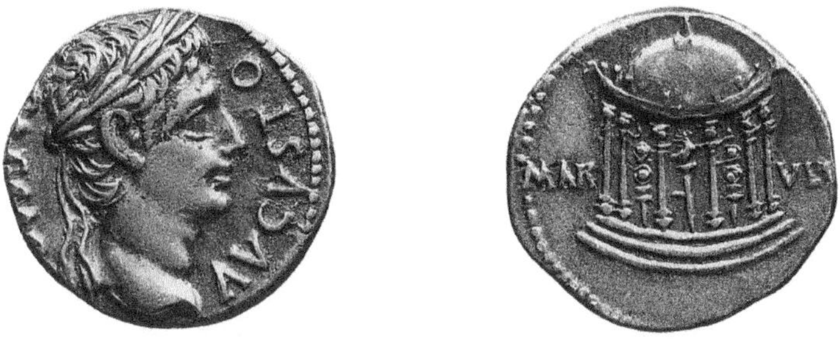

Abb. 21: Der Rundtempel auf dem Capitol
Die Rückseite des nach dem Jahre 19 v. Chr. geprägten Denars zeigt den auf dem Capitol errichteten provisorischen Rundtempel des „Rächenden Mars". Zwischen den Säulen sind von den Parthern zurückgegebene Feldzeichen sichtbar.

zu Ehren von Vater und Sohn, das dem Ostteil des Forums ein neues Aussehen verlieh. Es erinnerte an die entscheidenden Stationen der Laufbahn, auf der Augustus zum Vollender der römischen Geschichte geworden war. In der Mitte, an der Stelle, wo Caesars Leichnam verbrannt worden war, erhob sich der Tempel, den der Sohn für den Vater zu errichten gelobt hatte, rechts und links standen die Triumphbögen, von denen der eine die Überwindung des Bürgerkriegs und der andere die Durchsetzung des Weltherrschaftsanspruchs gegen das rivalisierende Partherreich symbolisierten.[129] Aber damit nicht genug: Augustus sah vor, dass die zurückgegebenen Feldzeichen dereinst im Tempel des Mars Ultor, des Rächenden Kriegsgottes, den zu errichten er vor der Schlacht von Philippi gelobt hatte, aufgestellt und in eine monumentale Deutung der Geschichte Roms einbezogen werden sollten. Der Tempel und die umgebende Anlage des nach dem Stifter benannten *Forum Augustum* wurden erst im Jahre 2 v. Chr. eingeweiht. Auf Augustus' Anregung bestimmte der Senat einen neu errichteten kleinen Rundtempel auf dem Capitol zum vorläufigen Aufstellungsort der Trophäen. Diesem aus Münzprägungen bekannten Rundtempel entspricht ein zur gleichen Zeit errichteter Rundbau auf der Akropolis in Athen, der nach einer überzeugenden neuen Deutung als Denkmal für die zurückgewonnenen Feldzeichen zu verstehen ist.[130] Ebenso wurden in Athen neben dem gewaltigen Zeustempel, dem Olympieion, und in Rom auf dem Palatin, wo sich der Apollotempel mit dem Haus des Augustus erhob, Siegesdenkmäler in Gestalt von Dreifüßen aufgestellt, die von knienden Parthern getragen wurden. Dreifüße waren die klassischen Weihgeschenke aus Anlass großer Siege. Die im Jahre 19 geweihten sollten den Bogen historischer Erinnerung bis zu denen des Jahres 479 spannen, die von den Griechen als Monumente ihres Sieges über die Perser in der Schlacht von Plataiai aufgestellt worden waren. Und wie in Rom ein großartiger Tempel für Mars Ultor auf dem *Forum Augustum* errichtet wurde, so entstand in Athen auf der Agora ein Tempel des Kriegsgottes Ares. Auf diese Weise wurden Rom und Athen, die Perserkriege und der Triumph über die Parther in eine symbolische Beziehung zueinander gesetzt. In allen Medien, der Münzprägung, plastischem Schmuck oder der bildlichen Darstellung auf dem Brustpanzer der berühmten Augustusstatue von Primaporta, auf Denkmälern und in der Dichtung, deren Zeugnis nach einem berühmten Wort des Horaz dauerhafter als eherne Monumente ist, fand das Ereignis eine reichsweite Verklärung. Als die Kunde in Italien eintraf, dass Augustus' Stiefsohn den Armeniern einen König gegeben und die parthischen Gesandten ihn im Auftrag ihres Königs kniend bei der Übergabe der Feldzeichen begrüßt hatten, dichtete Horaz:

> „... der Tapferkeit des Claudius Nero
> fiel Armenien anheim, demütig empfing Phraates
> kniend von Caesar Recht und Befehl; goldener Segen
> goss aus vollem Horn auf Italien reiche Ernte herab."[131]

Sichtbar lag also der Segen der Götter auf Rom: Der Feind im Osten hatte sich unterwerfen müssen, und Italiens Felder spendeten wieder reichen Erntesegen.

Getrübt wurde dieses optimistische Bild freilich durch die schweren Wahlunruhen, die Rom bis in das Jahr 19 erschütterten. Sie hatten gezeigt, dass der römische Staat, die *res publica* weiterhin einer Fundierung bedurfte, und das hieß unter Vorgabe des in der späten Republik entstandenen Geschichtsbildes, dass nicht nur pragmatische, auf die Lösung einzelner Sachprobleme gerichtete Reformmaßnahmen, sondern eine geistig-moralische Wende, eine Rückkehr zu den Werten, die Rom, wie man glaubte, groß gemacht hatten, das Gebot der Stunde waren. Augustus war nun entschlossen, sich dieser Aufgabe zu stellen. Noch bevor er in der Stadt angekommen war, hatte er den Wahlunruhen ein Ende bereitet, und der dankbare Senat beschloss, einen Altar der Fortuna Redux, der glücklichen Fügung, die ihn nach Rom zurückgebracht hatte, an der Porta Capena zu errichten, wo er von Kampanien kommend am 12. Oktober die Stadt nachts betreten hatte. Den Tag seiner Rückkehr erklärte der Senat unter dem Namen der *Augustalia* zu einem staatlichen Festtag. Die ihm angebotene zensorische Gewalt zur Durchführung einer umfassenden moralischen Reform an Haupt und Gliedern lehnte Augustus indessen ab. Den Geruch diktatorischer Gewalt wollte er im Interesse des politischen Konzepts einer wiederhergestellten *res publica* vermeiden. Nur das Amt eines Beauftragten für die Straßen in Italien nahm er an. Kein anderer wäre ja in der Lage gewesen, diese Aufgabe unter Einsatz privater Mittel zu übernehmen. Mit dem Senat handelte er die beabsichtigten Reformmaßnahmen aus und fand für ihre Durchführung eine andere Lösung als die ihm angebotene. In seinem Tatenbericht beschrieb er das so:

„Als unter dem Konsulat des Marcus Vinicius und Quintus Lucretius (19 v. Chr.) und dann des Publius Lentulus und Gnaeus Lentulus (18 v. Chr.) sowie zum dritten Mal unter dem Konsulat des Paullus Fabius Maximus und Quintus Tubero (11 v. Chr.) Senat und Volk einmütig forderten, dass ich zum alleinigen Beauftragten für Gesetzgebung und moralische Regeneration mit umfassenden Vollmachten gewählt würde, habe ich kein Amt angenommen, das mir gegen den Brauch der Vorfahren angeboten wurde. Was der Senat damals durch mich getan haben wollte, habe ich aufgrund der tribunizischen Gewalt getan, für die ich selber von mir aus fünfmal einen Kollegen vom Senat erbat und erhielt.“[132]

Zum ersten Mal geschah die erwähnte Zuordnung eines mit der tribunizischen Gewalt ausgestatteten Kollegen im Jahre 18. Die Wahl traf Agrippa, der schon im Jahre 29/28 seinem Freund bei der Durchführung eines Zensus und der Überprüfung der Senatsliste unterstützt hatte. Die Teilhabe an der tribunizischen Gewalt des Augustus war auf fünf Jahre terminiert und wurde im Jahr 13 für einen gleichen Zeitraum verlängert. Damit gewann Agrippa auch einen Anteil an derjenigen Gewalt des Augustus, die eine Schlüsselrolle im Prozess der Reformgesetzgebung zu spielen bestimmt war. Beide, Augustus und Agrippa, gingen zunächst daran, alle diejenigen, die dem Bild senatorischer Würde nicht entsprachen, aus dem Senat zu entfernen und so das Werk zu vollenden, das sie im Jahre 28 halbvollendet liegen gelassen hatten. Da das komplizierte Verfahren einer internen Selbstreinigung des Senats, das sie auf den Weg brachten, zu keinen Ergebnissen führte, nahmen sie selbst die Auswahl vor. Dabei kam es zu heftigen Auseinandersetzungen, und Augustus fürchtete um sein Leben. Sein Biograph Sueton schreibt:

„Bei dieser Gelegenheit soll er mit einem Panzer unter der Toga geschützt und mit einem Schwert gegürtet den Vorsitz geführt haben, und die zehn kräftigsten seiner Freunde aus dem Senatorenstand hätten, so wird berichtet, seinen Amtssessel umstanden. (Der Historiker) Cremutius Cordus schreibt, dass damals Senatoren nur einzeln und nach einer Leibesvisitation (zu ihm) vorgelassen wurden.“[133]

Augustus hatte ursprünglich vor, den Senat auf die Sollstärke der vorsullanischen Zeit, das heißt auf 300 Mitglieder, zu verkleinern, und er glaubte, wie Cassius Dio berichtet, sehr zufrieden sein zu müssen, wenn er so viele überhaupt fände, die eines Sitzes im Senat würdig seien.[134] Aber er sah ein, dass eine so rigorose Auslese trotz aller Vorsichtsmaßnahmen die Gefahr eines Attentats vergrößern würde, und so begnügte er sich mit einer Neukonstituierung des Senats in der Sollstärke, die von der sulla-

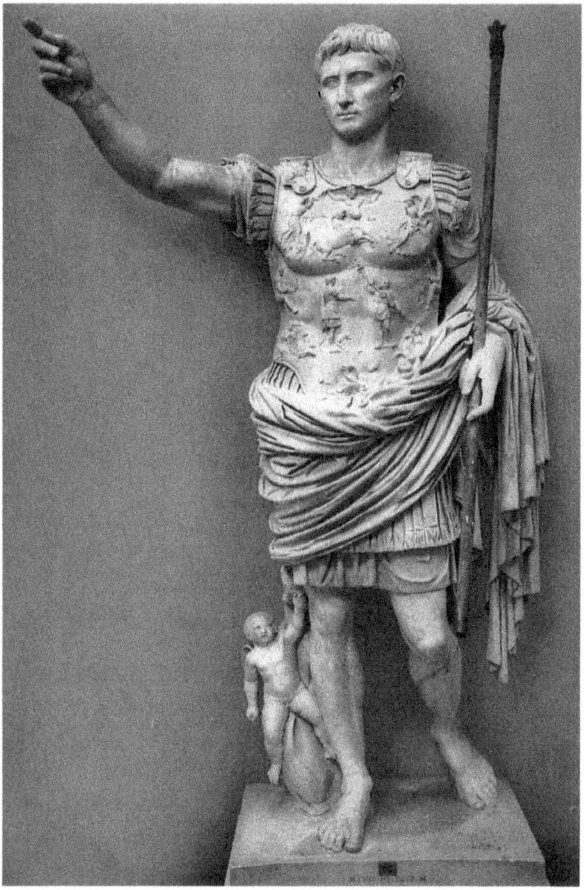

Abb. 22 a: Die Augustusstatue von Primaporta

nischen Ordnung vorgesehen war, das heißt mit einem Senat von 600 Mitgliedern. Auch dieser Eingriff führte zu Protesten und zog eine Reihe von Änderungen durch Einzelentscheidungen nach sich. Zur Beruhigung der Situation wurde am Ende den Ausgeschiedenen das Recht eingeräumt, bei öffentlichen Festen und Spielen in senatorischer Tracht auf den für Senatoren reservierten Sitzen Platz zu nehmen, also gewissermaßen als Senatoren ehrenhalber in der Öffentlichkeit aufzutreten, und sich künftig um Ämter bewerben zu dürfen und so unter Umständen von neuem in den Senat zu gelangen. Wir wissen nicht im Einzelnen, nach welchen Kriterien die Neuzusammensetzung des Senats erfolgte, aber die Annahme liegt nahe, dass sie mit Rücksicht auf die gewalttätigen Wahlunruhen geschah, die

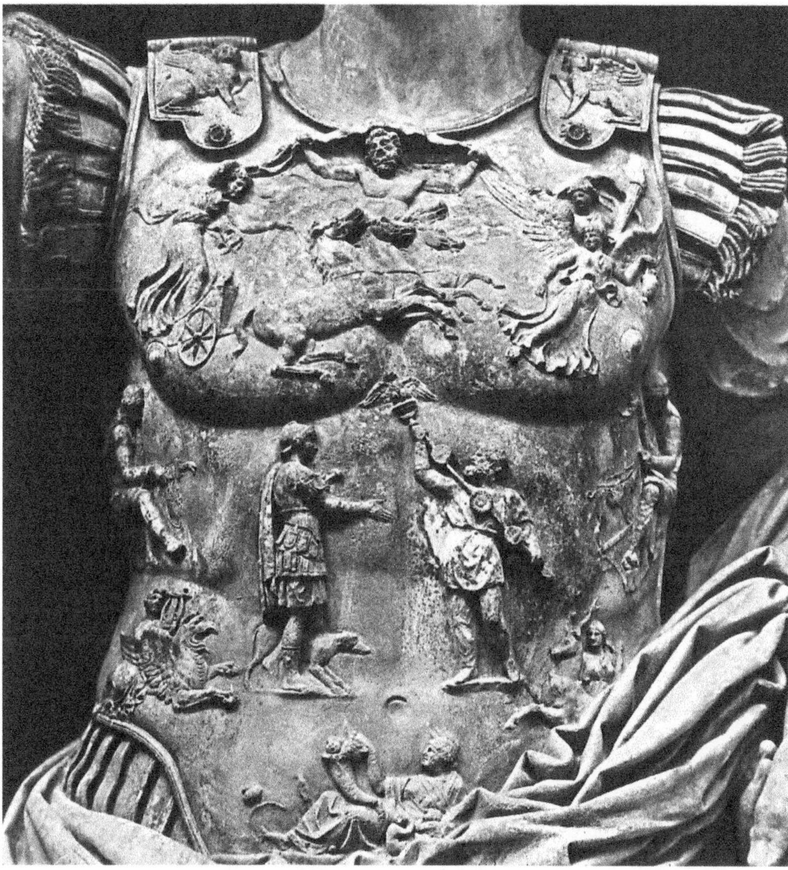

Abb. 22 b: Der Brustpanzer der Statue des Augustus von Primaporta
Im Mittelfeld des Brustpanzers überreicht ein Parther dem Kriegsgott Mars (?) einen Legionsadler, die seitlich sitzenden weiblichen Gestalten mit trauernd gesenktem Blick sind Personifikationen unterworfener Völker. Über der Szene wacht Saturn mit ausgebreitetem Mantel als Garant des zurückgekehrten Goldenen Zeitalters. Die Zeitenwende wird symbolisiert durch den Sonnengott auf der Quadriga links und durch Aurora, die Göttin der Morgenröte, rechts, die auf ihrem Rücken die dunkle Nacht, deren Personifikation an der Fackel erkennbar ist, davonträgt. Am unteren Rand thront Tellus, die Personifikation der Erde. Mit Füllhorn, Ährenkranz und Kindern symbolisiert sie das Glück der durch die Überlegenheit der römischen Waffen errungenen neuen Friedenszeit. Das Bildprogramm gehört somit in den Vorstellungskreis, der in den Saekularspielen des Jahres 17 v. Chr. feierlichen Ausdruck gefunden hatte.

Rom in Augustus' Abwesenheit erschüttert hatten. In diesem Falle wäre die Funktion der Säuberung mit derjenigen vergleichbar, die im dritten Konsulat des Pompeius als Reaktion auf die gewalttätigen Straßenunruhen erfolgt war. In beiden Fällen ging es demnach um eine Disziplinierung der Senatsaristokratie und die Eindämmung eines politischen Konkurrenzkampfes, der sich um die Einhaltung von Ruhe und Ordnung nicht scherte. In der Tradition der Reformen des Jahres 52 standen jedenfalls die Gesetze, mit denen Augustus den Auswüchsen des politischen Konkurrenzkampfes beikommen wollte. Damit brachte er die Gesetzgebung des Diktators Sulla und des Pompeius auf der Scheidelinie zwischen Republik und Monarchie zu ihrem endgültigen Abschluss.

Das Gesetz über Wahlbestechung und Gewaltanwendung *(lex Iulia de ambitu)* sah für einfache Bestechung Geldstrafen und für die Anstiftung zur Gewalt die Strafe der Deportation vor. Das Gesetz (oder die zwei Gesetze) gegen öffentliche und private Gewalt listete(n) in 88 Kapiteln alle einschlägigen Straftatbestände auf – wie das Tragen von Waffen in der Öffentlichkeit, die Organisation von Banden oder die Hortung von Waffen.[135] Als öffentliche Gewaltanwendung wurde die gewalttätige Störung von Gerichts- und Wahlverfahren und das Schlagen oder Töten von Bürgern qualifiziert. Die dafür vorgesehene Strafe war die Ächtung. Gewaltanwendung im privaten Bereich wurde mit der Einziehung von einem Drittel des Vermögens geahndet. Ebenso wurden Amtsvergehen, begangen von Magistraten gegen die Hoheit von Senat und Volk, sowie alle möglichen Formen der Aneignung öffentlichen Eigentums in Anknüpfung an die einschlägigen sullanischen Gesetze, die *leges maiestatis* und *peculatus*, unter Strafe gestellt. Hinzu kamen gesetzliche Maßnahmen, die die Bewerbung um ein Amt und den im Fall der Wahl erworbenen Sitz im Senat an ein Mindestvermögen von 400000 Sesterzen knüpften, das Verfahren zur Benennung von vier Beauftragten für die Getreideverteilung an das Stadtvolk von Rom regulierten und die Wahl des am Latinerfest amtierenden Stadtpraefekten durch das Volk anordneten. Der Zuschuss, den spielgebende Praetoren zu der ihnen von Staats wegen zur Verfügung gestellten Fixsumme aus privaten Mitteln hinzugeben durften, wurde auf das Dreifache dieser Summe festgelegt. Dies alles diente der Disziplinierung der Senatsaristokratie, die in den vergangenen Jahren den Beweis geliefert hatte, dass sie noch immer nicht bereit oder fähig war, im politischen Konkurrenzkampf auf ungesetzliche, die öffentliche Ordnung untergrabende Mittel zu verzichten. Gewalttätige Störungen der öffentlichen Sicherheit wurden freilich auch durch die Organisation des Stadtvolks in Nachbarschaftsvereinen begünstigt. Diese boten eine bequeme Möglichkeit zur Mobilisierung gewaltbereiter Straßenbanden. So war es nur konsequent, dass diese Vereine nun aufgelöst wurden, nur die alten Berufsvereine durften bestehen bleiben, und die Bildung neuer war nur mit Zustimmung des Senats möglich.[136]

Eine wichtige Voraussetzung für die Wirksamkeit dieser mit Sanktionen versehenen Gesetze zur Befriedung der politischen Szene in Rom war die Funktionsfähigkeit der Gerichte. Damit stand es jedoch seit der Bürgerkriegszeit nicht zum besten. Sulla hatte Geschworenengerichte für die einzelnen öffentlichen Straftatbestände wie Gewaltanwendung, Amtsvergehen, Fälschungsdelikte oder Bestechung geschaffen, während für Privatklagen Einzelrichter zuständig waren. Sie alle, die Geschworenen der Strafgerichtshöfe wie die Einzelrichter in Privatverfahren, waren keine ausgebildeten Juristen, sondern Laien, ihre Qualifikation war ständischer Natur. Ursprünglich bestand die Richterliste ausschließlich aus Senatoren. Dann hatte Gaius Gracchus den neukonstituierten Ritterstand ins Spiel gebracht, und seitdem war der Antagonismus dieser beiden ständischen Gruppen im Kampf um das politisch und gesellschaftlich einflussreiche Richteramt eines der Konfliktfelder, auf denen sich die Krise der späten Republik manifestierte. Die Zeiten des Bürgerkriegs seit dem Jahr 49 haben die Funktionsfähigkeit der Gerichtsverfassung erheblich erschüttert. Deswegen hatte Cicero im Jahre 46 Caesar ermahnt, die Gerichte neu zu konstituieren.[137] Geschehen war damals nichts, und auch in der Folgezeit war eine durchgreifende Neukonstituierung ausgeblieben. Augustus löste nun das Problem mit zwei Gesetzen über die öffentliche und private Gerichtsbarkeit in der Weise, dass er aus Senatoren und Angehörigen des Ritterstandes drei Richterdekurien mit insgesamt 3000 Mitgliedern bildete und eine vierte, aus 1000 Mitgliedern bestehende, hinzufügte, die aus Angehörigen einer niedrigeren als der ritterlichen Vermögensklasse bestand.[138] Den Richtern dieser vierten Dekurie waren Privatrechtsfälle mit geringerem Streitwert vorbehalten. Die Reform bewirkte, dass für das Richteramt eine hinreichend große Rekrutierungsbasis vorhanden war. Sie implizierte, dass für den politisch wichtigen Bereich der Strafrechtspflege Richter aus dem Ritterstand die überwältigende Mehrheit hatten und Senatoren eine kleine Minderheit bildeten. Dazu trug auch bei, dass diese wegen ihrer politischen und administrativen Funktionen befreit wurden. Weitere Reformen des folgenden Jahres waren dazu bestimmt, Missstände bei der Rechtspflege, den engen Kontakt zwischen Richtern und Prozessparteien und die damals einsetzende Professionalisierung der advokatischen Tätigkeit von Gerichtsrednern zu bekämpfen.[139] Für das Jahr, in dem Richter zum aktiven Dienst ausgelost waren, wurde ihnen verboten, die Häuser Dritter auch nur zu betreten, und den Gerichtsrednern wurde untersagt, Honorare zu nehmen, andernfalls wurden sie mit dem Vierfachen der empfangenen Summe bestraft. Ihre Tätigkeit sollte das bleiben, was sie bei den Vorfahren gewesen war: die Betätigung einer gesellschaftlichen Verpflichtung gegenüber Freunden und Klienten und kein Beruf zum Gelderwerb. Insofern fügt sich dieses Verbot gut zu der an gesellschaftlichen Idealen der Vergangenheit orientierten Gesetzgebung des Jahres 18, von der unten die Rede sein wird.

Die bereits erwähnten Reformgesetze, die der inneren Befriedung der politischen Szene in Rom dienten, scheinen auch Wirkung gezeigt zu haben. Jedenfalls ist nach dem Jahr 18 von Wahlunruhen und politisch motivierter Bedrohung der öffentlichen Sicherheit nicht mehr die Rede. Aber Augustus hatte sich mehr vorgenommen. Er wollte die Mentalität seiner Zeitgenossen ändern, an die Stelle einer laxen Sexualmoral die gepriesene alte Strenge setzen, Ehe- und Kinderlosigkeit sowie den Aufwand und Luxus bekämpfen, der gang und gäbe war. Das ihm vorschwebende Ideal war die einfache Lebensweise, mit der die Annalistik der späten Republik die Vorfahren einer vermeintlich besseren Zeit in ein verklärendes Licht gesetzt hatte, um der entarteten Generation der eigenen Zeit einen Spiegel vorzuhalten. Horaz hat in seinen Römeroden nebst der Vernachlässigung der Götter den Abfall von alter Vätersitte als Ursache des Unheils gebrandmarkt, das über Rom gekommen war:

> „Reich an Schuld hat unsere Zeit zuerst
> den Ehebund, Haus und Familie befleckt;
> aus diesem Ursprung floss des Unheils
> Strom über unser Land und Volk.
> …
> O Fluch der Zeit, was mindert nicht die Zeit:
> Dem Geschlecht von Vätern, schlechter als die Ahnen,
> entstammen wir, schon wieder schlechter,
> um eine noch verderbtere Generation zu zeugen.“[140]

In der 24. Ode des dritten Buches ersehnt Horaz in der Person des Augustus den Retter, der die römische Gesellschaft von den Lastern sexueller Unmoral, Habgier und Verschwendung erlöst:

> „Kommt denn niemand und zähmt in der Bürgerschaft die Raserei
> und setzt dem Morden ein Ende?
> Sollen Standbilder ihn als Vater der Stadt rühmen,
> so wage er es, der ungezähmten Willkür Zügel anzulegen.
>
> Enkel segnen ihn dann. Wir hingegen können,
> wehe uns, die unversehrte Tugend nicht ertragen
> und suchen sie doch neiderfüllt, wenn sie den Augen entschwunden.
>
> Doch was soll das traurige Klagen?
> Wenn Schuld nicht durch Strafe beschnitten wird,
> was helfen Gesetze, die hohl sind ohne sittliche Haltung?“[141]

Augustus war entschlossen, ernst mit einer Sittengesetzgebung zu machen, die mit Strafen, Sanktionen und Belohnungen die moralische Wende erzwingen sollte. Er verbohrte sich geradezu in den Gedanken, das Privatleben der Oberschicht zu reglementieren, ihr den freien Gebrauch des Reichtums zu privaten Zwecken zu verkürzen und den Menschen eine obsolete Sexual- und Ehemoral aufzudrängen. Wie die Historiker und Dichter seiner Zeit war er offenbar des Glaubens, im moralischen Zustand der Führungsschicht die eigentliche Ursache der Krise zu fassen, die sich in Bürgerkriegen entladen hatte, und er merkte ebensowenig wie seine Zeitgenossen, dass er einer Verwechslung von Symptom und Ursache zum Opfer fiel. Der Einbruch der Geldwirtschaft, die Akkumulierung ungeheurer Reichtümer in den Händen weniger und die rücksichtslose Herrschaftsausübung in den Provinzen hatten die Einfachheit und Strenge der Lebensführung untergraben und die Entstehung neuer Verhaltensweisen begünstigt. Wie sollte man zu den alten Normen zurückkehren, wenn ihre Voraussetzungen, die einfacheren Lebensverhältnisse der Frühzeit, endgültig der Vergangenheit angehörten?

Ein Aufwandgesetz *(lex Iulia sumptuaria)* begrenzte die Kosten privater Bankette auf 200 Sesterzen an Werktagen, auf 300 an den Kalenden, Nonen und Iden sowie den Festtagen und auf 1000 bei Hochzeiten.[142] Dieses Gesetz war ein Tribut an die vielgerühmte Schlichtheit und Sparsamkeit der Vorfahren und entsprach in gar keiner Weise den inzwischen gründlich veränderten Lebensgewohnheiten, ganz zu schweigen davon, dass dieser Eingriff in private Lebensverhältnisse generell überhaupt nicht durchsetzbar war. Immerhin konnte das Gesetz sehr wohl im Einzelfall zur Drangsalierung von Angehörigen der reichen Oberschicht dienen. Dies gilt erst recht für die Gesetze, die eine restriktive Sexualmoral, den Schutz der Ehe und eine Hebung der Geburtenrate zum Ziel hatten und so dem von Verehrern alter Werte beklagten Sittenverfall wehren sollte.[143] Das eine, das Gesetz zur Eindämmung von Ehebruch und Unzucht *(lex Iulia de adulteriis coercendis)* machte Ehebruch, Unzucht und Kuppelei zu Straftatbeständen, für deren Aburteilung ein eigener Gerichtshof geschaffen wurde, die *quaestio de adulteriis;* das andere, die *lex Iulia de maritandis ordinibus*, verfolgte das Ziel, in den beiden oberen Ständen der Senatoren und Ritter eine kinderreiche Ehe als verpflichtende Lebensform durchzusetzen, für Männer zwischen dem 25. und 60., für Frauen vom 20. bis zum 50. Lebensjahr. Erreicht werden sollte das Ziel mit Sanktionen und Privilegien. Zuwiderhandelnde durften keine Erbschaften und Legate außer von den engsten Verwandten annehmen und wurden vom Besuch der Spiele und Theateraufführungen ausgeschlossen. Kinderlose Ehen sollten geschieden werden. Als generelle Norm wurde die Dreikinderehe zugrunde gelegt. Angehörige der beiden oberen Stände, die dieser Norm nicht genügten, mussten Nachteile in ihrer Ämterlaufbahn hinnehmen, kinderreiche hingegen erhielten Vergünstigungen. Ebenso mussten diejenigen, die weniger als drei Kinder hatten, Beschränkungen ihrer Erbfähigkeit hinnehmen. Mit diesem Bündel von Sanktionen und Privilegien, das eindeutig auf die Führungsschicht der beiden oberen Stände zugeschnitten war, ließ sich der beabsichtigte Zweck selbstverständlich nicht durchsetzen, und hingenommen wurde der massive Angriff auf die Freiheit der privaten Lebensgestaltung auch nicht. Die Ehegesetze stießen auf heftige Proteste. Zweimal musste ihre Verabschiedung verschoben werden, und im Senat kam es zu turbulenten Szenen. Der Urheber der beiden einschlägigen Gesetze genügte deren Vorschriften persönlich nicht im Geringsten.[144] Bei ausschweifendem Sexualleben hatte er nur eine Tochter gezeugt, und zur Zeit der Gesetzgebung unterhielt er eine besonders anstößige ehebrecherische Beziehung zu Terentia, der Frau seines intimen Freundes Maecenas. Deswegen wurde er in den erregten Debatten des Senats regelrecht vorgeführt. Er sah sich ironischen Anspielungen auf seinen Lebenswandel ausgesetzt. Auf die Frage, wie man denn der sexuellen Freizügigkeit der Frauen, die zum Erscheinungsbild der Zeit gehörte, begegnen solle, gab er zunächst die ausweichende Antwort, dass das Notwendigste bereits im Gesetz festgelegt werde, das Weitere aber dem Gesetzgeber zu überlassen sei nicht möglich. Als er über dieses Weitere befragt wurde, sagte er schließlich: „Ihr solltet selbst eure Frauen ermahnen und ihnen entsprechende Weisungen erteilen. Ich jedenfalls tue das meinerseits." Nun wollte man wissen, auf welche Weise er denn seine Frau ermahne. Er zierte sich, aber schließlich sagte er etwas über angemessenes Verhalten: Kleidung, Schmuck und sittsames Auftreten in der Öffentlichkeit. Damit gab er sich die Blöße, dass seine altväterlichen Maximen so gar nicht zu seinem Lebensstil passten. Mit Livia und Terentia lebte er in einer menage à trois und hatte die beiden Frauen zu einem Schönheitswettbewerb animiert. Die gleiche Peinlichkeit musste er bei einer anderen Gelegenheit erdulden, als er zensorische Funktionen ausübte und ihm ein junger Mann präsentiert wurde, der eine Frau geheiratet hatte, mit der er vorher Ehebruch begangen hatte. Der Fall erinnerte fatal an seine Beziehung zu Livia vor ihrer Eheschließung, und um ihn bloßzustellen, hatte man ihm den jungen Mann unter Beigabe vieler Details vorgeführt. Er befand sich in einem Dilemma: Von Rechts wegen musste er gemäß seinem Gesetz über Ehebruch der Sache nachgehen. Wegen der Analogie zu seiner eigenen Lebensgeschichte aber hätte er sie gerne mit Stillschweigen übergangen. Zur Freude derjenigen, die dieser Szene beiwohnten, geriet er in Verlegenheit. Als er seine Fassung zurückgewann, sagte er: „Vieles und Schreckliches haben die Bürgerkriege hervorgebracht: Lasst uns das vergessen, aber in Zukunft darauf achten, dass so etwas nicht wieder geschieht." Er zog sich also mit Rekurs auf die Geschichtskonstruktion, aus der seine Reformgesetzgebung hervorging, aus der Affäre: Der Sittenverfall hatte die Bürgerkriege hervorgebracht und die Bürgerkriege hatten den Sittenverfall verstärkt, und nun, nachdem der Bürgerkrieg überwunden war, stand die moralische Gesundung auf der Tagesordnung. Der Historiker Titus Livius zeigte sich trotz aller Erleichterung über die Wende zum Besseren, die mit der Beendigung der Bürgerkriege eingetreten war, eher skeptisch über die Möglichkeit einer Rückkehr zu den vielbeschworenen Werten der Vorfahren. In der Einleitung zu seinem *opus magnum*, der Geschichte Roms seit Gründung der Stadt, schrieb er:

„Dagegen wünsche ich, dass jeder einzelne scharf darauf acht hat, wie damals (das heißt in der Frühzeit der römischen Geschichte) die Lebensform und wie der sittliche Zustand gewesen ist, was für Männer und was für einen Wandel in Krieg und Frieden das Reich zustande gebracht und groß gemacht haben. Er soll im Geiste verfolgen, wie darauf mit dem allmählichen Verfall der (alten) Strenge der sittliche Zustand zuerst gleichsam zusammengesunken ist, dann wie er mehr und mehr ins Gleiten gekommen und wie er dann jäh abgestürzt ist, bis er endlich zu unserer Zeit gekommen ist, in der wir weder unsere Verkommenheit ertragen können noch die Mittel, die man dagegen anwendet."[145]

Das war noch in den Jahren formuliert, die der Sittengesetzgebung des Augustus unmittelbar vorauslagen, in denen die Maßnahmen, die Augustus zur Hebung der Moral initiierte, schon den öffentlichen Diskurs bestimmten. Die an der zitierten Stelle zum Ausdruck kommende Skepsis hatte in der Sache auch Horaz in der oben zitierten Stelle aus Ode III, 24 eine klare Entsprechung, und man darf annehmen, dass eine solche Skepsis verbreitet war. Aber Augustus ließ sich von keinem Zweifel beirren, und daran änderte sich auch nichts, als er wiederholt mit den peinlichen Folgen der Einmischungen in das Privatleben konfrontiert wurde. Als Cornelius Sisenna wegen des Verhaltens seiner Frau im Senat Rede und Antwort stehen musste, sagte er, dass er sie mit Wissen und auf Rat des Augustus geheiratet habe. Dieser geriet darüber so in Wut, dass er die Sitzung verließ und erst nach einer geraumen Zeit zurückkehrte, um nicht gezwungen zu sein, etwas gegen Sisenna zu unternehmen.[146] Wenig später wurden seine Freunde Maecenas und Appuleius wegen Unterstützung eines Mannes, der wegen Ehebruch angeklagt war, vor Gericht heftig angegriffen. Augustus war darüber so empört, dass er vor Gericht erschien und sich Angriffe gegen Freunde und Verwandte verbat.[147] Auf seine alten Tage war er sogar zu einer Reform der Reform genötigt, bekanntlich das sicherste Zeichen, dass die ursprüngliche nicht im Sinne ihres Urhebers wirkte. Im Jahre 9 n. Chr., mehr als ein Vierteljahrhundert nach Inkrafttreten des Iulischen Ehegesetzes, wurden die Konsuln Papius Mutilus und

Poppaeus Secundus, ironischerweise beide Junggesellen, dazu ausersehen, eine Neufassung des Gesetzes vorzulegen, die Milderungen und Korrekturen enthielt. So wurde das Verbot, Spiele und Theater zu besuchen, aufgehoben und kinderlosen Ehepaaren zugestanden, immerhin die Hälfte der ihnen von Fernerstehenden zugedachten Legaten und Erbschaften anzunehmen. Aber auch diese abgemilderte Fassung des Ehegesetzes traf auf heftige Gegendemonstrationen der Betroffenen. Augustus scheute sich nicht, in einer öffentlichen Inszenierung den Sohn seines Stiefsohnes Drusus, den kinderreichen Germanicus, mit seiner Kinderschar als lebendes Vorbild der von seinem Gesetz beabsichtigten segensreichen Wirkung vorzuführen. Sueton beschreibt dies so:

„Da er es (sein Ehegesetz) mit strengeren Sanktionen als die übrigen versehen hatte, konnte er es gegen die Demonstrationen der Protestierenden nur durchsetzen, indem er schließlich einen Teil der Sanktionen aufhob oder mäßigte, einen Aufschub von drei Jahren (bis zur Befolgung der gesetzlichen Bestimmungen) gewährte und die Privilegien vergrößerte. So ließ er auch, als die Angehörigen des Ritterstandes bei öffentlichen Spielen hartnäckig die Abschaffung des Gesetzes forderten, die Kinder des Germanicus holen, nahm sie teils zu sich, teils nahm sie Germanicus auf den Schoß, und zeigte auf sie, indem er durch Handzeichen und Gesichtsausdruck zu erkennen gab, sie sollten es sich nicht verdrießen lassen, dem Beispiel dieses jungen Vaters zu folgen.“[148]

Im ganzen war also die Politik der moralischen Besserung der höheren Stände ein Fehlschlag. Sie taugte allenfalls dazu, Angehörige des Senatoren- und Ritterstandes zu drangsalieren, die sich die Regulierung ihres Privatlebens genausowenig gefallen lassen wollten wie Augustus selbst, der nur eine Tochter hatte und im übrigen ein notorischer Ehebrecher war. Dass Augustus bis zu seinem Ende an der verfehlten Politik festhielt, war das Ergebnis seiner Fixierung auf das herrschende Geschichtsbild, dem jedermann Lippendienste spendete, ohne zu praktischen Folgen bereit zu sein. Augustus warb für seine Reform, indem er sich auf das Vorbild der Vorfahren berief, und er scheute sich nicht, zu diesem Zweck im Senat ganze Reden vorzulesen und durch Edikt der Öffentlichkeit bekannt zu machen wie beispielsweise die Rede, mit der der Zensor Quintus Caecilius Metellus Macedonicus im Jahre 131 v. Chr. zur vermehrten Kinderzeugung aufgerufen hatte.[149] Auf seine Reformgesetze hielt er sich viel zugute, und dementsprechend schrieb er in seinem Tatenbericht: „Durch neue, von mir eingebrachte Gesetze habe ich viele vorbildliche Einrichtungen der Vorfahren, die bereits im Begriff waren, aus unserer Zeit zu verschwinden, neu belebt und selbst in vielen Dingen Beispielhaftes der Nachwelt zur Nachahmung hinterlassen.“[150]

Aber mochte durch die Gesetzgebung auch keine moralische Wende zum Besseren erreicht werden können und mochte auch der unter Drohgebärden erreichte außenpolitische Erfolg im Osten weder Armenien geschweige denn das Partherreich zu römischen Klientelstaaten machen, so taugten sie doch dazu, als leuchtende Merkzeichen einer symbolischen Politik gefeiert zu werden, in der das eine für die Erringung der Weltherrschaft und das andere für die innere Gesundung von Staat und Gesellschaft stand. Beides hing im Bewusstsein der Zeit auf das engste zusammen. Die Beseitigung aller konkurrierenden Mächte des Mittelmeerraumes hatte, so lautete das Credo des spätrepublikanischen Krisenbewusstseins, die alten Werte untergraben, Habgier und Machtstreben ohne Bindung an das Gemeinwohl nach sich gezogen und so den Boden für die Bürgerkriege bereitet. In der Zeit des Perusinischen Krieges hatte Horaz die Befürchtung geäußert, dass die Selbstzerfleischung zum Triumph der äußeren Feinde und zur Vernichtung Roms und seines Reiches führen werde:

> „Nein, zum Unheil gezeugt, bereiten wir selbst das Verderben,
> und wildes Getier wird wieder unser Land durchziehen.
> Wehe! Als Sieger wird voll Stolz der Barbar dann auf Trümmern sich brüsten,
> die Stadt wird von seines Rosses Hufen dröhnen
> und, welch Greuel zu schauen, des Quirinus Gebeine, vor Wind
> und Sonne wohlgeborgen, wird frech er zerstreuen.“[151]

Aus solchen Voraussetzungen ergab sich die doppelte Richtung der symbolischen Politik der Wende. Dem religiös-moralischen Programm der Restauration trat ein imperialer Ansatz zur Seite. Die Energien, die sich in den Bürgerkriegen nach innen gekehrt hatten, sollten wieder nach außen gelenkt werden, und damit sollte die innere Regeneration Hand in Hand gehen.[152] Die außerordentliche Stellung, die Augustus in *res publica* und Imperium einnahm, ließ sich von dieser doppelten Zielsetzung her eindrucksvoll rechtfertigen. Jedenfalls hielt es Augustus nach den außenpolitischen Erfolgen des Jahres 20 und den im Jahre 18 durchgesetzten inneren Reformen für angebracht, die von ihm bewirkte Zeitenwende der Öffentlichkeit durch die Inszenierung eines großen Festaktes zu demonstrieren. Dafür boten sich die in einem Krisenjahr des Ersten Punischen Krieges, 249 v. Chr., eingeführten Saekularspiele an.[153] Sie waren nach Befragung der sibyllinischen Orakelbücher, die von Staats wegen gesammelt unter der Obhut eines besonderen Priesterkollegiums, der Fünfzehnmänner für die heiligen Handlungen *(XV viri sacris faciundis)*, standen, eingerichtet worden. Die Orakelsammlung, in griechischer Sprache geschrieben, stammte der Überlieferung zufolge von der Seherin Sibylle aus dem kampanischen Kyme, der ältesten griechischen Kolonie auf dem italischen Festland. Sie wurde in Notzeiten auf Senatsbeschluss von den Fünfzehn-

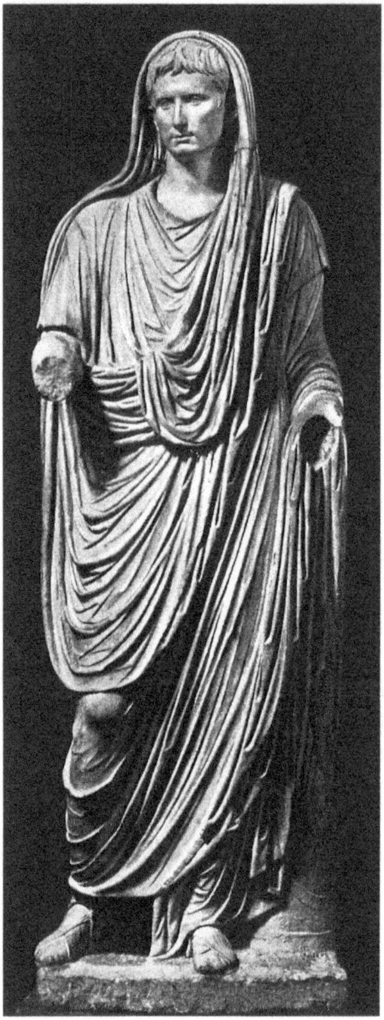

Abb. 23: Statue des Augustus
Die Statue zeigt Augustus in einer feingefalteten Toga und mit bedecktem Haupt, in der Tracht und mit der Haltung des den Göttern ein Opfer Darbringenden.

männern zur Feststellung der Sühnerituale eingesehen, die zur Wiederherstellung des Götterfriedens und damit zur Überwindung der im Krieg oder Frieden eingetretenen Katastrophen den Göttern genehm erschienen. Die regierende Klasse in Rom war klug genug, die Orakeldeutung nicht aus der Hand zu geben und letztlich selbst festzulegen, was der Wille der Götter sei. Sie war Meister im manipulativen Umgang mit der Religion, und Augustus tat es ihr gleich. Im Jahre 249 waren zur Versöhnung der unterirdischen Gottheiten, des Dis und der Proserpina, auf dem so genannten Tarentum, einer am Tiber gelegenen Stelle des Marsfeldes, nächtliche Opfer und Spiele dargebracht worden. Höhepunkt des Festaktes waren ein Saekularlied *(carmen saeculare)* und ein Opfer, bei dem den Unterweltgöttern Tiere mit schwarzem Fell geschlachtet worden waren. Das Lied hatte die Funktion eines Gebets, die Götter wurden gebeten, Rom für das anhebende neue Jahrhundert Glück und Segen zu spenden. Diese Zeremonie sollte entsprechend dem Namen alle hundert Jahre wiederholt werden. Im Jahre 149, in der Zeit des Dritten Punischen Krieges, der mit der Zerstörung Karthagos endete, ist dies auch geschehen, aber hundert Jahre später war angesichts des beginnenden Bürgerkrieges zwischen Caesar und Pompeius an Saekularspiele nicht zu denken. Im Jahre 17 ließ nun Augustus als Vorsitzender des Kollegiums der Fünf-

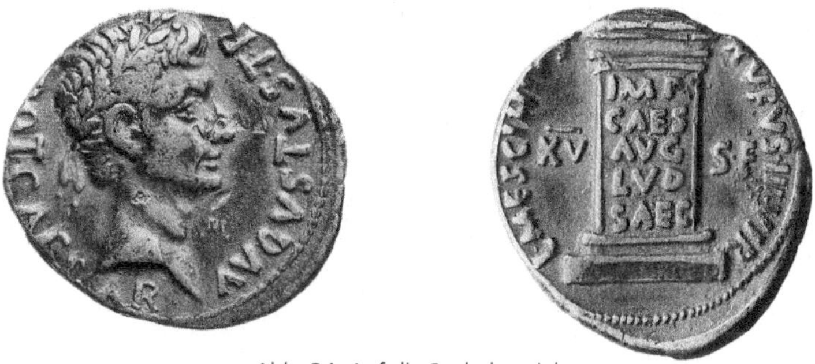

Abb. 24: Auf die Saekularspiele
Auf der Rückseite des Denars aus dem Jahr 16 v. Chr. ist ein Altar abgebildet. Die fünfzeilige Inschrift auf dem Altar bedeutet: „Imperator Caesar Augustus anlässlich der Saekularspiele"; die Abkürzung zur Rechten und Linken des Altars steht für das Fünfzehnmännerkollegium für die heiligen Handlungen, als dessen Vorsteher Augustus die Festlichkeiten leitete.

zehn eine Ersatzfeier anberaumen. Zur Rechtfertigung des aus dem Rahmen fallenden Termins wurde eigens ein neues Orakel in griechischer Sprache produziert. Dieses Orakel, dessen griechischer Text erhalten ist, klärte darüber auf, dass nicht hundert, sondern 110 Jahre ein *saeculum* ausmachten, und zwar ergab die neu berechnete Serie der Epochen, dass sie wie gewünscht just im Jahre 17 endete.[154] Von dem alten Ritus blieben die nächtliche Feier für die unterirdischen Gottheiten und ihr Ort, das Tarentum am Tiber, aber die Opfer galten nicht mehr Dis und Proserpina, den „raffenden" Göttern der Unterwelt, sondern den „schaffenden" Mächten: den „allerzeugenden" Moiren, der „kindergebärenden" Ilithyia, die von den Frauen in der schweren Stunde der Geburt angerufen wurde, und der „fruchtbringenden" Mutter Erde. Den nächtlichen Feiern wurden solche des Tages hinzugefügt, an denen den himmlischen Göttern Opfer dargebracht wurden, den beiden obersten Staatsgöttern Iuppiter Optimus Maximus und Iuno Regina sowie Apollo, dem Schutzgott des Augustus, und seiner göttlichen Schwester Diana. Dies geschah an den ihnen heiligen Orten, auf dem Capitol und dem Palatin. Nicht die Mächte des Todes, sondern die lebensschaffenden standen also entsprechend dem Grundgedanken der augusteischen Reformgesetzgebung im Mittelpunkt der Kulthandlungen. Opfer und Gebete galten dem Wohlergehen von römischem Staat und Imperium sowie des Augustus und seines Hauses. Die Einzelheiten des Programms arbeitete der beste Kenner des Sakralrechts, der Jurist Ateius Capito, aus. Es war dafür gesorgt, dass Augustus und in zweiter Linie sein Kollege Agrippa im Mittelpunkt des Festrituals standen, die Konsuln waren nur an den vorbereitenden Akten beteiligt. Als Leiter der zuständigen Priesterschaft brachte Augustus die Opfer dar und sprach die Gebete, an die unterirdischen Gottheiten er allein, an die himmlischen zusammen mit Agrippa. Über den Verlauf des Festes sind wir genau unterrichtet durch einen Inschriftenfund des Jahres 1890. Bei Kanalarbeiten in unmittelbarer Nähe des Tibers traten umfangreiche Bruchstücke des Festprotokolls zutage, das am Ort der nächtlichen Feier zum ewigen Gedächtnis der Nachwelt auf einem Marmorpfeiler aufgezeichnet und aufgestellt worden war. Kein Geringerer als Theodor Mommsen hat die Edition besorgt und mit einem grundlegenden Kommentar in lateinischer Sprache versehen.[155] Das Fest dauerte vom 31. Mai bis 3. Juni, danach folgten noch an sieben weiteren Tagen szenische Aufführungen und Zirkusspiele. Das Finale des dritten Festtages verlief nach dem Protokoll wie folgt:[156]

„Am 3. Juni brachten Imperator Caesar Augustus und Marcus Agrippa auf dem Palatin Apollo und Diana ein Opfer von jeweils neun Kuchen dar und beteten wie folgt: ‚Apollo, wie es für dich in den sibyllinischen Büchern geschrieben steht: damit alles dem römischen Volk der Quiriten zu größerem Heil gedeihe, soll dir das Opfer der neun Kuchen dargebracht werden. Ich bitte und flehe dich an: Mehre die Herrschaft und Hoheit des römischen Volkes der Quiriten in Krieg und Frieden und beschirme immer den Stamm der Latiner, gib auf Dauer dem römischen Volk der Quiriten Unversehrtheit, Sieghaftigkeit und Gesundheit, gewähre dem römischen Volk der Quiriten und den Legionen des römischen Volkes der Quiriten deine Gunst und bewahre den Staat des römischen Volkes der Quiriten unversehrt, sei wohlgeneigt dem römischen Volk der Quiriten, dem Kollegium der Fünfzehn, mir, meinem Hause und meiner Familie. Nimm dieses Kuchenopfer gnädig an, sei also geehrt durch das Opfer … und sei wohlgeneigt dem römischen Volk der Quiriten, dem Kollegium der Fünfzehn, mir, meinem Hause und meiner Familie.‘ Mit denselben Worten geschah die Anrufung der Diana. Als das Opfer vollzogen war, sangen 27 Knaben, deren Väter und Mütter am Leben waren, und ebenso viele Mädchen das Kultlied; und in derselben Weise geschah das auch auf dem Capitol. Das Kultlied dichtete Quintus Horatius Flaccus.“

Die heilige Drei- und Neunzahl, die den gesamten Festritus beherrschte, ist auch dem Lied, das Horaz dichtete, und seiner Aufführung zugrunde gelegt: 3 mal 9 Mädchen und Knaben bildeten den Chor. Das Lied selbst besteht aus zwei in sich geschlossenen Gebeten, erst an Diana, dann an Apollo, und jedes besteht aus drei Strophentriaden, also jeweils aus 3 mal 3 Strophen. Von der künstlerischen Gestaltung im einzelnen kann hier füglich abgesehen werden. Für den politischen Gehalt des Liedes am bedeutsamsten sind im ersten Teil die Bezugnahme auf die Ehegesetze, das Unterpfand des Kinderreichtums und der Dauer des römischen Volkes, sowie im zweiten das Gebet für Augustus, den Staatsmann, der Roms Weltherrschaft und die Wiederkehr der alten Werte verbürgt:

„Göttin, lass uns Kinder erblühen und gib den
Spruch der Väter über den Bund der Frauen
Froh Gedeihen und über des Kindersegens
Ehegesetze,

Dass nach elf Jahrzehnten, wenn dann der Kreis der
Zeit erfüllt, Dir sicher Gesang und Spiele
Sich erneuern, drei feierliche Tage, gleich viel
Volkreiche Nächte.

...

Und wofür Euch opfert die weißen Stiere
Venus' und Anchises' erlauchter Spross,
das erlang' er, Sieger dem Gegner, schonend
gegen Besiegte.

Seinem Arm, allmächtig zu Land und Meer, und
Albas Beilen beugt sich nun scheu der Meder;
Skythen, jüngst noch trotzig, und Inder holen
Seine Bescheide.

Und schon wagt auch Frieden und Treu und Ehre
Und der Vorzeit Zucht und vergessene Tugend
Sich zurück; glückspendend erscheint mit vollem
Horn der Segen.“[157]

Die großartige Inszenierung der Saekularspiele feierte Augustus als den Vollender der römischen Geschichte, der Bestimmung zur Weltherrschaft und der Rückkehr zu den besseren Anfängen, die durch die Sitte der Vorfahren geprägt waren. Der Dichter antizipierte den Erfolg, um den Augustus betete, und der doch so, wie er erfleht wurde, nie eintrat: Parther, Skythen und Inder wurden keine gehorsamen Vasallen Roms, und die Sitten der Vorfahren ließen sich in eine gründlich veränderte Welt nicht zurückbringen.

IV. Augustus und das Reich

1. Die Expansion im Westen

Zur Zeit der Saekularfeier konnte ganz Spanien als unterworfen gelten, aber am Rhein, in den Alpen und auf dem Balkan gab es keine gesicherten Grenzen. Der territoriale Bestand des Reiches war das Ergebnis der Bewältigung einzelner äußerer Herausforderungen oder innenpolitisch motivierter Eroberungen wie zuletzt diejenige Galliens durch Caesar. Die Folge dieser Entstehungsbedingungen war ein zwar ausgedehntes, aber unzusammenhängendes Territorium mit unsicheren Grenzen. Trotz aller Bemühungen war Italien weder vor Angriffen und Plünderungszügen aus dem Alpenraum und aus dem Hinterland von Istrien geschützt noch Makedonien und die Küsten Dalmatiens vor Einfällen aus dem Balkanraum. Weder Rhein noch Donau erwiesen sich als Völkerschranken, die den germanischen und anderen Stämmen jenseits der beiden Ströme auf ihrer Suche nach Beute und besserem Siedlungsland Grenzen zu setzen vermochten. Während der ihm verbleibenden Regierungszeit, nicht weniger als 30 Jahre (16 v. bis 14 n. Chr.), hat Augustus mit allen Mitteln, diplomatischen und vor allem militärischen, Abhilfe zu schaffen versucht.[1] Damit wurde er zum Schöpfer des Römischen Reiches der Kaiserzeit, dessen Grenzen im wesentlichen von den drei großen Strömen Rhein, Donau und Euphrat gebildet wurden. Die seit der Zeitenwende versuchte Ausdehnung des Reiches bis zur Elbe scheiterte im Jahre 9 n. Chr., doch wurden die Schließung der großen Lücke, die zwischen dem West- und dem Ostteil des Reiches auf dem Balkan klaffte, die Einbeziehung der Alpen einschließlich ihres Vorlandes bis zur oberen Donau und die Sicherung der Rheingrenze erreicht. Während dieser langen Zeit wurde der Umbau der Heeresverfassung von einem Milizheer zu einer an den Grenzen konzentrierten Berufsarmee vollendet und das Problem der Veteranenversorgung durch Umstellung von Landzuweisungen auf eine Abfindung in Geld endgültig gelöst. Dies alles waren Leistungen, mit denen die schwere Hypothek ungelöster Probleme abgetragen wurde, welche die Republik angehäuft hatte und die sie nicht tilgen konnte, und man mag es eine Ironie der geschichtlichen Überlieferung nennen, dass das Zustandekommen dieser epochalen Leistungen, auf denen die Kaiserzeit aufbauen konnte, in ihren Einzelheiten von der Planung bis zur Ausführung viel weniger greifbar sind als die Höhepunkte der lautstark gefeierten symbolischen Politik. Was die Öffentlichkeit wissen sollte, wurde in augusteischer Zeit in allen Medien propagiert und gewann so die besten Überlieferungschancen; was im Geheimen geplant und in weiter Entfernung vom politischen Zentrum geschah, erreichte die Öffentlichkeit nur bruchstückweise. Dies hatte ebenso wie die Verlagerung des Machtzentrums auf den Prinzeps Augustus Auswirkungen für die Geschichtsschreibung. Cassius Dio hat das Dilemma so zum Ausdruck gebracht:

„Auf diese Weise wurde also die Regierungsform damals zum Besseren und im Interesse größerer Sicherheit umgestaltet. Denn es war ganz unmöglich, unter der republikanischen Staatsform Rettung zu finden. Doch kann die folgende Geschichte nicht mehr wie die frühere erzählt werden. Früher nämlich wurde alles, auch wenn es sich in weiter Entfernung zugetragen hatte, vor Senat und Volk gebracht, und so erfuhren es alle, und viele schrieben es in Geschichtswerken nieder. Deshalb konnte auch die Wahrheit, selbst wenn manche sie aus Furcht oder Gunst, Freundschaft oder Feindschaft entstellten, aus den Paralleldarstellungen und den offiziellen Berichten herausgefunden werden. Seitdem aber hat man begonnen, das meiste heimlich und hinter verschlossenen Türen zu verhandeln. Was davon dennoch an die Öffentlichkeit gelangt, findet keinen Glauben, weil es nicht überprüft werden kann. Denn man hat den Verdacht, dass alles nach dem Willen der Herrscher und ihrer Helfer getan und gesagt wird. Dementsprechend wird vieles verbreitet, was nie geschehen ist, und vieles, was zweifellos geschehen ist, bleibt unbekannt, alles aber wird zumindest anders erzählt, als es sich tatsächlich abgespielt hat. Weiterhin machen auch die Größe des Reiches und die Fülle der Ereignisse ihre genaue Kenntnis schwierig. In Rom und im Untertanengebiet geschieht vieles, gegen unsere Feinde sozusagen täglich irgend etwas, worüber niemand leicht außer den unmittelbar Beteiligten etwas erfährt, die meisten dagegen hören von dem Geschehen nicht das geringste."[2]

Augustus verließ im Sommer 16 v. Chr. Rom. Der Grund war die spektakuläre Niederlage, die sein Legat Marcus Lollius von den Germanen hatte hinnehmen müssen. Eine ganze Legion war aufgerieben worden, und die Feldzeichen waren von den Germanen erbeutet worden. Augustus ging nach Gallien und blieb bis zum Sommer des Jahres 13. Von hier aus leitete er die Konsolidierung des Imperiums im Westen ein, die Sicherung der Rheingrenze, die Einbeziehung der Alpen und des Alpenvorlandes bis zur oberen Donau sowie des Balkanraumes bis an die untere Donau. Den Osten hingegen hat Augustus nach seinem zweiten Aufenthalt in den Jahren 21 bis 19 v. Chr. nie mehr betreten. Nachdem er im Jahre 13 aus Gallien nach Rom zurückgekehrt war, hielt er sich im folgenden Jahr wiederum längere Zeit außerhalb Roms, dieses Mal in Aquileia, auf, um die Unterwerfung der pannonischen Stämme zu überwachen, mit der damals sein ältester Stiefsohn Tiberius beauftragt war. Nach einem einjährigen Aufenthalt in Rom folgte dann von Ende 11 bis Ende 10 v. Chr. ein zweiter Aufenthalt in Gallien, der durch den Beginn der Offensive gegen die rechtsrheinischen Germanen motiviert war. Hier war es sein jüngerer Stiefsohn Drusus, der die jenseits des Rheins operierende Armee kommandierte. Nachdem Augustus ein knappes Jahr wieder in Rom verbracht hatte, verließ er die Stadt noch einmal und hielt sich von Herbst 9 bis Mitte 7 v. Chr. in Norditalien und Gallien auf, um dem Schauplatz der militärischen Operationen an Rhein und Donau nahe zu sein. Nach seiner Rückkehr hielt er sich beinahe ständig in Rom und Umgebung auf. Nur noch einmal reiste er in die Nähe des Schauplatzes großer militärischer Unternehmungen: Als alter Mann hielt er sich im Jahre 8 n. Chr. längere Zeit in Ariminum und Ravenna auf, als der dalmatisch-pannonische Aufstand das Ergebnis der vorangegangenen Unterwerfung der Balkanländer noch einmal in Frage stellte.[3]

Die Expansion im Westen hielt Augustus also beinahe 25 Jahre in Atem. Ausgelöst wurde die Politik der offensiven Arrondierung durch das Zusammentreffen mehrerer Katastrophennachrichten im Jahre 16.[4] Damals überschritten germanische Stammeskrieger, Sugambrer, Usipeter und Tenkterer, den Rhein, besiegten zuerst eine römische Kavallerieeinheit und schlugen dann die von Marcus Lollius kommandierte fünfte Legion vernichtend. Zwei Alpenstämme, die zwischen dem Garda- und dem Comer See siedelten, erhoben die Waffen gegen Rom, und im Bündnis mit den Norikern des Ostalpenraumes fielen Pannonier nach Istrien ein. Sowohl in Spanien als auch in Dalmatien kam es zu Aufständen, und die Provinz Macedonia wurde wie schon in den Jahren 29/28 von den germanischen Skordiskern und dem thrakischen Stamm der Dentheleter verheert. Noch vor den Skordiskern hatten Sarmaten die Donau überschritten und waren von den Römern wieder über den Fluss zurückgetrieben worden. Angesichts dieser Katastrophenmeldungen entschloss sich Augustus, von Gallien aus die überfällige Konsolidierung an den Grenzen einzuleiten. Begleitet wurde er von seinem Stiefsohn Tiberius, obwohl dieser im Jahr 16 die Praetur bekleidete und eigentlich seinen Amtspflichten in Rom hätte nachgehen müssen. Aber Augustus brauchte wie in früheren Feldzügen tüchtige Militärs, und offenbar war zunächst Gallien als Schwerpunkt der Gegenoffensiven vorgesehen. Das Ostalpengebiet und Istrien blieb dem Prokonsul von Illyricum Publius Silius Nerva überlassen. Er zwang die Alpenstämme, sich erneut zu unterwerfen, und im Zuge dieser Befriedungsaktion gerieten auch die Noriker unter römische Herrschaft. Ihr Land wurde vermutlich ein Annex der Provinz Illyricum unter Aufsicht eines Praefekten.[5] Den geplanten Feldzug am Rhein brauchte Tiberius nicht zu führen. Die Germanen gaben Augustus angesichts des Aufstandes in Gallien die geforderte Genugtuung, und so beschränkte er sich hier darauf, die Infrastruktur für eine effektive Grenzverteidigung am Rhein aufzubauen und Kastelle am linken Flussufer anzulegen, zunächst kleine Lager wie das von Neuss.[6] Der Ausbau der großen Operationsbasen am Rhein, Vetera (Birten bei Xanten), Numaga (Nimwegen) und der Flottenstützpunkt Fectio (Vechten unweit von Utrecht) und Moguntiacum (Mainz), erfolgte erst unmittelbar vor Beginn der Offensiven gegen das rechtsrheinische Germanien seit dem Jahre 12.

Den Entschluss zu einem Angriff des rechtsrheinischen Germanien fasste Augustus erst, als der auf dem Verhandlungsweg zustande gekommene Friede von den rechtsrheinischen Germanen gebrochen worden war.[7] Die bisherigen Erfahrungen sprachen ohnehin nicht für die Effektivität einer rein defensiven Strategie. Zweimal hatte sich Marcus Agrippa um die Grenzsicherung am Niederrhein bemüht, zuerst im Jahre 39/38, nachdem Gallien als Nebenergebnis des Perusinischen Krieges unter die Kontrolle Octavians gefallen war, und dann im Jahre 20/19, als er den Kaiser im Westen als Augustus' Kollege vertrat. Vermutlich war es bei dieser Gelegenheit, dass er die von ihren Nachbarn bedrängten Germanenstämme auf dem linken Rheinufer ansiedelte und ihnen die Aufgabe der Grenzsicherung übertrug. Am Niederrhein waren dies die Ubier, die in der Kölner Bucht angesiedelt wurden, wo dann Ara Ubiorum, das spätere Köln, ihr städtischer Mittelpunkt wurde, am Oberrhein die Nemeter, Triboker und Vangionen.[8] Aber auch das hatte Gallien nicht vor germanischen Einfällen geschützt. Der im Jahre 16 geschlossene Frieden gab den Römern immerhin eine Atempause, und Augustus nutzte sie, um die Eroberung der Alpen und ihres nördlichen Vorlandes, die Silius Nerva im Osten eingeleitet hatte, im Westen zu vollenden. Dies geschah im Jahre 15 durch eine großangelegte Zangenoperation gegen Raeter und Vindeliker.[9] Geleitet wurden die Offensiven von den beiden Stiefsöhnen des Augustus, Tiberius und Drusus. Beide erwiesen sich als tüchtige Feldherren, sie verfügten über das Talent, das Augustus fehlte, und ihnen als Angehörigen seines Hauses konnte er ebenso wie Agrippa unbesorgt große Truppenverbände anvertrauen. An ihrer Loyalität bestand kein Zweifel. Der Grund für die nun in Angriff genommene Unterwerfung der großen, zwischen Italien und Gallien liegenden Stammesgebiete bis hin zum Bodensee und Hochrhein waren die ständigen Übergriffe der Raeter auf römisches Gebiet und ihre Überfälle auf Durchreisende. Cassius Dio beschreibt den Feldzug und seine Voraussetzungen wie folgt:

„Die Raeter, die zwischen dem Noricum und Gallien wohnten, in der Nähe der Tridentinischen Alpen, durchstreiften große Teile des benachbarten Gallien, unternahmen Beutezüge auch nach Italien und belästigten die Römer und deren Bundesgenossen, die ihr Land durchquerten. Nun war so etwas irgendwie von Leuten zu erwarten, mit denen keine festen Abkommen existierten, aber die Raeter gingen so weit, dass sie alle männlichen Gefangenen töteten ... Deshalb sandte Augustus zuerst Drusus gegen sie, und als sie ihm in den Tridentinischen Alpen entgegentraten, schlug er sie schnell in die Flucht, so dass ihm praetorischer Rang verliehen wurde. Dann aber, als sie zwar schon von Italien zurückgedrängt waren, jedoch auch so noch immer Gallien heimsuchten, entsandte er auch noch Tiberius. Beide fielen nun an mehreren Stellen in das Land ein, sie selbst oder die von ihnen abgeordneten Legaten, und Tiberius überquerte sogar den (Boden)see. Auf diese Weise versetzten sie die Raeter in Schrecken, indem sie sie einzeln angriffen, und sie bezwangen ohne Mühe nicht nur diejenigen, mit denen sie handgemein wurden (denn ihre Streitmacht war aufgesplittert), sondern unterwarfen auch die übrigen, die durch die Niederlagen ihrer Stammesgenossen geschwächt und mutlos waren. Da aber die männliche Bevölkerung zahlreich war und mit Aufständen gerechnet werden musste, deportierten sie die meisten der im besten Alter stehenden Wehrfähigen und ließen nur so viele zurück, wie zur Besiedlung ausreichten, ohne jedoch zu einer Erhebung in der Lage zu sein."[10]

Ein großer Teil der wehrfähigen Mannschaft wurde für die Hilfstruppen der römischen Armee rekrutiert und fern ihrer Heimat verwendet, ganz so, wie es auch in Spanien mit den Asturern und Kantabrern geschehen war. Auf diese Weise wurde Vorsorge gegen Erhebungen der gerade Unterworfenen und eine Rekrutierungsbasis der Hilfstruppen geschaffen, die zur Ergänzung des aus römischen Bürgern bestehenden Legionenheeres diente. Damals wurde das große Truppenlager von Dangstetten am Hochrhein angelegt.[11] Es war, nach dem Befund der Ausgrabungen zu urteilen, mit Soldaten der 19. Legion, gallischen Reitern und orientalischen Bogenschützen belegt, also mit einer Besatzung, die die Zusammensetzung der entstehenden Berufsarmee widerspiegelt. Zur Unterstützung der im festen Verband kämpfenden schwerbewaffneten Fußtruppen der Legionen fanden Spezialeinheiten aus der reichsangehörigen Bevölkerung unter Berücksichtigung ihrer traditionellen Kampfesweise Verwendung, in diesem Fall keltische Reiterei und syrische Bogenschützen. Die Besetzung großer Teile des Voralpenlandes und die Entdeckung des Lagers von Dangstetten haben Anlass zu der Hypothese gegeben, dass die Unterwerfung des Alpen- und Alpenvorlandes in die Planung eines Zangenangriffs auf das rechtsrheinische Germanien von Rhein und oberer Donau aus gehört habe.[12] Dagegen spricht jedoch, dass die Offensive am Rhein auf eine germanische Provokation des Jahres 13 reagierte und die römischen Invasionen ausschließlich von den Basen am Rhein ausgingen, ohne Unterstützung aus dem Alpenvorland zu erhalten. Hier beschränkten sich die Römer auf die Ausweitung der militärischen Kontrolle des Landes. Das Lager von Dangstetten wurde zwischen 9 und 7 v. Chr. aufgelassen; unmittelbar danach, zwischen 8 und 5 v. Chr., wurde das Lager von Augsburg-Oberhausen angelegt.[13]

Augustus legte größten Wert darauf, dass der Ruhm des schnellen und glänzenden Sieges über Raeter und Vindeliker die schmähliche Niederlage überstrahlte, die Marcus Lollius in Gallien erlitten hatte. Oberhalb von Monaco wurde das gewaltige Siegesmonument mit der Liste der unterworfenen Alpenstämme errichtet.[14] Horaz verfasste nach den ersten Erfolgen, angeblich auf Geheiß des Augustus, ein die Heldentaten des Drusus feierndes Siegeslied und nach Abschluss des Feldzugs ein zweites, das Augustus als den Urheber der Erfolge, die seine Stiefsöhne errangen, in den Formen eines Götterhymnus preist.[15] In dem letzten Gedicht wird Augustus so angeredet:

„Dein war die Streitmacht, Dein war der Plan und auch
den Schutz der Götter liehst du ihm (Tiberius) zum Kampf;
am gleichen Tag, da einst Alexandria schutzflehend
Hafen und Königsburg, die verlassene, Dir öffnete,

schenkte Dir ein günstiges Geschick nach dreimal
fünf Jahren glänzenden Ausgang des Krieges
und gewann Dir nach glücklich ausgeführten Befehlen
Ruhm und den erwünschten Siegeslorbeer.

Auf Dich schaut bewundernd Kantabrien, unbezwingbar zuvor,
und Meder und Inder und der flüchtige Skythe,
oh, Du leibhaftig auf Erden erschienener
Schutzherr Italiens und der Herrscherin Roma,

auf Dich der seinen Ursprung verbergende Nil
und der Hister, auf Dich der reißende Tigris,
auf Dich der Ozean, voll der Ungeheuer,
der fern Britanniens Küsten umbrandet.

Dir gehorcht das Land der todesmutigen Gallier
und die Fluren des widerspenstigen Spanien,
Dich scheuen die Sugambrer, das mordlustige Volk,
Und legen beiseite die Waffen.“[16]

Die Sugambrer dachten jedoch nicht daran, den Friedensschluss des Jahres 16 zu respektieren. Augustus hatte im Jahre 13 Gallien gerade wieder verlassen, da schickten sie sich mit ihren Bundesgenossen an, im Einvernehmen mit gallischen Stämmen, die sich der römischen Herrschaft entledigen wollten, erneut in Gallien einzufallen. Der Grund für die in Gallien wieder erwachte Aufsässigkeit war der von Augustus vorangetriebene Ausbau des Steuerstaates. Hinzu kommt, dass in Gallien die Erhebung des Tributs dem berüchtigten Licinus, einem schwer korrupten Freigelassenen des Augustus, anvertraut war, der seine Stellung zu Erpressungen und überhöhten

Forderungen missbrauchte, ganz so, wie es viele Statthalter in spätrepublikanischer Zeit getan hatten. Als die Geschädigten bei Augustus Anklage erhoben, zog sich Licinus aus der Affäre, indem er die angesammelten Schätze seinem Herrn mit der Bemerkung auslieferte, er habe die Barbaren schwächen wollen, um Augustus einen Dienst zu erweisen.[17] Er kam ungeschoren davon, und es bedarf keiner großen Phantasie, um sich die Erbitterung der Geschädigten vorzustellen.

Doch kam die Empörung bezeichnenderweise erst zum Ausbruch, nachdem Augustus das Kommando seinem Stiefsohn Drusus übertragen und das Land verlassen hatte. Bei seiner Rückkehr nach Rom am 4. Juli 13 nahm er die Stiftung eines Friedensaltars, der berühmten Ara Pacis, zu Ehren des von ihm siegreich errungenen Friedens an, der Italien von der Bedrohung aus dem Alpenraum endgültig befreit hatte. Aber der Friede, der damals gefeiert wurde, war trügerisch. Drusus konnte gerade noch verhindern, dass sich die Unzufriedenheit und die Unruhe, die in Gallien wegen der Erhebung des Zensus herrschte, in einem allgemeinen Aufstand entlud. Er gründete im Jahre 12 v. Chr. nach dem Vorbild der östlichen Provinzen einen Altar der Roma und des Augustus in Lugdunum (Lyon) und versammelte dort die Führer der gallischen Stämme zu einem Loyalitätskult.[18] Dies war der Ursprung des gemeinsamen Landtags der gallischen Provinzen. Der erste Zweck der Stiftung war freilich, die führenden Männer des unruhigen Landes unter einem ehrenvollen Vorwand als Geiseln zu nehmen. Dann besetzte Drusus das linke Rheinufer und schlug die Sugambrer, als sie mit ihren Bundesgenossen den Rhein überquerten, und verfolgte sie auf rechtsrheinisches Gebiet.

Dies war nicht der einzige große Krieg, der auf die Stiftung des Friedensaltars in Rom folgte. Im Jahre 12 brach in Pannonien ein großer Aufstand aus. Mit seiner Niederschlagung wurde Tiberius beauftragt. Der Krieg dauerte bis zum Jahre 10. Von den Einzelheiten der Kämpfe ist wenig bekannt. Der Historiker Velleius Paterculus sagt nur, dass es ein großer und schrecklicher Krieg war, der selbst Italien bedrohte.[19] Cassius Dio berichtet, dass Tiberius im ersten Jahr mit Hilfe der germanischen Skordisker das Land verwüstete, die aufständischen Stämme entwaffnete und einen großen Teil der Männer im wehrfähigen Alter nach auswärts in die Sklaverei verkaufen ließ. So bewirkte Tiberius den Schein der Befriedung und empfing dafür am Ende des Jahres das Surrogat eines Triumphes, die Ehrenzeichen in Gestalt der *ornamenta triumphalia.* Im Jahre 11 rebellierten die Dalmater im Hinterland der Adriaküste. Während Tiberius damit beschäftigt war, den Aufstand niederzuwerfen, erhoben sich die erbitterten Pannonier von neuem. Tiberius hatte an zwei Fronten zu kämpfen, gegen die Pannonier und gegen Stämme der alten römischen Provinz Illyricum. Die Folge war, dass das Illyricum als gefährdete und unbefriedete Provinz zu denen des Augustus geschlagen wurde.[20] Gegen Ende des Jahres schienen Dalmatien und Pannonien endlich befriedet zu sein, und wieder wurde geplant, zum Zeichen des siegreich errungenen Friedens den Janustempel zu schließen. Aber dazu kam es nicht. Im Jahre 10 überquerten die Daker die untere Donau und fielen in Pannonien ein, und die Dalmater griffen aus Anlass der Zensuserhebung erneut zu den Waffen. Wieder wurde Tiberius, dieses Mal von Gallien aus, wohin er Augustus gefolgt war, auf die Balkanhalbinsel geschickt, um das mühsame Werk der Unterwerfung zu vollenden. Zum Jahresende hatte er die Ruhe des Friedhofs geschaffen und feierte am 16. Januar 9 in Rom das Fest des kleinen Triumphes, die so genannte *ovatio*.[21] Während dieser ganzen Zeit waren Pannonien und Dalmatien nicht die einzigen Kriegsschauplätze auf dem Balkan. Von Thrakien aus kam es im Jahre 11 zu Einfällen in die Provinz Macedonia und in den thrakischen Chersonnes. Hier hatte Lucius Calpurnius Piso, Augustus' Legat im kleinasiatischen Pamphylien, einen dreijährigen Krieg zu bestehen. Das Ergebnis waren nach Darstellung des Velleius Paterculus die Rückkehr zu friedlichen Verhältnissen, die Sicherheit der Provinz Asia, die durch den Einfall in die thrakische Chersonnes, die Halbinsel Gallipoli, betroffen war, und der Friede Makedoniens.[22]

Während dieser Zeit, zwischen 12 und 9 v. Chr., wurde auch im rechtsrheinischen Germanien Krieg geführt. Wie bereits angedeutet wurde, war dieser Krieg ebenfalls nicht langfristig im voraus geplant, sondern war die Reaktion auf einen germanischen Einfall nach Gallien, der angesichts der explosiven Stimmung in der Provinz zu einer allgemeinen Erhebung hätte führen können. Auf dem Balkan und in Gallien war Augustus mit dem gleichen Problem konfrontiert: dem Druck von außen auf ungesicherte Grenzen und dem Widerstand gegen die Durchsetzung des Steuerstaates im Inneren. Wenn beide Problemkreise sich überschnitten, potenzierte sich die Gefährlichkeit der Situation. Wenn Diplomatie und ausgehandelte Friedensschlüsse nicht anschlugen, blieb nur übrig, mit militärischen Mitteln die Respektierung der Grenzen des Reiches zu erzwingen. Ob dies zur Erweiterung des Reiches beziehungsweise zur Errichtung neuer Provinzen führte, hing von den Umständen ab und war nicht von vornherein festgelegt. Wir kennen nicht die Überlegungen, die Augustus und seine Berater leiteten, und wir sind genötigt, aus dem Ablauf der Ereignisse die zugrunde liegenden Planungen beziehungsweise ihre Änderungen zu erschließen.

Die erste Offensive des Jahres 12, die Drusus erst im Spätsommer begann, ging vom Niederrhein aus und richtete sich gegen die Sugambrer und Usipeter, nachdem sie über den Rhein zurückgetrieben worden waren.[23] Der Vormarsch folgte dem Tal der Lippe und wurde ergänzt durch eine von Fectio/Vechten ausgehende Flottenexpedition. Die Flotte gelangte über einen den Rhein und das Ijsselmeer verbindenden Kanal in die Nordsee, bog bei Borkum in den Dollart ein und fuhr die Ems aufwärts bis zu dem Stamm der Brukterer, die am Oberlauf des Flusses nördlich der Lippe siedelten. Sie waren die nächsten Nachbarn der weiter im Süden ansässigen Sugambrer, denen der römische Angriff galt, und es hat den Anschein, als sei es in diesem ersten, jahreszeitlich bedingt kurzen Feldzug erst einmal um die Rekognoszierung des Operationsgebietes gegangen. Klima und Landesnatur stellten das Heer und die Flotte, die im rechtsrheinischen Germanien operierten, vor große und ungewohnte Schwierigkeiten. Es fehlte nicht viel, und die Flotte wäre wegen der Unkenntnis der Gezeiten beziehungsweise der Auswirkungen, die sie an den Küsten der Deutschen Bucht haben, verlorengegangen. Bei Ebbe strandeten die Schiffe und konnten nur mit Hilfe der verbündeten Friesen wieder flott gemacht werden. Was den Landweg ins Innere Germaniens anbelangt, so waren die Römer auf bestimmte Flusstäler angewiesen, am Niederrhein auf das Tal der Lippe, am mittleren Rhein auf die Rhein-Main-Ebene und die Wetterau sowie auf das Lahntal. In der Wetterau hatte der zuerst auf Lössböden betriebene Ackerbau früh, schon in der Jungsteinzeit, Einzug gehalten, und dementsprechend war hier bereits ein größeres zusammenhängendes Siedlungsgebiet entstanden. Aber das war eine Ausnahme. Die Römer trafen im rechtsrheinischen Germanien auf ein Land, das auf sie vermutlich den gleichen Eindruck machte wie auf deutsche Soldaten des Ersten und Zweiten Weltkriegs die Pripjetsümpfe. Tacitus schreibt mehr als hundert Jahre, nachdem römische Heere zum ersten Mal nach Germanien eingedrungen waren: „Wenn auch die Landesnatur erhebliche Unterschiede aufweist, so ist sie doch im ganzen durch schaurige Wälder und grässliche Sümpfe abstoßend, feuchter nach Gallien zu, in Richtung zum Noricum und zu Pannonien stärker dem Wind ausgesetzt.“[24] In riesigen Urwäldern lagen kleinere Siedlungskammern – gut erforscht sind meines Wissens die Siedlungsverhältnisse der germanischen Eisenzeit in Schleswig-Holstein –, und das bedeutete, dass eine große Armee von mehreren Legionen (immerhin waren am Rhein fünf bis sechs Legionen mit Hilfstruppen stationiert) sich nicht aus dem Land versorgen konnten. An den Flüssen und den wenigen Kommunikationslinien über Land mussten bewachte Versorgungslager angelegt werden, und in den Flusstälern und Sumpfgebieten bedurfte es erheblicher Pionierarbeiten, damit große geschlossene Verbände vorrücken konnten. Im ganzen muss die militärische Führung den Eindruck gewonnen haben, vor einer gewaltigen, wald- und sumpfbedeckten Landmasse zu stehen, in die nur wenige Schneisen Einlass gewährten. Ob es überhaupt lohnte, ein solches Land zur römischen Provinz zu machen, wusste wohl niemand zu sagen, und wenn Augustus sich für eine Provinzialisierung entschied, erhob sich sogleich die Frage, wo die Grenzen dieser Provinz zu ziehen seien.

Dementsprechend kann es nicht überraschen, dass in der ersten Phase der römischen Feldzüge in Germanien nicht an die Errichtung einer Provinz im Sinne einer ständigen administrativen Einheit des Römischen Reiches gedacht worden ist, sondern an die Schaffung eines gesicherten Vorfeldes östlich des Rheins, das Gallien vor Einfällen schützte. Der zweite, im Jahre 11 unternommene Feldzug zeigt dies in aller Deutlichkeit.[25] Er richtete sich erneut gegen die Sugambrer und ihre Verbündeten, und wieder diente das Tal der Lippe als Einfallsweg. Es heißt bei Cassius Dio, dass Drusus die Usipeter unterwarf – die Sugambrer traf er nicht an. Diese befanden sich auf einem Kriegszug gegen die Chatten, deren Siedlungsgebiet das heutige Nordhessen war. Der Grund war, dass die Chatten sich geweigert hatten, mit den Sugambrern ein Bündnis zu schließen. Drusus marschierte, ohne auf Widerstand zu treffen, bis zur Weser. Von dort aus musste er wegen Versorgungsschwierigkeiten den Rückzug antreten. Nur mit Mühe und viel Glück brachte er die Armee zu ihrer Ausgangsstellung am Rhein zurück. So erinnert auch dieser Feldzug mehr an eine bewaffnete Rekognoszierung als an eine Unternehmung zur Inbesitznahme des Landes. Er war ohne hinreichende logistische Vorbereitung und ohne Sicherung der Rückzugslinien unternommen worden und hätte beinahe in einer Katastrophe geendet, die der später im so genannten Teutoburger Wald erlittenen Niederlage gleichgekommen wäre. Dies geht aus der Schilderung des Cassius Dio klar hervor:

„… auf dem Rückmarsch durch Feindesland geriet er (Drusus) in ernste Gefahr. Denn die Feinde brachten ihm auch sonst durch Hinterhalte Verluste bei und einmal schlossen sie ihn in einer engen Schlucht ein und hätten ihn beinahe vernichtet. Bis auf den letzten Mann wären sie aufgerieben worden, wenn die Feinde sie nicht wie bereits Besiegte, die nur noch des letzten Schlages bedurften, ohne feste Ordnung im Nahkampf angegriffen hätten. Infolgedessen wurden sie zurückgeschlagen und waren nicht mehr in gleicher Weise angriffslustig, sondern belästigten die Römer nur noch von ferne und wagten nicht mehr, näher zu kommen, so dass Drusus sicher seinerseits nicht mehr vor ihnen fürchtete und am Zusammenfluss von Lippe und Eliso (?) ein befestigtes Lager gegen sie errichtete sowie ein weiteres bei den Chatten in der Nähe des Rheins.“[26]

Während das zuletzt genannte „Eliso“ bisher nicht lokalisierbar ist, wurde an der Lippe bei Oberaden ein 56 ha großes Lager entdeckt, das, wie die Bodenfunde und die dendrochronologische Untersuchung der beim Bau verwendeten Eichenstämme ergeben haben, im Jahre 11 angelegt wurde. Zusammen mit dem 2,5 km weiter westlich gelegenen kleineren Lager von Beckinghausen diente es wohl als Stützpunkt an der südlichen Flanke der Sugambrer und war groß genug für die Aufnahme von zwei Legionen.[27]

Zu einem weiteren Feldzug gegen die Sugamber von der neu angelegten

Basis an der mittleren Lippe aus kam es im folgenden Jahr jedoch nicht, vielmehr wendete sich Drusus gegen die Chatten. Der Grund war, dass diese sich dem Bündnis gegen die Römer angeschlossen hatten. Unklar ist, ob sie dazu von den Sugambrern gezwungen worden waren oder ob sie die Anlage eines römischen Lagers in ihrer Nähe als römische Provokation betrachteten und deswegen das ihnen zuvor von den Römern zugewiesene Land verlassen hatten. Wo dieses Land lag, ob in der Wetterau oder im Neuwieder Becken, wie vermutet wurde, ist unbekannt.[28] Der Feldzug gegen die Chatten, der mit dem im Jahre 10 in Gallien anwesenden Augustus vereinbart worden sein muss, bedeutete eine Verlegung der Ausgangsbasis nach Moguntiacum/Mainz und einen Vormarschweg, der vom Untermaingebiet über die Wetterau nach Norden führte. Von den Versorgungsstationen, die im Zuge des Feldzuges angelegt worden sind, ist eine durch einen Zufall bei Rödgen in der Nähe von Bad Nauheim entdeckt worden.[29] Von Kampfhandlungen gegen die Chatten ist nichts überliefert. Cassius Dio wusste später nur zu berichten, dass Drusus die Chatten teils unterworfen, teils ihnen Schaden zugefügt habe.[30]

Im Jahre 9 v. Chr., zu dessen Beginn Drusus in Rom den Konsulat angetreten hatte, drang er von neuem in das Land der Chatten ein. Er nahm den Weg durch die hessische Senke zur Weser, wo er mit Sueben und Cheruskern zusammenstieß. Dabei kam es zu schweren Kämpfen, in denen er sich der Angreifer nur mit Mühe erwehren konnte, überschritt die Weser und gelangte bis zur Elbe. Dort angekommen, beschloss er, den Rückzug anzutreten. Anstelle eines sachlichen Grundes ist in der Überlieferung von einer Wundererscheinung die Rede, die ihn umzukehren bestimmte, als er bereits das östliche Ufer betreten hatte. Cassius Dio schreibt:

„Eine Frau, größer als Menschenmaß, war ihm begegnet und hatte gesagt: ‚Wohin eilst du, unersättlicher Drusus? Es ist dir nicht vergönnt, dies alles hier zu sehen. Kehre um! Das Ende deiner Taten und deines Lebens ist gekommen.' Nun ist es zwar ein Wunder, dass ein solches Wort von der Gottheit an einen Menschen ergeht, doch habe ich keinen Grund, den Glauben zu versagen. Denn sofort machte er kehrt, zog eilig ab und starb, bevor er den Rhein erreicht hatte."[31]

Auf dem Rückmarsch brach Drusus sich bei einem Sturz vom Pferd einen Unterschenkel, 30 Tage später, gegen Ende des Jahres, war er tot. Sein Bruder Tiberius hatte ihn noch lebend angetroffen und geleitete nun den Leichnam nach Rom. Von Ticinum/Pavia aus gab ihm auch der aus Gallien zurückkehrende Augustus das Geleit. Beide, Stiefvater und Bruder, hielten ihm die Totenrede unter großer öffentlicher Anteilnahme. Drusus war beliebt gewesen, und auch Augustus scheint ihn ehrlich betrauert zu haben. Er ließ die Asche des Verstorbenen in seinem Mausoleum beisetzen und schrieb ihm ehrende Nachrufe in Versen und Prosa. Drusus erhielt auf Senatsbeschluss einen Ehrenbogen auf der *via Appia* und einen Kenotaph am Rheinufer bei Mainz, dem Ausgangspunkt seiner beiden letzten Feldzüge.[32]

Der Tod des Drusus führte zu einer Revision des römischen Vorgehens. Soviel war ja klar, dass die tastende Ausweitung des Aktionsradius bis zur Elbe das Land nicht unter effektive römische Kontrolle bringen konnte. Augustus änderte die Strategie und konzentrierte sich ganz auf die Gefahr, die von den Sugambrern und ihren Verbündeten am Niederrhein ausging.[33] Er reiste noch einmal nach Gallien und setzte Tiberius als Nachfolger seines Bruders an die Spitze der Rheinarmee. Gesandtschaften der germanischen Stämme, die ihn aufsuchten, beschied er dahingehend, dass er ohne die Sugambrer keinen Frieden mit den anderen Stämmen schließen werde. Die Gesandten der Sugambrer aber ließ er unter Missachtung des Völkerrechts gefangennehmen und an verschiedenen Orten internieren. Die meisten begingen aus Verzweiflung Selbstmord. Augustus mag sich zu dem Verstoß gegen das Völkerrecht berechtigt gefühlt haben, weil sich die Sugambrer nicht an das Abkommen des Jahres 16 gehalten hatten und vier Jahre später erneut den Rhein in feindlicher Absicht überschritten hatten. Zu bedenken ist auch, dass die Germanen im Ruf notorischer Untreue standen. Diese negative Einschätzung der Germanen war, vom römischen Standpunkt aus gesehen, keineswegs unbegründet. Nur ist zu bedenken, dass die wiederholt erfahrene Unzuverlässigkeit nicht auf einer Eigenschaft des so genannten Nationalcharakters beruhte, sondern seine Ursache in der lockeren, jeder staatlichen Organisation vorausliegenden Stammesstruktur hatte. Die Autorität der Stammesführung reichte nicht aus zur Disziplinierung aller Adelsgefolgschaften, aus denen der Stamm bestand. Da nun die Gesandten der Sugambrer, die sicherlich der Führungselite des Stammes angehörten, von Augustus gefangengesetzt worden waren, hatte es Tiberius leicht, die Sugambrer auf das linke Rheinufer umzusiedeln. Der Überlieferung zufolge waren 40000 Menschen, neben Sugambrern auch Sueben, von diesem Schicksal betroffen. Über weitere Operationen des Tiberius im Jahre 8 sind wir nicht unterrichtet. Bei Velleius Paterculus heißt es lediglich, dass der römische Feldherr damals Germanien „beinahe“ in den Status einer tributpflichtigen Provinz gebracht habe.[34] Im Klartext heißt das wohl, dass das rechtsrheinische Germanien zwar keine Provinz wurde, aber zahlreiche Stämme sich verpflichteten, die Rheingrenze zu respektieren und Augustus’ Weisungen zu folgen. Tatsächlich wurden, soweit erkennbar, die zuvor angelegten Militärlager rechts des Rheins aufgelassen: Oberaden mit Beckinghausen, Rödgen und auch Dangstetten.[35] Das schloss nicht aus, dass einzelne Vorstöße des römischen Heeres zur Sicherung des erreichten Zustandes, der angesichts der Wanderbewegungen im Inneren von Germanien immer gefährdet war, unternommen wurden. Kurz vor der Zeitenwende stieß Lucius Domitius Ahenobarbus, der zwischen 6 v. und 1 n. Chr. die Rheinarmee kommandierte, von der Mainzer Basis aus bis zur Elbe vor.[36] Im Zuge dieser Expedition wies er dem Stamm der Hermunduren neue Wohnsitze im heutigen Mittelfranken und am oberen Main zu, nachdem diese Gebiete von den Sueben geräumt worden waren. Diese waren in das Böhmische Becken abgewandert und bildeten von Böhmen aus unter Führung eines Stammesfürsten namens Marbod ein neues Machtzentrum zwischen Rhein und mittlerer Donau.[37] Vermutlich dienten der Vorstoß des Domitius Ahenobarbus bis zur Elbe und die Ansiedlung der Hermunduren der Sicherung der römischen Vorfeldkontrolle. Doch wie prekär der römische Einfluss angesichts des Aufstiegs einer konkurrierenden Macht tatsächlich war, zeigt der gescheiterte römische Versuch, bei den Cheruskern im Wesergebiet zu intervenieren und verbannte römische Parteigänger zurückzuführen.

Im Jahre 1 n. Chr. brach dann, ohne dass wir die Hintergründe im Einzelnen durchschauen können, das mühsam etablierte System der indirekten Vorfeldkontrolle zusammen. Es folgte ein gewaltiger Krieg *(immensum bellum)*, wie ihn Velleius Paterculus nennt, in dessen Verlauf eine veränderte Zielsetzung auf römischer Seite erkennbar wird: Germanien sollte provinzialisiert und bis zur Elbe ein integraler Teil des Römischen Reiches werden.[38] In den ersten drei Jahren, in denen Marcus Vinicius, ein in vielen Feldzügen bewährter Feldherr, das Kommando über die Rheinarmee führte, wurde ohne definitives Ergebnis gekämpft. Erst Tiberius gelang es, nachdem er im Jahre 4 n. Chr. mit prokonsularischer Gewalt den Oberbefehl übernommen hatte, zahlreiche Stämme im heutigen Nordwestdeutschland zu unterwerfen und im Jahre 5 bis an die Elbe vorzudringen. Die Landarmee wurde durch eine vom Rhein ausgehende Expedition zur See unterstützt. Die römische Flotte fuhr in die Elbmündung ein und weiter flussaufwärts und versorgte das Landheer mit Nachschub und Versorgungsgütern. Damals kamen die Länder nördlich und östlich der Elbe in den Gesichtskreis der antiken Welt, und zahlreiche germanische Stämme suchten durch Gesandtschaften freundschaftliche Beziehungen zu dem in ihre unmittelbare Nachbarschaft rückenden Römischen Reich anzuknüpfen, unter anderem auch die Kimbern in Jütland,[39] deren Stammesgenossen einst die Angstgegner Roms gewesen waren.

Die Erfolge, die Tiberius im Norden errang, wurden in Frage gestellt durch den Aufstieg des Markomannenreiches, das sich unter Marbods Führung zum Rivalen Roms in Germanien entwickelte. So fasste Augustus den Entschluss, dieses neu entstandene Machtzentrum im Böhmischen Becken anzugreifen und zu vernichten. Die Situation, auf die er reagierte, hat Velleius Paterculus in seinem Geschichtswerk so beschrieben:

„Es gab in Germanien nichts mehr zu besiegen außer dem Stamm der

Markomannen, der unter seinem Führer Marbod seine früheren Wohnsitze verlassen, sich ins Innere des Landes zurückgezogen hatte und nun das Land innerhalb des Hercynischen Waldes bewohnte. Kein schneller Überblick darf die Erwähnung dieses Mannes übergehen. Marbod, aus einem vornehmen Geschlecht stammend, ein Mann von großer Körperkraft und kühnem Geist, mehr seiner Herkunft als seinem Verstand nach ein Barbar, nahm unter seinen Stammesgenossen keine willkürliche, zufällige und nur insoweit gesicherte Führungsstellung ein, als sie vom guten Willen der Gehorchenden abhängig war, sondern er fasste den Gedanken einer festen Befehlsgewalt und königlichen Machtstellung, und so beschloss er, sein Volk weit von den Römern zu entfernen und bis dorthin vorzurücken, wo er seine Waffen zu den stärksten machen konnte, nachdem er sich wegen stärkerer zurückgezogen hatte. Sobald er also diese Gegenden besetzt hatte, unterwarf er alle Nachbarn entweder durch Krieg oder brachte sie durch Verträge in seine Verfügungsgewalt. Die Truppen, die sein Reich schützten, brachte er durch ständige Übungen fast auf das Niveau römischer Disziplin und führte sie in kurzer Zeit auf einen herausragenden, auch unserem Reich gefährlichen Stand. Die Gesandten, die er zu den beiden Caesares (gemeint sind Augustus und Tiberius) schickte, empfahlen ihn bisweilen wie einen Schutzbefohlenen, bald sprachen sie von ihm wie von einem Gleichrangigen. Für Völkerschaften und für Einzelne, die von uns abfielen, gab es bei ihm Zuflucht, im ganzen verhielt er sich, was er nur schlecht verbarg, wie ein Rivale. Das Heer, das er aus 70000 Fußkämpfern und 4000 Reitern gebildet hatte, übte er durch Kriege gegen die Nachbarn und bereitete es für eine größere Unternehmung als die gerade anstehenden vor. Er war auch deswegen zu fürchten, weil er Germanien zur Linken und vor sich, Pannonien zur Rechten und im Rücken seines Landes die Noriker hatte, und so von allen gefürchtet wurde, als könne er jederzeit gegen alle vorgehen. Auch Italien ließ er keine Sicherheit vor dem Anwachsen seiner Macht, da zwischen den höchsten Alpenpässen, die Italiens Grenzen bilden, und der vorderen Grenzlinie seines Reiches nicht mehr als 200 Meilen lagen."[40]

Aus dieser Darstellung der römischen Lagewahrnehmung erklärt sich Augustus' Entschluss zum Krieg. Geplant war ein Zangenangriff von Rhein und Donau aus. Für den Anmarschweg vom Rhein in das Böhmische Becken war das Maintal vorgesehen. Eines der bereits vorbereiteten Marschlager ist 1985 an der Mainspitze südlich von Würzburg bei Marktbreit entdeckt und anschließend archäologisch erkundet worden.[41] Das 36 ha große Lager, das auf dem Fluss von Mainz aus erreicht werden konnte, ist jedoch nicht mehr, wie vorgesehen, voll mit Truppen belegt worden. Der Ausbruch des Pannonisch-Dalmatischen Aufstandes im Jahre 6 machte alle Planungen hinfällig. Ausgelöst wurde der Aufstand durch das Zusammentreffen zweier voneinander unabhängiger Faktoren: Die Durchsetzung der Tributpflicht hatte die Untertanen gegen die römische Herrschaft aufgebracht, und durch die Mobilisierung der wehrfähigen Mannschaft zur Unterstützung der für den Krieg gegen Marbod bereitstehenden römischen Armee gewannen die unzufriedenen Mannschaften das Gefühl der eigenen Stärke und ließen sich von einheimischen Führern zu einer Erhebung hinreißen. Daraus entstand ein neuer großer Krieg. An einen Feldzug gegen Marbod war nicht mehr zu denken. Augustus musste froh sein, dass Marbod sich ruhig verhielt.

Der Pannonisch-Dalmatische Aufstand dauerte fast vier Jahre, von 6 bis 9 n. Chr., und stellte das militärische Potential des Römischen Reiches auf eine harte Probe.[42] Der alternde Augustus war so beunruhigt, dass er noch einmal, im Jahre 8, Rom verließ, um in Ariminum und Ravenna dem Kriegsschauplatz nahe zu sein. Insgesamt mussten unter dem Oberbefehl des Tiberius zehn Legionen, zahlreiche Auxiliareinheiten und 10000 wieder zu den Fahnen einberufene Veteranen aufgeboten werden, das heißt mehr als ein Drittel der gesamten römischen Armee. Als der Sieg unter großen Verlusten schließlich errungen war, traf in Rom die Nachricht von einer Katastrophe in Germanien ein, von der völligen Vernichtung von drei Legionen mitsamt drei Reitereinheiten und sechs Kohorten Hilfstruppen im so genannten Teutoburger Wald.

Der Hintergrund dieser Katastrophe war ähnlich wie derjenige, der Anlass zu dem letzten großen Pannonisch-Dalmatischen Aufstand gegeben hatte. Seit dem Jahre 1 n. Chr. war die Provinzialisierung Germaniens in Angriff genommen worden. Archäologisch nachweisbares Indiz ist die wieder aufgenommene Anlage von Militärlagern, die teilweise als Kristallisationskerne städtischer Siedlungen konzipiert waren. Dies gilt vor allem für das große Lager von Haltern an der Lippe (hinzu kommen das 18 km von der Mündung des Flusses in den Rhein entfernte Holsterhausen sowie das in der Nähe des Quellgebiets der Lippe liegende Anreppen) und die in unmittelbarer Nähe des Militärlagers von Dorla jüngst entdeckte Marktstadt von Waldgirmes bei Wetzlar im Lahntal.[43] Das Militärlager von Dorla grenzte an das keltische, dann wohl von den Chatten genutzte befestigte Oppidum auf dem Dünsberg bei Gießen und war wohl im Zuge der Eroberung dieser Fluchtburg, von der die gefundenen römischen Schleuderbleie und Spitzen von Wurfspeeren Zeugnis ablegen, angelegt worden.[44] Was die Siedlung von Waldgirmes anbelangt, so besaß sie ein großes Forum, in dessen Mitte sich, wie der Fund von Fragmenten beweist, eine vergoldete Reiterstatue erhob, mit Sicherheit eine des Augustus. Die Funktion als Marktstadt ergibt sich aus den Funden von Handelsware, zu der ein erheblicher Anteil auch von germanischer Keramik gehört. Während der Zeit des Pannonisch-Dalmatischen Aufstandes hatte Publius Quinctilius Varus, aus alter patrizischer Familie stammend und Augustus verwandtschaftlich verbunden, das Kommando in der entstehenden Provinz Germanien.[45] Ähnlich wie in Pannonien und Dalmatien schufen die Einführung des Tributs und die Heranziehung der indigenen Jungmannschaft zum Dienst in der römischen Armee auch in Germanien die Voraussetzungen für die Erhebung des Jahres 9. Die Schlüsselrolle spielte dabei ein cheruskischer Adliger, den die römischen Quellen Arminius nennen. Er war der Führer eines germanischen Stammesaufgebots in römischen Diensten und war als solcher bereits mit dem römischen Bürgerrecht und dem Ritterrang ausgezeichnet worden. Von ihm sagt Velleius Paterculus:

„Es war damals ein junger Mann aus adliger Familie, tüchtig im Kampf und von schneller Auffassungsgabe, beweglicher im Geist, als es Barbarenart ist, mit Namen Arminius, der Sohn des Segimerus, eines Fürsten dieses Volkes, dessen Miene und Augen seine Leidenschaftlichkeit verrieten; er hatte den ganzen früheren Feldzug auf unserer Seite mitgekämpft und sogar mit dem römischem Bürgerrecht den Rang eines Ritters erlangt. Dieser Mann nun nutzte die Trägheit unseres Feldherrn als Gelegenheit zu einem Verbrechen, indem er keineswegs unklug darauf setzte, dass niemand leichter zu Fall gebracht werden kann als einer, der nichts fürchtet, und dass meist die Sorglosigkeit der Anfang einer Katastrophe ist. Zuerst zog er wenige, dann immer mehr in die Verschwörung: Man könne die Römer zu Fall bringen, sagte er und fand Glauben.“[46]

Arminius lockte Varus und die Armee in einen Hinterhalt. Aufgerieben wurde sie nicht in dem heute so genannten Teutoburger Wald, sondern in dem weiter nördlich gelegenen Wiehengebirge. Eine der Stationen, an denen sich der Todeskampf der Legionen vollzog, ist jetzt archäologisch am Kalkrieser Berg an einer schmalen Passage zwischen dem Fuß des Berges und den Sümpfen in der Ebene nachgewiesen.[47] Überhaupt haben die neuesten archäologischen Entdeckungen eine glänzende Bestätigung des dramatischen Berichts ergeben, den Cassius Dio, gewiss aus einer guten Quelle schöpfend, der Katastrophe in Germanien widmet. Der Bericht verdient, wörtlich zitiert zu werden:

„Die Römer hielten (in Germanien) bestimmte Teile des Landes, nicht ein zusammenhängendes Territorium, sondern nur einzelne Regionen, die irgendwo unterworfen worden waren, unter Kontrolle, und deshalb gelangte dies nicht in die historische Überlieferung. Und die Armee ging dort schon in Winterquartiere und begann, Städte zu bauen, die Barbaren passten sich römischer Lebensweise an, hielten Markt ab und kamen zu friedlichen Treffen zusammen. Doch hatten sie noch nicht ihre alten Gewohnheiten und die damit zusammenhängenden Sitten, ihre selbständige Lebensweise und den freien Gebrauch der Waffen vergessen. Solange sie also, Stück für Stück und allmählich unter Kontrolle gebracht, dies verlernten, fühlten sie sich nicht beschwert durch die Veränderung ihres Lebens und merkten nicht, wie sie andere wurden. Als aber Quinctilius Varus das Kommando in Germanien übernommen hatte und aufgrund seiner Amtsgewalt ihre Angelegenheiten zu ordnen begann, bemühte er sich, sie rascher zu ändern. Neben anderen Auflagen, die er ihnen machte, als seien sie Sklaven, trieb er wie von Untertanen Tributzahlungen ein. Dies ertrugen sie nicht, der Adel verlangte nach seiner früheren Herrschaftsstellung, und die Masse zog den gewohnten Zustand der Fremdherrschaft vor. Offen fielen sie nicht ab, denn sie sahen, dass viele Römer am Rhein, viele auch in ihrem eigenen Land standen, vielmehr nahmen sie Varus so auf, als ob sie bereit seien, alles zu tun, was ihnen aufgetragen würde, und lockten ihn vom Rhein bis in das Land der Cherusker an die Weser, und dort verhielten sie sich freundschaftlich und gaben ihm Anlass zu glauben, sie könnten auch ohne Soldaten römische Untertanen sein. Also hielt er seine Legionen nicht zusammen, wie es sich in Feindesland gehört hätte, sondern verteilte zahlreiche kleine Abteilungen auf schwache Stämme und Gruppen, die darum baten, angeblich zur Bewachung bestimmter Plätze, zur Festnahme von Räubern und zum Geleit von Lebensmitteltransporten. Unter den entschlossensten Verschwörern und Führern des Anschlags und Krieges waren auch Arminius und Segimerus, die sich ständig in seiner Umgebung aufhielten und oft seine Tischgenossen waren. So gewann er Vertrauen und erwartete nichts Böses, glaubte nicht nur allen denen nicht, die argwöhnten, dass etwas vorging, und ihm zur Vorsicht rieten, sondern er tadelte sie noch für ihre grundlose Aufregung und für die Verleumdung der beiden. Dann gab es eine Erhebung, zuerst und mit Bedacht unter entfernt wohnenden Stämmen, damit Varus sich gegen sie wende und in dem Glauben, durch befreundetes Land zu ziehen, umso leichter auf dem Marsch zu fassen sei und, wenn nicht alle zur gleichen Zeit sich feindlich gegen ihn zeigten, keine Vorsicht an den Tag legen werde. Und so kam es auch: Sie begleiteten ihn beim Aufbruch, dann baten sie um Entlassung, angeblich um die verbündeten Kontingente zu sammeln und ihm eilends zu Hilfe zu kommen, und nahmen die Aufgebote in Empfang, die hier und dort bereitstanden. Und nachdem sie einzeln die bei ihnen stationierten römischen Soldaten getötet hatten, um die sie vorher gebeten hatten, griffen sie Varus inmitten unwegsamer Wälder an. Und indem sie sich dort als Feinde und nicht als Untertanen offenbarten, richteten sie im selben Augenblick ein großes und schreckliches Unheil an."[48]

Die folgende Beschreibung steht in vollem Einklang mit dem archäologischen Befund von Kalkriese. Der Untergang des römischen Heeres vollzog sich nicht in einer offenen Feldschlacht, sondern in einem viertägigen Todesmarsch. Kalkriese war nur eine der Stationen, wahrscheinlich die vorletzte; denn es erscheint unmöglich, dass an diesem Engpass eine Armee von 20000 Mann vernichtet werden konnte.[49] Cassius Dio schreibt:

„Die Berge dort besaßen eine unebene Oberfläche und waren von Schluchten durchbrochen, und die Bäume standen dicht und sehr hoch, so dass die Römer Mühe hatten, sie zu fällen, Wege zu bauen und, wo es nötig war, Brücken zu errichten. Sie führten nämlich viele Wagen und Lasttiere mit wie im Frieden; und nicht wenige Frauen und Kinder sowie eine zahlreiche Sklavenschar folgten ihnen, so dass sie auch deswegen zu einer lockeren Marschformation gezwungen waren. Unterdessen kam starker Regen und Sturm auf, und dies trennte sie noch weiter voneinander, und der Boden, der um die Wurzeln und Stämme herum schlüpfrig wurde, machte jeden Schritt höchst unsicher, und die herabbrechenden und fallenden Wipfel brachten Verwirrung in ihre Reihen. Als die Römer sich so in einer schwierigen Lage befanden, umzingelten die Barbaren sie zur gleichen Zeit von allen Seiten aus dem Dickicht heraus – denn sie kannten die Wege –, und zuerst warfen sie von ferne ihre Wurfgeschosse, dann aber, als sich niemand wehrte, viele aber getroffen waren, rückten sie näher. Denn die Römer marschierten nicht in fester Ordnung, sondern durchmischt mit Wagen und Unbewaffneten, noch konnten sie sich irgendwo ohne weiteres zu einer kampffähigen Formation zusammenschließen, sondern indem jede einzelne Gruppe schwächer war als die Angreifer, erlitten sie große Verluste, ohne Gegenwehr leisten zu können. Also schlugen sie an Ort und Stelle ein Lager auf, an einem geeigneten Platz, soweit das in einem Waldgebiet möglich war, und danach verbrannten sie die meisten Wagen und alles übrige, was nicht ganz notwendig für sie war, oder ließen es zurück, rückten am folgenden Tag in etwas besserer Ordnung aus und erreichten sogar offenes Gelände, freilich nicht ohne blutige Verluste. Von dort gerieten sie jedoch wieder in ein Waldgebiet und hatten sich der Angreifer zu erwehren. Hier erlitten sie besonders hohe Verluste. Denn auf engem Raum zusammengedrängt, damit Reiter und Fußvolk zusammen den Feind angreifen konnten, stießen sie vielfach gegeneinander oder gegen Bäume. Der vierte Tag des Todesmarsches begann, und wieder setzten ihnen schwere Regenfälle und heftiger Sturm zu, so dass sie weder vorrücken noch sicher stehen konnten, ja, ihnen der Gebrauch der Waffen verwehrt war; denn sie konnten sich weder ihrer Bogen noch ihrer Wurfspeere noch ihrer Schilde, die völlig durchnässt waren, angemessen bedienen. Ihre Gegner, zumeist nur leicht bewaffnet und in der Lage, schnell anzugreifen und sich zurückzuziehen, traf dies alles in geringerem Maße. Weiterhin waren sie der Zahl nach weit überlegen geworden – denn sehr viele von denen, die zunächst abgewartet hatten, kamen nun hinzu, vor allem um Beute zu machen – und konnten die Römer, deren Zahl schon geringer geworden war, weil viele in den vorausgegangenen Kämpfen schon umgekommen waren, leichter umzingeln und niedermachen, so dass Varus und die höheren Offiziere aus Furcht, lebend gefangen oder von den erbitterten Feinden umgebracht zu werden – viele waren ja bereits verwundet – eine schreckliche, aber notwendige Tat begingen: Sie töteten sich selbst. Als sich die Nachricht davon verbreitete, stellten alle, auch wenn einer noch Kraft hatte, den Kampf ein. Die einen ahmten ihren Feldherrn nach, die anderen warfen die Waffen beiseite und ließen sich von jedem, der das wollte, töten. Denn auch wenn einer es sehnlich wünschte, war Flucht unmöglich. So wurden Mann für Mann und Pferd für Pferd ohne Furcht vor Widerstand niedergemacht …“[50]

Dennoch gelangten einige Überlebende an den Rhein und berichteten, was geschehen war. Als die Nachricht Rom erreichte, löste sie einen schweren Schock aus. Augustus ließ monatelang zum Zeichen der Trauer Bart und Haare nicht scheren, stieß immer wieder mit dem Kopf gegen die Tür und rief: „Varus, gib mir meine Legionen wieder.“[51] Das konnte niemand. Die untergegangenen Verbände konnten nicht wieder aufgestellt werden. Die Stärke der römischen Armee fiel von 28 auf 25 Legionen. In Rom wurden Vorsichtsmaßnahmen gegen befürchtete Unruhen getroffen. Die Militärlager und städtischen Siedlungen in Germanien wurden aufgegeben und Tiberius wieder mit dem Oberbefehl über die Rheinarmee betraut. Die Feldzüge, die er zwischen den Jahren 10 und 12 führte, sollten die Germanen vor Einfällen nach Gallien abschrecken. An eine Provinzialisierung Germaniens war nicht mehr zu denken, und daran änderte auch die Fortsetzung des Krieges nach Augustus' Tod in den Jahren 15 und 16 nichts mehr. Die Expansionskraft des Reiches war nach mehr als einem Vierteljahrhundert schwerer Kämpfe an ihr Ende gelangt.

Mit den langandauernden Kriegen im Westen war die augusteische Schöpfung einer Berufsarmee und die Lösung des Jahrhundertproblems der Veteranenversorgung eng verknüpft. Von beiden Aspekten soll an dieser Stelle in einem Überblick die Rede sein. Augustus war mit Hilfe der Armee an die Macht gekommen. Durch Bestechung hatte er sich die Loyalität der Soldaten erkauft und dabei die militärische Disziplin gründlich untergraben. Aber er vergaß darüber nicht, dass er die Soldaten wieder in die Autorität der staatlichen Ordnung einbinden musste, wenn er nicht zum Spielball der Soldateska werden wollte. Die Stunde des Paradigmenwechsels kam auch in dieser Hinsicht mit dem Sieg über Antonius und Kleopatra. Der große Verderber der militärischen Disziplin wurde nach Beseitigung aller Rivalen zu ihrem Wiederhersteller.[52] Nie mehr begrüßte er die Soldaten seitdem mit der anbiedernden Anrede „Kameraden“, sondern nur noch mit der distanzierenden „Soldaten“. Die alte Mannszucht der römischen Armee wurde wieder mit aller Strenge gehandhabt. Verbände, die vor dem Feind versagt hatten, traf die harte Strafe der Dezimierung. Soldaten und Offiziere, die sich etwas zuschulden kommen ließen, wurden mit Strafen belegt und unter Umständen unehrenhaft aus der Armee entlassen. Damit hatten die Betroffenen den Anspruch auf Altersversorgung verwirkt. Augustus hat alles getan, um keinen Zweifel aufkommen zu lassen, dass er der Herr der Armee war. Rivalität um die Gunst der Soldaten ließ er nicht zu. Große Truppenverbände durften nur sein Freund und Schwiegersohn Agrippa, seine Stiefsöhne Tiberius und Drusus sowie einige andere ihm eng verbundene Anhänger führen.

Für die Berufsarmee musste diejenige Größenordnung gefunden werden, die den militärischen Aufgaben der Grenzsicherung beziehungsweise -erweiterung genügte und die Ressourcen des Reiches nicht überforderte. Welche Überlegungen im einzelnen dazu angestellt wurden, wissen wir nicht. Nur das Ergebnis ist bekannt. Von den mehr als 60 Legionen, die am Ende des Bürgerkriegs vorhanden waren, blieben 28 unter Waffen. Nach Einziehung des Königreichs Galatien kam noch eine weitere, die 22. Deiotariana, benannt nach König Deiotarus, der sie nach römischem Vorbild aufgestellt hatte, hinzu. Nach der Niederlage, die Marcus Lollius in Gallien erlitten hatte, wurde die schwer angeschlagene 5. Gallica aufgelöst, so dass das Heer wieder 28 Legionen umfasste.[53] Die Sollstärke belief sich, etwa 5500 Mann pro Legion gerechnet, auf 160000 Legionäre. Hinzu kamen Hilfstruppen, so genannte Auxiliarverbände zu Pferd und zu Fuß, die jeweils aus 500 bis 1000 Mann bestanden. Diesen Einheiten gehörten in der Regel nur Nichtbürger an. Mit Vorliebe wurden sie aus gerade unterworfenen Stämmen ausgehoben. Auf diese Weise erfuhr das römische Bürgerheer Verstärkung und die gerade etablierte römische Herrschaft eine Garantie ihrer Dauer, indem die wehrfähige Mannschaft außer Landes verwendet wurde. Daneben wurden nach Bedarf Stammesaufgebote aus den Operationsgebieten der Armee zu ihrer Unterstützung herangezogen, unter Umständen in großem Umfang. Doch erwies sich diese Praxis in Dalmatien und Pannonien sowie in Germanien als ein großes Sicherheitsrisiko. Der Pannonisch-Dalmatische Aufstand brach aus, als für den geplanten Angriff auf das Markomannenreich die wehrfähige Mannschaft Dalmatiens in Stärke von 80 Verbänden mobilisiert worden war, und der Vernichtung der Legionen in Germanien ging der Abfall germanischer Hilfskontingente unter Führung des Arminius voraus. Notmaßnahmen zur Ersatzbeschaffung waren damals erforderlich: Wohlhabenden Bürgern wurde die Stellung von verwendungsfähigen Sklaven auferlegt, und diese dienten in eigens aufgestellten Freigelassenenverbänden.

Hand in Hand mit der Aufstellung der Berufsarmee gingen die allmähliche Erhöhung der Regeldienstzeit und die Reform der Veteranenversorgung. Als Augustus im Jahre 13 v. Chr. von seinem Aufenthalt aus Gallien nach Rom zurückgekehrt war, brachte er das Problem im Senat zur Sprache. Vorausgegangen war im Jahre 14 die letzte große Veteranenansiedlung, für die er wieder wie nach Actium Land aus eigenen Mitteln ankaufen ließ. In seinem Tatenbericht hat er diesem Teilaspekt seiner Tätigkeit einen besonderen Abschnitt gewidmet:

„Militärkolonien habe ich in Afrika, Sizilien, Makedonien, in den beiden spanischen Provinzen, in (den Provinzen) Asia und Syrien, in der Gallia Narbonensis und in Pisidien gegründet. In Italien aber sind 28 Kolonien, die zu meinen Lebzeiten alle in Blüte standen und stark bevölkert waren, angelegt worden.“[54]

Die Veteranenkolonien in Italien gehen zum größten Teil auf die Triumviratszeit zurück, die in den Provinzen gehören vor allem der Zeit nach Actium an. Ihre Gründung entlastete Italien, aber Land war auch in den Provinzen kein vermehrbares Gut, und Massenansiedlungen wie die der Jahre 30/29 und 14 verschlangen nicht nur Riesensummen, sondern müssen auch Anlass zu mancherlei Konflikten und Friktionen gewesen sein. Augustus hat deshalb zur Entschärfung der Situation folgenden Vorschlag im Rahmen eines Rechenschaftsberichts eingebracht – er selbst konnte im Senat wegen Heiserkeit nicht sprechen, sondern ließ die vorbereitete Rede von dem ihm zugeordneten Quaestor verlesen: Soldaten der Praetorianergarde sollten künftig zwölf, Legionäre 16 Jahre bis zur regulären Entlassung dienen, und die Altersversorgung sollte nicht mehr aus Land, sondern aus einer Geldabfindung bestehen.[55] Diese konnte jedoch nicht aus dem Steueraufkommen der Provinzen aufgebracht werden. Die Provinzialen waren mit der Finanzierung der aktiven Armee genug belastet. Der einfache Legionär empfing im Jahr einen Sold von 900 Sesterzen, das sind bei einer Mannschaftsstärke des Legionenheeres von etwa 160000 Mann 144 Millionen. Hinzu kamen die Aufwendungen für die Auxiliarverbände, deren Stärke wir für die augusteische Zeit nicht beziffern können. Da in der römischen Armee der hierarchischen Rangordnung eine differenzierte Besoldung entsprach, sind wir nicht in der Lage, auch nur die reinen Personalkosten des Legionenheeres zu berechnen. Wenn nun die Kosten der Altersversorgung nicht auf die ohnehin stark belasteten Provinzialen abgewälzt werden konnten, war guter Rat teuer. Römischen Bürgern als den Herren des Imperiums waren Kopf- und Bodensteuer, in der Antike das Zeichen der Untertänigkeit, nicht zuzumuten. Also trug Augustus zunächst aus eigener Tasche die notwendigen Ausgaben. In den Jahren 7, 6, 4, 3 und 2 v. Chr. brachte er für den genannten Zweck 400 Millionen Sesterzen auf.[56] Freiwillige Spenden von Klientelkönigen und Gemeinden waren willkommen, solche von Privatleuten nahm Augustus nicht an. Diese private Finanzierung der Altersversorgung war jedoch nur eine Interimslösung. Auf die Dauer war selbst das sich ständig erneuernde, aber auch stark beanspruchte Privatvermögen des Augustus der neuen Daueraufgabe nicht gewachsen. Die Lösung kam im Zuge einer Finanz- und Rekrutierungskrise im Jahre 6 n. Chr. Die Dienstzeiten wurden damals für Praetorianer auf 16 und für Legionäre auf 20 Jahre heraufgesetzt, und die Abfindungssumme bei ehrenvoller Entlassung nach voll abgeleisteter Dienstzeit auf 20000 beziehungsweise 12000 Sesterzen festgelegt.[57] Das eigentliche Problem aber stellte die Erschließung einer Finanzierungsquelle für die laufenden Kosten dieser Altersversorgung dar. Wie sie gefunden wurde, beschreibt Cassius Dio wie folgt:

„Da diese Summen (gemeint sind die oben erwähnten freiwilligen Spenden) verglichen mit der Höhe der Ausgaben sehr gering waren und eine nicht versiegende Einnahmequelle benötigt wurde, trug er den Senatoren auf, dass jeder privat und für sich Einnahmequellen ausfindig machen, sie schriftlich auf einem Papier festhalten und ihm zur Prüfung vorlegen solle – nicht, weil er sich keinen eigenen Plan ausgedacht hätte, sondern damit er sie am besten zu dem überreden könnte, was er selbst verwirklichen wollte. Als nun jeder von ihnen etwas anderes vorschlug, billigte er natürlich nichts davon, sondern setzte 5 % von Erbschaften und Legaten als Abgabe fest, die Verstorbene jemand anderem außer ganz nahen Verwandten und ganz Armen hinterlassen würden ... Die Einnahmen vermehrte er also auf diese Weise, die Ausgaben aber ließ er durch drei durch das Los bestimmte Konsulare teils kürzen, teils gänzlich beseitigen.“[58]

Augustus zahlte noch eine Anschubfinanzierung in Höhe von 170 Millionen Sesterzen[59] – immerhin eine Summe, die der jährlichen Besoldung aller einfachen Legionäre entsprach, dann trat die aus der neuen Steuerquelle gespeiste Militärkasse an die Stelle der Privatschatulle des Augustus. Die schweren Verluste in Pannonien und Germanien haben diese Lösung sofort wieder auf eine harte Probe gestellt. Die Soldaten mussten länger als 20 Jahre bei den Fahnen gehalten werden, und das ging nicht ohne scharfe Handhabung der Disziplin ab. Deshalb kam es unmittelbar nach Augustus' Tod zu Meutereien bei Rhein- und Donauarmee. In den Beschwerden der Soldaten wurde vorgebracht, dass sie bis zu 30, ja 40 Jahren dienen müssten und selbst Veteranen noch in speziellen Einheiten zurückgehalten würden. Die Situation erschien so schwierig, dass Augustus' Nachfolger, sein Stief- und Adoptivsohn Tiberius bemerkte, ihm komme es so vor, als solle er einen Wolf bei den Ohren halten.[60] Aber die Krise wurde überwunden. Wenn auch mit Mühe war es Augustus gelungen, die Grundlagen für das Berufsheer der Kaiserzeit und für eine Veteranenversorgung zu legen, die ohne gewaltsame Eingriffe in die Eigentums- und Besitzverhältnisse auskam.

2. Augustus und die Provinzen

Durch die Verleihung des übergeordneten prokonsularischen Imperiums im Jahre 23 wurde Augustus zum Herrn über das in Provinzen gegliederte Untertanengebiet des römischen Volkes. Zwar blieb die im Jahre 27 geschaffene Aufteilung des Reiches in senatorische und Augustus direkt unterstellte Provinzen erhalten, doch das übergeordnete Imperium und die überragende Autorität des mächtigsten Mannes wirkten sich dahingehend aus, dass die Provinzialen und wohl auch die senatorischen Statthalter in Augustus die letzte und höchste Instanz erblickten, der sie alle strittigen Fragen zur Entscheidung vorlegten.[61] Im Jahre 27 waren bei der Aufteilung der Provinzen Augustus die großen Militärbezirke zugefallen, in der die Masse der Legionen stand: Gallien, Spanien und Syrien. Aber zu den senatorischen Provinzen gehörten damals drei, in denen ebenfalls Legionen stationiert waren, weil sie vor Einfällen aus dem Hinterland geschützt werden mussten. Dies waren Africa (proconsularis), Macedonia und das Illyricum. In den Jahren 27 und 19 konnten zwei Prokonsuln, Licinius Crassus und Cornelius Balbus, nachdem sie in Macedonia und Africa siegreich Krieg geführt hatten, in Rom den ihnen als Inhabern eines selbständigen Kommandos zuerkannten Triumph feiern. Danach gelangte keiner mehr, der nicht zum Haus des Augustus gehörte, zu dieser Ehre. Im Jahre 16 besiegte der Prokonsul der senatorischen Provinz Illyricum zwei nach Italien einfallende Alpenvölker und begann mit der Unterwerfung des Ostalpengebiets. Insofern kann die Begründung für die Aufteilung der Provinzen zwischen Augustus und dem Senat, dass dieser die unbefriedeten und gefährdeten unter seinen Schutz nehmen solle, während dem Senat die gesicherten und befriedeten zufielen, nur bedingt Gültigkeit beanspruchen.[62] Augustus hatte im Jahre 27 versprochen, ihm zugewiesene Provinzen nach ihrer Befriedung dem Senat zurückzugeben, und er hielt sich auch an dieses Versprechen. Im Jahre 22 unterstellte er im Zuge seiner damaligen Bemühungen, der erkennbar gewordenen Unzufriedenheit im Senat die Spitze abzubrechen, Zypern und die alte gallische Provinz Gallia Narbonensis wieder dem Senat.[63] Im Jahre 13 wurde dann aus dem südlichen Teil der spanischen Provinz Hispania citerior eine neue senatorische Provinz, die Baetica, benannt nach dem südspanischen Hauptfluss Baetis, dem heutigen Guadalquivir, geschaffen.[64] Andererseits hatte die Unterwerfung der Balkanhalbinsel zur Folge, dass der Prokonsul von Macedonia die alte Funktion des Grenzschutzes und der Vorfeldkontrolle verlor und damit auch das selbständige Kommando über Legionen. Im Jahre 11 betraute Augustus den Legaten des kleinasiatischen Pamphylien, seinen Freund Lucius Calpurnius Piso, mit dem Krieg gegen die Thraker, die in die Provinz Macedonia und den zur Provinz Asia gehörenden Chersonnes, die heutige Halbinsel Gallipoli, eingefallen waren.[65] In demselben Jahr wurde das Illyricum, wo Augustus' Stiefsohn Tiberius den Dalmatisch-Pannonischen Aufstand zu bekämpfen hatte, dem Senat entzogen und den Militärprovinzen des Augustus zugeordnet.[66] Schließlich geschah das gleiche im Jahre 6 n. Chr. mit Sardinien. Der senatorische Statthalter war mit dem Bandenunwesen auf der Insel nicht fertig geworden, und also übernahm Augustus die Provinz, um sie mit militärischen Mitteln zu befrieden.[67] Freilich wurde in Sardinien keine Legion stationiert. Die Provinz wurde der Militärverwaltung eines Kommandeurs von Hilfstruppen, eines so genannten Praefekten, unterstellt. Entsprechendes gilt für das in den Jahren 16 und 15 unterworfene Alpengebiet, wo der Westen, Raetien, und der Osten, das Noricum, von Praefekten kontrolliert wurden.[68] Zugeordnet waren diese Sonderbezirke den benachbarten großen Militärprovinzen, Gallien auf der einen und dem Illyricum auf der anderen Seite. Die gleiche Regelung wurde getroffen, als dem Haupterben des jüdischen Königs Herodes, dem Ethnarchen Archelaos, die Herrschaft über Judäa, Idumäa und Samaria im Jahre 6 n. Chr. entzogen und Augustus unterstellt wurde.[69] Der Praefekt dieses Sonderbezirks unterstand dem Legaten der großen Militärprovinz Syrien.

Gegen Ende der Regierungszeit des Augustus war das Provinzialreich wie folgt aufgeteilt: Senatsprovinzen waren Sizilien, Africa proconsularis, Asia und Bithynia-Pontus in Kleinasien, die Baetica in Südspanien, die Narbonensis in Südgallien, Macedonia und Achaia im Süden der Balkanhalbinsel, Zypern sowie die Doppelprovinz Creta et Cyrenae. Augustus unterstanden die Tarraconensis und Lusitania auf der Iberischen Halbinsel, die Lugdunensis, die Belgica und Aquitanien in Gallien, das Illyricum zusammen mit den neuen pannonischen Operationsgebieten auf dem Balkan, die Großprovinz Galatien im mittleren Kleinasien sowie Syrien und Ägypten. Hinzu kommen noch die oben genannten Praefekturen. In diesen führten ebenso wie in Ägypten, das einen Sonderstatus besaß, dem Ritterstand angehörende Praefekten das Militärkommando und leiteten die zivile Administration. Der *praefectus Aegypti* kommandierte sogar die zwei dort stehenden Legionen. Wie jeder Prokonsul verfügte Augustus in seinen Provinzen über Legaten aus dem Senatorenstand, mit deren Hilfe er seinen administrativen und militärischen Pflichten nachkam. Da er selbst nicht immer und nicht überall an Ort und Stelle anwesend sein konnte, fungierten in der Regel die Legaten als seine Stellvertreter. Sie alle führten den Titel *legati Augusti pro praetore.* Sofern in ihren Provinzen mindestens zwei Legionen stationiert waren, gehörten die Legaten der Rangklasse der Konsulare, der ehemaligen Konsuln, an. Anderenfalls entstammten sie der nächstniedrigeren Klasse der Praetorier. Deshalb ist es üblich, von konsularischen und praetorischen Provinzen zu sprechen. Dieses System zeichnete sich gegen Ende der Regierungszeit des Augustus ab. In seiner Entstehungsphase wurde es offenbar weit flexibler gehandhabt. Wo bestehende Provinzen erweitert wurden und militärische Aufgaben delegiert werden mussten, bediente sich Augustus je nach Bedarf außerordentlicher Legaten, so während der Ausdehnung der römischen Herrschaft auf das nordwestliche Spanien oder in Pamphylien während der Arrondierung der Provinz Galatien.[70]

In den senatorischen Provinzen waren die Verhältnisse ähnlich. Die Statthalter führten allesamt den Titel Prokonsul, und zwei von ihnen entstammten der höchsten Rangklasse des Senats, dem Kreis der ehemaligen Konsuln: Dies waren die Statthalter von Asia und Africa (proconsularis). Beides waren reiche Provinzen mit einer ausgeprägten städtischen Kultur und stellten zusammen mit Ägypten und Syrien aller Wahrscheinlichkeit nach die ertragreichsten Länder des Römischen Reiches dar. Die Statthalterschaft in diesen beiden senatorischen Provinzen, insbesondere die von Asia, galt als die Krönung einer senatorischen Laufbahn. Die Statthalter der übrigen senatorischen Provinzen wurden aus der Rangklasse der Praetorier rekrutiert. Sie alle verfügten ebenso wie Augustus über weisungsgebundene Legaten aus dem Senatorenstand, die sie bei der Bewältigung ihrer jurisdiktionellen und sonstigen administrativen Aufgaben unterstützten. Abgesehen vom Militärkommando vollzog sich die zivile Administration weitgehend in jurisdiktionellen Formen innerhalb fester Gerichtsbezirke. Einen davon abgegrenzten eigenen Bereich stellt die Einziehung von Steuern und Abgaben dar. Für diesen gab es eine spezielle Regelung, die für die senatorischen und die Augustus unterstellten Provinzen unterschiedlich ausfiel: In den erstgenannten waren wie zur Zeit der Republik Quaestoren für das Finanzwesen zuständig, für die Augustus unterstellten reichte die vorhandene Zahl von 20 vom Volk gewählten Quaestoren, die Jahresmagistrate waren und mit der Quaestur in die reguläre Ämterlaufbahn der *res publica* eintraten, nicht im entferntesten aus. Ihre Zahl zu vermehren war wegen der festgelegten Normgröße des Senats und, wie noch zu zeigen sein wird, wegen der Schwierigkeit, geeignete Kandidaten zu finden, auch nicht möglich. Und während die jährliche Amtsdauer der Prokonsuln genau mit derjenigen der Quaestoren übereinstimmte, hätte dies für die Provinzen des Augustus nicht gegolten. Die *legati Augusti pro praetore* amtierten in der Regel mehrere Jahre – so lange, wie Augustus sie als seine weisungsgebundenen Stellvertreter in einer seiner Provinzen beließ. Es kamen also mehrere Gründe zusammen, die Augustus bestimmten, das Steuer- und Finanzwesen in seinen Provinzen privaten Geschäftsführern anzuvertrauen, die allein ihm verantwortlich waren, also streng genommen kein öffentliches Amt bekleideten. Dies waren die so genannten Prokuratoren.[71]

Diese Prokuratoren benötigten entsprechend dem von Haus aus privaten Charakter ihrer Tätigkeit im Unterschied zu den aus dem Offiziersstand rekrutierten Praefekten als Vorstehern von territorialen Sonderbezirken keine besondere ständische Qualifikation. Licinus, der in Gallien die ihm übertragene Geschäftsführung zu Erpressungen missbraucht hatte, war ein Freigelassener des Augustus, entstammte also dem Sklavenstand. Quaestoren und Prokuratoren organisierten die Einziehung von Steuern und Abgaben in den Provinzen, aber sie zogen sie nicht selbst ein. Dazu fehlte ihnen ein entsprechender bürokratischer Stab. Ein solcher wäre dem Römischen Reich teuer zu stehen gekommen, und deshalb wurde darauf verzichtet. An seiner Statt bediente sich die Administration eines kostensparenden Verfahrens. Die umständliche Arbeit der Einziehung und Ablieferung von Steuern und Abgaben leisteten die Städte und Stammesgemeinden des Reiches sowie für den Bereich der Zölle und indirekten Abgaben Steuerpachtgesellschaften, deren Geschäftsgebaren freilich schärfer kontrolliert wurde, als dies unter der Republik der Fall gewesen war. Augustus verfügte, wie oben bereits gesagt wurde, über ein Imperium, das der Amtsgewalt der einzelnen Prokonsuln in den senatorischen Provinzen übergeordnet war, und er hat von der ihm damit gegebenen Ermächtigung, in deren Amtsbereich einzugreifen, wie gleich zu zeigen sein wird, auch Gebrauch gemacht. Augustus besaß eine abgestufte, für das ganze Römische Reich geltende Zuständigkeit, aber das hatte zur Folge, dass er mit einem Übermaß an Pflichten belastet war. Als er einmal hörte, dass Alexander der Große nach der Eroberung des Perserreiches nicht mehr gewusst habe, was er noch tun solle, soll er verwundert gefragt haben: „Hat es denn Alexander nicht für eine schwierigere Aufgabe gehalten, ein Reich zu ordnen als es zu gewinnen?“[72] Augustus jedenfalls unterzog sich in seiner langen Regierungszeit der Ordnung des Römischen Reiches, und dieser Umstand erklärt, dass er sich auch der Hilfe von Stellvertretern bediente, deren Aufgabenbereich mehrere reguläre Provinzen umfasste. Seit dem Jahre 23 hat Agrippa bis zu seinem Tod im Jahre 12 v. Chr. mehrmals diese Stellung eingenommen, für den Osten, den Westen, noch einmal für den Osten und schließlich kurz vor seinem Tod für die Balkanprovinzen. Ebenso wurden auch Augustus' Stiefsöhne Drusus und Tiberius sowie sein ältester Adoptivsohn Gaius Caesar mit ähnlichen Stellvertretungen betraut.

Agrippa war Augustus' unentbehrlicher Helfer, als er die gigantische Aufgabe der Volkszählung und Landvermessung zur Feststellung der Bemessungsgrundlagen für die Besteuerung der Untertanen in Angriff nahm.[73] Wohl auf der Grundlage dieser Datensammlungen ist die berühmte Weltkarte des Agrippa entstanden, die postum in der *porticus Agrippae* Aufstellung fand. In den jüngst eingerichteten Provinzen, in denen der

Steuerstaat eine neue Erfahrung war, in Gallien und Germanien sowie im Illyricum mit Dalmatien und Pannonien war seine Einführung der Hauptgrund für Erhebungen und gewaltsamen Widerstand. Gleiches trat ein, als Augustus den Haupterben des Königs Herodes, den Ethnarchen Archelaos, absetzte, sein Reich Judäa mit Samaria und Idumäa zu einem Annex der Großprovinz Syrien machte und einem Militärbefehlshaber aus dem Ritterstand unterstellte. Es ist die aus diesem Anlass erfolgte Volkszählung und Landvermessung, die Lukas im Weihnachtsevangelium erwähnt: „Es begab sich aber in jenen Tagen, dass ein Gebot von Caesar Augustus ausging, die ganze Welt in Steuerlisten aufzunehmen, und diese Aufnahme war die erste und fand statt, als Quirinius Statthalter von Syrien war."[74] Lukas' Worte sind gewiss nicht wörtlich zu nehmen: Weder war der Zensus in Judäa Teil eines damals weltweit erhobenen noch war er der erste schlechthin, noch können wir davon ausgehen, dass Jesus von Nazareth im Jahre 6/7 n. Chr. geboren wurde. Lukas' Erzählung hat eine symbolische Bedeutung: Er verknüpft zwei welthistorische Daten miteinander: die Vereinheitlichung der Oikumene durch Augustus und die Geburt des Weltenheilands Jesus Christus. Freilich wissen wir, dass der im Weihnachtsevangelium genannte Statthalter Quirinius auch in Syrien einen Provinzialzensus erheben ließ. In der Grabinschrift eines römischen Offiziers, der unter Quirinius in Syrien diente, heißt es: „Als solcher (das heißt: als Praefekt einer Kohorte von Hilfstruppen) habe ich auf Befehl des Quirinius in der Gemeinde Apamea die Zählung und Vermögenserhebung von 117000 Bürgern (der Stadt) vorgenommen."[75] Die Einführung der römischen Steuererhebung war in Judäa der Anlass zu einer Widerstandsbewegung, die noch aus einer anderen Quelle als anderswo gespeist wurde. Judäa war von Alters her an die Zahlung von Steuern und Abgaben, auch an fremde Oberherren, gewohnt. Aber seit dem Jahre 6 n. Chr. richtete sich der Widerstand, getragen vom Geist eines religiösen Fundamentalismus, gegen die direkte heidnische Fremdherrschaft.[76] Doch Augustus setzte überall den Steuerstaat durch, nur in Germanien scheiterte er.

Trotz des Widerstandes, den die Einführung des Steuerstaates hervorrief, ist doch unverkennbar, dass die genaue Feststellung der Faktoren, nach denen die beiden Steuerarten, Kopf- und Bodensteuer, kalkuliert waren, auch der Steuergerechtigkeit diente, indem die Abgabenlast und die Leistungsfähigkeit in eine berechenbare Relation gebracht wurden. Der Raubbau an den Ressourcen der Untertanen, der in der späten Republik getrieben worden war, hörte unter Augustus auf, wenngleich Missbräuche, Erpressung und Korruption nach wie vor eine Rolle spielten. Von der kriminellen Energie, mit der römische Amtsträger zur Zeit der späten Republik die unglücklichen Provinzialen ausbeuteten, gibt das umfangreiche Belastungsmaterial, das Cicero im Jahre 70 für den Prozess gegen den

Statthalter von Sizilien, Gaius Verres, gesammelt und publiziert hat, detailliert Kenntnis. Mag auch der Ankläger gelegentlich übertrieben haben: Das Beweismaterial war so erdrückend, dass der Angeklagte sich der Verurteilung entzog, indem er ins Exil ging. Oft genug war der Stab des Statthalters an der Ausbeutung der Untertanen beteiligt. Hinzu kamen die Steuerpachtgesellschaften mit ihrem Personal. Sie alle hatten es auf Gewinn, erlaubten und unerlaubten, abgesehen. Die Forderungen, denen die Provinzialen in Krieg und Frieden ausgesetzt waren, zogen einen großen Kreditbedarf nach sich. Kreditgeber waren wiederum Römer, nicht zuletzt auch Angehörige des Senatorenstandes. Als Cicero im Jahre 51/50 als Statthalter der Provinz Kilikien fungierte, musste er zu seiner peinlichen Überraschung feststellen, dass Marcus Brutus, der als Caesarmörder und republikanischer Freiheitsheld in die Geschichte eingegangen ist, in gräuliche Wuchergeschäfte verwickelt war.[77] Er hatte unter Missachtung des festgelegten Höchstzinssatzes die finanzielle Notlage der Gemeinde Salamis auf Zypern ausgenutzt, indem er ihr einen Kredit zu einem Zinssatz von sage und schreibe 48 % gewährt und die Stadt damit in den Ruin getrieben hatte. Eine wirksame Kontrolle gab es nicht, obwohl bereits in der späten Republik ein spezieller Gerichtshof für das Delikt der Erpressung von Geldern und Leistungen seitens römischer Amtsträger existierte. Das Verfahren war umständlich, und politische Rücksichtnahmen begünstigten in der Regel die einflussreichen Angeklagten, für deren gerichtliche Verfolgung klageführende Provinziale erst einen Sachwalter aus der politischen Klasse Roms finden mussten. Unter Augustus begannen sich die Verhältnisse zu verbessern. Augustus selbst war, wie die oben angeführte Licinus-Affäre zeigt,[78] auch nicht völlig gegen die Versuchung gefeit, erpresste Gelder anzunehmen, und er legte wohl auch aus politischer Rücksichtnahme eine gewisse Großzügigkeit gegenüber dem finanziellen Gebaren seiner senatorischen Standesgenossen in den Provinzen an den Tag. Doch wirkten mehrere Faktoren zusammen, die eine relative Verbesserung für die Untertanen in den Provinzen zur Folge hatten. Zu der oben erwähnten Einführung eines Steuersystems, das die Leistungsfähigkeit der Steuerpflichtigen berücksichtigte, kam die Befriedung der politischen Szene in Rom. Riesige Kapitalien zur Bestechung der hauptstädtischen Wähler wurden nicht mehr benötigt, und die Bürgerkriege, die mit den materiellen Ressourcen der Provinzen ausgetragen worden waren, hatten ihr Ende gefunden. Hinzu kam, dass Augustus klug genug war, sich schon im Interesse der Herrschaftssicherung den Untertanen als Patron zu empfehlen. Dies geschah bei Naturkatastrophen und Missernten durch große Zuwendungen sowie durch Erlass von Steuern und Abgaben. Dabei kam Augustus unter Umständen aus eigener Tasche für die Ausfälle der Staatskasse auf. Im Jahre 12 v. Chr. übernahm er es, für die von Erdbeben schwer getroffene

Provinz Asia den Jahrestribut aus seinem Privatvermögen zu zahlen, und er veranlasste den Senat, anstelle des Losverfahrens die Wahl eines Prokonsuls vorzunehmen, der der Aufgabe, der schwergeprüften Provinz zu helfen, am ehesten gewachsen erschien.[79] Zu den Pflichten eines Patrons gehörte auch der Schutz der Untertanen vor den schlimmsten Übergriffen der römischen Amtsträger, Richter, Steuerpächter oder Soldaten. Dabei kam das Recht als das Mittel zur Konfliktbeseitigung und zum Schutz des Schwächeren mit ins Spiel.[80] Der Republik war dieses Mittel keineswegs unbekannt, aber es gab unter den Bedingungen, die in der späten Republik herrschten, nur geringe Chancen der Durchsetzung. Das wurde unter Augustus anders. Er verfügte über die Mittel zum Einschreiten gegen Amtsmissbrauch, Willkür und Unrecht, und er machte auch Gebrauch davon. So wurde er zum Begründer eines Regierungsstils, der sich auch in den Provinzen an Recht und Billigkeit orientierte. Selbst sein schärfster Kritiker, der Historiker Tacitus, erkannte halb widerstrebend die Zustimmung an, die Augustus wegen der Verbesserung der Verhältnisse von Seiten der Provinzen zuwuchs: „Auch die Provinzen waren der neuen Lage nicht abgeneigt, war ihnen doch die Herrschaft von Senat und Volk wegen der Machtkämpfe der Großen und der Habgier der Magistrate verleidet, da die Hilfe der Gesetze, die sich durch Gewalt, Ehrgeiz, schließlich durch Bestechung in Verwirrung befanden, unwirksam geworden war."[81]

Augustus hat den Kampf gegen ein Meer von Missbräuchen geführt, er hat sie so wenig vollständig ausrotten können wie die späteren Kaiser, aber er hat wie diese den Kampf nie aufgegeben. Einige konkrete Fälle, deren Kenntnis durch die Gunst der Überlieferung auf uns gekommen ist, mögen dies beleuchten. Im Jahre 7/6 wurde Augustus ein schwerwiegender Fall von Richterverschwörung in der Provinz von Cyrenae angezeigt. Ziel der Verschwörung römischer Bürger war es, kapitale Strafverfahren gegen wohlhabende Griechen unter falschen Anklagen anhängig zu machen und sich nach deren Verurteilung die Prämie zu teilen, die von Rechts wegen erfolgreichen Anklägern aus dem eingezogenen Vermögen der Verurteilten zustand. Zur Erreichung dieses Ziels hatten Ankläger, Zeugen und Geschworenenrichter, allesamt in der Provinz lebende römische Bürger, eine mafiaähnliche Vereinigung gebildet und zahlreiche Griechen zu Fall gebracht. Wie Augustus reagierte, ist dem ersten der fünf Edikte aus Kyrene zu entnehmen, die bei den italienischen Ausgrabungen im Jahre 1926 zutage gefördert wurden.[82] Der Wortlaut ist folgender:

„Imperator Caesar Augustus, Pontifex maximus, im siebzehnten Jahr seiner tribunizischen Gewalt, zum vierzehnten Mal zum Imperator ausgerufen, verkündet:

Da ich in der Provinz um Cyrenae insgesamt 215 römische Bürger jeden Alters mit einem geschätzten Vermögen von 2500 Denaren oder mehr (als

Residenten) vorfinde, aus denen die Geschworenenrichter genommen werden – und da Gesandtschaften aus den Städten der Provinz darüber Beschwerde führen, dass es in diesem Personenkreis Verschwörungen gebe, die Griechen mit kapitalen Verfahren bedrängten, indem dieselben Leute abwechselnd als Ankläger aufträten und einander als Zeugen unterstützten, ich selbst aber erkannt habe, dass eine bestimmte Anzahl von Griechen auf diese Weise angeklagt und zum Tode verurteilt wurde, so scheinen mir die künftigen Statthalter der Provinz Creta und Cyrenae, bis der Senat hierüber einen Beschluss fasst oder ich eine bessere Lösung finde, gut und angemessen zu handeln, wenn sie in der Provinz um Cyrenae eine gleiche Zahl griechischer und römischer Geschworenenrichter aus der höchsten Vermögensklasse in die Liste aufnehmen, keiner jünger als 25 Jahre, weder Römer noch Griechen, noch einen, dessen Vermögen geringer als 7500 Denare ist (sofern eine genügend große Anzahl solcher Leute vorhanden ist) oder es sollen, wenn auf diese Weise die Zahl der Geschworenenrichter, die erforderlich ist, nicht erreicht wird, Geschworenenrichter mit mindestens der Hälfte des genannten Vermögens für kapitale Verfahren gegen Griechen benannt werden. Wenn nun ein angeklagter Grieche einen Tag, bevor der Ankläger mit seinem Plädoyer beginnt, vor die Entscheidung gestellt wird, ob er will, dass seine Geschworenenrichter alle Römer oder die Hälfte Griechen sind, und sich für die Hälfte griechischer Richter entscheidet, dann sollen die Loskugeln im Gewicht gleichgemacht und die Namen darauf geschrieben werden, und es sollen aus der einen Urne die Namen der Römer, aus der anderen die der Griechen gezogen werden, bis aus beiden Gruppen je 25 ausgelost sind; von diesen kann der Ankläger, wenn er will, jeweils einen aus beiden Gruppen ablehnen, drei insgesamt der Angeklagte unter der Bedingung, dass die Abgelehnten weder alle Römer noch Griechen sind. Dann sollen alle übrigen zur Stimmabgabe zugelassen werden, und zwar sollen die Römer ihre Stimmsteine gesondert in den einen Kasten, die Griechen die ihren in den anderen werfen. Sobald die Auszählung der Stimmen gesondert vorgenommen worden ist, soll der Statthalter öffentlich verkünden, was die Mehrheit der Geschworenenrichter beschlossen hat. – Und da die Verwandten von Verbrechensopfern eine ungerechte Tötung in der Regel nicht ungesühnt lassen wollen und es wahrscheinlich ist, dass den Schuldigen griechische Ankläger nicht fehlen werden, die Sühne für ihre getöteten Verwandten und Mitbürger fordern, scheinen mir die künftigen Statthalter von Creta und Cyrenae gut und angemessen zu handeln, wenn sie in der Provinz um Cyrenae für die Tötung eines Griechen oder einer Griechin keinen Römer als Ankläger eines Griechen zulassen, es sei denn ein Grieche, dem das römische Bürgerrecht verliehen worden ist, erhebt Anklage wegen der Tötung eines seiner Verwandten oder Mitbürger.“

Das Edikt ist in mehrerer Hinsicht aufschlussreich: Augustus beseitigte eine Gerichtsverfassung, die eine Verschwörung von Römern zur Begehung von Justizmorden an Griechen ermöglicht und begünstigt hatte, und er griff damit in den Amtsbereich des Prokonsuls einer senatorischen Provinz ein. Dieser hatte offenbar nicht gewagt, die bestehende Gerichtsverfassung und damit das Recht der ansässigen römischen Bürger, die Geschworenenliste zu stellen, aus eigener Machtvollkommenheit zu ändern. Die Provinzialen wandten sich also an Augustus, und dieser traf nach Untersuchung der einschlägigen Fälle auf Grund seiner übergeordneten prokonsularischen Gewalt eine Entscheidung unter dem Vorbehalt, dass sie gelten solle, bis der Senat einen Beschluss in der Sache fasse oder er selbst eine bessere Lösung als die im Edikt verkündete finde. Es ist bezeichnend, dass er seine Entscheidung in die Form einer höflichen Empfehlung kleidet und diese in der Sache so ausfällt, dass Römer zwar nicht von der Geschworenenliste ausgeschlossen wurden, die Möglichkeit des Missbrauchs jedoch so gut wie ausgeschlossen erscheint. Zu diesem Zweck wurde römischen Bürgern mit Ausnahme von Personen, die Bürger einer griechischen Stadt waren und zusätzlich das römische Bürgerrecht besaßen, die Anklageerhebung gegen Griechen verboten. Dann wurde Vorkehrung dagegen getroffen, dass ein Angeklagter gegen seinen Willen eine Geschworenenbank erhielt, die ausschließlich oder auch nur mehrheitlich aus Römern bestand. Eine zusätzliche Erschwernis verschwörerischer Abreden stellt die Bestimmung getrennter Auszählung der abgegebenen Stimmen dar. Und schließlich wurde die Anforderung, die an das Mindestvermögen der Geschworenenrichter gestellt wurde, um das Dreifache erhöht und damit die Gefahr minimiert, dass aus Geldgier Verabredungen zur Begehung von Justizmorden stattfanden.

Wenige Jahre später verhalf Augustus den Provinzialen dazu, dass sie in einem vereinfachten Verfahren Ersatz für die Gelder und geldwerten Leistungen erhalten konnten, die ihnen von römischen Amtsträgern widerrechtlich abverlangt worden waren. Im Jahre 4 v. Chr. erwirkte er einen Senatsbeschluss, der ein senatorisches Schiedsverfahren schuf. In dem Verfahren ging es lediglich um eine Schadensregulierung zugunsten der Geschädigten und nicht um eine strafrechtliche Verurteilung des betreffenden römischen Amtsträgers. Eine solche Verurteilung vor dem zuständigen Gerichtshof war wegen der starken Stellung, die der Angeklagte im Strafverfahren besaß, schwer durchzusetzen: Wenn es nicht zu einer Verurteilung und Bestrafung des Angeklagten kam, bedeutete dies, dass die geschädigten Provinzialen auch keinen Schadensersatz erwirken konnten. Das sollte nun anders werden. Augustus selbst hat in dem Edikt, das er der Publikation des erwähnten Senatsbeschlusses beifügte, die Intention, die er mit seiner Initiative verfolgte, so zum Ausdruck gebracht:

„Imperator Caesar Augustus, Pontifex maximus, im neunzehnten Jahr seiner tribunizischen Gewalt, verkündet:

Den Senatsbeschluss, der unter den Konsuln Gaius Calvisius und Lucius Passienus gefasst und in meiner Gegenwart und von mir mit protokolliert wurde, betreffend die Sicherheit der Bundesgenossen des römischen Volkes, habe ich, damit er allen zur Kenntnis gelange, in die Provinzen zu senden und meinem Edikt anzufügen angeordnet, woraus allen Bewohnern der Provinzen deutlich wird, wie groß die Fürsorge ist, die ich und der Senat darauf verwenden, dass keiner unserer Untertanen irgend etwas gegen Recht und Billigkeit erleidet oder Erpressung (seitens römischer Amtsträger) erleiden muss.“[83]

Neben Erpressung war der Missbrauch der magistratischen Exekutivgewalt eines der Übel, unter der die Provinzialen zu leiden hatten. Im Interesse der Herrschaftssicherung waren die Statthalter befugt, Körperstrafen, ja selbst die Todesstrafe ohne Gerichtsurteil zu verhängen. Auf diese Weise ist beispielsweise Jesus von Nazareth standrechtlich gekreuzigt worden.[84] Im Jahre 12 n. Chr. richtete der Prokonsul von Asia, Lucius Valerius Messala Volesus, unter Missbrauch seiner Strafgewalt ein Blutbad an und rühmte sich auch noch des Exzesses. Seneca berichtet, dass Volesus bei einer Gelegenheit nicht weniger als 300 Menschen mit dem Beil hinrichten ließ und dann auf dem Leichenfeld herumstolziert sei und voller Stolz ausgerufen habe: „Dies ist die Tat eines Königs.“ Seneca setzt hinzu: „Was hätte dieser Mensch getan, wenn er (wirklich) König gewesen wäre?“[85] Es war Augustus, der Volesus lehrte, dass er kein absoluter Herrscher war. Zurück in Rom wurde der ehemalige Prokonsul im Jahre 13 wegen Erpressung angeklagt. Augustus fand, dass die für Erpressung festgelegte Höchststrafe dem mörderischen Amtsmissbrauch des Angeklagten nicht angemessen sei, und er schickte, da sein Gesundheitszustand ihm gegen Ende seines Lebens den Besuch der Senatssitzungen nicht mehr erlaubte, eine schriftliche Eingabe an den Senat, woraufhin dieser einen Beschluss zur Strafverschärfung im vorliegenden Fall fasste.[86]

Neben den alten, aus spätrepublikanischer Zeit ererbten Missständen kamen neue, die bestimmten Errungenschaften des neuen Regiments wie der Schatten dem Licht folgten. Mit dem Ausbau der Kommunikationslinien war verfügt worden, dass die Gemeinden, die an den betreffenden Straßen lagen, für die Reisen von Offizieren und hohen Funktionären der Reichsadministration Transportkapazität bereithalten und abgestuft nach dem Rang der Durchreisenden gegen Bezahlung nach einem festgelegten Tarif zur Verfügung stellen mussten. Aber es kam wohl häufig vor, dass von den Berechtigten mehr Transportkapazität gefordert wurde, als ihnen zustand, oder dass sie die vorgeschriebene Bezahlung verweigerten. Es kam offenbar auch vor, dass Unberechtigte, lokale Magnaten etwa, die

Anlieger zwangen, Hand- und Spanndienste für private Zwecke zu leisten. Augustus beauftragte daraufhin die Statthalter, gegen derartige Missbräuche einzuschreiten. Kurz nach seinem Tod sah sich der Statthalter von Galatien veranlasst, durch öffentliche Bekanntmachung in lateinischer und griechischer Sprache die Beachtung der von Augustus und seinem Nachfolger aufgestellten Regularien einzuschärfen. Im kleinasiatischen Pisidien hat sich eine dieser inschriftlichen Bekanntmachungen erhalten:

„Sextus Sotidius Strabo Libuscidianus, propraetorischer Legat des Tiberius Caesar Augustus, verkündet:

Es ist zwar das denkbar Unpassendste, dass ich durch mein Edikt einschärfen muss, wofür die (beiden) Augusti, der eine der größte der Götter, der andere der größte unter den führenden Männern des Staates, auf das sorgfältigste Anordnungen getroffen haben, aber da die Eigenmächtigkeit gewisser Leute ein sofortiges Eingreifen erfordert, habe ich in den einzelnen Städten und Dörfern ein Verzeichnis der Dienste, die meines Erachtens geleistet werden müssen, anschlagen lassen, mit dem Willen, dies einzuhalten und im Falle der Nichtbeachtung strafend einzugreifen, nicht nur auf Grund meiner Amtsgewalt, sondern auf Grund der Göttlichkeit des besten Kaisers, von dem ich dies unter den mir erteilten Instruktionen finde ...“[87]

Augustus als dem Hüter von Recht und Gerechtigkeit wuchsen auf diese Weise das Vertrauen und die Anhänglichkeit der Provinzialen zu, und wer befürchtete, dass lokale Instanzen das Recht beugen würden, appellierte an ihn. Das war eine wahre Sisyphusarbeit, aber Augustus unterzog sich ihr, denn sie war eine nie versiegende Quelle von Hochachtung und Autorität, und man sagt nicht zuviel, wenn man feststellt, dass er damit den Regierungsstil der ihm nachfolgenden Kaiser geprägt hat. Mit welcher Gewissenhaftigkeit er selbst Kriminalfällen des Alltags nachging, wenn an ihn appelliert wurde, zeigt eine seiner Entscheidungen aus dem Jahre 6 v. Chr. Sie betrifft einen Fall aus Knidos an der Westküste Kleinasiens. Als freie Stadt unterstand Knidos nicht der römischen Gerichtshoheit, aber da im vorliegenden Fall das Volksgericht von Emotionen und einseitiger Parteinahme beherrscht erschien, wurde ihm die Urteilsfindung überlassen. Nach Abschluss des Verfahrens richtete er folgenden, inschriftlich erhaltenen Brief an die Gemeinde:

„Imperator Caesar, Sohn des Gottes, Augustus, Pontifex maximus, zum zwölften Mal zum Konsul designiert, im achtzehnten Jahr seiner tribunizischen Gewalt, grüßt die Magistrate, den Rat und das Volk von Knidos.

Eure Gesandten, Dionysios und Dionysios der Zweite, beide Söhne des Dionysios, sind mit mir in Rom zusammengetroffen, haben euren Volksbeschluss übergeben und den inzwischen verstorbenen Eubulos, den Sohn des Anaxandridas, sowie Tryphera, seine Frau, die hier anwesend ist, wegen Mordes an Eubulos, dem Sohn des Chrysippos, angeklagt. Ich habe Asinius Gallus, meinen Freund, damit beauftragt, diejenigen unter den Haussklaven, die in die Anklage einbezogen sind, unter der Folter zu befragen, und mir wurde zur Kenntnis gebracht, dass Philinos, der Sohn des Chrysippos, drei Nächte hintereinander das Gehöft des Eubulos und der Tryphera mit Gewalt und sozusagen nach Art einer Belagerung angegriffen hat, dass er in der dritten Nacht noch seinen Bruder Eubulos mit hinzunahm, dass die Eigentümer des Gehöfts, Eubulos und Tryphera, weder durch Verhandlungen mit Philinos noch durch Errichtung von Barrikaden Sicherheit im eigenen Haus finden konnten, und dass sie einem ihrer Haussklaven den Befehl gaben, nicht sie (die Angreifer) zu töten, wozu einer vielleicht aus verständlichem Zorn hätte getrieben werden können, sondern sie fernzuhalten, indem er die Exkremente über sie ausschüttete, und dass der Sklave mit dem, was er über sie ausgoss, entweder absichtlich oder unabsichtlich – er selbst bleibt beim Leugnen – das Gefäß losließ und Eubulos davon (tödlich) getroffen wurde, der es eher als sein Bruder verdient hätte, mit dem Leben davonzukommen. Ich habe euch auch die Verhörprotokolle mitgeschickt.

Ich würde mich nun wundern, dass die Angeklagten die peinliche Befragung ihrer Sklaven bei euch in einem solchen Maße fürchteten, wenn ihr nicht ihnen gegenüber allzu harsch aufgetreten wäret und eure Feindschaft gegen Verbrecher in eine falsche Richtung gelenkt hättet, indem ihr eure Empörung nicht gegen diejenigen richtetet, die es verdienten, jede Strafe zu erleiden, da sie ein fremdes Haus dreimal nachts angriffen und die öffentliche Sicherheit von euch allen zerstörten, sondern gegen diejenigen, die bei der Abwehr von Gewalt nur Unglück hatten, aber in gar keiner Weise Unrecht taten.

Doch nun scheint ihr mir recht zu handeln, wenn ihr dafür sorgt, dass die Unterlagen in eurem Archiv mit meinem Urteil in dieser Angelegenheit übereinstimmen.“[88]

Der Fall spricht für sich: Im Zuge einer Notwehrhandlung war einer der Angreifer, der nicht der Hauptverantwortliche war, getötet worden, und die Knidier waren im Unrecht, als sie im Begriff waren, nicht die Angreifer wegen Landfriedensbruch zu bestrafen, sondern die Angegriffenen, die nur von ihrem guten Recht der Selbstverteidigung Gebrauch gemacht hatten.

Das an der Durchsetzung von Recht und Billigkeit orientierte Regiment des Augustus fand unter diesen Umständen weitaus größere Zustimmung, als das oben zitierte, eher zurückhaltende Urteil des Tacitus vermuten lässt. Die Dankbarkeit gegenüber dem „Retter der Menschheit“ fand nach antiker Sitte ihren Niederschlag in einer Flut von Ehrungen. Ihren Höhepunkt fanden sie im so genannten Kaiserkult. Dieser wurzelte in der im hellenistischen Osten verbreiteten Vorstellung, dass sich in einem das gewöhnliche Menschenmaß übersteigenden segensreichen Wirken eine übermenschliche, göttliche Kraft manifestiere. Mit derartigen Kulten waren hellenistische Könige geehrt worden, und seitdem Rom in die Rolle der weltbeherrschenden Macht hineinwuchs, erfuhr im Osten nicht nur diese Macht göttliche Verehrung, sondern auch ihre Repräsentanten. In der Folge breitete sich das Phänomen der göttlichen Verehrung herausragender Menschen auch im Westen aus, zunächst auf privater Ebene. Das erste literarische Zeugnis, das der Person Octavians gilt, stammt von dem Dichter Vergil und gehört in das Jahr 41/40. Die kultische Verehrung galt dem Retter, der den Hirten Tityrus vor der Enteignung und Vertreibung zugunsten der Veteranen bewahrt hatte. In der ersten Ekloge heißt es:

> „Ja, Meliboeus, ein Gott beglückte uns so mit friedlicher Ruhe.
> Denn immer gilt er mir als Gott, und seinen Altar soll
> Oft noch netzen das Blut eines Lamms unserer Hürden.“[89]

Der Hirte, unter dessen Maske der Dichter spricht, hatte den jungen Mann, den er wegen seiner rettenden Tat als Gottmenschen verehrt, bei einem Besuch in Rom gesehen, er war ihm der leibhaftig auf Erden erschienene Gott:

> „Was tun? Sonst konnte ich dem Zwang nirgends entkommen,
> Nirgendwo kennenlernen so leibhaftig gegenwärtige Götter.
> Hier, Meliboeus, sah ich den Jüngling, dem nun alljährlich
> Einmal im Monat dampfen vom Opfer meine Altäre.
> Hier gab jener zuerst mir auf meine Bitten dies zur Antwort:
> ‚Weidet, ihr Leute, wie sonst eure Rinder, züchtet euch Stiere.‘“[90]

Diese fiktive Stiftung eines Kultes für den Retter aus der Not gehört einer Zeit an, als die Masse der von Enteignung und Vertreibung Betroffenen den Erben Caesars eher verflucht als verehrt haben wird. Aber seitdem hatte sich alles verändert, nicht zuletzt auch für die Untertanen in den Provinzen. Augustus war dem ganzen Erdkreis als Retter erschienen, und der Dank für diese wunderbare Wende zum Besseren nahm, ausgehend vom griechischen Osten, die Gestalt des Herrscherkultes an. In der Formulierung eines Beschlusses, den der Landtag von Asia 2 v. Chr. fasste, lautet die Begründung so: „Land und Meer haben Frieden, die Städte blühen durch gesetzliche Ordnung, Eintracht und Wohlstand, an allem Guten herrscht Überfluss, für die Zukunft besteht gute Hoffnung, in der Gegenwart guter Mut.“[91] Uns mag dieser Überschwang als Ausdruck devoter Schmeichelei verächtlich erscheinen, aber wir dürfen nicht vergessen, dass er der Stil der

Zeit war und, was wichtiger ist, dass es für die so zum Ausdruck kommende Dankbarkeit guten Grund gab. Vorausgegangen war diesem Beschluss ein anderer aus dem Jahre 9 v. Chr., der in der Provinz Asia ein mit dem Geburtstag des Augustus beginnendes bürgerliches Jahr einführte. Darin wurde verfügt, dass alle städtischen Magistrate in der Provinz an diesem Tag ihr Amt antreten sollten.[92] Diese Ehrung begründete der Landtag mit Wendungen einer religiösen Sprache, die später das Neue Testament auf einen Retter anderer Art, den Heiland Jesus Christus, angewendet hat:

„Da die Vorsehung, die auf göttliche Weise unser Leben geordnet hat, unter Einsatz von Eifer und Ehrliebe dem Leben den Schmuck des vollendetsten Gutes geschenkt hat, indem sie Caesar (Augustus) hervorbrachte, den sie zur Wohltat für die Menschheit mit höchster Vorzüglichkeit ausstattete, gerade wie wenn sie uns und unseren Nachkommen den Erretter (Heiland) schenkte, der den Krieg beendete und dem Frieden seine Zier verlieh; und da mit seinem Erscheinen auf Erden Caesar die Hoffnungen aller, die das Evangelium (die frohe Botschaft) vorher empfangen hatten, übertroffen hat, indem er nicht nur die früheren Wohltäter übertraf, sondern auch den künftigen keine Hoffnung ließ, ihn zu überflügeln; und da für die Welt der Anfang des von ihm bewirkten Evangeliums der Geburtstag des Gottes war …, deshalb ist mit gutem Glück und zu unserem Heil von den Griechen in (der Provinz) Asia der Beschluss gefasst worden, dass in allen Städten der Provinz Asia das Jahr mit dem 23. September beginnt, dem Geburtstag des Augustus.“[93]

Die religiöse Verehrung des Augustus war nicht auf die Provinz Asia beschränkt, sie war ein reichsweites oder in der Sprache der damaligen Zeit: ein weltweites Phänomen, das Sueton in seiner Augustusbiographie so beschrieben hat:

„Einige Städte Italiens erklärten den Tag, an dem er zum ersten Mal ihre Stadt betreten hatte, zum Jahresanfang. In den meisten Provinzen errichtete man neben Tempeln und Altären zu seinen Ehren beinahe von Stadt zu Stadt auch noch Spiele, die alle vier Jahre stattfinden sollten. Befreundete und verbündete Könige haben jeweils in ihren Reichen Städte mit seinem Namen (Caesarea) gegründet und zusammen den Beschluss gefasst, den Tempel des Olympischen Zeus (in Athen), der vor Zeiten begonnen worden war, auf gemeinsame Kosten zu vollenden und seinem Genius zu weihen …“[94]

Landtage, Städte in Ost und West, Vereine und Privatleute wetteiferten miteinander, dem Retter der Welt ihre Verehrung zu bezeugen. Kurz vor seinem Tod empfing er an der kampanischen Küste im Hafen von Puteoli von Passagieren und Matrosen eines gerade aus Alexandria einlaufenden Schiffes eine Huldigung wie an einen Gott. Alle waren wie zu einem Gottesdienst weiß gekleidet und bekränzt, und indem sie Weihrauch verbrannten, riefen sie ihn mit Wünschen für sein Wohlergehen in den Formen eines Götterhymnus an: „Durch Dich leben wir, durch Dich fahren wir (sicher) zur See, durch Dich genießen wir Freiheit und Wohlstand.“[95]

Die Verehrung der göttlichen Potenz, die nach verbreiteter Vorstellung im segensreichen Wirken des Augustus zum Ausdruck kam, fand ihre Ergänzung in der kollektiven Selbstverpflichtung der Bevölkerung, mit allen Mitteln für das Wohl seiner Person und seines Hauses einzutreten. Dies geschah in Form eines Eides, der in den Provinzen des griechischen Ostens und in denen des lateinischen Westens verschiedene Wurzeln hatte.[96] Im Westen knüpfte er an den Militäreid an, mit dem sich die Bevölkerung Italiens und der Provinzen zur Gefolgschaft gegenüber dem Führer des Krieges gegen Antonius und Kleopatra verpflichtet hatte, im Osten an den Bürgereid, mit dem in hellenistischer Zeit eine Stadt Treue zu einem König und dessen Haus gelobte. Beispielsweise beschloss im Jahre 260 v. Chr. angesichts einer prekären außenpolitischen Situation die Stadt Milet an der Westküste Kleinasiens, das bestehende Abhängigkeitsverhältnis zu König Ptolemaios II. von Ägypten durch einen Treueid einseitig zu bekräftigen. In dem Beschluss hieß es: „Und damit das Volk für die Zukunft dem Sohn und dem König selber loyal erscheint, sollen alle Bürger zusammengerufen und ihnen der Eid abgenommen werden, dass sie die Freundschaft und das Bündnis der Stadt mit König Ptolemaios und seinen Nachkommen für alle Zeiten halten werden.“[97] Daran angeschlossen ist die Verfügung, dass jedes Jahr die Epheben anlässlich ihrer Entlassung aus dem Ephebendienst, die zugleich ihren Eintritt in das Bürgerkorps markiert, den gleichen Eid leisteten, nämlich „zu bleiben bei dem vom Volk Beschlossenen und zu bewahren die Freundschaft und das Bündnis mit König Ptolemaios und seinen Nachkommen“.[98]

Was nun Augustus anbelangt, so lag in den östlichen Provinzen, wenn Griechen und Römer zugleich den Eid leisteten, dem Formular eine Mischform zugrunde, die Elemente beider Eidesformeln enthielt. Ein gutes Beispiel ist der Eid, der im Jahre 3 v. Chr. im kleinasiatischen Paphlagonien von den Provinzialen und den sich dort als Geschäftsleute aufhaltenden römischen Bürgern geleistet wurde:[99]

„Ich schwöre bei Zeus, der Erde, der Sonne, allen Göttern und Göttinnen sowie bei Augustus selber,

- dass ich Caesar Augustus, seinen Söhnen und Nachkommen mein ganzes Leben loyal bleiben werde in Wort, Tat und Gesinnung, indem ich alle als meine Freunde betrachte, die er als solche betrachtet, und als meine Feinde ansehe, die er als solche ansieht;
- und dass ich für deren Sache weder körperliche Unversehrtheit noch Leben und Vermögen noch Kinder schonen, sondern auf jede Weise zur Erfüllung der ihnen geschuldeten Pflicht jede Gefahr auf mich nehmen werde;

- und dass ich, wenn ich merke oder höre, dass gegen sie etwas gesagt, geplant oder getan wird, dies anzeigen und dem feind sein werde, der derartiges sagt, plant oder tut;
- und dass ich diejenigen, die sich als ihre Feinde betrachten, zu Wasser und zu Lande mit Waffen und Schwert verfolgen und bestrafen werde.

Wenn ich aber etwas tue, was gegen diesen Eid verstößt oder nicht in Übereinstimmung mit meiner Eidesleistung steht, so rufe ich auf meine Person, meine körperliche Unversehrtheit sowie auf mein ganzes Geschlecht Untergang und gänzliche Vernichtung herab bis auf meine gesamte Nachkommenschaft und die meiner Kinder, und weder soll Meer oder Land die Körper der Meinen oder die meiner Nachkommen aufnehmen noch ihnen Früchte bringen."

Augustus tritt uns hier als Gott und Mensch entgegen. Zusammen mit allen Göttern wurde er angerufen, um über den Eid zu wachen, und die den Eid leisteten, verpflichteten sich, den Menschen in ihm zu schützen und zu verteidigen. Das aber bedeutet: Die Herrschaft des Augustus über das Reich beruhte nicht nur auf seiner Amtsgewalt und seiner Verfügung über die Armee, sondern auch auf einer durch Eid bekräftigten persönlichen Beziehung aller Reichsbewohner zur Person ihres Wohltäters, der die höchste aller möglichen Ehrenbezeugungen empfing, die einem Gott geschuldete kultische Verehrung.

V. Res publica und dynastische Nachfolge

Von Augustus ist der Ausspruch überliefert, er habe zwei verwöhnte Sorgenkinder: die *res publica* und die Tochter Iulia.[1] Der Tochter war eine Schlüsselrolle in den dynastischen Plänen des Vaters zugedacht. Sie fügte sich auch anfangs ohne erkennbaren Widerstand den ihr abgeforderten politischen Eheschließungen, aber am Ende brach sie aus den Schranken dynastischer Rücksichtnahmen aus und löste damit einen Skandal aus, auf den ihr Vater mit einem beispiellosen Repressalienexzess reagierte. Diese Reaktion gibt den Blick frei auf die familiären Spannungen, das Ausmaß von Rivalität und Überforderung, das mit der Zugehörigkeit zum Haus des Augustus verbunden war. Augustus lebte ganz in aristokratischer Familientradition, gemäß der das Familienoberhaupt alles tat, um den ererbten und erworbenen Rang der Familie auf die nächste Generation zu vererben. Augustus selbst war der Erbe Caesars gewesen, und dessen Erbe war die Herausforderung, der er sich stellte, und das Grundkapital, mit dem er wucherte, um sich zum Herrn über *res publica* und Imperium aufzuschwingen. Er selbst freilich rechtfertigte seine außerordentliche Macht mit der öffentlichen Anerkennung seiner persönlichen Verdienste, die sich in einer Kaskade außergewöhnlicher Ehrungen niedergeschlagen hatte. Vermögen und Familienklientel waren vererblich, aber wie stand es mit den persönlichen Verdiensten, dem Fundament jener einzigartigen Verehrung, die Augustus genoss? Von Rechts wegen konnte Letzteres nicht eigentlich vererbt werden, doch Augustus war von dem Gedanken besessen, seine Erben nicht nur in privatrechtlicher Hinsicht, sondern auch in Hinblick auf seine öffentlich-rechtliche Stellung aus der eigenen Familie zu nehmen. Gewiss wären Söhne die Erben erster Wahl gewesen, aber er hatte keine. Nur über seine Tochter hatte er die Chance, männliche Nachkommen der zweiten Generation als Nachfolger aufzubauen, ganz so, wie es Caesar mit ihm gemacht hatte. Angesichts der Stellung, die er gewonnen hatte, war die integrale, Vermögen und Klientel auf der einen und öffentlich-rechtliche Stellung auf der anderen Seite vereinende Erbschaft etwas grundsätzlich anderes als die auf den ersten Aspekt beschränkte Erbfolge, wie sie in den großen aristokratischen Familien der Republik üblich war. Mit Augustus war etwas Neues in eine von alten Familientraditionen bestimmte Welt gekommen, und es war noch sehr die Frage, wie sich die Perpetuierung seiner Stellung realisieren ließe. Wie sollte Familienerbe und persönliche Leistung, die doch der eigentliche Legitimationsgrund des Prinzipats war, verbunden werden, was sollte geschehen, wenn mehrere Erben vorhanden

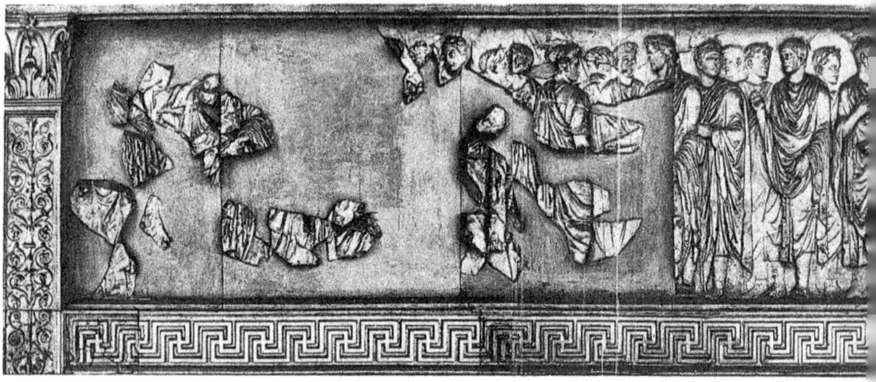

Abb. 25: Südfries des Friedensaltars *(Ara Pacis)*
Der am 4. Juli 13 v. Chr., dem Tage der Rückkehr des Augustus, vom Senat gelobte Altar wurde am 30. Januar 9 v. Chr., dem Geburtstag der Livia, auf dem Marsfeld eingeweiht. Die bildlichen Darstellungen verknüpfen die Ursprünge Roms mit der augusteischen Zeit, die Pax Augusta mit den Segnungen des Goldenen Zeitalters und feiern die Rückkehr des Augustus in ritualisierter, zeremonieller Form. Auf dem Südfries der Außenwand sind die Angehörigen der domus Augusta als Teil des Prozessionszuges abgebildet: Hinter den Liktoren und vor den Opferpriestern schreitet Augustus, dann folgen der im Jahre 12 v. Chr. verstorbene Agrippa, Livia, Tiberius, die jüngere Antonia mit Drusus sowie die ältere Antonia mit Lucius Domitius Ahenobarbus.

waren, und wie sollte eine Generationslücke ausgefüllt werden, wenn die Angehörigen der nächsten Generation vor ihm starben?

Was die *res publica*, die andere schwierige Tochter, anbelangt, so liegt auf der Hand, dass, wie im Rückblick gesagt worden ist, republikanische Freiheit und Prinzipat unvereinbare Dinge waren, aber ohne die Führung durch den Prinzeps keine Rettung für den von Konkurrenzkampf und Bürgerkrieg bedrohten Staat mehr möglich erschien.[2] Augustus hatte sich mit gutem Grund dafür entschieden, nicht gegen, sondern mit dem Senat zu regieren, er brauchte ihn als das Reservoir des Führungspersonals, ohne das Staat und Reich nicht verwaltet, Heere nicht geführt und Legionen nicht kommandiert werden konnten. Aber er brauchte ihn auch als das durch Tradition und Geschichte legitimierte oberste Regierungsorgan der *res publica,* die wiederhergestellt zu haben er sich rühmte. Der Senat hatte in der späten Republik das Maß an innerem Konsens verloren, ohne das ein kollektives Regieren nicht möglich war. In diese Lücke war nun Augustus eingetreten. Auch er sah wie Cicero in der Eintracht des Senats, des Ritterstandes und aller Gutgesinnten die Grundvoraussetzung einer einvernehmlichen Regierung, und er betrachtete sich als den Wiederherstel-

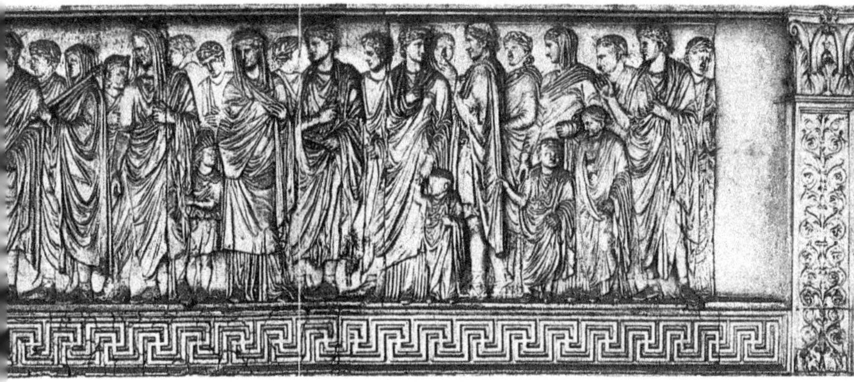

ler und Garanten der notwendigen Eintracht. Demonstrativen Niederschlag fand dieses Konzept in dem großen Staatsakt vom 5. Februar des Jahres 2 v. Chr., bei dem ihn Senat und Volk mit dem Titel „Vater des Vaterlandes" ehrten.[3] Augustus erblickte darin den zweiten Höhepunkt seines Lebens nach den Ehrungen, die er im Jahr 27 für die Rückgabe der Regierungsgewalt an Senat und Volk empfangen hatte. Deshalb bildet die Verleihung dieses Titels, die einvernehmliche Anerkennung seiner Person als Führer des Staates, die der Stellung des *pater familias* in der römischen Familie analog ist, den krönenden Abschluss des in seinem Todesjahr vollendeten Tatenberichts:

„Als ich meinen 13. Konsulat bekleidete, nannten mich Senat, Ritterstand und römisches Volk einmütig ‚Vater des Vaterlandes' und fassten den Beschluss, dass dies in der Vorhalle meines Hauses, in der Curia Iulia und unter der Quadriga auf dem Forum Augustum, die mir auf Senatsbeschluss aufgestellt worden war, inschriftlich verewigt werde."[4]

Der Wortführer des Senates, sein alter Anhänger Valerius Messala Corvinus, redete ihn bei der Verleihungszeremonie wie folgt an:

„Dies möge dir, Caesar Augustus, und deinem Hause zum Guten ausschlagen – so nämlich glauben wir, für den Staat ewiges Glück und ewige Freude zu erflehen: Der Senat begrüßt dich in voller Übereinstimmung mit dem römischen Volk als Vater des Vaterlandes."

Mit beginnendem Alter wurde auch Augustus gelegentlich sentimental. Er vergoss Tränen und antwortete Messala:

„Nun, da alle meine Wünsche in Erfüllung gegangen sind, Senatoren, worum kann ich die unsterblichen Götter noch bitten, als dass es mir vergönnt sein möge, diese eure Einigkeit bis zum letzten Tag meines Lebens gewahrt zu sehen."[5]

Die Eintracht, die Cicero ersehnt hatte, beanspruchte Augustus, hergestellt zu haben, aber die Anerkennung, die er dafür offiziell erhalten hatte, schloss keineswegs aus, dass alle mit dem einverstanden waren, was er politisch durchsetzen wollte. Seine Absicht, eine moralische Regeneration durchzusetzen, stieß bei den beiden oberen Ständen auf Proteste, die im Jahre 9 n. Chr. zwar nicht zu einem Verzicht auf dieses Kernstück symbolischer Politik führten, aber immerhin eine Revision des Ehegesetzes bewirkten. Schwierig war es auch, die Zustimmung des Senats zur Erbschaftssteuer zu erhalten. Doch im Jahre 6 n. Chr. setzte Augustus ihre Einführung im Interesse der Altersversorgung der Veteranen durch.[6] Das war nur möglich, weil letztlich jedermann klar war, dass diese Steuer das kleinere Übel – gemessen an der Gefahr periodisch wiederkehrender Enteignungen oder einer Grundsteuer, wie sie die Provinzialen zu tragen hatten – darstellte. Im Jahre 7 n. Chr. zwang die durch die Kriege in Germanien und Pannonien induzierte Geldnot zur Einführung einer weiteren Steuer, die ebenfalls von den wohlhabenden Schichten aufzubringen war: Der Kauf von Sklaven wurde mit einer Steuer von 2 % des Kaufpreises belastet.[7] Was die Erbschaftssteuer anbelangt, so stieß sie bei den Wohlhabenden auf erheblichen Widerstand. Die Errichtung des rationalen Steuerstaates war nicht nur in den Provinzen des Westens oder in Judäa der Grund für Unruhen und Proteste. Im Jahre 13, ein Jahr vor seinem Tod, als Augustus altersbedingt schon nicht mehr die Senatssitzungen besuchen konnte, bat er das Hohe Haus schriftlich, einen Ersatz für die bekämpfte Erbschaftssteuer zu finden. Schlau wie er war, war ihm von vornherein klar, dass dabei alles Mögliche, aber nichts Brauchbares herauskommen würde, und er verbot Tiberius und Germanicus, beide damals seine Hauptstützen bei der Führung der Geschäfte, sich an den Debatten zu beteiligen oder gar Vorschläge zu machen. Er wollte vermeiden, dass deren Meinungsäußerungen als Indiz seiner eigenen Absichten aufgefasst würden. Nach langen Debatten unterbreitete ihm der Senat einige Vorschläge, aus denen er nur soviel entnehmen konnte, dass die Senatoren alle anderen möglichen Steuerquellen als die von ihm vorgeschlagene oder bereits existierende zu akzeptieren bereit waren. Er nahm das als Freibrief zur Einführung einer Grundsteuer und ließ die notwendigen Vermessungen in Italien vornehmen. Dabei nahm er bewusst in Kauf, dass den Besitzenden der Schreck in alle Glieder fuhr – schließlich war Italien, das Land der römischen Bürger, im Unterschied zu dem Untertanengebiet der Provinzen, von Grundsteuern befreit. So kam es, wie er es mit seiner Finte beabsichtigt hatte. Er verzichtete auf die Einführung der verhassten Grundsteuer, und die Erbschaftssteuer wurde als das kleinere Übel hingenommen, der Protest verstummte.[8]

Der Vorfall beleuchtet die Abgründe, die sich hinter der inszenierten Demonstration der Eintracht zwischen Prinzeps, Senat, Ritterstand und

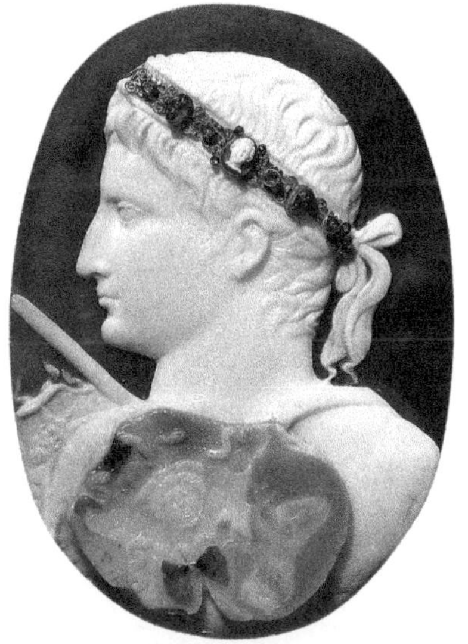

Abb. 26:
Cameo mit Porträt des Augustus
Das postume Cameo-Bildnis aus tiberischer Zeit stellt Augustus mit den Symbolen des göttlichen Herrschers dar, mit der Aegis, dem edelsteingeschmückten Diadem und der Lanze des siegreichen Kriegers nach dem Vorbild Alexanders des Großen und der hellenistischen Herrscher.

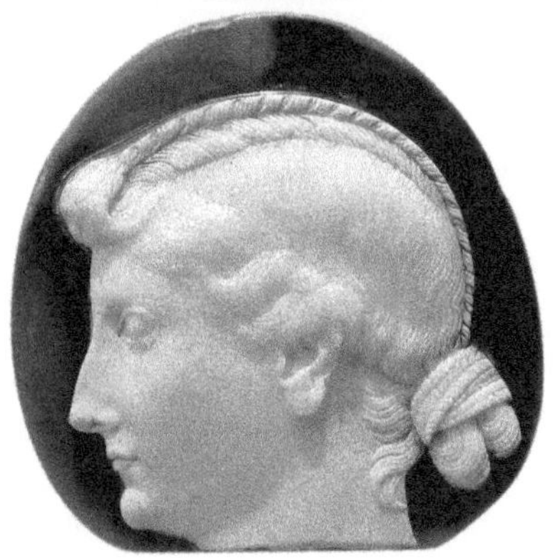

Abb. 27:
Cameo mit dem Porträt der Livia
Der Cameo, wohl aus mittelaugusteischer Zeit, ist im unteren Teil abgebrochen. Das Porträt zeigt Livia mit einer raffinierten Frisur, mit einem vom Haarknoten im Nacken nach oben aufgesteckten Doppelzopf.

römischem Volk verbargen. Gerade der Senat und die Besitzenden machten ihm Schwierigkeiten, und dies waren beileibe nicht die einzigen. Seine Stellung in *res publica* und Imperium war gewiss so stark, dass er daraus nicht verdrängt werden konnte, aber was er fürchten musste, waren die Verweigerung der Mitarbeit, die Flucht in das Privatleben und die Gefahr der Verschwörung gegen sein Leben. Letzteres konnte selbstverständlich nie ausgeschlossen werden, und wiederholt ist in der Überlieferung auch davon die Rede. Anlässlich einer solchen Verschwörung des Jahres 4 n. Chr., die von einem Enkel des großen Pompeius, dem einer patrizischen Familie angehörenden Gnaeus Cornelius Cinna, angeführt wurde, hat Cassius Dio einen erfundenen Dialog zwischen Augustus und Livia in sein Geschichtswerk eingefügt. Dort geht es um das Problem, wie mit Verschwörungen, die auch der Mächtigste nicht ausschließen könne, umzugehen sei. Livia rät in diesem Dialog ihrem Mann, unter Inkaufnahme des Restrisikos großzügig zu verfahren, nach Möglichkeit Gnade walten zu lassen und auf keinen Fall durch Verfolgungsmaßnahmen Öl ins Feuer zu gießen.[9] Das Gespräch zwischen Livia und Augustus ist gewiss eine Erfindung des Historikers, aber für die Fiktion gilt in diesem Fall der Satz: „Se non è vero, è ben' trovato." Augustus hat sich daran gehalten, durch Verzicht auf präventive Sicherheitsmaßnahmen und durch Duldung freier, ja durchaus kritischer Meinungsäußerungen der Gefahr von Verschwörungen entgegenzuwirken. Der erwähnte Cornelius Cinna wurde sogar begnadigt. Derartiges geschah freilich nicht in jedem Fall, aber wenn gerichtliche Untersuchungen nicht zu umgehen waren, so wurden doch Mittel und Wege gefunden, Einzelheiten und Hintergründe nach Möglichkeit nicht in die Öffentlichkeit gelangen zu lassen – doch davon später.

Kritik, ja persönlichen Angriffen auf seine Person, überhaupt allem, was unterhalb der Gefahrenschwelle von Verschwörung und Attentatsdrohung lag, begegnete der seiner Macht gewisse Augustus mit großer Souveränität. Ihm war bewusst, dass ein gelungener Anschlag auf seine Person wie seinerzeit die Ermordung Caesars eine Katastrophe auslösen würde, und er wusste, dass Verschwörer noch weniger als die Caesarmörder des Jahres 44 eine Chance hätten, an die Macht zu gelangen. Sein Stiefsohn Tiberius zeigte sich gegenüber Schmähungen, die Augustus trafen, weitaus empfindlicher als der Geschmähte selbst und empfing deswegen brieflich die folgende Abmahnung:

„Gib deinem jugendlichen Alter in dieser Angelegenheit nicht nach, mein lieber Tiberius, und sei nicht so empört darüber, dass es jemanden gibt, der schlecht über mich redet; denn es reicht, wenn wir uns in einer Stellung befinden, dass uns keiner etwas Schlimmes antun kann."[10]

Wie er Souveränität mit Humor zu verbinden verstand, zeigt eine der zahlreichen ihn betreffenden Anekdoten: Nach Senecas Urteil war unter Augustus ein offenes Wort noch nicht gefährlich, aber es konnte eine Belastung sein, so für den Senator Rufus, der bei einem Gastmahl im Rausch geäußert hatte, Augustus möge von einer geplanten Reise nicht zurückkehren, und hinzusetzte, dies sei auch der Wunsch aller Stiere und Kälber – denen bei Erfüllung des frommen Wunsches erspart geblieben wäre, auf dem Altar zum Dank für die glückliche Heimkehr geopfert zu werden. Rufus wurde vor möglicher Denunziation gewarnt, und er folgte dem Rat, sich selbst anzuzeigen und um Verzeihung zu bitten: „Als Caesar gesagt hatte, das tue er hiermit, sagte Rufus: ‚Niemand wird mir glauben, dass du mir verziehen hast, wenn du mir nicht ein Geschenk machst', und er erbat und erhielt eine nicht unerhebliche Summe. Augustus bemerkte dazu: ‚In meinem eigenen Interesse will ich mir künftig Mühe geben, dass ich dir nie mehr zürne'".[11]

Es waren jedoch nicht nur Schmähungen, Kritik oder Verschwörungen, mit denen er fertig zu werden hatte. Problematischer als dies alles erwies sich in der Aristokratie die Erosion der Bereitschaft, die Last der öffentlichen Laufbahn zu tragen. Hier stieß die Politik der Restauration ähnlich wie in der Ehe- und Sittengesetzgebung an ihre Grenzen, und dies war in doppelter Hinsicht eine Bedrohung der von ihm verfolgten Politik. Er brauchte die Senatoren und den Senat, und nicht zu Unrecht hat Dieter Timpe gesagt: „Der Kaiser konnte zwar die Zusammensetzung des Senats beeinflussen, blieb aber auf den Stand als solchen angewiesen."[12] Gebraucht wurden nicht nur das Führungspersonal in den Provinzen, auch für die Stadt Rom genügten die republikanischen Jahresmagistrate und die personelle Reserve des Senatorenstandes längst nicht mehr, um mit allen anfallenden Aufgaben fertig zu werden. Augustus hat fallweise, das heißt unter dem Druck der Personalknappheit Angehörige des militärisch reorganisierten Ritterstandes mit Aufgaben betraut, die sich nicht in den Grenzen einer Jahresmagistratur lösen ließen. Dies gilt insbesondere für die Riesenstadt Rom, die mit 750000 bis einer Million Einwohner viel zu groß für das organisatorische Potential eines antiken Stadtstaates war. Genau genommen war das weltbeherrschende Rom eigentlich noch immer ein Stadtstaat. Das römische Bürgergebiet hatte sich zwar im Laufe der Jahrhunderte über die gesamte italische Halbinsel ausgedehnt, aber die politischen Institutionen waren nach wie vor die eines Stadtstaates mit Magistratur, Rat und Volksversammlung. Im Prinzip war zwar jeder Bürger in den 35 Tribus der Abstimmungsberechtigten registriert, aber die Größe des Bürgergebietes brachte es mit sich, dass nur eine Minderheit die allen zustehenden politischen Mitwirkungsrechte ausüben konnte. Vermutlich ist es nicht allzu riskant zu behaupten, dass die große Mehrheit der mehr als eine Tagesreise von Rom entfernt wohnenden Bürger allenfalls vereinzelt bei besonderen Anlässen an Abstimmungen teilgenommen hat. Eine solche Ausnahme war die Wahl des Augustus zum Pontifex maximus, zum Vorsteher der römischen Staatsreligion, im Jahre 12 v. Chr. Augustus schreibt:

„Dieses Priesteramt habe ich einige Jahre später, als derjenige gestorben war, der es bei Gelegenheit innerer Unruhen an sich gebracht hatte, unter den Konsuln Publius Sulpicius und Gaius Valgius erhalten. Bei dieser Gelegenheit strömte zu meiner Wahl aus ganz Italien eine Menschenmenge zusammen, wie sie bis zu dieser Zeit noch niemals in Rom gewesen sein soll."[13]

Eine Teilhabe aller Bürger an den ihnen zustehenden politischen Mitwirkungsrechten war praktisch unmöglich, und das auf die Bedürfnisse eines Stadtstaates zugeschnittene Führungspersonal war viel zu klein, um den militärischen und administrativen Aufgaben eines Großreiches und den spezifischen Problemen einer überdimensionierten Großstadt gewachsen zu sein. Rom litt seit der späten Republik an periodisch wiederkehrenden Hungersnöten, Trinkwassermangel, Überschwemmungen, verheerenden Großbränden, die wegen der Holzbauweise in den Obergeschossen der aus Platzmangel in die Höhe gebauten Häuser und wegen des Fehlens einer organisierten Feuerwehr kaum wirksam zu bekämpfen waren, an Bandenkriminalität und politisch motivierten Unruhen.[14] Diese einzudämmen war unter anderem das Ziel der Reformgesetzgebung des Jahres 18. Was die anderen Problemfelder anbelangt, so war damals überhaupt noch keine Lösung erreicht. Mit dem begrenzten Potential der zur Verfügung stehenden Jahresmagistrate war die notwendige Ausweitung staatlicher Tätigkeit in der Großstadt Rom gar nicht zu leisten. Augustus selbst war mit Aufgaben überhäuft, und er war darauf angewiesen, dem knappen Personalreservoir des Senats auch noch diejenigen zu entnehmen, die ihm helfen mussten, dass er in der Flut der an ihn gerichteten Beschwerden, der Gesuche und Appellationen aus den Provinzen nicht unterging. Er war überlastet und sehnte sich, je älter er wurde, desto mehr nach Ruhe. Gerne hätte er sich zurückgezogen und die Rolle des elder statesman gespielt. Wenigstens sagte er das. Aber solange er lebte, hielt er sich wie alle, die für die Politik leben, für unentbehrlich. In einem Brief an den Senat sprach er von einem Ruhestand, der nicht frei von Autorität sein und nicht in Widerspruch zu seinen Ruhmestaten stehen werde, und setzte hinzu: „Alles das sind Dinge, die sich besser in der Wirklichkeit ausnehmen werden als in der Verheißung. Dennoch hat mich der lebhafte Wunsch nach dieser heißersehnten Zeit der Ruhe dazu gebracht, dass ich im voraus einiges Vergnügen aus dem süßen Zauber der Worte ziehe, da die Freude an der Realisierung noch auf sich warten lässt.“[15]

Für die großen militärischen Anstrengungen, die die letzten 25 Jahre seiner Regierungszeit ausfüllten, standen ihm seine Stiefsöhne Tiberius und Drusus sowie dessen ältester Sohn Germanicus zur Verfügung. Zur Annahme und vorbereitenden Bearbeitung der aus den Provinzen eingehenden Appellationen erbat und erhielt er eine aus Konsularen bestehende Kommission. Von ihnen war jeweils einer für eine Provinz zuständig.[16] Im Jahre 8 n. Chr. war er dem Ansturm der Gesandten, die von den Städten des Reiches an ihn abgeordnet wurden, nicht mehr gewachsen. Eine weitere Kommission von drei Konsularen wurde gebildet, die die Gesandten empfing und die Verhandlungen führte.[17] Wenn wichtige Entscheidungen zu treffen waren, behielt Augustus sich freilich bis zuletzt die Entscheidung vor. Aber Augustus war nicht der einzige, der unter der Last übermäßiger Beanspruchung litt. Es gab große Schwierigkeiten, alle Funktionsstellen mit senatorischen Amtsträgern zu besetzen. Der Senat behalf sich so gut, wie er konnte. Wie es dabei zuging, ist aus der Grabinschrift eines gewissen Publius Paquius Scaeva ersichtlich, der in augusteischer Zeit die Ämterlaufbahn bis zur Praetur durchlaufen, den Konsulat aber nicht erreicht hat.[18]

Paquius Scaeva war nacheinander Quaestor, Mitglied der Zehnerkommission zur Feststellung des Status von Personen, deren Zugehörigkeit zum Freien- oder Sklavenstand strittig war, Mitglied der Viererkommission zur Bekämpfung der Kriminalität, Volkstribun, kurulischer Aedil, Vorsitzender eines Geschworenengerichts, Praetor mit der Aufgabe, als einer der beiden Vorsteher der Staatskasse zu fungieren, Prokonsul der Provinz Zypern, Mitglied der Kommission für das Straßenwesen (für die Dauer von fünf Jahren) und Prokonsul von Zypern zum zweiten Mal, mit der Aufgabe, die Verhältnisse dieser Provinz neu zu ordnen. Die an zweiter und dritter Stelle genannten Kommissionsmitgliedschaften waren aufgrund eines besonderen Senatsbeschlusses, der auf den Mangel an geeigneten Kandidaten reagierte, an ehemalige Quaestoren vergeben worden. Den zuletzt genannten außerordentlichen Prokonsulat bekleidete er auf Anregung des Augustus aufgrund eines speziellen Senatsbeschlusses. Dieser Fall einer eher durchschnittlichen senatorischen Karriere ist in mehrerer Hinsicht aufschlussreich. Sie zeigt die hohe Beanspruchung eines Senators mit zahlreichen, wechselnden Aufgaben, und sie zeigt, dass der Senat zu Notmaßnahmen greifen musste, um die Kommissionsstellen, die normalerweise vor der Bewerbung um die Quaestur zu absolvieren waren, überhaupt besetzen zu können. Während Augustus' Aufenthalt in Gallien (16–13 v. Chr.) beschloss der Senat, die Zahl dieser Stellen von 26 auf 20 Stellen zu vermindern, und legte fest, dass sie mit Angehörigen des Ritterstandes besetzt werden sollten und die Bekleidung eines dieser Ämter zwingendes Erfordernis für die Wahl zum Quaestor sei.[19] Damit entsprach die Zahl der Kommissionsstellen derjenigen der Quaestoren, so dass damit gerechnet werden konnte, die notwendige Zahl von Kandidaten zu finden. Aber auch für die höheren Ämter fehlte es an Bewerbern. Cassius Dio berichtet schon für das Jahr 28 v. Chr., dass wegen der hohen Kosten, die mit dem Aedilenamt verbunden waren, kein Senator dieses Amt bekleiden wollte.[20] Im Jahre 13 fanden sich dann keine Kandidaten mehr für den Volkstribunat. Das Amt hatte, nachdem Augustus die tribunizische Gewalt auf Lebenszeit erhalten hatte, seine politische Funktion verloren. Deshalb war schon während Augustus' Aufenthalt in Gallien ein Senatsbeschluss gefasst worden, dass unter den Quaestoriern, die das 40. Lebensjahr noch nicht vollendet hatten, die zehn Stellen, aus denen das Kollegium der Volkstribune bestand, ausgelost werden sollten.[21] Im Jahre 12 wurde dann auf Augustus' Anregung bestimmt, dass die im Amt befindlichen

Volkstribune Kandidaten aus dem Ritterstand vorschlagen sollten, die das im Vorjahr festgelegte senatorische Mindestvermögen von 1 Million Sesterzen besaßen: Aus diesem Kandidatenkreis sollte dann das Volk das Kollegium mit der Maßgabe wählen, dass es den Gewählten freigestellt sei, nach Ablauf ihrer Amtszeit in den Senat einzutreten oder ins Privatleben zurückzukehren.[22] Im Übrigen bewirkte die Heraufsetzung des senatorischen Mindestvermögens von 400 000 auf 1 Million Sesterzen, die vermutlich den Zweck verfolgte, den Stand gegen die Versuchungen der Korruption zu immunisieren, geradezu eine Fluchtbewegung aus dem Senat. Augustus musste sich nach seiner Rückkehr aus Gallien im Jahre 13 v. Chr. dieses Problems annehmen. Er überprüfte persönlich alle jüngeren Senatoren bis zum Alter von 35 Jahren, die aus dem Senat ausscheiden wollten und dies mit ihrem Gesundheitszustand oder mit mangelndem Vermögen begründeten, und setzte durch, dass niemand von ihnen ohne triftigen Grund den Senatorenstand verlassen durfte.[23]

Im Jahre 11 v. Chr. wurde im Zuge des Bürgerzensus eine Überprüfung der Senatsliste vorgenommen, und bei dieser Gelegenheit wurde das alte Problem des schlechten Besuchs der Senatssitzungen zur Sprache gebracht. Dafür gab es objektive Gründe wie Krankheit, hohes Alter oder Abwesenheit von Rom in offizieller Mission. Aber es gab auch das Fehlen aus Bequemlichkeit, wegen Geldschwierigkeiten, politischer Resignation oder Unzufriedenheit mit den herrschenden Umständen.[24] Was immer aber die Motive waren, Augustus sah sich zum Handeln gezwungen, weil das für die Beschlussfassung notwendige Quorum von 400 Anwesenden vielfach nicht erreicht wurde. Um mit dem Senat überhaupt regieren zu können, setzte er die Abschaffung des Quorums durch.[25] Aber zwei Jahre später wurde die Reform mit dem Ziel reformiert, einen besseren Besuch der Sitzungen zu erreichen und das kollektive Regiment der wiederhergestellten Republik vor der Auszehrung zu bewahren.[26] Ein differenziertes, der Bedeutung der verschiedenen Beratungsmaterien entsprechendes Quorum wurde eingeführt, und anstelle unregelmäßiger Sitzungen wurden zwei im Monat zu festen Terminen angesetzt, an denen keine Gerichte oder sonstige Gremien tagen durften. Für unentschuldigtes Fehlen wurden hohe Strafen eingeführt. Fehlten viele, so sollte nach Augustus' Vorschlag jeden fünften, gewissermaßen nach dem Vorbild der Militärstrafe der Dezimierung, eine empfindliche Vermögensbuße treffen. Waren weniger Senatoren anwesend, als das jeweils geltende Quorum erforderte, konnte kein rechtsverbindlicher Beschluss gefasst, sondern nur eine Willensmeinung des Senats, die so genannte *senatus auctoritas*, protokolliert werden, wie dies zur Zeit der Republik nach einem die Beschlussfassung blockierenden tribunizischen Veto zu geschehen pflegte.

Freilich war es mit Sanktionen zur Aufrechterhaltung der Mitarbeit im

Senat nicht getan. Als im Jahre 4 n. Chr. eine neue Überprüfung der Senatsliste anstand, sorgte Augustus mit eigenen Mitteln für die Auffüllung der Vermögen von Senatoren und Rittern, damit sie ihren Status nicht verloren. Etwa 80 von ihnen kamen sogar in den Genuss einer überdurchschnittlichen Vermögenserhöhung auf 1,2 Millionen Sesterzen. Nun hatte er die Genugtuung, dass es nicht mehr zu Versuchen kam, den Senatorenstand zu verlassen, und er brauchte auch nicht mehr wie früher die Überprüfung der Liste selbst vorzunehmen, sondern konnte diese Aufgabe an eine Senatskommission delegieren. Cassius Dio schreibt:

„Er wollte wiederum die Zusammensetzung des Senats überprüfen, wählte zehn Senatoren, die er besonders schätzte, und ließ dann drei für die Überprüfung auslosen. Er waren nicht mehr sehr viele, die sich, als ihnen wie früher Gelegenheit gegeben wurde, für ungeeignet erklärten oder gegen ihren Willen von der Liste gestrichen wurden ... Da aber viele Jüngere aus dem Senatoren- und Ritterstand ohne eigenes Verschulden zu arm waren, füllte er den meisten das Vermögen bis zum vorgeschriebenen Mindestsatz auf, bei ungefähr achtzig erhöhte er es (sogar) auf 300000 Denare“ (das sind 1,2 Millionen Sesterzen).[27]

Zu den Herausforderungen, denen Augustus in seinen späten Jahren begegnen musste, gehörten die Finanzierungs- und Rekrutierungsprobleme, die aus den langwierigen Kriegen in Germanien und auf dem Balkan sowie aus der Umstellung der Altersversorgung von Veteranen auf eine Geldabfindung in Höhe von 13 1/3 Jahresgehältern resultierten. Hinzu kamen die Aufwendungen für die Getreidezuteilungen an die Empfangsberechtigten in Rom sowie die Ausgaben für die Bauten und die Spiele in Rom, die eine politische Notwendigkeit waren, um das Unruhepotential in einer Großstadt ohne Industrie zu neutralisieren. Geld wurde auch gebraucht, damit der Senatorenstand funktionsfähig blieb. Wie soeben dargelegt wurde, drohte Augustus' Konzept, mit Hilfe der Senatsaristokratie und unter Heranziehung des Ritterstandes Staat und Reich zu regieren, an einer Verweigerung zu scheitern, die zumindest teilweise mit dem sinkenden Vermögensstand der Aristokratie zusammenhing. Senatoren hatten hohe Auslagen, und die Möglichkeit, in der Funktion eines Statthalters oder als Mitglied des Statthalterstabes in den Provinzen zu Geld zu gelangen, war gerade wegen der von Augustus ausgeübten strengeren Aufsicht über das Regiment der Statthalter eher begrenzt. Augustus wendete große Summen zur Milderung der verbreiteten Geldnot auf und opferte dabei fast die gesamten Einnahmen, die ihm in den letzten 20 Jahren seines Lebens aus Erbschaften und Legaten zuflossen, immerhin 1,4 Milliarden Sesterzen, das ist nach einer modernen Schätzung etwa das Doppelte der gesamten Steuereinnahmen, die das Römische Reich in der frühen Kaiserzeit in einem Jahr erzielte.[28] Dennoch gab es eine finanzielle Krise, die selbst in der lückenhaften Überlieferung deutliche Spuren hinterlassen hat. Die Bautätigkeit ging seit dem Jahre 2 v. Chr. deutlich zurück. Private Bauherren, die ihr Geld in Grundstücks- und Hausspekulation investiert hatten, scheinen sich teilweise verspekuliert zu haben. Im Jahre 7 v. Chr. vernichtete ein Großbrand die Wohnbezirke in der Nähe des Forums, und der Verdacht der Brandstiftung richtete sich gegen die verschuldeten Eigentümer, die ihre Häuser in der Erwartung eines Schuldenerlasses niedergebrannt haben sollen.[29] Dies war das antike Äquivalent des modernen Versicherungsbetrugs. Wahrscheinlich kamen Eigentümer der durch Brand zerstörten Häuser damals nicht in den erhofften Genuss eines Schuldenerlasses, aber zehn Jahre später stellte Augustus Bedürftigen aus seinem Privatvermögen 60 Millionen Sesterzen für drei Jahre zinslos zur Verfügung.[30] Wieder ein Jahr später füllte er erneut die Vermögen von Senatoren und Rittern auf, um zu verhindern, dass beide Stände, ohne die er nicht regieren konnte, finanziell ausbluteten.[31] So ist es kein Wunder, dass er selbst in Geldschwierigkeiten geriet. Als im Jahre 3 n. Chr. sein Haus neben dem Apollotempel auf dem Palatin durch Brand zerstört wurde, nahm er Unterstützung von Gemeinden und Privatleuten an und erklärte daraufhin das wiederaufgebaute Haus zum Staatseigentum.[32] Dann kam von 5 bis 9 n. Chr. eine langdauernde Hungersnot, zeitgleich mit der Intensivierung der Kämpfe in Germanien, Dalmatien und Pannonien. Diese Kriege verursachten hohe Kosten, brachten aber, von Sklaven abgesehen, keine nennenswerte Beute ein. Augustus musste zur Linderung der Hungersnot wieder erhebliche Mittel aufwenden. Im Jahre 6 n. Chr. ließ er doppelte Rationen verteilen, und es mussten darüber hinaus Notstandsmaßnahmen getroffen werden. Zum Verkauf bestimmte Sklaven sowie der größte Teil des Personals, das Augustus und die Magistrate unterhielten, mussten Rom verlassen. Senatoren wurde die Erlaubnis gegeben, ebenfalls die Stadt zu verlassen, und es wurde bestimmt, dass der Restsenat, ungeachtet der Regelungen des Quorums, bindende Beschlüsse fassen durfte. Die knappen Lebensmittelvorräte wurden unter Aufsicht von Konsularen gestellt.[33] Damals hat Augustus allen Ernstes erwogen, die kostenlose Getreideverteilung einzustellen, da er sie für ökonomisch schädlich hielt, und nur aus politischer Rücksichtnahme behielt er sie dann doch bei. Sueton schreibt:

„Aber als er einmal bei großer Missernte und ernsten Schwierigkeiten, der Getreideknappheit abzuhelfen, die zum Verkauf bestimmten Sklaven, die Gladiatorentrupps, alle Fremden mit Ausnahme der Ärzte und Lehrer, teilweise auch die übrigen Sklaven aus Rom hatte ausweisen lassen, da schrieb er, sobald die Versorgungslage sich gebessert hatte: Er habe einen Anlauf genommen, die staatlichen Getreidezuweisungen für immer abzuschaffen, weil im Vertrauen auf sie mit der Bebauung des Landes aufgehört werde; doch habe er dann nicht darauf bestanden, weil er es für gewiss halte, dass sie zur Gewinnung der Gunst der Massen auch wieder eingeführt werden könnten."[34]

Doch schon vorher hatte Augustus die Notbremse gezogen, um ein Ansteigen der Kosten zu verhindern, die diese Frühform des Sozialstaates verursachte. Während seine Spenden an die *plebs frumentaria* bis zum Jahre 12 v. Chr. nach seinen eigenen Angaben niemals weniger als 250 000 Personen erhalten hatten und er im Jahre 5 v. Chr., als er seinen ältesten Enkel und Adoptivsohn, den 15-jährigen Gaius Caesar, zur Anlegung der Männertoga auf das Forum geleitete, sogar 320 000 Menschen pro Kopf 240 Sesterzen spendete, wurde drei Jahre später die Zahl der Getreideempfänger auf 200 000 Köpfe gesenkt.[35] Im selben Jahr, 2 v. Chr., veranlassten die Konsuln Gaius Fufius Geminus und Lucius Caninius Gallus die Annahme eines Gesetzes, das die Freilassungen erschwerte und eine abgestufte Proportion zwischen der Zahl der Sklaven und den zulässigen Freilassungen festlegte. Die Höchstzahl betrug 100 bei einem Besitz von 500 oder mehr Sklaven.[36] Der Sinn dieser Maßnahme war, den ungehemmten Zustrom von Neubürgern aus dem Freigelassenenstand nach Rom und damit die Erhöhung der auf dem staatlichen Versorgungssystem liegenden Last zu mindern. Sklavenbesitzer pflegten vor allem in Krisenzeiten in großer Zahl Freilassungen vorzunehmen. Denn Freigelassene wurden nach römischem Recht römische Bürger, und das hatte zur Folge, dass sie in das stadtrömische Unterstützungssystem einwanderten.[37] Die ehemaligen Herren der Freigelassenen befreiten sich auf diese Weise von den Unterhaltungskosten ihrer Sklaven und hielten sich im Übrigen schadlos, indem sie sich durch vertragliche Vereinbarungen weiterhin die Dienstleistungen oder eine Gewinnbeteiligung aus dem Verdienst sicherten, den ihre Freigelassenen erzielten. Die *lex Fufia Caninia* – so die Bezeichnung des Gesetzes nach den Antragsstellern – war also die Reaktion der öffentlichen Hand auf die Praktiken von Sklavenbesitzern, sich auf Kosten der öffentlichen Kassen zu entlasten. Sechs Jahre später, 4 n. Chr., folgte ein ausführlicheres Gesetz zur Regelung weiterer Einzelheiten, die nach den Antragsstellern benannte *lex Aelia Sentia*.[38] Das Gesetz erschwerte Freilassungen durch zusätzliche Anforderungen und Einschränkungen. Bestimmte Kategorien von Freigelassenen kamen nicht mehr in den Genuss des römischen Bürgerrechts, und sofern Freigelassene zu entehrenden Strafen verurteilt worden waren, wurden sie mit der Auflage aus Rom ausgewiesen, sich in einer Mindestentfernung von 100 Meilen außerhalb der Stadt niederzulassen. Es ist leicht einzusehen, dass diese Sklaven- und Freigelassenengesetzgebung bei den Betroffenen nicht eben auf Begeisterung stieß. Aber sie wurde als Teil der Krisenbewältigung ebenso durchgesetzt wie die in dieser Zeit eingeführte Erbschafts- und Sklavenverkaufssteuer.

Im Jahr 2 v. Chr., als Augustus seinen jüngeren Enkel und Adoptivsohn Lucius Caesar zur Anlegung der Männertoga *(toga virilis)* auf das Forum geleitete, wurden unter großen Festlichkeiten das *Forum Augustum* und der im Jahr 42 v. Chr. gelobte Tempel des Rächenden Mars *(Mars Ultor)* endlich eingeweiht.[39] Die Feiern und Spiele, die aus diesem Anlass gegeben wurden, müssen große Summen verschlungen haben. Beispielsweise wurde in einem künstlichen Becken von 540 Metern Länge und 360 Metern Breite, in das ein neu errichtetes Aquädukt, die *aqua Alsitiena*, das Wasser lieferte, die berühmte Seeschlacht von Salamis zwischen Griechen und Persern mit 30 großen Kriegsschiffen und vielen kleineren Booten unter Beteiligung von 3 000 Kämpfern und einer größeren Zahl von Ruderern nachgestellt. Bei der Anlage des Beckens mussten mindestens 400 000 Kubikmeter Erde ausgehoben und der Aushub abtransportiert werden. Das gab Tausenden bezahlte Arbeit, auch erhielten die Getreideempfänger, deren Zahl auf 200 000 reduziert worden war, eine Geldspende in Höhe von 240 Sesterzen pro Kopf. Offenbar war es die letzte, die zu Augustus' Lebzeiten verteilt wurde. Der Prinzeps brauchte sein Privatvermögen für andere Zwecke. Das Zusammentreffen außerordentlicher Belastungen der in Germanien und auf dem Balkan geführten Kriege mit der Getreideknappheit der Jahre 5 bis 9 n. Chr. brachte die Staatskasse in Schwierigkeiten und machte eine Neufundierung des staatlichen Finanzierungs- und Versorgungssystems notwendig. Bis zu dessen Etablierung war das Privatvermögen des Augustus eine wichtige subsidiäre Finanzierungsquelle. In seinen letzten Regierungsjahren gelang es indessen, die großen laufenden Ausgabeposten auf ein staatliches Steuer- und Abgabensystem umzustellen. Damit waren die Anfänge des Verwaltungsstaates der Kaiserzeit verknüpft.

Im Zusammenhang mit der Neubelebung des Bürgerzensus, einer Volkszählung mit Feststellung der Vermögensverhältnisse, wurde Italien in elf Regionen eingeteilt: I. Latium und Kampanien, II. Apulien und Kalabrien, III. Lukanien und Bruttium, IV. Samnium, V. Picenum, VI. Umbrien, VII. Etrurien, VIII. Aemilia, IX. Ligurien, X. Venetien und Istrien und XI. Gallia transpadana. Diese Regionen waren die organisatorische Basis für die Erfassung der in den etwa 400 Gemeinden der italischen Halbinsel lebenden römischen Bürger und dementsprechend auch für die Erfassung der Vermögenden, die für die Erhebung der Erbschaftssteuer zugunsten der Militärpensionskasse in Frage kamen.[40] Diese Steuer wurde im Jahre 6 n. Chr. eingeführt, doch die organisatorische Vorbereitung begann zwei Jahre vorher mit der Registrierung aller in Italien lebenden Bürger, deren Vermögen einen Wert von 200 000 Sesterzen und mehr hatte.[41] Nach den Erfahrungen der langandauernden Versorgungskrise in der Zeit von 5 bis 9 n. Chr. wurde auch die Beschaffung des für die Verteilung an 200000 Empfänger bestimmten Getreides auf regelmäßige Naturalabgaben, vor allem aus den Provinzen Africa und Ägypten, fundiert und frühestens im Jahre 8 n. Chr. unter Leitung eines Praefekten aus dem Ritterstand eine Behörde geschaffen, der die Beschaffung und der Transport des Getreides als Daueraufgabe übertragen wurde.[42] Die Verteilung in Rom blieb weiterhin einer hochrangigen senatorischen Kommission vorbehalten.

Es kann nicht verwundern, dass die von Geldnot und Versorgungsschwierigkeiten bestimmte Zeit auch eine Aktualisierung des Unruhepotentials und einen Anstieg der Kriminalität in Rom zeitigte. Eine Polizeitruppe gab es ebenso wenig wie eine effiziente Feuerwehr. Für das Jahr 6 n. Chr. sind Umsturzpläne und andere nächtliche Umtriebe überliefert, und, wie Cassius Dio schreibt, führten die Untersuchungen nur zu einer Ausweitung der Unruhen.[43] Weder die Kommission zur Bekämpfung der Kriminalität, die *tresviri capitales* noch die aus 600 Sklaven bestehende Feuerwehr unter dem Kommando der Aedilen scheinen hinreichend effizient gearbeitet zu haben. Auch auf diesem Feld reagierte der vielbeschäftigte Augustus erst, als besondere Vorfälle den unzureichenden Stand der staatlichen Sicherheitsvorkehrungen in Rom evident gemacht hatten. Nicht immer wurden freilich beim ersten Versuch optimale Lösungen erreicht. Im Jahre 7 v. Chr. gab der Großbrand in der Umgebung des Forums – davon war oben die Rede – Anlass zu einer Neuorganisation des Feuerschutzes.[44] Die Stadt wurde nun in 14 Regionen eingeteilt, die sich in 265 Straßenviertel *(vici)* gliederten. Die Straßenviertel wurden der Aufsicht von vier Vorstehern, *vici magistri*, unterstellt. Zu deren Aufgaben gehörte der Kult der so genannten *Lares Compitales*, der guten Geister der Straßenkreuzungen, die auch *Lares Augusti* genannt wurden. Zu den Bildern dieser Gottheiten wurde eine Statue des *Genius Augusti* gestellt, und dieser fand damit Eingang in den Larenkult. Der Bindung des Stadtvolkes an die Person des großen Wohltäters entsprach somit auch in Rom seine religiös gefärbte Verehrung.[45] Zu den kultischen Aufgaben der Nachbarschaftsvereine aber trat die Organisation des Feuerschutzes unter Leitung von Aedilen, Volkstribunen und Praetoren. Ihnen wurde als neuer Aufgabenbereich jeweils eine der 14 Regionen zugelost. Die neue Organisation des Feuerschutzes bestand die Probe der Bewährung jedoch nicht. Im Jahre 6 n. Chr., in der Zeit der schweren Versorgungskrise und der steigenden Kriminalität, kam es wieder zu Großbränden in der Stadt. Als Notmaßnahme wurde nun die Behörde eines Praefekten der Feuerwache *(praefectus vigilum)* geschaffen – auch er war ein Angehöriger des Ritterstandes. Ihm unterstellt wurden sieben aus Freigelassenen rekrutierte Kohorten, also insgesamt 3500 Mann. Diese Mannschaften waren militärisch organisiert. Die Kohorten standen unter dem Kommando von Militärtribunen, und jeweils eine war für zwei Regionen der Stadt zuständig.[46] Die als Notmaßnahme gedachte Organisation bewährte sich, und sie wurde deshalb eine Dauereinrichtung, der neben den Aufgaben der Brandbekämpfung auch die Verfolgung der gewöhnlichen Kriminalität oblag: „Der Praefekt der Feuerwache", heißt es in dem von Kaiser Iustinian veranlassten Kompendium der römischen Jurisprudenz, den so genannten Digesten, „führt die Untersuchungen gegen Brandstifter, Einbrecher, Diebe, Räuber und Hehler – es sei denn, die betreffende Person ist so gefährlich und berüchtigt, dass sie dem Stadtpraefekten zu überstellen ist."[47] Einen Abschluss fanden die Maßnahmen zur Sicherung von Ruhe und Ordnung in der Stadt mit der Ernennung des Lucius Calpurnius Piso, eines Vertrauten des Augustus, zum Stadtpraefekten im Jahre 13. Die Stadtpraefektur war seitdem ein ständiges Amt. Es ging bei diesem Amt nicht mehr wie in den Jahren 25 und 16 um eine Vertretung des abwesenden Prinzeps, sondern um die Delegierung einer speziellen Aufgabe, die im Rahmen der republikanischen Ämterhierarchie nicht bewältigt worden war und auch nicht bewältigt werden konnte. Er hatte für Ruhe und Ordnung zu sorgen, und zur Erfüllung dieser Aufgabe verfügte er über eine besondere Bereitschaftspolizei, die drei städtischen Kohorten, die bei öffentlichen Unruhen und zur Aufrechterhaltung der Ordnung bei Spielen und Aufführungen eingesetzt werden konnte.[48] Aus Angehörigen dieser Einheiten wurden Polizeiposten über das Stadtgebiet verteilt, und zu den Aufgaben dieser Posten gehörte es auch, Informationen im Interesse einer vorbeugenden Bekämpfung von Unruhen und Kriminalität zu sammeln.[49]

Andere Maßnahmen zur Verbesserung der städtischen Administration kamen hinzu. Bis zu seinem Tod im Jahre 12 v. Chr. war Agrippa mit privaten Mitteln für die Verbesserung und Unterhaltung der aufwendigen Wasserzufuhr und -verteilung aufgekommen. Sein Tod gab Anlass zu einem Senatsbeschluss, aufgrund dessen diese Aufgabe in staatliche Regie übernommen wurde. Das technische Personal wurde einer Kommission von drei senatorischen Beauftragten unterstellt.[50] Noch gegen Ende der Regierungszeit des Augustus wurde als Folge der ausgebreiteten Bautätigkeit eine aus fünf Mitgliedern bestehende Senatskommission gebildet, der die Instandhaltung von öffentlichen Bauten und Tempeln sowie bei Streitfragen die Entscheidung oblag, welcher Grund und Boden öffentliches und welcher Privateigentum war. Dies sind die Anfänge eines staatlichen Bauordnungsamtes.[51] In dem Krisenjahr 6 n. Chr. wurde die baupolizeiliche Vorschrift erlassen, dass die Hausfassaden an der öffentlichen Straßen zugewandten Seite nicht höher als 70 römische Fuß, rund 21 m, sein durften. Diese Vorschrift diente dazu, der Gefahr von Hauseinstürzen, einer Folge der Bauspekulation mit hochgebauten Mietshäusern, und der Brandgefahr zu wehren.[52]

Die Bewältigung der sich aus vielen Quellen speisenden Schwierigkeiten zwangen den zunehmend unter Altersschwäche leidenden Augustus, Aufgaben zu delegieren und mit Senat und Volksversammlung fast nur noch in Schriftform zu verkehren. Die Gesetzgebung wurde den Konsuln überlassen. Augustus verzichtete darauf, der Volksversammlung persönlich Kandidaten zur Wahl zu empfehlen. Seit dem Jahr 8 n. Chr. geschah das nur noch schriftlich.[53] Schon vorher war dafür Sorge getragen, dass die Gefahr von Unruhen bei den Wahlen zu Konsulat und Praetur entschärft wurde. Dies geschah in der Weise, dass zehn Destinationskörperschaften, bestehend aus den 3 000 senatorischen und ritterlichen Angehörigen der Richterliste, gebildet wurden und sie die Kandidatenliste festlegten. Wir wissen davon erst seit dem Fund einer großen Inschrift aus dem toskanischen Magliano, dem antiken Heba, der kurz nach dem Zweiten Weltkrieg veröffentlichten *Tabula Hebana*.[54] Aus diesem Text erfahren wir, dass die Konsuln des Jahres 5 n. Chr., Lucius Valerius Messalla Volesus und Gnaeus Cornelius Cinna, ein Gesetz zu Ehren der in den Jahren 2 und 4 n. Chr. verstorbenen Adoptivsöhne eingebracht hatten, in dem die für den genannten Zweck eingerichteten Stimmkörperschaften nach Gaius und Lucius Caesar benannt wurden. Das neueingeführte Verfahren bedeutete, dass Senatoren und Ritter die Entscheidung darüber trafen, wer der Volksversammlung als Kandidat präsentiert wurde. Wenn nun die Zahl der Kandidaten mit der Zahl der zu vergebenden Stellen identisch war, gab es praktisch keine Wahlen mehr, sondern nur noch die Bestätigung der nominierten Bewerber durch die Volksversammlung. Für Augustus bedeutete dies eine Entlastung, für die republikanischen Volkswahlen freilich einen Substanzverlust, der ihrem faktischen Ende nahekam. Im Jahre 13 wurde für den altersschwachen Augustus ein neues Beratergremium geschaffen, das ihm die Mühsal der Regierung zusätzlich erleichtern sollte. Diesem Gremium wurde zu diesem Zweck zugestanden, unter bestimmten Voraussetzungen Beschlüsse zu fassen, die wie solche des Senats gelten sollten. Es heißt bei Cassius Dio:

„Augustus bat um 20 Ratgeber für ein Jahr mit Rücksicht auf sein Alter, das ihm nur noch selten in den Senat zu kommen erlaubte. Vorher hatte er jeweils 15 (Senatoren für ein Jahr) herangezogen. Zusätzlich wurde beschlossen, dass alles, was ihm zusammen mit Tiberius und diesem Gremium sowie den amtierenden und designierten Konsuln sowie den Enkeln, die adoptiert waren, und anderen, die er von Fall zu Fall zur Beratung mit heranziehe, gut scheine, in der Weise gültig sein solle, wie wenn es die Billigung des Senats gefunden hätte."[55]

Diese Regelung war schwerlich länger in Geltung als für ein Jahr. Augustus starb am 19. August des Jahres 14. Ungeachtet ihrer kurzen Dauer ist sie jedoch insofern höchst aufschlussreich, als bestimmt wurde, dass die Beschlüsse des neuen Beratungsgremiums nur dann denen des Senats gleichwertig waren, wenn neben den Repräsentanten der *res publica* auch die präsumtiven Erben des Augustus hinzugezogen wurden. Die Nachfolgeregelung, auf die Augustus seit langem große Mühe verwendet hatte, wurde in dieser Bestimmung gewissermaßen bereits vorweggenommen.

Die selbstverständliche, nie in Frage gestellte Voraussetzung aller Überlegungen zur Nachfolge war das dynastische Prinzip. Augustus und sein Haus waren das Unterpfand für den erreichten „glücklichsten Zustand" der *res publica* – dies war die Botschaft, die bei hochoffiziellen Anlässen wie der Saekularfeier des Jahres 17 oder der Verleihung des Titels „Vater des Vaterlandes" an Augustus und bei unzähligen anderen Gelegenheiten in der Öffentlichkeit propagiert wurde.[56] Wie die Dinge lagen, hing die Fortdauer des „glücklichsten Zustandes" tatsächlich davon ab, ob es gelang, innerhalb der Familie einen Kandidaten zu finden, der durch Leistungen für die *res publica* zur Nachfolge legitimiert erschien. An diesem Punkt begannen freilich die Probleme. Augustus hatte keinen Sohn, und deshalb rückte die im Jahre 39 geborene Tochter Iulia in den Mittelpunkt aller Kombinationen. Die erste Ehe, die die 14-Jährige mit Marcus Marcellus, dem Neffen ihres Vaters, zu schließen hatte, dauerte nur zwei Jahre und blieb kinderlos. Die außerordentliche Förderung, die Augustus damals dem jungen Schwiegersohn zuteil werden ließ, rief in der Öffentlichkeit den Eindruck hervor, dass Marcellus als Erbe und Nachfolger ins Auge gefasst sei, und dies wiederum trug zu einer Verstimmung zwischen Augustus und seinem wichtigsten Helfer Marcus Agrippa bei. Aber was immer Augustus' Pläne waren, die Nachfolgediskussion des Jahres 23 war verfrüht, und Marcellus' Tod brach ohnehin allen Spekulationen die Spitze ab. Immerhin hatte die erkennbar gewordene Rivalität zwischen Marcellus und Agrippa gezeigt, dass es gefährlich sein könnte, den zweiten Mann nach Augustus zu übergehen. Der Ratschlag, den Maecenas an Augustus richtete, Agrippa sei so hoch gestiegen, dass er ihn entweder umbringen oder zum Schwiegersohn nehmen müsse, zeigte denn auch Wirkung. Augustus entschied sich, wie er musste, und gab Agrippa im Jahre 21 seine Tochter zur Frau. Trotz des Altersunterschiedes von 25 Jahren wurde die Ehe glücklich, und sie war im Sinne der dynastischen Pläne des Vaters auch ein Erfolg: Iulia brachte zwischen 20 und 12 v. Chr. fünf Kinder, drei Jungen und zwei Mädchen, zur Welt. Die beiden ältesten männlichen Kinder, den im Jahre 20 geborenen Gaius und den im Jahre 17 geborenen Lucius, adoptierte Augustus unmittelbar nach der Geburt des Letzteren. Als Gaius und Lucius Caesar waren sie als Erben ihres Adoptivvaters vorgesehen. Dessen riesiges, sich immer regenerierendes Vermögen und die weltweit verzweigte Klientel stellten sicher, dass die Erben dereinst die mächtigsten Männer des Römischen Reiches sein würden. Unklar war jedoch zunächst,

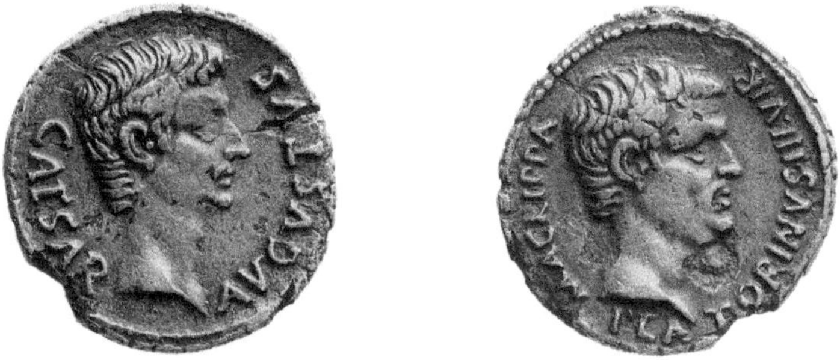

Abb. 28: Augustus und sein Mitregent Agrippa
Der Denar des Jahres 13 v. Chr. ist anlässlich der dritten Verleihung des prokonsularischen Imperiums an Agrippa und der Verlängerung seiner tribunizischen Gewalt geprägt worden und bringt bildlich die formelle Gleichstellung der beiden Regenten des Römischen Reiches zum Ausdruck.

wie sie die Erben der amtlichen Stellung ihres Adoptivvaters werden könnten, und unklar ist bis heute, wie Augustus sich die Macht- und Kompetenzverteilung zwischen den beiden gedacht hat. Möglicherweise spielte er mit dem Gedanken, dass die Stellung der Erben nach Analogie des Verhältnisses, das zwischen ihm und Agrippa bestand, auszutarieren sei. Jedenfalls äußerte er in einem Brief des Jahres 2 n. Chr., er bete darum, dass beide sich als tüchtige Männer bewähren und dereinst einmal seine Nachfolge antreten würden.[57]

Agrippa war der natürliche Vater der beiden von Augustus adoptierten Kinder, und so war es gewiss keine Zumutung, wenn ihm, dem bewährten Feldherrn und Administrator, für den Fall, dass Augustus starb, bevor Gaius und Lucius erwachsen waren und die ihnen zugedachte Stellung ausfüllen konnten, die Rolle des Platzhalters zugedacht war. Augustus rechnete ja nicht ohne Grund mit der Möglichkeit eines frühen Todes. Doch das Schicksal wollte es, dass der scheinbar kerngesunde Agrippa eines vorzeitigen Todes starb. Augustus musste sich also nach einem neuen Platzhalter umsehen, und seine Wahl fiel auf seinen ältesten Stiefsohn Tiberius – gewiss nicht ohne Zutun der Livia. An Tiberius' sachlicher Eignung als Feldherr und Administrator bestand kein Zweifel, Augustus selbst hat ihm in seinen Briefen die rühmlichsten Zeugnisse ausgestellt.[58] Dennoch stand die Wahl unter keinem glücklichen Stern. Tiberius litt unter der Rolle, die ihm zugemutet wurde. Zunächst musste er sich von seiner geliebten Frau, einer Tochter Agrippas aus erster Ehe, trennen und im Jahre 11 v. Chr. Iulia heiraten. Drei Jahre später, nach dem Tod seines jüngeren Bruders Drusus, erhielt er den Oberbefehl über die Rheinarmee mit prokonsularischem Imperium und im Jahre 6 die tribunizische Gewalt für die Dauer von fünf

Jahren. Somit rückte er nach und nach zu der Stellung auf, die Agrippa als der zweite Mann nach Augustus eingenommen hatte. Aber noch im selben Jahr zog er sich aus der Öffentlichkeit zurück und ging für acht Jahre in ein selbstgewähltes freiwilliges Exil nach Rhodos, das, auch wegen seiner Bildungseinrichtungen, ein beliebter Aufenthaltsort hochgestellter Römer war. Die Gründe für Tiberius' Entschluss sind nicht eindeutig überliefert,[59] doch lässt sich immerhin soviel sagen: Die Ehe mit Iulia war unglücklich – das einzige Kind, das aus dieser Ehe hervorging, war kurz nach der Geburt gestorben –, Tiberius selbst trug die Last eines Mitregenten ohne Aussicht auf die Nachfolge und musste mitansehen, dass die beiden ältesten Söhne der ihm verhassten Iulia eine Förderung erfuhren, die in keinem Verhältnis zu ihren persönlichen Qualitäten standen – von Verdiensten konnte ja, altersbedingt, noch gar keine Rede sein. In dem Jahr, in dem Tiberius sich aus dem öffentlichen Leben zurückzog, scheint das Missverhältnis zwischen sachlicher Eignung und Bestimmung zur Nachfolge des Augustus besonderes Aufsehen erregt zu haben. Cassius Dio berichtet von der Sorge des Augustus, dass seine Adoptivsöhne allzu wenig Neigung zeigten, seinem Vorbild zu folgen und eher Gefallen am süßen Leben der jeunesse dorée zeigten als an ernsthafter Arbeit.[60] Sie waren zudem durch das Übermaß an Schmeichelei, das ihnen schon seit frühester Jugend als den künftigen Machthabern von allen Seiten entgegengebracht wurde, gründlich verdorben worden. Augustus mochte sich also zu Recht Sorgen machen, aber er ließ nicht von der Absicht, seinen Adoptivsöhnen den Weg zur Nachfolge zu ebnen. Zumindest an Gaius scheint er überdies mit einer wahren Affenliebe gehangen zu haben. Davon zeugt der erhaltene Brief, den er diesem am 23. September 2 n. Chr., seinem 64. Geburtstag, schrieb:

„Sei gegrüßt, mein Gaius, mein allerliebstes Eselchen. Bei Gott, immer habe ich Sehnsucht nach Dir, wenn Du nicht bei mir bist. Aber besonders an solchen Tagen wie dem heutigen suchen meine Augen nach meinem Gaius. Wo immer Du diesen Tag verbracht hast, ich hoffe, Du hast meinen 64. Geburtstag heiter und bei guter Gesundheit verbracht. Denn wie Du siehst, wir haben das Krisenjahr aller alten Leute, das 63. Lebensjahr, glücklich überstanden. Die Götter aber bitte ich, dass es mir gestattet sein möge, die Zeit, die mir noch bleibt, bei guter Gesundheit in dem glücklichsten Zustand unseres Staates zu verbringen und Ihr Euch als tüchtige Männer bewährt und mir auf meinen Posten nachfolgt."[61]

Die auf die Adoptivsöhne bezogene Bitte gewährten die Götter nicht, aber es wurde alles getan, sie frühzeitig in hohe und höchste Stellungen zu bringen. Anlässlich der Anlegung der Männertoga in den Jahren 5 und 2 v. Chr. wurden sie mit kaum fünfzehn Jahren in unerhörter Weise ausgezeichnet: Sie wurden zu Obmännern der in sechs Abteilungen gegliederten Organisation der römischen Ritter *(seviri equitum Romanorum)* und

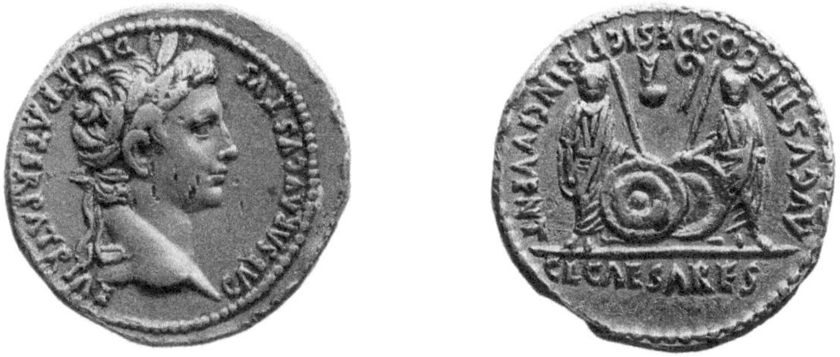

Abb. 29: Der „Vater des Vaterlandes" mit seinen Adoptivsöhnen
Die Goldmünze wurde frühestens im Jahr 2 v. Chr. geprägt, als Augustus der Titel „Vater des Vaterlandes" verliehen wurde und sein jüngster Adoptivsohn Lucius anlässlich der Anlegung der Männertoga zum Konsul designiert und den Titel eines „Führers der (ritterlichen) Jugend" erhielt. Damit wurde er seinem älteren Bruder Gaius gleichgestellt, der beide Ehrungen drei Jahre vorher empfangen hatte. Die Legende der Rückseite, die beide Söhne mit Rundschilden, Speeren und Kultgeräten zeigt, lautet: „Gaius und Lucius Caesar, Söhne des Augustus, designierte Konsuln und Führer der (ritterlichen) Jugend". Letzterer Titel bürgerte sich dann für die präsumtiven Nachfolger der römischen Kaiser ein.

zu Führern der ritterlichen Jungmannschaft ernannt. Der ihnen verliehene Titel *principes iuventutis* erinnerte nicht von ungefähr an die Stellung, die Augustus in der römischen *res publica* einnahm, und er wurde später von all denen geführt, die zu Nachfolgern eines regierenden Kaisers vorgesehen waren. Der Gipfel aber war, dass Gaius und Lucius zu Konsuln designiert wurden, als sie kaum dem Kindesalter entwachsen waren. Der Ältere war gerade zwanzig, als er im Jahre 1 n. Chr. das höchste Staatsamt der Republik bekleidete, Lucius hingegen starb, bevor er das Amt antreten konnte, zu dem er designiert worden war.[62] Der Adoptivvater hatte es angesichts des glücklichsten Zustandes, in dem sich der Staat befand, immerhin für unangemessen gehalten, dass seine Adoptivsöhne das höchste Amt in einem Alter bekleideten, in dem sie noch jünger waren als er selbst gewesen war, als er sich in der Krise des Jahres 43 mit neunzehn zum Konsul hatte wählen lassen.[63] Nach den verfrühten, durch keinerlei sachliches Verdienst motivierten Ehrungen folgte die Suche nach Bewährungsmöglichkeiten. Für den Ältesten schienen die armenischen Wirren die besten Chancen zu bieten. Der seinerzeit von Tiberius dort eingesetzte König Tigranes III. war im Jahr 6 v. Chr. gestorben, und sein Reich drohte unter parthischen Einfluss zu geraten. So wurde im Jahre 1 v. Chr. Gaius dazu ausersehen, mit prokonsularischer Gewalt in den Osten zu gehen und in Armenien einen römischen Kandidaten zum König zu machen. Der unerfahrene junge Mann wurde von einem großen Beraterstab begleitet – ihm gehörte eine Elite bewährter Helfer des Augustus an –, und auf allen Stationen seiner Reise wurde er mit überschwenglichen Huldigungen empfangen. Die Verhandlungen mit dem Partherkönig Phraatakes führten zu einer Einigung, und Gaius konnte im Jahre 2 n. Chr. die Investitur eines neuen Königs, erst des Ariobarzanes, dann nach dessen Tod des Artavasdes vornehmen. Aber Armenien kam nicht zur Ruhe. Als Gaius die Stadt Artagira belagerte, wurde er am 9. September 3 bei einem Attentat, das der Kommandant der Festung auf ihn verübte, verwundet. An den Folgen dieser Verwundung starb er auf der Rückreise nach Italien am 21. Februar 4 in der lykischen Hafenstadt Limyra. Der Schock der Verwundung muss den jungen Mann, der ohnehin nicht der Stärkste war, schwer demoralisiert haben. Cassius Dio schreibt:

„Schließlich bat er, sich ins Privatleben zurückziehen und irgendwo in Syrien leben zu dürfen, so dass Augustus voller Kummer seinen Wunsch dem Senat mitteilte und ihn aufforderte, nach Italien zurückzukommen und hier nach seinem Belieben zu leben. Sogleich verzichtete er auf die Ausübung seiner Amtspflichten und fuhr auf einem Frachtschiff an der lykischen Küste entlang (auf dem Weg nach Italien). Im lykischen Limyra verstarb er.“[64]

Der zum Erben ausersehene junge Mann besaß nicht im entferntesten den Ehrgeiz, die Härte und den Machtwillen, den sein Adoptivvater in seiner Jugend an den Tag gelegt hatte. So kam zum Vorschein, dass die angestrebte dynastische Nachfolge eine Achillesferse des von Augustus begründeten Regierungssystems war. Eine solche Lösung des Nachfolgeproblems war nach Lage der Dinge unvermeidbar, aber der Tod oder die mangelnde Eignung des präsumtiven Erben konnte das neue, von Augustus begründete Regierungssystem und den erreichten inneren Frieden auf das höchste gefährden. Auf den jüngeren der beiden Adoptivsöhne konnte Augustus nicht mehr zurückgreifen. Lucius war schon im Jahre 2 auf dem Weg nach Spanien, wo er dem Heer und der Provinz vorgestellt werden sollte, in Massilia verstorben. Für Augustus war der Tod der beiden, auf die er seine Nachfolgepläne gesetzt hatte, ein schwerer Schlag. Noch sein letztes Testament begann er mit Worten, die bezeugen, dass Gaius und Lucius Caesar die Erben erster Wahl gewesen waren: „Da ein grausames Geschick mir meine Söhne Gaius und Lucius geraubt hat, soll Tiberius Caesar mein Erbe zu zwei Dritteln sein.“[65]

Letztlich ertrug er diesen Schicksalsschlag, der ihm die Söhne nahm, besser und leichter als das Verhalten der eigenen Tochter, das in seinen Augen ein unentschuldbares, den Vater und dessen Politik bloßstellendes Versagen war. Iulia erregte ausgerechnet im Jahr 2 v. Chr., das Augustus als den zweiten Höhepunkt seines Lebens betrachtete, einen schweren Skandal. Damals wurde Augustus mit dem Titel „Vater des Vaterlandes“ geehrt, und er weihte das nach ihm benannte *Forum Augustum* mit dem Tempel des Mars Ultor ein, dessen Bildprogramm eine einzige Apotheose der auf seine Person zulaufenden Geschichte Roms und des Iulischen Geschlechts war, und nun kam heraus, dass die von ihrem Mann getrennt lebende Iulia einen höchst anstößigen Lebenswandel führte. Die Liste ihrer Liebhaber, mit denen sie Ehebruch trieb, liest sich wie der Gotha der stadtrömischen Aristokratie. Genannt werden der im Haus des Augustus erzogene und zu hohen Ehren gelangte Iullus Antonius, ein Sohn des Triumvirn aus seiner Ehe mit Fulvia, Appius Claudius Pulcher, Tiberius Sempronius Gracchus, Publius Cornelius Scipio, Titus Quinctius Crispinus sowie andere, Träger geringerer Namen, aus dem Senatoren- und Ritterstand.[66] Ob und gegebenenfalls welche politischen Ambitionen sich hinter dem Sittenskandal verbargen, ist schwer zu sagen. Es gibt Althistoriker, die sich Mühe gegeben haben, das Unerforschbare zu erforschen, und dabei in Gefahr gerieten, die Grenzen zum historischen Roman zu überschreiten.[67] Immerhin ist deutlich, dass Augustus' Politik der moralischen Regeneration und der Heiligkeit der Ehe von der eigenen Tochter und Angehörigen der vornehmsten Familien konterkariert und geradezu lächerlich gemacht worden war. Darüber geriet der Vater außer sich vor Wut. Rasend vor Zorn brachte er den Skandal vor den Senat und damit in die Öffentlichkeit. Später bereute er es und sagte, dass ihm dies, wenn Agrippa und Maecenas, seine Hauptratgeber in früheren Zeiten, noch gelebt hätten, nicht unterlaufen wäre.[68] Gegenüber seiner Tochter aber war und blieb er erbarmungslos. Er stellte Iulia vor das Hausgericht, eine altrömische, für den vorliegenden Fall neu belebte Institution, trennte ihre Ehe mit Tiberius und verbannte sie auf die einsame Insel Pandateria. Ihre Freigelassene Phoebe, die in den Skandal verwickelt war, beging Selbstmord, und Augustus kommentierte dies mit den Worten: „Ich hätte es vorgezogen, Phoebes Vater zu sein."[69] Fünf Jahre später wurde Iulia Rhegium an der Südspitze Italiens als Aufenthaltsort zugewiesen, aber allen Bitten des Volkes, die Tochter zu begnadigen, widerstand er.[70] Als das Volk öffentlich für ihre Restitution demonstrierte, beschied er es mit den Worten: „Eher mischen sich Feuer und Wasser, als dass ich sie zurückrufe"; er zitierte Homer mit dem Vers: „Wär' ich doch ehelos geblieben und kinderlos gestorben", und an das Volk gewandt sagte er voller Bitterkeit: „Ich wünsche euch ebensolche Töchter und Ehefrauen." Neben der Tochter schienen ihm auch zwei der Kinder seiner Tochter, die jüngere Iulia und der zuletzt geborene Sohn Agrippa Postumus aus der Art geschlagen zu sein. Er nannte sie „meine drei Eiterbeulen und Krebsgeschwüre".[71]

Die erbarmungslose, um nicht zu sagen: unmenschliche Härte war der Preis, den er für den unbedingten Vorrang von Politik und Öffentlichkeit vor dem Familien- und Privatleben zu zahlen bereit war. Jedes Mitglied der

Familie, dies war sein Credo, war verpflichtet, in der Öffentlichkeit eine gute Figur zu machen, keiner durfte das Ansehen der Familie desavouieren, und nichts war mehr verpönt, als Gegenstand der Verspottung und der Lächerlichkeit zu werden. Wehe denen, die willentlich oder unwillentlich aus der rigiden, auf öffentliche Wirkung bedachten Rolle fielen! Das lange Fragment aus Augustus' Briefwechsel mit seiner Frau, das die Frage betrifft, ob es riskiert werden könne, den geh- und sprachbehinderten Bruder des Germanicus, den späteren Kaiser Claudius, öffentlich zu präsentieren, ist in dieser Hinsicht ein Zeugnis, das für sich selbst spricht:

„Ich habe mich mit Tiberius, wie du mir aufgetragen hast, besprochen, was Dein Enkel Tiberius (Claudius) an den Spielen zu Ehren des Mars tun soll. Wir sind nun beide der übereinstimmenden Meinung, dass wir ein für allemal festlegen müssen, welchem Kurs wir folgen sollen. Denn wenn bei ihm alles richtig ist und, um mich so auszudrücken, alles stimmt, warum sollten wir dann im Zweifel sein, ihn über alle die Stufen emporzuführen, über die sein Bruder (Germanicus) emporgeführt worden ist. Wenn wir ihn aber für behindert und geschädigt halten, was die Gesundheit des Körpers und des Geistes betrifft, dann dürfen wir den Leuten, die ja derartiges zu verspotten und zu verhöhnen pflegen, keinen Stoff liefern, ihn und uns zu verlachen. Denn wir werden immer hin- und hergerissen, wenn wir bei einzelnen Anlässen, ohne uns vorher auf feste Grundsätze verständigt zu haben, beratschlagen, ob er eine Ehrenstellung bekleiden kann oder nicht. Was aber den gegenwärtigen Fall anbelangt, auf den sich deine Frage bezieht, so sind wir nicht dagegen, dass er bei den Spielen zu Ehren des Mars sich um die Tafel der Priester kümmert, vorausgesetzt, er versteht sich dazu, sich von dem Sohn des Silvanus, der ja mit ihm verwandt ist, dahingehend beraten zu lassen, dass er nichts tut, was auffallen und ausgelacht werden könnte. Dass er den Spielen von unserer Loge aus zuschaut, erscheint uns unpassend, denn in der ersten Zuschauerreihe wird er zu sehr auffallen. Dass er zum Albanerberg mitzieht oder am Latinerfest in Rom zugegen ist, erscheint uns auch nicht passend. Denn warum wird er nicht Stadtpraefekt, wenn er seinen Bruder auf den Berg begleiten kann? Da hast du, meine liebe Livia, unsere Auffassung, wonach es uns richtig erscheint, ein für allemal feste Grundsätze in der ganzen Frage aufzustellen, damit wir nicht immer zwischen Hoffnung und Furcht hin und her geworfen werden."[72]

Nach dem Tod des ältesten Adoptivsohnes war es unumgänglich, auf den im Jahre 2 n. Chr. aus Rhodos zurückgekehrten Tiberius zurückzugreifen und ihn zum präsumtiven Nachfolger zu bestimmen. Augustus adoptierte seinen Stiefsohn am 26. Juni 4 n. Chr. zusammen mit seinem jüngsten Enkel Agrippa Postumus und veranlasste, dass ihm für die Dauer von zehn Jahren die tribunizische Gewalt und ein prokonsularisches Imperium mit

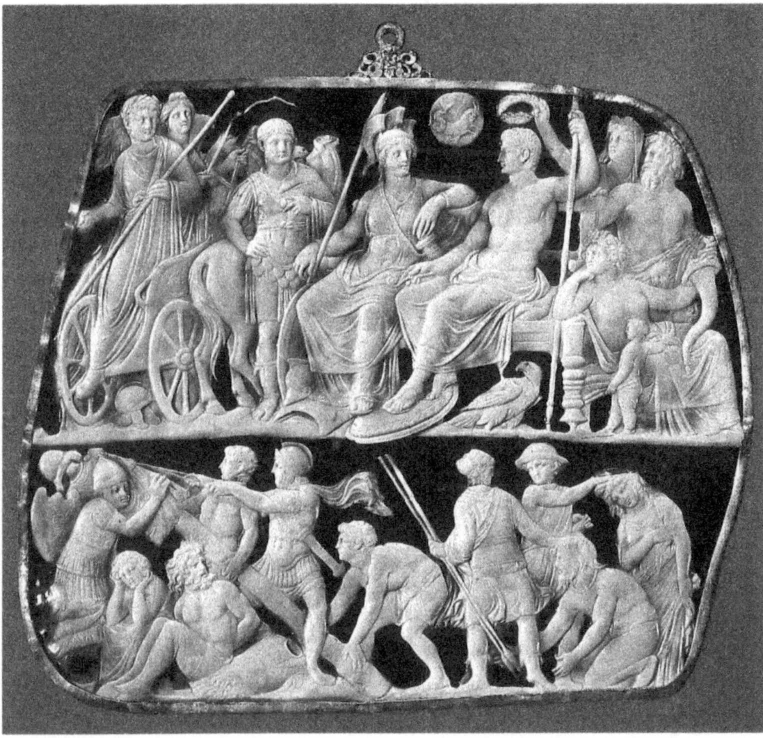

Abb. 30: „Gemma Augustea"
Die prachtvolle Gemme deutet den Zustand der römischen Welt um das Jahr 10 n. Chr. Augustus in Iuppiterpose und die Göttin Roma thronen nebeneinander als die gemeinsamen Herren der Welt. Vor dem Kopf des Augustus erscheinen in flacher Ritzung die glückverbürgenden kosmischen Zeichen, das Iulische Gestirn des Jahres 44 v. Chr. und der Steinbock, das Sternzeichen des Augustus. Die drei Personifikationen hinter Augustus bezeichnen Umfang und Zustand der von Rom und Augustus beherrschten Welt: unten Tellus, die Göttin der Erde mit Füllhorn und Kindern, den Symbolen der Fruchtbarkeit, über ihr Chronos/Saturn, der Gott des (wieder zurückgekehrten) Goldenen Zeitalters, und die mit der Mauerkrone geschmückte Oikumene, die Personifikation der eine ideale Stadt bewohnenden zivilisierten Menschheit, die Augustus zum Zeichen der Verehrung bekränzt. Auf der linken Seite des oberen Feldes stehen die Garanten der Zukunft, der Adoptivsohn und präsumtive Nachfolger Tiberius, der dem von Victoria geführten Triumphwagen entsteigt, sowie dessen Adoptivsohn Germanicus. In der unteren Bildhälfte wird ein Tropaion, ein Siegesmal, umgeben von Personifikationen besiegter Völker, errichtet. Vermutlich ist auf die Unterwerfung Dalmatiens und Pannoniens, die Tiberius unter dem Oberbefehl seines Adoptivvaters erzwang, Bezug genommen. Insgesamt wird dargestellt, dass der glückliche Zustand der römischen Welt der Sieghaftigkeit des Augustus geschuldet ist und die Dauer dieses Zustandes durch die präsumtiven Erben seiner Stellung gesichert erscheint.

dem Oberbefehl über die Heere in Germanien und Pannonien übertragen wurden.[73] Im Jahre 13 empfing Tiberius die gleiche Amtsgewalt wie Augustus, und gemeinsam führten sie aufgrund der ihnen verliehenen konsularischen Gewalt den letzten Bürgerzensus durch.[74] Augustus war sich bewusst, dass er im Vorhof des Todes stand und er den reibungslosen Übergang der Macht organisieren musste. Als er starb, verfügte sein Haupterbe über alle Prärogativen, auf die sich die öffentliche Stellung der künftigen Kaiser gründete: die tribunizische und konsularische sowie die übergeordnete prokonsularische Gewalt, und niemand konnte dem neuen Machthaber Verdienste und Qualitäten als Feldherr und Administrator absprechen. Als Augustus ihn adoptierte, hatte er ihm in der Person des jüngsten Enkels Agrippa Postumus einen Adoptivbruder an die Seite gestellt und ihm auferlegt, seinerseits Germanicus, den ältesten Sohn seines verstorbenen Bruders Drusus, zu adoptieren, obwohl er aus erster Ehe einen eigenen Sohn, den jüngeren Drusus, hatte.[75] Offenbar sollten für die Nachfolge immer zwei Kandidaten bereitstehen. Agrippa Postumus taugte freilich zu keiner öffentlichen Stellung. Er war ein dumpfer, zu wilden Wutausbrüchen neigender Mensch, der der Öffentlichkeit unmöglich präsentiert werden konnte. Seit dem Jahre 5 n. Chr. war er aus Rom entfernt worden und lebte seit dem Jahre 6 in Verbannung auf der einsamen Insel Planasia. Als leiblicher Enkel und Adoptivsohn des Augustus stellte er freilich für dessen Nachfolger eine potentielle Gefahr dar. Kaum hatte der erste Prinzeps die Augen geschlossen, wurde Agrippa von einem Centurio der Wachmannschaft getötet. Der Fall gab zu allerlei Spekulationen Anlass, Tiberius berief sich im Senat auf eine Weisung des Augustus. Unwahrscheinlich ist es nicht, dass dieser beim ersten Herrscherwechsel für klare Verhältnisse sorgen wollte, und es spricht für sich, dass diese nur um den Preis eines Familienmordes zu erhalten waren.[76] Der so genannte Prinzipat, die Schöpfung des Augustus, beruhte auf den Machtmitteln, die Caesar und Augustus akkumuliert hatten, und auf einer Reihe von staatlichen Amtsgewalten, sie war weder eine reine Erb- noch eine reine Wahlmonarchie, sondern stellt eine hybride Zwitterbildung, eine Monarchie innerhalb der Republik, dar. Ihren Entstehungsbedingungen ist es geschuldet, dass das Nachfolgeproblem nur durch die Verknüpfung des privatrechtlichen Instituts der Erbschaft mit der Übertragung der öffentlichrechtlichen Schlüsselgewalten der *res publica* gelöst werden konnte.

Der Tod traf einen Mann, der im Rückblick auf seine Lebensleistung mit sich im Reinen war. Augustus hatte sich immer einen leichten Tod, für den er das griechische Wort *Euthanasia* gebrauchte, gewünscht, und er wurde ihm beschieden.[77] Im Sommer des Jahres 14 geleitete er Tiberius, der sich zur Armee nach Pannonien begeben wollte, bis nach Benevent. In Neapel und auf Capri verbrachten beide einige Tage in heiterer Muße, bis sich

Augustus einen banalen Durchfall zuzog. Unter bald nachlassenden, bald zunehmenden Beschwerden erreichte er noch Benevent, dann kehrte er um. In Nola machte er in dem Haus Station, wo im Jahre 59 sein Vater gestorben war. Hier merkte er bei zunehmender Schwäche, dass seine letzte Stunde gekommen war. Er ließ Tiberius zurückrufen zu einem letzten langen Gespräch unter vier Augen. Dann ließ er sich herrichten zum Empfang der ihn begleitenden Freunde: Er fragte sie, ob er die Komödie des Lebens gut gespielt habe und fügte in griechischer Sprache die Schlussverse hinzu, mit der sich Schauspieler von den Zuschauern zu verabschieden pflegten:

> „Wenn nun gar schön gespielt ist, so gebt Beifall,
> und gebet alle uns mit Freuden das Geleit."

Augustus starb am 19. August, dem Tag, an dem er im Jahre 43 v. Chr. sein erstes Konsulat angetreten hatte, in den Armen seiner Frau, nachdem er noch gesagt hatte: „Livia, gedenke unserer Ehe und lebe wohl." Man wird hinzufügen dürfen, dass er in dem Bewusstsein starb, sein Haus, den Staat und das Reich wohlbestellt zu hinterlassen. Davon zeugen die vier Schriftstücke, die er bei den Vestalinnen hinterlegt hatte und die nach seinem Tod im Senat verlesen wurden. Das erste enthielt das Testament, das zweite Anweisungen für seine Bestattung, das dritte seinen Rechenschaftsbericht, dessen Wortlaut in Abschriften aus Kleinasien erhalten ist, das vierte schließlich gab einen Überblick über die finanziellen Ressourcen des Reiches und die Stärke sowie die Dislozierung aller Streitkräfte.

Zu den Ehrungen, die für den Verstorbenen beschlossen wurden, gehörte die Erhebung zum römischen Staatsgott, nachdem ein Zeuge versichert hatte, des Wunders seiner Himmelfahrt ansichtig geworden zu sein.[78] Himmelfahrt und Apotheose des verstorbenen Herrschers gehörten seitdem zur religiösen Dimension des römischen Kaisertums: Augustus bedeutete die Verwirklichung der frohen Botschaft „Friede auf Erden", er war Mensch und zugleich Träger göttlicher Segenskraft, und er stieg, nachdem er sich durch den Tod seiner menschlichen Natur entäußert hatte, als Gott in den Himmel auf. Der Beschluss, ihn als Divus Augustus, als einen Gott des römischen Staates, zu verehren, war die höchste Auszeichnung, die einem Römer zuteil werden konnte, aber sie entzog seine Person und seine Taten nicht der kritischen Würdigung des Totengerichts, und seinem Kritiker Tacitus war der Konsekrationsbeschluss nur eine dürre Notiz wert: „Im übrigen wurde, als die Bestattung dem Brauch gemäß vollzogen war, für Augustus die Errichtung eines Tempels und die göttliche Verehrung beschlossen."[79]

VI. Dreierlei Bilanz

Augustus' eigene Bilanz in Gestalt seines Tatenberichtes ist an die Nachwelt gerichtet. Sie ist bestimmt von den Wertmaßstäben der Aristokratie und ihrem Leistungsethos. Was er zu sagen hat, ist in großen Zügen Folgendes: „Als junger Mann habe ich die *res publica* von der Tyrannei eines Machtkartells befreit und der Pflicht zur Rache an den Mördern meines Vaters genügt, ich überwand die Bürgerkriege und gab die mir übertragene Ausnahmegewalt Senat und Volk zurück, stellte Recht und Gesetz wieder her und gab Gesetze zur inneren Gesundung des römischen Gemeinwesens, beschenkte aus eigenen Mitteln das römische Volk, stellte die Getreideversorgung Roms sicher, realisierte ein gewaltiges Bauprogramm, das Rom zu einer neuen, schöneren Stadt machte und dem Stadtvolk Brot und Arbeit gab; ich versorgte die Veteranen, ohne Eigentumsrechte zu verletzen, ich führte siegreiche Kriege und sicherte oder erweiterte die Grenzen des Reiches. Für diese Verdienste wurde ich geehrt wie kein Römer vor mir, und ich gewann so jene überragende Autorität, auf der meine Vorrangstellung beruhte." Nimmt man die politischen Botschaften aus Literatur und bildender Kunst hinzu, so erscheint Augustus als Vollender der römischen Geschichte, als derjenige, der Roms Bestimmung zur Weltherrschaft und zugleich den Menschheitstraum von Frieden und Wohlstand verwirklichte. In den Provinzen fand dieses Bild von Augustus als dem Begründer von Frieden und Wohlstand eine Resonanz, die ihre Stärke den kontrastierenden Erfahrungen aus der Zeit der späten Republik verdankt: Unter seiner Herrschaft hatten Recht und Gesetz eine Chance, und es bestand Aussicht, dass Ausbeutung und Machtmissbrauch ein Ende finden würden.

Aber es gab andere Stimmen. Sie sind vor allem im Geschichtswerk des Tacitus vernehmbar. Hier kommen diejenigen zu Wort, die als politische Klasse den Preis für die Etablierung des Prinzipats zu zahlen hatten. Gemeint ist die Senatsaristokratie, deren Sicht im Medium der senatorischen Geschichtsschreibung, dieser Fortsetzung der Politik mit anderen Mitteln, Ausdruck gefunden hat. Jochen Bleicken hat im Epilog seiner großen Augustusbiographie mit Bezug auf den taciteischen Standpunkt von Freiheitsduselei gesprochen. Das ist, mit Verlaub zu sagen, nicht nur eine sprachliche Entgleisung, sondern auch eine in der Sache unangemessene Aussage. Der Blickwinkel, unter dem Tacitus Augustus betrachtet, gilt einer wohlkalkulierten Machtergreifung und Machtstabilisierung. Von diesem Standpunkt aus gesehen war es nur folgerichtig, dass die vorsichtige Mäßigung, die Augustus nach Actium an den Tag legte, nicht als Bruch mit der vor Actium ausgeübten Gewaltherrschaft, sondern als ihre den neuen Umständen angepasste Fortsetzung erscheint. Diese Sehweise ist gewiss ebenso wenig verkehrt wie die Entlarvung der ausgegebenen Losung von einer wiederhergestellten Republik, aber beides ist trotz relativer Berechtigung einseitig. Der bei Tacitus zum Ausdruck kommende Standpunkt setzt den subjektiv-machtpolitischen Aspekt der neuen Ordnung absolut und vernachlässigt darüber die objektive Seite der Leistung des Augustus. Eines darf man den Verlierern der Geschichte freilich nicht vorwerfen, dass sie wie manche modernen Althistoriker die Republik idealisiert und sie für überlebensfähig, ja überlebenswert gehalten hätten. Sie waren sich bewusst, dass Augustus' Aufstieg und die verdeckte faktische Alleinherrschaft, die er errichtete, ihre Voraussetzung darin hatte, dass das Senatsregiment der Kette von Gewalt und Bürgerkrieg nicht mehr Herr werden konnte und dass die Herrschaft des Augustus das Endprodukt jener Militarisierung der inneren Auseinandersetzungen war, an denen die Republik zerbrochen war. Tacitus formulierte die Quintessenz dieses politischen Urteils wie folgt: „Es gab kein anderes Heilmittel mehr für das von Zwietracht zerrissene Vaterland, als dass der eine herrschte." Damit brachte er den tragischen Konflikt zum Ausdruck, den der Stand, dem er angehörte, auszuhalten hatte: den Schmerz über den Verlust politischer Gestaltungsfreiheit und die Einsicht in dessen Unvermeidlichkeit. Das ist meines Erachtens mehr und wesentlich anderes als Freiheitsduselei.

Abschließend möchte ich aus dem Abstand von 2000 Jahren eine Bilanz auf der Grundlage der in dieser Biographie vorgelegten Darstellung ziehen. Dabei halte ich mich, so gut ich kann, an die beherzigenswerten Prinzipien, die in einem Buch des berühmten protestantischen Kirchen- und Dogmenhistorikers Adolf von Harnack zu finden sind. Ich zitiere:

„Wir haben uns aber einer Anweisung zu erinnern, die der Historiker niemals vernachlässigen darf: Wer den wirklichen Wert und die Bedeutung einer großen Erscheinung, einer mächtigen Hervorbringung der Geschichte feststellen will, der muss allem zuvor nach der Arbeit fragen, die sie geleistet, beziehungsweise nach der Aufgabe, die sie gelöst hat. Wie jeder einzelne verlangen kann, dass er nicht nach dieser oder jener Tugend oder Untugend, nicht nach seinen Gaben oder nach seinen Schwächen beurteilt werde, sondern nach seinen Leistungen, so müssen auch die großen geschichtlichen Gebilde, die Staaten und die Kirchen, in erster Linie – man darf vielleicht sagen, ausschließlich – nach dem geschätzt werden, was sie geleistet haben."[1]

Was hier von Staaten und Kirchen gesagt wird, gilt gewiss auch für die großen Individuen der Geschichte. Freilich ist Leistung von Voraussetzungen abhängig, die ihr vorausliegen und die von einer historischen Persönlichkeit, mag sie auch noch so wirkungsmächtig in die Geschichte eingegriffen haben, nicht geschaffen werden können. Die eine Voraussetzung, die ich im Fall des Augustus nennen möchte, sind die Zeitverhältnisse, in die er hineingeboren wurde, die Zeit der Machtkämpfe und Bürgerkriege, in der die politische Ordnung der Republik funktionsunfähig wurde und in Caesars Diktatur trotz des Scheiterns des Diktators ein neuer Ausgangspunkt geschaffen wurde. Die andere Voraussetzung ist dem Zufall der Geburt geschuldet: dass Augustus in eine Familie hineingeboren wurde, die sich dem politischen Aufstieg verschrieben hatte und vor allem: dass er als Großneffe des Diktators Caesar zu dessen Erbe ausersehen worden war. Was er freilich aus diesem Erbe machte, ist seine Leistung. Mit einer Mischung aus Kühnheit und Vorsicht, kluger Berechnung und Glück wucherte er mit dem ihm zugefallenen Erbe. Er scheute weder Verrat noch Gewalt als Mittel der Politik und überwand so alle Rivalen. Im Unterschied zu den Kriegsherren der späten Republik, seinen Vorgängern, gelang allein ihm die Verstetigung eines Zustandes, den diese Vorläufer nur für kurze Zeit hatten festhalten können: Er gewann auf Dauer die Herrschaft über *res publica* und Imperium. Damit die Verstetigung dieses Zustandes gelang, setzte er alles daran, möglichst alle Schichten, auch die für immer besiegte Senatsaristokratie, für die von ihm begründete Ordnung zu gewinnen. Daher rührt die mit großem propagandistischen Aufwand herausgestellte Bezugnahme seiner Politik auf die *res publica*, auf die Ideale von Frieden und Wohlstand, Recht und Gesetz sowie Weltherrschaft und Regeneration des *mos maiorum*. Nicht alles, was so mit Rücksicht auf das herrschende spätrepublikanische Geschichtsbild geschah, war ein Erfolg – von dem Fehlschlag der mit großem Aplomb in Szene gesetzten moralischen Erneuerung und von der Diskrepanz zwischen Weltherrschaftsanspruch und der Realität war in diesem Buch ausführlich die Rede. Aber was wirklich zählte, waren die Bindung der Politik und der Administration an Recht und Gesetz, der Umbau von Heeresverfassung und Veteranenversorgung, der sich an den vorhandenen Ressourcen orientierte, sowie die allmähliche Befriedung des Unruhepotentials der Großstadt Rom, die zugleich das politische Zentrum des ein großes Imperium beherrschenden Stadtstaates war, die Sicherung und Arrondierung der Reichsgrenzen, ungeachtet des spektakulären Misserfolgs in Germanien und der labilen Verhältnisse an der Ostgrenze, sowie der Aufbau eines rationalen Steuer- und Abgabensystems. Unerlässliche Voraussetzung des Gelingens war gewiss, dass die Machtfrage zugunsten des einen Aspiranten, des Prinzeps Augustus, entschieden war, aber dies war keineswegs eine hinreichende Voraussetzung. Augustus hat, wie in dieser Darstellung betont worden ist, sein Leben lang mit den Problemen gerungen, ohne von vornherein zu wissen, zu welchen Lösungen er kommen würde.

Was das Regierungssystem im engeren Sinne anbelangt, so ließ sich

Augustus' Führungsstellung nicht wie im Jahre 27 angestrebt mit der wiederhergestellten Konsulatsverfassung der Republik vereinbaren. Die Lösung des Problems war die schrittweise gefundene Akkumulierung mehrerer republikanischer Amtsgewalten auf Lebenszeit. So kehrte in Anknüpfung an das republikanische Amtsrecht, sozusagen durch die Hintertür, die Ausnahmegewalt zurück, auf die er im Jahre 27 in einem großen Staatsakt verzichtet hatte. Das so etablierte neue Machtzentrum war mit der weiterhin aufrecht erhaltenen Fiktion einer kollektiven Regierung durch den Senat im Grunde unvereinbar. Aber Augustus brauchte Senat und Senatorenstand, und er tat alles, was in seiner Macht stand, um nicht gegen, sondern mit dem Senat zu regieren. Freilich lagen in der Differenz zwischen den tatsächlichen Machtverhältnissen und dem Schein einer Senatsregierung sowie in dem Problem der Nachfolgeregelung die strukturellen Defizite einer Alleinherrschaft, die als wiederhergestellte Republik in Szene gesetzt worden war.

Ich schließe mit einem Zitat aus der kleinen, gehaltvollen Augustusbiographie von Friedrich Vittinghoff. Darin ist meines Erachtens treffend beim Namen genannt, was man vielleicht die staatsmännische Größe des Augustus nennen könnte:

„Der Caesar der Ächtungen [gemeint ist Octavian] trug in sich die Möglichkeit, auch der ‚Augustus' und der ‚Vater des Vaterlandes' zu werden. Auch wenn die Dämonen der Macht ihn gehetzt haben, so haben sie ihn doch nicht in den Abgrund gejagt. Aus dem Besitz der unbeschränkten Macht ist kein ‚Caesarenwahnsinn' geworden. Hierin liegt die Größe des Caesar Augustus."[2]

Und in der Tat: Durch seine Leistung hat Augustus den Beweis erbracht, dass ihm der Besitz der Macht kein Selbstzweck war. Diese Leistung spricht für sich selbst: Durch sie wurden die Grundlagen des römischen Kaisertums gelegt, jener Ordnung, die dem Römischen Reich bei allen Veränderungen die Garantie seines Bestandes für ein halbes Jahrtausend gegeben hat.

Anhang

1. Zeittafel

23.9.63 v. Chr.	Geburt in Rom
Frühjahr 59	Tod des Vaters C. Octavius
13.9.45	Testamentarische Adoption durch Caesar
15.3.44	Ermordung des Diktators Caesar
Anfang Mai 44	Annahme der Erbschaft in Rom
20.–30.7.44	Ausrichtung der Spiele zu Ehren der Victoria Caesaris und Erscheinen eines Kometen
Oktober 44	Beginn der Anwerbung von Veteranen und Soldaten
10.11.44	1. Marsch auf Rom
Dezember 44	Bündnis mit Cicero und dem Senat
2.1.43	Ernennung zum Propraetor und Senator mit konsularischem Rang
7.1.43	Amtsantritt *(dies imperii)*
Februar 43	Legalisierung des von M. Brutus okkupierten Kommandos im Osten
März (?) 43	Legalisierung des von C. Cassius okkupierten Kommandos in Syrien
21.4.43	Schlacht bei Mutina. Flucht des M. Antonius in das Jenseitige Gallien
29.5.43	Vereinigung des M. Antonius mit M. Lepidus
August 43	2. Marsch auf Rom
19.8.43	Wahl zum Konsul
Ende Oktober 43	Bündnis zwischen Octavian, Antonius und Lepidus
27.11.43	Schaffung der Ausnahmegewalt des Zweiten Triumvirats durch Volksgesetz *(lex Titia)*
Oktober/November 42	Doppelschlacht bei Philippi. Tod der Caesarmörder Brutus und Cassius
November/Dezember 42	Vertrag zwischen Octavian und Antonius über die Aufteilung der Kompetenzen
41/40	Veteranenansiedlung und Perusinischer Krieg
Herbst 40	Vertrag von Brundisium zwischen Octavian und Antonius
Frühjahr 39	Vertrag von Misenum zwischen Octavian, Antonius und Sex. Pompeius
38/37	Krieg mit Sex. Pompeius

Frühjahr 37	Vertrag von Tarent zwischen Octavian und Antonius. Verlängerung des Zweiten Triumvirats (bis 31.12.33)
Juli-September 36	Krieg mit Sex. Pompeius. Seesiege von Mylai und Naucholos. Absetzung des Triumvirn Lepidus
35 – 33	Illyrischer Krieg
34	Neuordnung des östlichen Herrschaftssystems durch Antonius. Kleopatra „Königin der Könige“
33/32	Eskalierung des Konflikt zwischen Octavian und Antonius
32	Inszenierung der Machtübernahme. Kriegserklärung an Kleopatra. Treueeid Italiens und der westlichen Provinzen
2.9.31	Schlacht von Actium
1.8.30	Einnahme Alexandrias. Provinzialisierung Ägyptens
29	1. Überprüfung der Senatsliste
13. – 15.8.29	Triumph über Dalmatien, Actium und Ägypten
18.8.29	Weihung des Tempels des Gottes Caesar auf dem Forum
28	1. Census der Bürgerschaft. Einweihung des Apollotempels auf dem Palatin
13. – 16.1.27	Staatsakt zur Wiederherstellung der staatlichen Rechtsordnung. Ehrung Octavians, der u.a. den Ehrennamen Augustus erhält. Neudefinierung seiner politischen Stellung
27 – 24	Aufenthalt in Gallien und Spanien. Krieg gegen die Kantabrer
23	Krisenjahr: Verschwörungen, Krankheit, Tod des Neffen C. Marcellus, Verzicht auf den Konsulat und Modifizierung der politischen Stellung des Kaisers *(tribunicia potestas* und *imperium maius).* Agrippa Teilhaber an der prokonsularischen Gewalt
22	Hungersnot in Rom. Ablehnung der Diktatur. Übernahme der Getreideversorgung
22 – 19	Aufenthalt in den östlichen Provinzen
20	Abkommen mit dem Partherkönig Phraates: Rückgabe der Feldzeichen und Kriegsgefangenen und Einsetzung eines Klientelkönigs in Armenien
19	Wahlunruhen in Rom. Verschwörung des Egnatius

	Rufus. Modifizierung der politischen Stellung des Kaisers *(consulare imperium)*
12.10.19	Rückkehr nach Rom. Einweihung des Altars der Fortuna Redux (15.10.)
18	Verlängerung des prokonsularischen Imperiums für Augustus und Agrippa um 5 Jahre sowie Übertragung der tribunizischen Gewalt an Agrippa. 2. Überprüfung der Senatsliste. Ehegesetzgebung
17	Adoption der Enkel Gaius und Lucius
31.5. – 3.6.17	Saekularfeier
16	Unruhen an den nördlichen Grenzen. Niederlage des Lollius in Gallien
16 – 13	Aufenthalt in Gallien
15	Feldzüge des Drusus und Tiberius in den Alpen und im Alpenvorland
4.7.13	Rückkehr nach Rom. Stiftung des Altars der Pax Augusta (Einweihung am 30.1.9)
Sommer 13	Verlängerung des prokonsularischen Imperiums für Augustus und Agrippa um 5 Jahre sowie der tribunizischen Gewalt für Agrippa
März 12	Tod Agrippas
12 – 9	Germanenfeldzüge des Drusus
11 – 10	Aufenthalt in Gallien
8	Letzter Aufenthalt in Gallien. Germanenfeldzug des Tiberius. 2. Census der Bürgerschaft
6	Übertragung der tribunizischen Gewalt für 5 Jahre an Tiberius
5 v. Chr.	C. Caesar zum Konsul designiert und zum *Princeps iuventutis* ernannt
5.2.2 v. Chr.	Augustus als *Pater patriae* geehrt
2 v. Chr.	L. Caesar zum Konsul designiert und zum *Princeps iuventutis* ernannt
1 v. – 4 n. Chr.	Orientmission des C. Caesar
20.8.2 n. Chr.	Tod des L. Caesar
21/22.4.4 n. Chr.	Adoption des Tiberius und Übertragung der tribunizischen Gewalt für 10 Jahre
4 – 5	Germanenfeldzüge des Tiberius
6 – 9	Pannonischer Aufstand
9	Vernichtung des Germanischen Heeres im „Teutoburger Wald“
10 – 12	Tiberius Oberkommandierender am Rhein
13	Verlängerung des prokonsularischen Imperiums

	und Übertragung der gleichen Gewalt auf Tiberius sowie Verlängerung seiner tribunizischen *potestas* (jeweils um 10 Jahre)
14	3. Census der Bürgerschaft
19. 8. 14	Tod in Nola
17. 9. 14	Erhebung zum Staatsgott

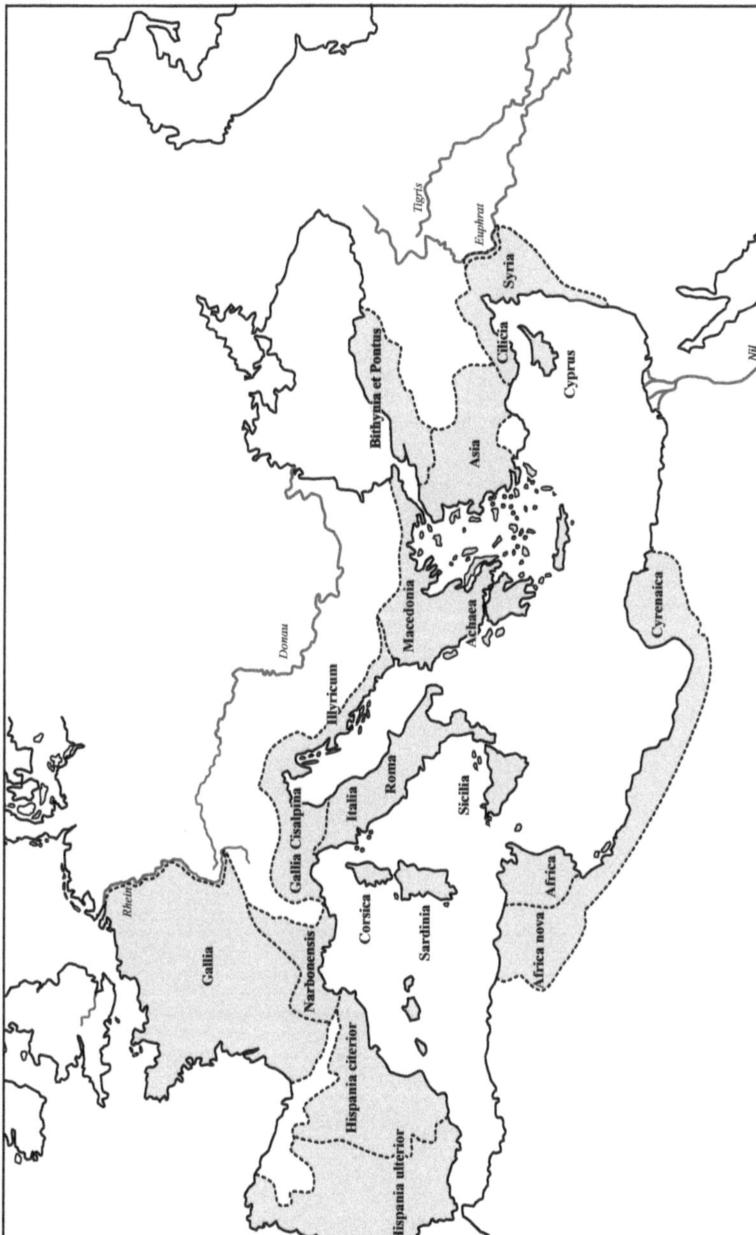

1. Das Römische Reich zur Zeit Caesars

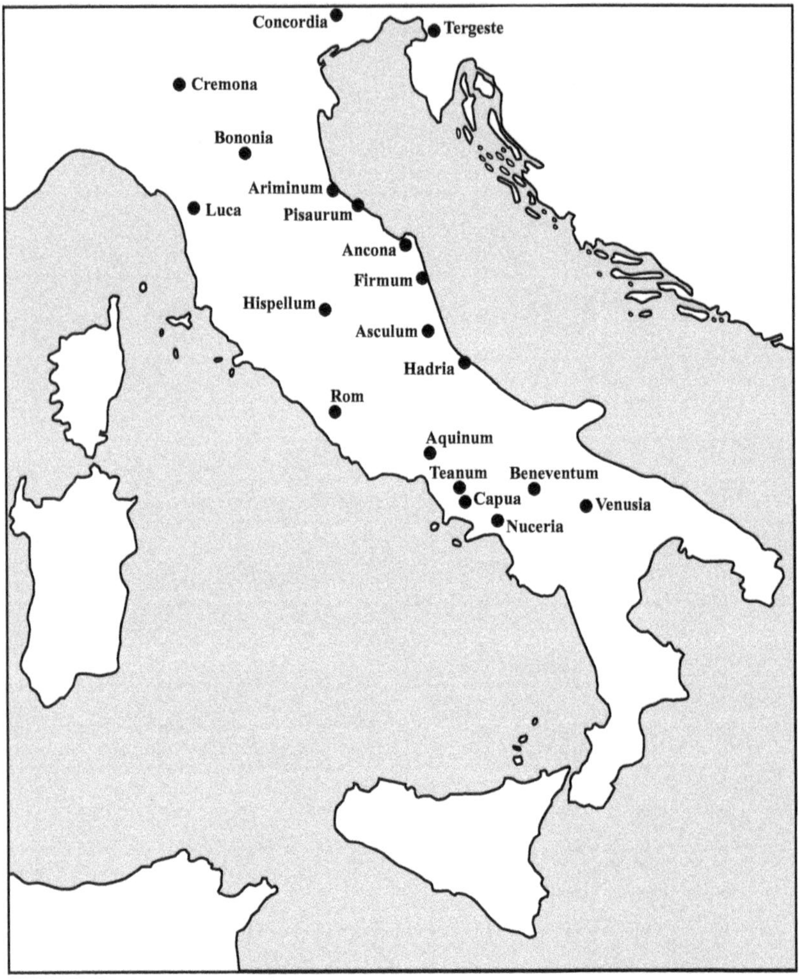

2. Liste der von den Triumvirn enteigneten Gemeinden

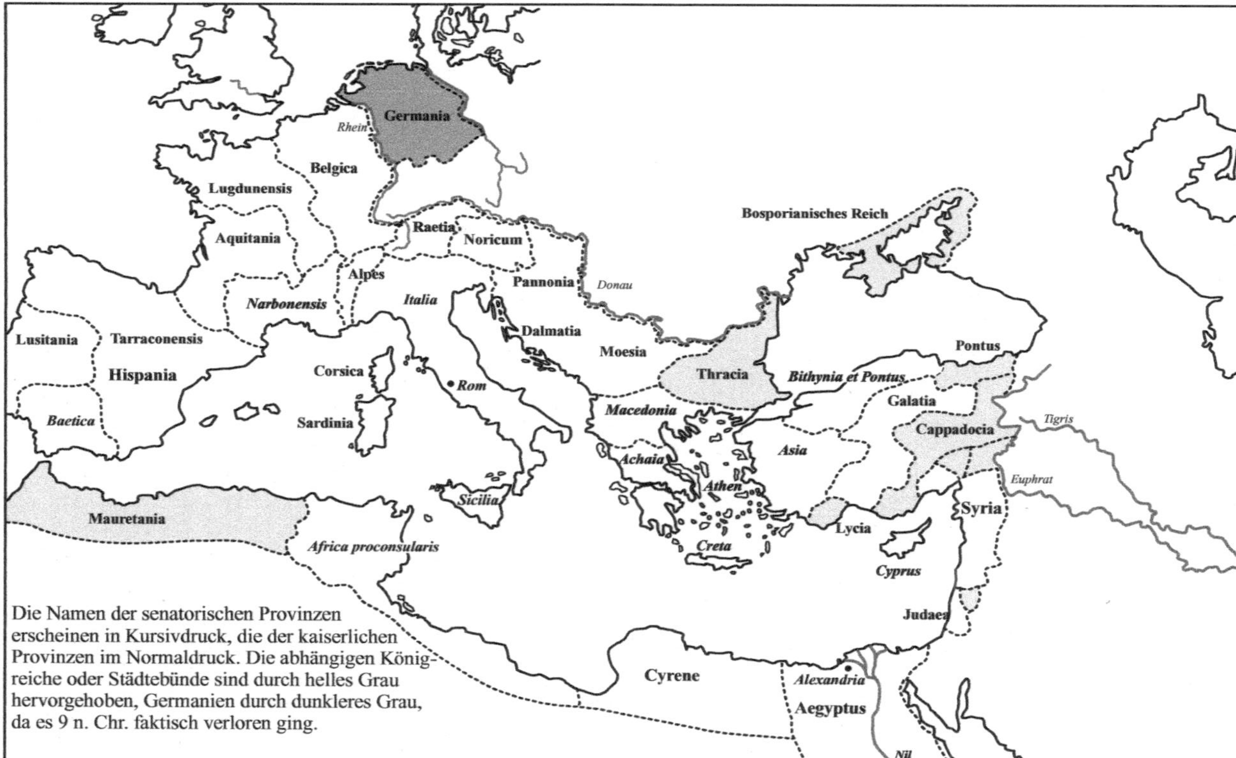

3. Das Römische Reich beim Tod des Augustus

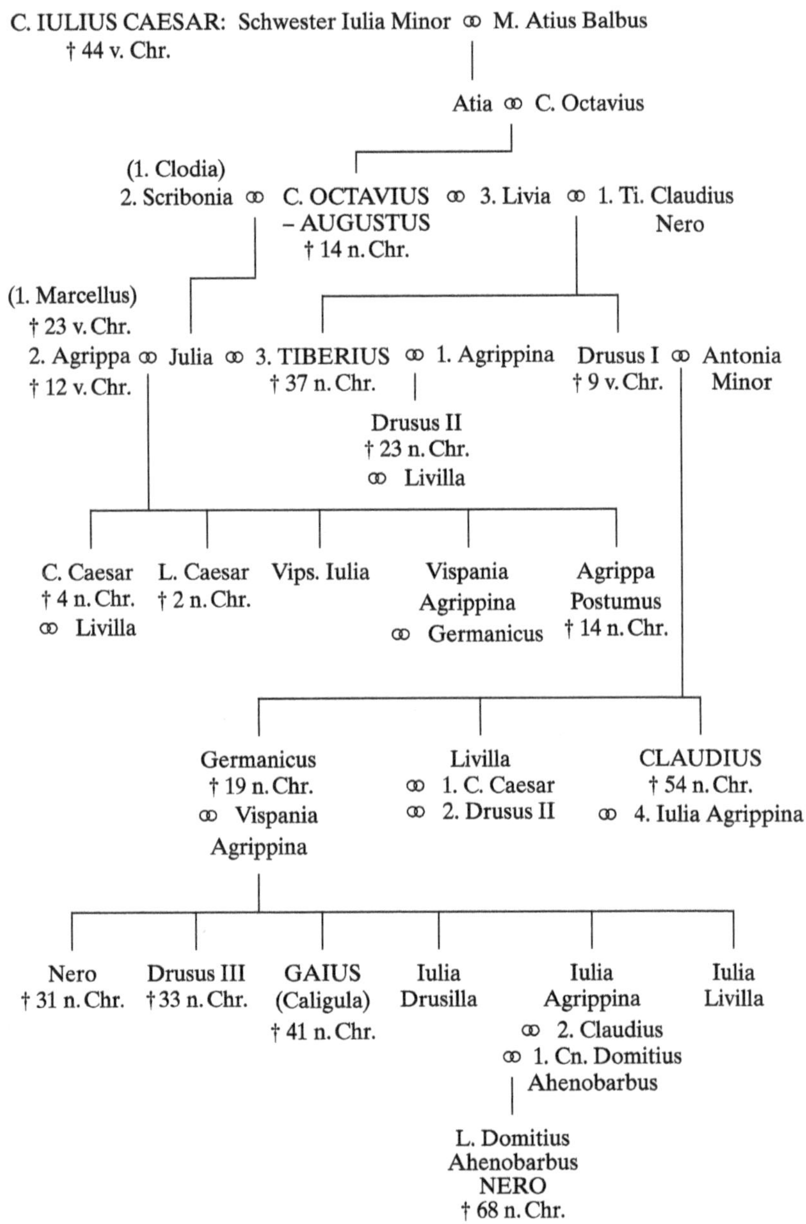
C. IULIUS CAESAR: Schwester Iulia Minor ⚭ M. Atius Balbus
† 44 v. Chr.
Atia ⚭ C. Octavius
(1. Clodia)
2. Scribonia ⚭ C. OCTAVIUS – AUGUSTUS † 14 n. Chr. ⚭ 3. Livia ⚭ 1. Ti. Claudius Nero
(1. Marcellus) † 23 v. Chr.
2. Agrippa † 12 v. Chr. ⚭ Julia ⚭ 3. TIBERIUS † 37 n. Chr. ⚭ 1. Agrippina
Drusus I † 9 v. Chr. ⚭ Antonia Minor
Drusus II † 23 n. Chr. ⚭ Livilla
C. Caesar † 4 n. Chr. ⚭ Livilla
L. Caesar † 2 n. Chr.
Vips. Iulia
Vispania Agrippina ⚭ Germanicus
Agrippa Postumus † 14 n. Chr.
Germanicus † 19 n. Chr. ⚭ Vispania Agrippina
Livilla ⚭ 1. C. Caesar ⚭ 2. Drusus II
CLAUDIUS † 54 n. Chr. ⚭ 4. Iulia Agrippina
Nero † 31 n. Chr.
Drusus III † 33 n. Chr.
GAIUS (Caligula) † 41 n. Chr.
Iulia Drusilla
Iulia Agrippina ⚭ 2. Claudius ⚭ 1. Cn. Domitius Ahenobarbus
Iulia Livilla
L. Domitius Ahenobarbus NERO † 68 n. Chr.

Anmerkungen

I. Kindheit und Jugend

[1]Augustus sagte in seiner Autobiographie lediglich, dass er aus einer reichen Familie des Ritterstandes stamme, in der sein Vater der erste Senator gewesen sei: Suet. Aug. 2,3; vgl. Vell. Paterc. II, 59,2 und Nic. Dam. De vita Caes. 2. Weitere Nachrichten zu den Octaviern hat Suet. Aug. 1–4 zusammengetragen.

[2] Vgl. H. Solin/R. Volpe, Velitrae, Supplementa Italica NS 2, 1983, 11–94.

[3] Liv. XXVIII, 38,11: Als Aedil des Jahres 206 wurde er zum Praetor für das folgende Jahr gewählt.

[4] Zu seiner Karriere s. J. Briscoe, Historia 18, 1969, 63f. Aus der Beute des Dritten Makedonischen Krieges stiftete er die Porticus Octavia beim Circus Maximus, die Augustus nach dem Brand des Jahres 33 v. Chr. erneuern ließ: Aug. R. G. 19.

[5] Zu den fünf Konsuln aus dem Haus der Octavier vgl. E. Badian, The Consuls, 179–49 BC, Chiron 20, 1990, 382ff. mit Anm. 22 und 24.

[6] Er war der Sohn des Konsuls von 76 v. Chr. Zu seiner Biographie s. J. Fündling, s. v. Octavius (I 12), in: Neuer Pauly 8, 1100.

[7] Suet. Aug. 2,2.

[8] Nach Suet. Aug. 4,1 entstammte er einer Familie, die bereits mehrere Senatoren gestellt hatte. Er selbst bekleidete vor 59 v. Chr. die Praetur. Was seine verwandtschaftlichen Beziehungen zur Familie des Pompeius anbelangt, s. C. Cichorius, Römische Studien, Stuttgart 1922, 145f.

[9] Zu seiner Ämterlaufbahn s. das Elogium in ILS 47 und Suet. Aug. 4,1 sowie F. X. Ryan, The Quaestorship and Aedileship of C. Octavius, RhM 139, 1996, 251–253.

[10] Cic. Ad Q. fr. I, 1,21 und 2,7. Auf beide Briefstellen bezieht sich Suet. Aug. 3,2.

[11] Näheres zu seiner Person und Laufbahn bei R. Syme, Die römische Revolution (2003), 134f. und J. Fündling, in: Neuer Pauly 7, 859.

[12] Zu diesem jüngeren Sohn s. J. Fündling, Neuer Pauly 7, 860 oben.

[13] Zu den genannten Angehörigen der gens Iulia s. Neuer Pauly 6, 20f.

[14] Aus der großen Zahl historischer Darstellungen, die im einzelnen aufzulisten zu weit führen würde, nenne ich nur die durch sorgfältige Quellenauswertung ausgezeichneten Biographien von M. Gelzer: Cicero. Ein biographischer Versuch, Wiesbaden 1969, 71ff.; Pompeius, München 1949 (2. Aufl. 1959, ND 1984), 87ff. und Caesar. Der Politiker und Staatsmann, Wiesbaden 1960 (6. Aufl.).

[15] Sall. Cat. 36,4–5.

[16] Plut. Caes. 8,2–4 und Sall. Cat. 49,4 (mit verkehrter chronologischer Einordnung).

[17] Suet. Aug. 3,1.

[18] Suet. Aug. 7,1.

[19] So überliefert in Suet. Caes. 19,2.

[20] Suet. Aug. 4,1; vgl. Cic. Att. II, 12,1.

[21] Vell. Paterc. II, 59,2.

[22] R. Syme, Die römische Revolution (2003), 134.

[23] Th. Mommsen, Römische Geschichte III, Berlin 1903 (9. Aufl.), 307f. Grundlegend zur stadtrömischen Politik in dem Jahrzehnt zwischen Caesars Konsulat und dem Ausbruch des Bürgerkrieges (59–49 v. Chr.) ist E. Meyer, Caesars Monarchie und das Prinzipat des Pompeius, 87ff. Ein neuerer Versuch, Ordnung in das Chaos des „politischen

Hexensabbats" zu bringen, und zwar vermittels einer Neubewertung der popularen Aktivitäten des P. Clodius, stammt von W. Nippel, Aufruhr und „Polizei" in der römischen Republik, Stuttgart 1988, 108 ff. (kritisch dazu K. Bringmann, in GGA 243, 1991, 180 ff.).

[24] Caes. b. c. I, 6,4: Die Interzession richtete sich gegen den Beschluss, Faustus Cornelius Sulla mit propraetorischer Amtsgewalt nach Mauretanien zu schicken, wo er die Könige Bocchus und Bogudes für die Sache der Caesargegner gewinnen sollte.

[25] Vgl. zu diesem Thema demnächst die Frankfurter Habilitationsschrift von P. Scholz, Den Vätern folgen – Die Erziehung zur *vita honesta*. Studien zu Habitus, Ethos und Ausbildung der republikanischen Senatsaristokratie.

[26] Zum Folgenden s. Suet. Aug. 80–82; vgl. Nic. Dam. Vita Caes. 14 f.; 19–21.

[27] Suet. Aug. 72–73; Nic. Dam. Vita Caes. 28 und 36.

[28] Suet. Aug. 77,1 (Weiteres zu seinen Ernährungsgewohnheiten: 76,1 ff.).

[29] Suet. Aug. 6.

[30] Nic. Dam. Vita Caes. 5 f. und Cass. Dio XLVIII, 33,1.

[31] Suet. Aug. 89,1. Immerhin sind von ihm einige griechische Verse erhalten: Malcovati, 4 f. (F X-XIII).

[32] Cass. Dio XLVIII, 33,1.

[33] Cass. Dio XLVII, 17,6.

[34] Suet. Aug. 64,3.

[35] Nic. Dam. Vita Caes. 6.

[36] Nic. Dam. Vita Caes. 5 f.

[37] Suet. Aug. 83.

[38] Nic. Dam. Vita Caes. 6.

[39] Zur intellektuellen Bildung in der Zeit der späten Republik vgl. das klassische Standardwerk von H. I. Marrou, Geschichte der Erziehung im klassischen Altertum, dtv, München 1977 (Übersetzung nach der 3. Auflage der französischen Originalausgabe von 1955 mit den Ergänzungen der 7. Auflage von 1976), 425–504; J. Christes, Jugend und Bildung im antiken Rom. Zu Grundlagen römischen Lebens, Bamberg 1997 sowie mit besonderer Berücksichtigung des Nachwuchses der Senatsaristokratie die in Anm. 25 genannte Arbeit von P. Scholz, insbesondere Abschnitt 3.1: „Die Aneignung griechischen Bildungswissens in historischer Entwicklung". Speziell zur Philosophie vgl. den kurzen Abriss bei K. Bringmann, Die Bedeutung der Philosophie in Rom zur Zeit der späten Republik, in: K. Piepenbrink (Hrsg.), Philosophie und Lebenswelt in der Antike, Darmstadt 2003, 149–161.

[40] Suet. Aug. 89,1; vgl. G. W. Bowersock, Augustus and the Greek World, 33 f. und 39–41. Im Jahre 9 v. Chr. verfasste Areios nach dem Tod des Drusus, des Stiefsohnes des Augustus, eine Trostschrift, die er dessen Mutter Livia widmete und aus der Seneca (Ad. Marc. 4,3–5,6) ein längeres Stück zitiert.

[41] Strab. XIV, 5,14 (674 f.); vgl. G. W. Bowersock, a. a. O. 32; 34; 39 f. und C. Cichorius, Der Hofphilosoph Athenodoros von Tarsos, in: Römische Studien, Stuttgart 1922, 279–282.

[42] Suet. Aug. 89,1; Quint. III, 1,17 bezeichnet Apollodoros neben Theodoros von Gadara als den erfolgreichsten Redelehrer der damaligen Zeit und überliefert, dass sein Lehrbuch der Rhetorik von Gaius Valgius Rufus ins Lateinische übersetzt wurde. Nach Strab. XIII, 4,3 (625) blieb das enge Verhältnis zwischen Lehrer und Schüler erhalten, und Apollodoros profitierte in hohem Maße von der Freundschaft des Augustus.

[43] Tag und Monat sind im *Feriale Cumanum* angegeben: ILS 108,5. Das Jahr ergibt sich aus dem Umstand, dass Octavius im Frühjahr 47 anlässlich des Festes der *Feriae Latinae* die Stadtpraefektur bekleidete. Dies setzt seine Volljährigkeitserklärung voraus. Die Angabe bei Nic. Dam. Vita Caes, 7, dass er schon mit etwa 14 Jahren die Bürgertoga empfing,

beruht auf einem Irrtum: so zu Recht J. Marquardt, Das Privatleben der Römer I, Leipzig 1886 (2. Aufl.), 129 Anm. 5.

[44] Suet. Aug. 89,3.

[45] Suet. Aug. 85. Die Fragmente sind gesammelt in Malcovati, 1–5 (F I-XIII).

[46] Die Erhaltung wird Mart. XI,20 verdankt = Fr. IV Malcovati.

[47] Macrob. Sat II, 4,2; Suet. Aug. 85,2 = Fr. VI Malcovati.

[48] Suet. Aug. 85,1. Damals eröffnete auch Cicero seine mehrere Werke umfassende Darstellung der hellenistischen Philosophie mit einer Aufforderung zur Philosophie, dem Dialog „Hortensius".

[49] Suet. Aug. 85,2. Das Gedicht war in Hexametern geschrieben, dem Versmaß des Epos und des Lehrgedichts. Was den Inhalt anbelangt, so ist auch vermutet worden, dass es sich um ein historisches Epos nach dem Vorbild des Naevius und des Ennius gehandelt haben könnte, das eine Darstellung des Krieges gegen Sex. Pompeius enthielt.

[50] Suet. Aug. 89,2.

[51] Suet. Aug. 84,2; vgl. Cass. Dio LIV, 25,5.

[52] Nic. Dam. Vita Caes. 36.

[53] Suet. Aug. 84,1; De rhet. 1.

[54] Davon zeugen seine überlieferten Aussprüche, gesammelt in Malcovati, 152 ff.

[55] Suet. Aug. 84,1 f.

[56] Suet. Aug. 84,2.

[57] Vgl. G. A. Kennedy, The Art of Rhetoric in the Roman World, Oxford 1972, 337–340.

[58] Suet. Aug. 86,1–2; die antiken Zeugnisse über Augustus als Redner sind gesammelt in Malcovati, 71 f. (F I-IX).

[59] Suet. Aug. 86,3.

[60] Suet. 86,2; Macrob. II, 4,12 mit dem Fragment aus einem an Maecenas gerichteten Brief: F XXXII Malcovati, 20.

[61] Suet. Aug. 8,1; Quint. XII, 6,1; Nic. Dam. Vita Caes. 3 (dessen Angabe, dass Octavius die Grabrede im Alter von neun Jahren gehalten habe, irrig ist).

[62] Zum historischen Hintergrund, Bürgerkrieg und Caesars Alleinherrschaft, vgl. M. Gelzer, Caesar. Der Politiker und Staatsmann, 173 ff.

[63] Nic. Dam. Vita Caes. 7.

[64] Nic. Dam. Vita Caes. 9.

[65] Nic. Dam. Vita Caes. 13.

[66] Nic. Dam. Vita Caes. 5.

[67] Nic. Dam. Vita Caes. 14 f.

[68] Nic. Dam. Vita Caes. 17.

[69] Nic. Dam. Vita Caes. 16.

[70] Nic. Dam. Vita Caes. 18.

[71] Nic. Dam. Vita Caes. 19.

[72] Suet. Aug. 8,1; Nic. Dam. Vita Caes. 21–23

[73] Nic. Dam. Vita Caes. 24.

[74] Nic. Dam. Vita Caes. 27.

[75] Suet. Div. Iul. 83,1 (mit Angabe des Datums); Nic. Dam. Vita Caes. 30: zum Testament Caesars s. unten 36 mit Anm. 7.

[76] Nic. Dam. Vita Caes. 31–33.

[77] Nic. Dam. Vita Caes. 34–36; zum Haus in Rom, dem ersten, das er dort bewohnte, s. Suet. Aug. 72,1.

[78] Plin. n. h. VII, 147. Die Zurückweisung muss, wie die Nachricht beweist, dass Caesar ihm Lepidus vorzog, vor Beginn des spanischen Feldzug erfolgt sein.

[79] Nic. Dam. Vita Caes. 35.

[80] App. b. c. III, 30 und Cass. Dio XLIII, 51,7; zur Historizität der Ernennung s. H. Gesche, Hat Caesar den Octavian zum Magister equitum designiert?, in: Historia 23, 1973, 468–478.

[81] Vell. Paterc. II, 59,4; App. b. c. III, 30f. und Nic. Dam. Vita Caes. 37. Über die Dauer des Aufenthaltes in Apollonia stimmen die Quellen nicht überein: Appian spricht von sechs, Nikolaos von etwa drei Monaten.

II. Der Erbe Caesars

[1] Nic. Dam. Vita Caes. 37–38.

[2] Nic. Dam. Vita Caes. 39.

[3] Das Jahr, das auf Caesars Ermordung folgte, gehört wegen der reich fließenden Schriftquellen zu den bestbekannten der römischen Geschichte. Zu nennen sind insbesondere die Briefe Ciceros an seinen Freund Atticus: Cic. Att. XIV,1 – XVI,16 sowie die aus der Sammlung *Ad familiares* (Nr. 322–435 in der chronologisch geordneten Ausgabe von D. R. Shackleton Bailey) sowie die 14 Philippischen Reden Ciceros gegen Antonius aus der Zeit vom 2.9.44 bis zum 2.4.43 v.Chr. Hinzu kommt die historiographische und biographische Überlieferung: App. b. c. II, 503-III, 391; Cass. Dio XLIV, 2-XLVI, 49; Nic. Dam. Vita Caes. 37–139; Plut. Cic. 42–49; Anton. 14–18; Brut. 18–27 und Suet. Aug. 9–12. Entsprechend umfangreich ist die Sekundärliteratur. Genannt seien: U. Ehrenwirth, Kritisch-chronologische Untersuchungen für die Zeit vom 1. Juni bis zum 9. Oktober 44 v.Chr., München 1971; H. Bengtson, Die letzten Monate der Senatsherrschaft, ANRW I 1, Berlin/New York 1972, 967–981; U. Orthmann, Cicero, Brutus, Octavian – Republikaner und Caesarianer. Ihr gegenseitiges Verhältnis im Krisenjahr 44/43, Bonn 1988; U. Gotter, Der Diktator ist tot. Politik in Rom zwischen den Iden des März und der Begründung des Zweiten Triumvirats, Historia Einzelschr. 110, Stuttgart 1996. Zur Rolle der Soldaten und Veteranen, von der öfter die Rede sein wird, ist auf die grundlegende Untersuchung von H. Botermann zu verweisen: Die Soldaten und die römische Politik in der Zeit von Caesars Tod bis zur Begründung des Zweiten Triumvirats, Zetemata 46, München 1968.

[4] Nic. Dam. Vita Caes. 40–43.

[5] Suet. Aug. 25,4

[6] Nic. Dam. Vita Caes. 45–46.

[7] Nic. Dam. Vita Caes. 48–50. Hauptquelle für Caesars Testament ist Suet. Caes. 83,2. Die Adoptionsklausel hat eine kontroverse wissenschaftliche Diskussion ausgelöst. W. Schmitthenner, Octavian und das Testament Caesars. Eine Untersuchung zu den politischen Anfängen des Augustus, München 1973 (2. Aufl.), 44ff. bestreitet, dass es sich um eine Adoption im Rechtssinne gehandelt habe, und spricht von einer an die Annahme des Erbes geknüpften Bedingung der Namensübernahme; vgl. auch Chr. Kunst, Adoption und Testamentadoption in der Späten Republik, Klio 78, 1996, 87–104. Wahrscheinlich ist, dass im ersten Jahrhundert v.Chr. kein Unterschied mehr zwischen der Adoption unter Lebenden und der Namensübertragung durch testamentarische Verfügung gemacht wurde. In Cic. off. III, 74 wird ein Parallelfall erwähnt: vgl. die ausführliche Erörterung der Adoptionsfrage bei J. Bleicken, Augustus, 692ff.

[8] Nic. Dam. Vita Caes. 52–53.

[9] Der Umstand, dass der neunzehnjährige Octavian den kühnen Entschluss fasste und ihn mit einer Meisterschaft umsetzte, die einem erfahrenen großen Politiker zur Ehre gereichen würde, war vielen Beobachtern ein Rätsel und hat A. Alföldi, einen der berühmtesten Althistoriker des vergangenen Jahrhunderts, zu der Ansicht gebracht, dass

einer der engsten Mitarbeiter Caesars, Cornelius Balbus, der *spiritus rector* seines politischen Aufstiegs und seines politischen Ziels – gemeint ist die Monarchie Caesars, so wie Alföldi sie sich denkt – gewesen sei: Oktavians Aufstieg zur Macht, Bonn 1976. Diese Hypothese ist weder beweisbar noch wahrscheinlich, ganz abgesehen davon, dass Octavian in der Ausnutzung des Kapitals, das ihm der Name und das Erbe Caesars in die Hand gespielt hatten, ganz flexibel verfuhr und sich nicht an der Zielvorstellung orientierte, die Alföldi ihm unterstellen möchte.

10 700 Mio. sollen im Tempel der Ops thesauriert gewesen sein: Cic. Phil. V, 11; Vell. Paterc. II, 60,4; vgl. II, 93, und 100 Mio. im Haus Caesars: Plut. Cic. 43,8; Plut. Ant. 15,1; Cass. Dio XLVI, 23, 1–2.

11 Nic. Dam. Vita Caes. 55; vgl. auch die etwas abweichende Version bei App. b. c. III, 39.

12 Vgl. W. Schmitthenner, a. a. O. (s. oben Anm. 7) 87.

13 Nic. Dam. Vita Caes. 56–57.

14 Hauptquelle für die verwendeten Daten und Fakten sind Cic. Att. XIV, 5,3; 10,3; 11,2; 12,2; 20,5 und XV, 2,3.

15 Cic. Att. XIV, 5,3.

16 Cic. Att. XIV, 6,1.

17 Cic. Att. XIV, 10,3.

18 Cic. Att. XIV, 11,2.

19 Cic. Att. XIV, 12,2.

20 Cic. Att. XIV, 20,5; vgl. 21,4.

21 Cic. Att. XV, 2,3.

22 App. b. c. III, 40f.

23 Cic. Att XIV, 8,1 vom 15. April; Cic. Phil. I, 1; App. b. c. III, 6–9.

24 Nach Cic. Phil. V, 10 war das Gesetz unter Gewaltanwendung und gegen die Auspizien verabschiedet worden und sollte neu beschlossen werden.

25 Die Ereignisse waren am 1. Mai Cicero in Puteoli bekannt (Cic. Att. XIV, 15), gehören also in die letzten Apriltage.

26 Vell. Paterc. II, 59,6 sowie Suet. Aug. 95.

27 App. b. c. III, 50–76.

28 App. b. c. III, 77–86.

29 Cass. Dio XLIV, 35,3 = Malcovati, 86 (F V) entnahm, vermutlich mittelbar, die Angabe dieses Betrags der Autobiographie des Augustus, verwechselt jedoch die Abschlagszahlung mit der Höhe des im Testament ausgesetzten Legats.

30 Cass. Dio XLV, 5,3–4.

31 Vgl. H. Gesche, Die Vergottung Caesars, Frankfurter Althistorische Studien 1, Kallmünz 1968, 68ff.

32 App. b. c. III, 105–110; schon vorher hatte Antonius mitverhindert, dass Octavian die Insignien Caesars bei den im Mai stattfindenden Spiele zu Ehren der Göttin Ceres ausstellen konnte: vgl. Cic. Att. XV, 3,2 vom 22. Mai.

33 Plin. n. h. II, 93 = Malcovati, 86f. (F VI). Den knappen und nüchternen Worten, mit denen der Nutznießer des Volksglaubens das Schlüsselereignis würdigt, fügt der Gewährsmann in § 94 den aufschlussreichen Kommentar hinzu: „Dies sind seine für die Öffentlichkeit bestimmten Worte; mit umso größerer Freude aber deutete er das Ereignis so: dass der zu den Sternen versetzte Caesar für ihn aufgegangen sei und er mit ihm aufgehe – und wenn wir die Wahrheit bekennen wollen, so war das die Rettung der ganzen Welt."

34 Nic. Dam. Vita Caes. 115–119; App. b. c. III, 111–119.

35 Suet. Aug. 10,2 10,2; Cass. Dio XLVI, 6,3 und App. III, 120–123.

36 Cic. Att. XV, 9,1; 11,1f. Die Zuweisung dieser außerordentlichen Beauftragung, die

von den Betroffenen, aber auch von Cicero für unwürdig ihres Ranges angesehen wurde, fand am 5. Juni per Senatsbeschluss statt.

[37] App. b. c. III, 29; 42.

[38] Cic. fam.XI, 3 vom 4. August, Brief der beiden Praetoren an den Konsul, mit dem der Austausch von Edikten und Briefen ein Ende fand: vgl. dazu M. Gelzer, RE X, 998.

[39] Die Quellen zu den betreffenden Gesetzen verzeichnet G. Rotondi, Leges publicae populi Romani, Mailand 1912 (ND Hildesheim 1990), 431–433.

[40] Cic. fam. XII, 23,2 vom 10. Oktober 44; vgl. App. b. c. III, 156–163.

[41] Das Datum gibt Cic. fam. XII, 23,2.

[42] App. b. c. III, 175–178; Cass. Dio XLV, 13,2; vgl. Cic. Att. XVI, 8,1.

[43] Cic. Att. XIV, 4,4; vgl. 6,2 und 9,2.

[44] Neben den in Anm. 3 genannten Arbeiten ist auf die zuverlässige, quellengestützte Darstellung von M. Gelzer zu verweisen: RE VII A 1, 1040 ff.; danach auch in: Cicero. Ein biographischer Versuch, Wiesbaden 1969, 341 ff.

[45] In Schriftform als 1. Philippische Rede publiziert.

[46] Die Rede wurde postum veröffentlicht, mit ihrer Niederschrift kompensierte Cicero die tiefe Verletzung, die ihm Antonius mit seiner Senatsrede zugefügt hatte. Die beiden ersten Philippischen Reden sind erst nachträglich in den Zyklus, der ursprünglich mit der dritten begann, eingefügt worden: vgl. W. Stroh, Ciceros demosthenische Redezyklen, Museum Helveticum 40, 1983, 35–50.

[47] Cic. Phil. VIII, 27.

[48] Cic. Att.XV, 12,2 vom 10. Juni 44.

[49] Cic. Att. XVI, 8,1–2 vom 2. oder 3. November 44.

[50] Cic. Att. XVI, 9 vom 4. November.

[51] Cic. Att. XVI, 11,6 vom 5. November.

[52] Cic. Att. XVI, 15,3.

[53] App. b. c. III, 164–174; Cass. Dio XLV, 12,3–6.

[54] Zu den versprochenen Summen s. App. b. c. III, 197.

[55] Entgegen der von W. Sternkopf, Die Verteilung der römischen Provinzen vor dem Mutinensischen Krieg, Hermes 47, 1912, 321- 401 begründeten Auffassung hat W. Stroh gezeigt, dass Antonius bei dieser Gelegenheit die Provinzen der Caesarmörder Marcus Brutus, des Cassius und des Trebonius keineswegs neuen Statthaltern zuweisen ließ und damit die Feindseligkeiten gegen sie begonnen hat: Die Provinzverlosung am 28. November 44, Hermes 111, 1983, 452–458.

[56] Vgl. dazu P. Herrmann, Der römische Kaisereid., 60–66 (mit Angabe der Quellen).

[57] Das entscheidende Zeugnis ist Cic. Att. XVI, 15,3, geschrieben einige Tage nach dem 12. November: „Aber wie du schreibst, als sicherste Probe sehe ich den Tribunat unseres Casca an, dazu habe ich Oppius gesagt, als er mich aufforderte, den jungen Mann und sein ganzes Anliegen samt der Veteranenschar zu meiner Sache zu machen, dass ich das keinesfalls tun könne, bevor nicht evident sei, dass er den Tyrannenmördern nicht nur nicht feind, sondern sogar freundlich gesinnt sei. Als er sagte, so werde es sein, sagte ich: ‚Warum eilen wir also? Er benötigt vor dem 1. Januar meine Dienste nicht, wir aber werden seine Gesinnung vor den Iden des Dezember (dies ist der 13.: am 10. des Monats traten die Volkstribunen des Jahres 43 ihr Amt an) am Fall Casca erkennen.‘ Er stimmte mir voll und ganz zu."

[58] Cic. fam. XI,5 und 7, geschrieben nach dem 9. und vor dem 20. Dezember 44.

[59] Cic. fam. X, 3,3 mit der in ehrerbietigem Ton gehaltenen diplomatischen Antwort in 10,4.

[60] Cic. fam. XI, 5 vom 9. Dezember an Decimus Brutus.

[61] Cic. fam. XI, 7. Neben den sonst unbekannten Vertrauensleuten des Brutus nennt

Cicero als weitere Teilnehmer zwei Angehörige der Nobilität: Lucius Scribonius Libo und Servius Sulpicius Rufus, den Sohn des Konsuls von 51 v. Chr.

[62] Cic. fam. XI, 6,2 und Phil. III, 8.

[63] Vgl. den vom Senat angenommenen Beschlussantrag in Cic. Phil. III, 37–39.

[64] Der Beschlussantrag Ciceros vom 1. Januar (Cic. Phil. V, 46) sah die Verleihung eines propraetorischen Imperiums, die Aufnahme in den Senat mit dem Recht, sein Votum in der Rangklasse der Praetorier abzugeben, und die Erteilung des Privilegs, bei der Ämterbewerbung so berücksichtigt zu werden, wie wenn er im letzten Jahr die Quaestur bekleidet hätte. Octavians Stiefvater Lucius Marcius Philippus sowie zwei weitere Konsulare, Servius Sulpicius Rufus und Publius Servilius Isauricus überboten Cicero mit zusätzlichen Anträgen: dass sich Octavian zehn Jahre früher als gesetzlich erlaubt um Ämter bewerben, dass er in der höchsten Rangklasse, der konsularischen, sein Votum abgeben dürfe und dass er mit einer vergoldeten Reiterstatue von Staats wegen ausgezeichnet werde: vgl. Aug. R. G. 1 und Cic. Brut. I, 15,7; Phil. VI, 6; VII, 10 f.; XIII, 8; App. b. c. III, 206 f. sowie Cass. Dio XLVI, 39,2 f.

[65] Vgl. die Eintragung zum 7. Januar im Feriale Cumanum: ILS 108.

[66] Cic. Phil. VII, 13; X, 21.

[67] Cic. Phil. VI, 4 und 9.

[68] Antonius' Forderungen werden in Cic. Phil. VIII, 25–27 aufgelistet und bekämpft.

[69] Der Beschluss erging am 2. Februar: Die Datierung ergibt sich aus § 1 der am 3. Februar gehaltenen 8. Philippischen Rede.

[70] Cic. Phil. VII, 11 f.; VIII, 6; X, 16; XIV, 4.

[71] App. b. c. III, 65.

[72] Cic. Phil. VIII, 6; vgl. Cic. fam. XII, 5,2.

[73] Zur Würdigung der Leistung Ciceros s. D. Stockton, Cicero. A Political Biography, Oxford 1971, 303 ff. und Chr. Habicht, Cicero der Politiker, München 1990, 100 ff.

[74] Die Briefe sind verlorengegangen und nur noch in Zitaten greifbar, deren Erhaltung dem Interesse von Grammatikern an gewissen sprachlichen Formulierungen verdankt wird: Sie sind gesammelt in der Oxfordausgabe von W. S. Watt, M. Tulli Ciceronis Epistulae, Vol. III, Fragmenta Epistularum,. Ad Caesarem Iuniorem.

[75] Cass. Dio XLVI, 36,3.

[76] Cass. Dio XLVI, 36,4 f.

[77] Cic. fam. XII, 4,2 an C. Cassius vom 2. Februar.

[78] Cic. fam. XII, 5,1.

[79] Wortlaut des Antrags in Cic. Phil. X, 25 f.

[80] Cic. Phil. XI, 2.

[81] Wortlaut des Antrags in Cic. Phil. XI, 29–31.

[82] Cic. fam. XII, 14,4; Cass. Dio XLVII, 29,5.

[83] Cic. Phil. XI, 36–39.

[84] Cic. Phil. XIII, 30.

[85] Cic. Phil. XIII, 22–48.

[86] Vgl. Cic. Phil. V, 43 f.; 49–51

[87] Am 16. April gab Servius Sulpicius Galba, der an dem Kampf teilgenommen hatte, Cicero einen schriftlichen Bericht: Cic. fam. X, 30. Eine moderne Darstellung der Schlacht gibt H. Frisch, Cicero's Fight for the Republic, Copenhagen 1946, 267 ff.

[88] Cic. fam. XI, 3,1 f.

[89] Cic. Phil. XIV, 28 und die Eintragungen im Feriale Cumanum (ILS 108) zum 14. und 15. April.

[90] Suet. Aug. 10,4.

[91] Suet. Aug. 10,4.

[92] Cic. Brut. 1,3a = Shackleton Bailey 8.

[93] Zu den Beschlüssen des Senats und den Zurücksetzungen Octavians s. Cass. Dio XLVI, 39,1–41,5; zu den beiden Kommissionen App. b. c. III, 334–336 und 354 f.

[94] Plut. Cic. 45,6 = Malcovati, 88 f. (F IX).

[95] Vgl. Brutus' Berichte an Cicero vom 29. April und 5. Mai: Cic. fam. XI, 9 und 10,3–5.

[96] Cic. fam. XI, 11,1.

[97] Vgl. den Bericht des Munatius Plancus vom 6. Juni und die Mitteilung des Lepidus an den Senat: Cic. fam. X, 23 und 35.

[98] Zu den Einzelheiten dieser Bemühungen vgl. M. Gelzer, Cicero. Ein biographischer Versuch, Wiesbaden 1969, 395 f.

[99] Cic. fam. XI, 20,1; zu der Zehnerkommission, es handelt sich um die in App. b. c. III, 334–336 genannte (vgl. oben Anm. 34) s. den Kommentar von D. R. Shackleton Bailey zur Stelle: Cicero, Ad Familiares II, 541).

[100] Cic. fam. XII, 10,1; X, 24,4; Cass. Dio XLVI, 42,1; 51,4 f.; App. b. c. III, 382; Vell. Paterc. II, 64,3.

[101] Das Datum ist errechnet nach dem Bericht des Plancus in Cic. fam. X, 23,3; vgl. XI, 13a.

[102] Cic. Brut. I, 4a,2 f. = 11 Shackleton Bailey.

[103] Cic. Brut. I, 10,2 f. = 17 Shackleton Bailey.

[104] Cic. Brut. I, 14,2 = 22 Shackleton Bailey vom 14. Juli (vgl. auch die im Juni geschriebenen Briefe, Cic. Brut. I, 10,1 und I, 9,3 = 17 und 18 Shackleton Bailey) und fam. XII, 10,2–4 an Cassius von Anfang Juli; vgl. App. b. c. III, 350.

[105] Cic. fam. X, 26,3; vgl. Brut. I, 14,3 = 22 Shackleton Bailey.

[106] Cic. fam. XI, 14,3; App. b. c. III, 351.

[107] Plut. Cic. 45,5 = Malcovati, 88 f. (F IX).

[108] Cic. Brut. I, 18,3 vom 27. Juli = 24 Shackleton Bailey; vgl. fr. 11;14; 28 und 29 der Briefe Ciceros an Octavian.

[109] Cic. Brut. I, 10,3 = 17 Shackleton Bailey.

[110] Cass. Dio XLVI, 42,3 und App. b. c. III, 337–339 mit falscher chronologischer Einordnung.

[111] Cass. Dio XLVI,42, 4–43,2; App. b. c. III, 361 f.; Suet. Aug. 26,1.

[112] Cass. Dio XLVI, 44,2 f.; App. III, 370.

[113] Cass. Dio XLVI, 44,4 f.; App. b. c. 3, 371–376.

[114] App. b. c. III, 378 und Cass. Dio XLVI, 45,2.

[115] App. b. c. III, 382.

[116] Cass. Dio XLVI, 45,3–46,1; App. b. c. III, 388. Zum Datum, zufällig auch das Todesdatum im Jahre 14 n. Chr., s. Tac. ann. I, 9,1 und Cass. Dio LVI, 30,5; zu den Wahlregularien vgl. J. Jahn, Interregnum und Wahldiktatur, Frankfurter Althistorische Studien 3, Kallmünz 1970, 188–190.

[117] Pedius ist bereits für das Jahr 57 als Legat Caesars bezeugt (Caes. B. G. II, 2,1 und 11,3), er war also bedeutend älter als Octavian: vgl. F. Münzer, Aus dem Verwandtenkreis Caesars und Octavians, Hermes 71, 1936, 226–230.

[118] Ad Caesarem Iuniorem 23 B (Watt) = Nonius, p. 436, 17.

[119] Cass. Dio XLVI, 47,4 und App. b. c. III, 389 f.

[120] App. b. c. III, 392 f.; zum Folgenden s. K. Bringmann, Der Prozeß gegen die Caesarmörder. Von der Amnestie zum politischen Schauprozeß, in: U. Schultz (Hrsg.), Große Prozesse. Recht und Gerechtigkeit in der Geschichte, München 1996, 32–40 mit 448.

[121] App. b. c. III, 396–398.

[122] Zu den Verhandlungen der Drei und den schriftlich niedergelegten Ergebnissen s. App. b. c. IV, 2–3 und Cass. Dio XLVI, 55,1–5.

[123] Zum Zweiten Triumvirat als einer kollektiven Bürgerkriegsdiktatur vgl. K. Bringmann, Das Zweite Triumvirat. Bemerkungen zu Mommsens Lehre von der außerordentlichen konstituierenden Gewalt, in: P. Kneissl/V. Losemann (Hrsg.), Geschichte und Wissenschaftsgeschichte. Festschrift K. Christ, Darmstadt 1988, 22–38 (= Bringmann, Ausgewählte Schriften, Frankfurt 2001, 257–270) und J. Bleicken, Zwischen Republik und Prinzipat. Zum Charakter des Zweiten Triumvirats, Abh. Akad. Wiss. Göttingen, philol.-hist. Kl., 3. Folge Nr. 185.

[124] Zu Ciceros Ende vgl. M. Gelzer, Cicero. Ein biographischer Versuch, Wiesbaden 1969, 407f. und H. Homeyer, Die antiken Berichte über den Tod Ciceros und ihre Quellen, Deutsche Beitr. z. Altertumswissenschaft 18, Baden-Baden 1964.

[125] Suet. Aug. 62,1; vgl. Cass. Dio XLVI, 56,3. Die Verlobung mit Servilia, der Tochter des Publius Servilius Isauricus, hatte ein politisches Bündnis besiegelt, das seine Spitze gegen Antonius gerichtet hatte. So war es bei Abschluss des Zweiten Triumvirats nur folgerichtig, dass die Soldaten die Auflösung der Verlobung und die Heirat mit Antonius' Stieftochter verlangten. Clodia stammte aus der ersten Ehe der Fulvia mit Publius Clodius Pulcher, dem persönlichen Feind Ciceros und Volkstribun von 58, der bis zu seinem gewaltsamen Tod im Jahre 52 die stadtrömische Politik in Atem gehalten hatte.

[126] App. b. c. IV, 27.

[127] App. b. c. IV, 20: Ausführlich zu den Proskriptionen mit Schilderung zahlreicher Einzelfälle App. b. c. IV, 16–26 und 28–224 (die Parallelüberlieferung bei Bleicken, Augustus, 707): vgl. H. Bengtson, Zu den Proskriptionen der Triumvirn, SB Bayer. Akad. Wiss., phil.-hist. Kl. 1972, Heft 3 sowie das Buch von F. Hinard, Les proscriptions de la Rome republicaine, Rom 1985, 264ff. mit einer Liste der namentlich bekannten Opfer der Proskriptionen.

[128] Seinen Niederschlag hat dies in der ungewöhnlich großen Zahl von Schatzfunden in Italien gefunden, die zwischen 45 und 41 v. Chr. vergraben worden sind: vgl. M. Crawford, Papers of the British School at Rome 37, 1969, 76–81.

[129] App. b. c. IV, 135–146; V,282; Cass. Dio XLVII, 16f.

[130] App. b. c. IV, 26.

[131] Suet. Aug. 27,1; App. b. c. IV, 47; vgl. Val. Max. IX, 11,5. Von Unterschlagungen der Vormünder des minderjährigen Gaius Octavius ist in Nic. Dam., Vita Caes. 1,3 die Rede.

[132] S. 80 mit Anm. 187.

[133] Bruchstücke der Inschrift in CIL VI, 1527 und 37053 sowie AE 1951,2; neue Edition mit Übersetzung und Kommentar: D. Flach, Die sogenannte Laudatio Turiae, Darmstadt 1991. In dieser Ausgabe findet sich der Passus, auf den oben Bezug genommen wird, in II,1–18. Die Identifikation des Ehepaares mit Quintus Lucretius Vespillo, Konsul 19 v. Chr., und Turia ist aufgrund von App. b. c. IV, 189–192 möglich, aber nicht zwingend.

[134] Zeilen 11–18 in der Übersetzung von D. Flach.

[135] Hauptquelle ist App. b. c. IV, 226–242.

[136] Zur Fahrt der Flotte des Salvidienus nach der Seeschlacht in der Straße von Messina vgl. V. Gardthausen, Augustus und seine Zeit II 1, 61 (Anm. 20).

[137] Hauptquelle ist App. b. c. IV, 243–347; eine quellennahe Darstellung unter Benutzung auch der Parallelüberlieferung bietet V. Gardthausen, Augustus und seine Zeit I 1, 148–165 und II 1, 61–73 (Anmerkungen).

[138] Hauptquelle für den Feldzug von Philippi ist App. IV, 423–581; vgl. wiederum die sorgfältige, quellennahe Darstellung von V. Gardthausen, a. a. O. I 1, 166–178 und II 1, 73–82 (Anmerkungen).

[139] Karten zur Schlacht bei J. Kromayer/G. Veith, Schlachtenatlas, 115ff. mit Blatt 23,6.

[140] Das Datum ist durch den Neufund eines Fragments des Kalenders von Praeneste bekannt geworden: O. Marucchi, Un nuovo frammento del calendario di Verrio Flacco, Notizie degli Scavi di Antichità 18, 1921, 277–283

[141] Plut. Brut. 41,5 = Malcovati, 90 (F. XII); vgl. Suet. Aug. 91,1; Cass. Dio XLVII, 41,3.

[142] Plin. n. h. VII, 148.

[143] App. b. c. IV, 479–488.; vgl. Plut. Brut. 47.

[144] Suet. Aug. 13; vgl. Cass. Dio XLVII, 49,2.

[145] Plut. Ant. 22,6.

[146] App. b. c. V, 10–14.

[147] Dieses Kapitel ist den sechs Jahren (41 – 36 v. Chr.) gewidmet, in denen Octavian die Herrschaft im Westen des Römischen Reiches gewann. Hauptquelle ist Appian, dessen Darstellung in b. c. V, 45–549 möglicherweise auf das Geschichtswerk des Asinius Pollio zurückgeht: in diesem Sinn zuletzt: M. Hose, Erneuerung der Vergangenheit. Die Historiker im Imperium Romanum von Florus bis Cassius Dio, Stuttgart 1994, 259 ff. Sicher ist dies freilich nicht. Hinzu kommen Cass. Dio XLVIII, 1 – XLIX, 18 und für Einzelheiten die pauschal gehaltenen Übersichten bei Vell. Paterc. II, 74–81 und Suet. Aug. 14–16.

[148] App. b. c. V, 45 und Cass. Dio XLVIII, 3,1.

[149] App. b. c. IV, 362.

[150] Vgl. L. Keppie, Colonisation and Veteran Settlement in Italy 47 – 14 B.C., London 1983, 58 ff.

[151] Zu den Zahlen vgl. P. Brunt, Italian Manpower, Oxford 1971, 326 ff. und 488 ff. sowie L. Keppie (wie Anm. 150).

[152] Vgl. L. Keppie (wie Anm. 4), 190 ff.

[153] Prop. IV, 1,127–130.

[154] Hor. ep. II, 2,49–52.

[155] Verg. Buc. IX, 2–6. Zur 9. und 1. Ekloge, deren zeitgeschichtlicher Hintergrund die Enteignungen und Veteranenansiedlungen des Jahres 41 sind, vgl. F. Leo, Vergils erste und neunte Ekloge, Hermes 38, 1903, 1–18 und C. Becker, Virgils Eklogenbuch, Hermes 83, 1955, 314–349. Die erste Ekloge, ein Zwiegespräch zwischen zwei Hirten, von denen der eine von seinem Land vertrieben und dem anderen durch das Eingreifen eines „göttlichen Jünglings" im fernen Rom der Besitz gerettet wird, ist unter Berufung auf Angaben der Vergilviten (Vita Donati 65–70 und Vita Probi 6–8) autobiographisch gedeutet worden. Demnach wurde dem Dichter durch Vermittlung des Asinius Pollio, Alfenus Varus und Cornelius Gallus der bereits enteignete Landbesitz von Octavian restituiert. Ob diese Nachricht auf authentischer Überlieferung beruht oder aus der ersten Ekloge herausgesponnen ist, lässt sich jedoch nicht mit Sicherheit entscheiden: vgl. W. Suerbaum, s. v. Vergilius Maro, P., in: Der neue Pauly 12.2 (2003), 43.

[156] App. b. c. V, 47.

[157] App. b. c. V, 47 und 53.

[158] App. b. c. V, 54.

[159] App. b. c. V, 55–59; zur Ansiedlung der einzelnen Veteranenverbände durch Beauftragte der beiden Triumvirn s. V. Gardthausen, Augustus und seine Zeit I.1, 189 f. und L. Keppie (wie Anm. 4).

[160] App. b. c. V, 74–78; Cass. Dio XLVIII, 6,4–7,3.

[161] App. b. c. V, 79–81.

[162] Zu den Vermittlungsbemühungen und ihrem Scheitern s. App. b. c. V, 82–94.

[163] Erhalten bei Mart. XI, 21 = Malcovati, 1 f. (F IV): vgl. dazu U. Walter, M. Valerius Martialis, Epigramme, 1996, 249 ff. Eine ähnlich derbe Androhung sexueller Unterwerfung enthält eine Aufschrift der bei der Belagerung von Perusia von Octavians Soldaten

verwendeten Schleuderbleie (CIL XI, 6721 nr. 14): „L. Antonius, du Glatzkopf, und Fulvia, macht euren Hintern weit!"

[164] Zur Zahl der unter Waffen stehenden Legionen s. App. b. c. V, 95–97 und Vell. Paterc. II, 76,2.

[165] App. b. c. V, 100.

[166] App. b. c. V, 104.

[167] App. b. c. V, 105.

[168] App. b. c. V, 106.

[169] App. b. c. V, 115.

[170] App. b. c. V, 116.

[171] App. b. c. V, 117 f.

[172] App. b. c. V, 119–121.

[173] Zum Perusinischen Krieg vgl. E. Gabba, The Perusine War and Triumviral Italy, in: HSClPh 75, 1971, 139–160. Die militärischen Operationen, die mit der Kapitulation des Lucius Antonius in Perusia endeten, werden ausführlich von App. b. c. V, 121–207 geschildert.

[174] App. b. c. V, 176–191 = Malcovati, 91–93 (F XIII).

[175] Suet. Aug. 15; dort findet sich auch die haltlose Verdächtigung, dass Octavian den Krieg in der Absicht begonnen habe, dass seine versteckten Feinde sich offenbarten und er dann nach ihrer Vernichtung und Enteignung in der Lage sei, die den Veteranen versprochenen Belohnungen zu zahlen.

[176] App. b. c. V, 207.

[177] App. b. c. V, 213–215; vgl. Cass. Dio XLVIII, 20,3.

[178] Cass. Dio XLVIII, 25,1–27,5.

[179] App. b. c. V, 217 f.

[180] App. b. c. V, 212 und 231–234.

[181] App. b. c. V, 219–223; zur nichtvollzogenen Ehe mit Clodia s. Suet. Aug. 62,1.

[182] Zu den Ereignissen von Antonius' Landung bei Brundisium bis zu den Verhandlungen zwischen ihm und Octavian, die zum Vertrag von Brundisium führten, vgl. App. b. c. V, 235 – 250.

[183] Zum Folgenden vgl. App. b. c. V, 251–271.

[184] App. b. c. V, 272–276; Cass. Dio XLVIII, 28,3–30,1 und Plut. Anton. 30 f.

[185] App. b. c. V, 278 f.; vgl. Cass. Dio XLVIII, 33,1–3; zum Verfahren gegen Salvidienus vgl. R. A. Baumann, The crimen maiestatis in the Roman Republic and Augustan Principate, Johannisburg 1967, 177 f.

[186] App. b. c. V, 280–289; vgl. Cass. Dio XLVIII, 31,5 f.

[187] App. b. c. V, 297–313; Cass. Dio XLVIII, 36–38.

[188] Die Äußerung zitiert Suet. Aug. 62,2.

[189] Zu Livia s. L. Ollendorf, Livia, in: RE XIII, 1926, 900–924 und C.-M. Perkounig, Livia Drusilla – Iulia Augusta, Köln – Wien 1995.

[190] Zitiert in Cass. Dio XLVIII, 44,5.

[191] Suet. Calig. 23,2.

[192] Zum Sizilischen Krieg sind die Hauptquellen App. b. c. V, 325–507 und Cass. Dio XLVIII, 45,4-XLIX, 11,1.

[193] Zur Anlage des Hafens, dessen Lage der Geograph Strabo in augusteischer Zeit beschrieben hat (V, 4,5 f.), vgl. R. F. Paget, The Ancient Ports of Cumae, JRS 58, 1968, 162 ff.

[194] App. b. c. V, 336.

[195] Zum Vertrag von Tarent s. App. b. c. V, 389–399, Cass. Dio XLVIII, 54 und Plut. Anton. 36; zu Verhandlungen mit Antonius hatte Octavian seinen Freund Maecenas und

Cocceius Nerva nach Tarent entsandt; die Reise hat der Dichter Horaz im Gefolge der beiden Gesandten mitgemacht und in der 5. Satire des ersten Buches, dem *Iter Brundisinum*, beschrieben.

[196] App. Illyr. 28; vgl. Fasti Capitol. zum Jahr 37 (Inscr. Italiae XIII 1, p. 59).

[197] Plin. n. h. VII, 148; vgl. App. b. c. V, 449–472 und Cass. Dio XLIX, 5,3–5.

[198] Zur Katastrophe des Lepidus sind die Hauptquellen App. b. c. V, 506–524 und Cass. Dio XLIX, 11,2–12,4.

[199] App. b. c. V, 528 – 536 und Cass. Dio XLIX, 13,1–14,3.

[200] Aug. R. G. 25; vgl. App. b. c. V, 544 f.

[201] App. b. c. V, 547.

[202] App. b. c. V, 548.

[203] App. b. c. V, 538–543 und Cass. Dio XLIX, 15.

[204] Quellen zu dem gescheiterten Feldzug sind Plut. Anton. 37–52 (wahrscheinlich nach der Darstellung des Quintus Dellius, der den Feldzug mitgemacht hatte) und Cass. Dio XLIX, 24–31: ausführliche moderne Darstellungen anhand der Quellen geben V. Gardthausen, Augustus und seine Zeit I, 240 ff. und J. Kromayer, Der Partherfeldzug des Antonius, in: Hermes 31, 1896, 70–104 sowie Kromayer/Veith, Schlachten-Atlas, 121 ff. mit Blatt 24,7. Allgemein zur Partherpolitik des Antonius: A. S. Schieber, Antony and Parthia, in: Rivista Storica dell'Antichità 9, 1979, 105–124.

[205] Quellen zum Ende des Sextus Pompeius sind App. b. c. V, 550–600 und Cass. Dio XLIX, 17,1–18,5.

[206] Caes. B. G. VIII, 24,3.

[207] App. Illyr. 12; über das Illyricum zur Zeit Caesars (59 – 44 v. Chr.) s. Ph.-St. Freber, Der hellenistische Osten und das Illyricum unter Caesar, Palingenesia XLII, Stuttgart 1993, 167 ff. mit Quellen und älterer Literatur.

[208] App. Illyr. 13; App. b. c. V, 75; Cass. Dio XLVIII, 41,7

[209] Zum Illyrischen Krieg Octavians sind die Hauptquellen App. Illyr. 52–83 und Cass. Dio XLIX, 35–37; zu den einzelnen Feldzügen s. G. Veith, Die Feldzüge des C. Iulius Caesar Octavianus in Illyrien in den Jahren 35–33 v. Chr., in: Schriften der Balkankommission. Antiquarische Abt. VII, 1914 (mit Karten) sowie Kromayer/Veith, Schlachtenatlas, 117 ff. mit Blatt 24, 1–5; zu den Zielen und dem Ergebnis des Krieges vgl. W. Schmitthenner, Octavians militärische Unternehmungen in den Jahren 35 – 33 v. Chr., in: Historia 7, 1958, 189–236.

[210] App. Illyr. 20 und 27; Suet. Aug. 20,1.

[211] App. Illyr. 17; Cass. Dio XLIX, 38,3.

[212] Vgl. hierzu H. Buchheim, Die Orientpolitik des Triumvirn M. Antonius, Abhandlungen der Heidelberger Akademie der Wissenschaften 1960, H. 2 und Th. Schrapel, Das Reich der Kleopatra. Untersuchungen zu den „Landschenkungen" Mark Antons, Trier 1996 sowie J. Bleicken, Augustus, 257 ff. mit 718 f.

[213] Cass. Dio XLIX, 33,3 f.

[214] Hauptquellen sind Cass. Dio XLIX, 41,1–6 und Plut. Anton. 54,3–6; zu der Proklamation im Gymnasium von Alexandria und ihren politischen Folgen s. M. Clauss, Kleopatra, München 1995, 68 ff.

[215] Plut. Anton. 54,3–5. Bei der Tiara handelt es sich um eine zinnenartige, mit Sternen geschmückte Kopfbedeckung, die den iranischen Herrschern vorbehalten war, bei dem Petasos um einen breitkrempigen Hut, der mit einem Diadem versehen Teil der makedonischen Königstracht war.

[216] Suet. Aug. 69,2.

[217] Suet. Aug. 69,1.

[218] Vgl. hierzu K. Scott, The Political Propaganda of 40 – 30 B.C., in: Memoirs of the

American Academy in Rome 11, 1933, 7–49; J. R. Johnson, Augustan Propaganda, Ph. D., University of California L.A. (Mikrofilm), 78ff. und H. Sonnabend, Fremdenbild und Politik. Vorstellungen der Römer von Ägypten und dem Partherreich in der späten Republik und frühen Kaiserzeit, Stuttgart 1986, 49ff.

219 Zu den wechselseitigen politischen Forderungen und Vorwürfen s. Cass. Dio L, 1,2–2,1 und Plut. Anton. 55,1 f.

220 Zur Kontroverse über Caesars Vaterschaft s. Suet. Caes. 52,1–3.

221 Suet. Aug. 68.

222 Suet. Aug. 16,2.

223 Suet. Aug. 70, 1 f.

224 Plin. n. h. XIV, 148; ob Antonius seine Sucht mit seiner Nähe zu Dionysos, Herakles und Alexander dem Großen in Zusammenhang brachte, wie G. Marasco, Marco Antonio „Nuovo Dionisio" e il De sua ebrietate, in: Latomus 51, 1992, 538–548 behauptet, steht dahin.

225 Suet. Aug. 86,2 f.

226 Zu den Ereignissen zum Jahresbeginn s. Cass. Dio L, 2,2–7; zu den verfassungsrechtlichen Implikationen, die sich aus dem Erlöschen der triumviralen Amtsgewalt ergaben, vgl. J. Bleicken, Zwischen Republik und Prinzipat. Zum Charakter des Zweiten Triumvirats, Abhandlungen der Akademie der Wissenschaften in Göttingen, Philol.-hist. Klasse III. Folge, Nr. 185, Göttingen 1990, 65ff.

227 Cass. Dio L, 2,5 f.

228 Plut. Anton. 58 und Cass. Dio L, 10,3–6.

229 Hor. od. I, 37,6–8.

230 Plut. Anton. 57,4; Liv. Perioch. CXXXII.

231 Cass. Dio L, 3,1–4,2; 5,1–4; Plut. Anton. 58,4–11 und Suet. Aug. 17; negatives Urteil über die Überläufer bei Vell. Paterc. II, 83.

232 Vgl. K. Kraft, Der Sinn des Mausoleums des Augustus, in: Historia 16, 1967, 189ff.; zu Bau und Gelände s. Th. Schäfer, in: K. Bringmann/Th. Schäfer, Augustus und die Begründung des römischen Kaisertums, 175–179 mit Literatur und Skizzen.

233 Cass. Dio LI, 4,6–8.

234 Cass. Dio L, 4,1–5; Plut. Anton. 60,1.

235 Cass. Dio L, 5,4.

236 Aug. R. G. 25; die Interpretation folgt P. Herrmann, Der römische Kaisereid, 78–89.

237 Cass. Dio L, 6,3 und Suet. Aug. 17,2.

238 R. K. Sherk, Roman Documents, Nr. 58; dt. Übersetzung in: H. Freis, Historische Inschriften zur römischen Kaiserzeit, Darmstadt 1984, Nr. 24.

239 Neue Edition der betreffenden Inschriften in: J. Reynolds, Aphrodisias and Rome, London 1982, Nr. 6–13; dt. Übersetzung in: H. Freis (wie Anm. 34), Nr. 21–23.

240 Cass. Dio L, 9,5 f. = Malcovati, 39 (F LXIV) und Plut. Anton. 62.

241 Grundlegend zum Feldzug und zur Schlacht von Actium sind die Arbeiten von J. Kromayer: Die Vorgeschichte des Krieges von Actium, Hermes 33, 1898, 13–70; Der Feldzug von Actium und der sogenannte Verrath der Cleopatra, Hermes 34, 1899, 1–54 sowie Actium. Ein Epilog, Hermes 68, 1933, 361–383. Dem Thema hat J. M. Carter ein ganzes Buch gewidmet: Die Schlacht bei Actium, Wiesbaden 1972; verhältnismäßig ausführlich handelt von den militärischen Operationen und der technischen Seite des Kampfes zur See auch J. Bleicken, Augustus, 275ff. mit den Hinweisen auf S. 720.

242 Eine ausführliche Schilderung seiner letzten Lebensmonate findet sich bei Plut. Anton. 67–77.

243 Zum wiederhergestellten Text s. J. M. Carter, A New Fragment of Octavian's In-

scription at Nicopolis, in: ZPE 24, 1977, 227–230; zum Monument s. Th. Schäfer in: K. Bringmann/Th. Schäfer (wie Anm. 29), 182–184 mit Literatur.

[244] Cass. Dio LI, 4,3–8; Suet. Aug. 17,3.

[245] Plut. Anton. 75,1.

[246] Plut. Anton. 80,1 = Malcovati, 75 (F X).

[247] Suet. Aug. 18,1; Cass. Dio LI, 16,5.

[248] Zu den letzten Tagen der Kleopatra vgl. die ausführliche Schilderung in Plut. Anton. 82–86.

[249] Hor. od. I, 37, 21–32.

[250] Zu Kaisarion s. H. Heinen, Caesar und Kaisarion, in: Historia 18, 1969, 181–203.

[251] Ausführlich zur Neuordnung Ägyptens E. G. Huzar, Augustus, Heir of the Ptolemies, in: ANRW II 10,1, 1985, 343–382.

III. Die Errichtung der Monarchie in der wiederhergestellten Republik

[1] Hor. epod. 7 und 16.

[2] Zu Vergils 4. Ekloge existiert eine beinahe schon unübersehbare Sekundärliteratur, die zu einem beträchtlichen Teil der unfruchtbaren Frage nach der Identität des geheimnisvollen Kindes gewidmet ist, von dessen bevorstehender Geburt in dem Gedicht die Rede ist. Wichtiger als diese unbeantwortbare Frage sind die dem Gedicht immanente Friedenssehnsucht, sein prophetischer Gehalt und dessen Verknüpfung mit dem Mythos vom Goldenen Zeitalter: vgl. dazu H. Hommel, Vergils „messianisches" Gedicht, in: Theologia viatorum, Jahrbuch der kirchl. Hochschule Berlin, 2, 1950, 182–212 = ders., Wege zu Vergil, Wege der Forschung XIX, 1966, Darmstadt 1966, 368–415 mit einem Nachtrag 415–425; A. Wallace-Hadrill, The Golden Age and Sin in Augustan Ideology, in: Past and Present 95, 1982, 19–36 sowie W. Krauss, Vergils vierte Ekloge: ein kritisches Hypomnema, in: ANRW 31.1 (1980), 604–645.

[3] Unmittelbar nach der Schlacht von Actium ist das Siegeslied Hor. epod. 9 entstanden, in dem Octavians Sieg höher als die Überwindung Iugurthas und die Vernichtung Karthagos durch Marius beziehungsweise Scipio Aemilianus gewertet wird; nach der Einnahme Alexandrias und dem Selbstmord Kleopatras datiert od. I,37 (s. oben 101 f.). Die oben zitierten Verse stammen aus Verg. Georg. IV, 560–562. Sie reflektieren die Erwartung, dass dem Sieg über Ägypten der Krieg gegen die Parther folgen werde.

[4] Suet. Aug. 28,1.

[5] Zu diesen Erwartungen und Vorstellungen vgl. K. Bringmann, Von der res publica amissa zur res publica restituta. Zu zwei Schlagworten aus der Zeit zwischen Republik und Monarchie, in: J. Spielvogel (Hrsg.), Res publica reperta. Zur Verfassung und Gesellschaft der römischen Republik und des frühen Prinzipats. Festschrift für J. Bleicken zum 75. Geburtstag, Hermes-Sonderband, Stuttgart 2002, 113–123.

[6] Vgl. dazu E. G. Huzar, Augustus, Heir of the Ptolemies, in: ANRW II 10.1, 1985, 343–382.

[7] Nach Cass. Dio LI, 18,2 f. floh Tiridates im Jahre 30 nach Syrien, Octavian gewährte ihm Asyl und handelte mit Gesandten des Partherkönigs aus, dass Phraates den Verzicht auf Unterstützung des geflohenen Thronprätendenten mit der Zusage freundschaftlicher Beziehungen honorierte und einen seiner Söhne unter ehrenvollem Vorwand, der ihm das Odium der Geiselgabe ersparte, in Octavians Obhut gab. Zu Tiridates vgl. M. Karras-Klapproth, Prosopographische Studien zur Geschichte des Partherreiches auf der Grundlage antiker literarischer Überlieferung, Bonn 1988.

[8] Zum Folgenden vgl. G. W. Bowersock, Augustus and the Greek World, Oxford 1965,

42–61; zur Rolle der so genannten Klientelstaaten Kleinasiens im Herrschaftsverband der späten Republik vgl. W. Hoben, Untersuchung zur Stellung kleinasiatischer Dynasten in den Machtkämpfen der ausgehenden Republik, Diss. Mainz 1969.

[9] Cass. Dio LI, 2,1.

[10] Cass. Dio LI, 2,3.

[11] Zu Areios s. oben 27; zur Rolle des Athenodoros in seiner Heimatstadt vgl. Strab. 674 f.; aufschlussreich ist auch der Brief, den Octavian im Jahre 30 an das syrische Rhosos schrieb: Malcovati, 38 (F LXIII). Darin wird Seleukos in einer Weise empfohlen, die ihn zum bevorzugten Mittelsmann zwischen seiner Heimatgemeinde und dem Repräsentanten Roms prädestinierte. „Ihn also empfehle ich euch. Denn solche Männer befördern auch die Bereitschaft zum Wohlwollen gegenüber ihren Heimatstädten. Da ich also alles, was möglich ist, um Seleukos' willen um so lieber (für euch) tun werde, so wendet euch vertrauensvoll mit euren Wünschen an mich" (Zeilen 91–93).

[12] Vgl. hierzu die in Anm. 8 genannte Arbeit von G. W. Bowersock.

[13] H.-Chr. Noeske, Die Münzen der Ptolemäer, Historisches Museum Frankfurt 2000, 25.

[14] Zum Folgenden s. Cass. Dio LI, 17, 6–8.

[15] Cass. Dio LI, 18,1.

[16] Cass. Dio LI, 20,6–9; grundlegend hierzu ist Chr. Habicht, Die augusteische Zeit und das erste Jahrhundert nach Christi Geburt, in: W. den Boer (Hrsg.), Le culte des souverains dans l'empire romain, Entretiens Fondation Hardt XIX, Vandoeuvres-Genève 1973, 55–69.

[17] Zum Folgenden s. Cass. Dio LI, 19, 1–7.

[18] Hierzu und zum Folgenden s. Cass. Dio LI, 20, 1–3.

[19] Zur Rolle der beiden Freunde während seiner Abwesenheit im Osten, zur Überlassung eines Duplikats seines Siegelringes und zur Verwendung einer Geheimschrift s. Cass. Dio LI, 3, 5–7; vgl. Suet. Aug. 88.

[20] Cass. Dio LI, 3,4.

[21] Aug. R. G. 13; die erste Schließung fand am 11. Januar 29 statt (CIL I, p. 230), die zweite datiert in das Jahr 25; das Datum der dritten ist ungewiss.

[22] Cass. Dio LI, 4,6.

[23] Zu den Daten vgl. D. Kienast, Römische Kaisertabelle, 62.

[24] Zum Folgenden s. Cass. Dio LI, 19,1–22,8.

[25] Vgl. Aug. R. G. 15 und 16. Die oben genannten 500 Mio. sind ein Schätzwert. Augustus nennt für die Jahre 30 und 14 v. Chr., in denen Massenansiedlungen von Veteranen vorgenommen wurden, allein die aufgewendete Gesamtsumme in Höhe von 880 Mio., von der 600 Mio. für Landkäufe in Italien und 260 Mio. in den Provinzen ausgegeben wurden. Nach L. Keppie, Colonisation, 75 und 86 erhielten nach Actium ungefähr 50 000 Veteranen Land in Italien, im Jahre 14 zwischen 30 und 35 000. Unter der Voraussetzung, dass dies das Verhältnis aller in beiden Jahren Angesiedelten, der in Italien und der in den Provinzen widerspiegelt, ergibt sich die oben vorgenommene Aufteilung der Gesamtsumme auf die beiden Jahre.

[26] Zum augusteischen Bauprogramm in Rom vgl. Aug. R. G. 19–21 und Suet. Aug. 28,3 mit der Übersicht, die Th. Schäfer, in: K. Bringmann/Th. Schäfer, Augustus und die Begründung des römischen Kaisertums, 78–86 und 224–264 gibt. Dort finden sich die einschlägigen Literaturangaben. Hinzu kommt jetzt D. Favro, Making Rome a World City, in: K. Galinski (Hrsg.), The Cambridge Companion to the Age of Augustus, 234–263.

[27] Suet. Aug. 28,3.

[28] Suet. Aug. 30,2 und Aug. R. G. 21. Der Geldwert der von Sueton erwähnten Weihgeschenke ist mit 116 Mio. Sesterzen höher als der abgerundete Betrag, den Augustus

nennt. Die Gemmen und Perlen stammten vermutlich aus dem Besitz der Kleopatra: vgl. Cass. Dio LI, 22,3.

[29] Cic. De legg. II mit dem Entwurf eines an der traditionellen Staatsreligion angelehnten Entwurfs eines Religionsgesetzes in §§ 19–22.

[30] Zu diesem Aspekt der varronischen Bücher über die *res divinae* vgl. H. D. Jocelyn, Varro's Antiquitates rerum divinarum and Religious Affairs in the Late Roman Republic, in: Bull. of the John Rylands Library 65, 1982, 148–205 und B. Cardauns, Varro und die Römische Religion, in: ANRW 4 II.1.16 (1978), 80–103.

[31] Hor. od. III, 6,1–8.

[32] Cass. Dio LIII, 5,5.

[33] Tac. ann. III, 28,1–2. Zu den weitgehenden Schlussfolgerungen, die P. Grenade, Essai sur les origines du principat, Paris 1961 aus dem Edikt für die Entstehungsgeschichte des Prinzipats gezogen hat, vgl. die Rezension von P. A. Brunt, in: JRS 51, 1961, 236–238.

[34] Zu diesem Unikat, „a coin of the highest historical and constitutional interest", vgl. den ausführlichen Beitrag von J. W. Rich/J. H. C. Williams, Leges et Iura P. R. Restituit: A New Aureus of Octavian and the Settlement of 28–27 BC, in: Numismatic Chronicle 159, 1999, 169 ff.

[35] Zum Zensus des Jahres 69 s. Liv. Perioch. XCVIII und Phlegon, FGrHist 257 F 12,6 und zur Überprüfung der Senatsliste im Jahre 50 Cass. Dio XL, 63,3–64,1 sowie Sall. epist. II,4,2.

[36] Die gegensätzlichen Ratschläge über die künftige Regierungsform, die Cassius Dio im 52. Buch Agrippa und Maecenas in den Mund legt, sind eine Erfindung des Historikers: vgl. J. Bleicken, Der politische Standpunkt Dios gegenüber der Monarchie, Hermes 90, 1962, 444–467.

[37] Die Zahl nach Aug. R. G 8: im Jahre 69 waren nach Phlegon (s. oben Anm. 35) 910 000 Bürger gezählt worden.

[38] Dies gegen P. A. Brunt, Roman Manpower (1971), 113 ff., der den enormen Zahlenunterschied damit erklären möchte, dass auch Frauen und heranwachsende Kinder mitgezählt worden seien. Dafür gibt es weder einen Beleg noch ist die Annahme in sich plausibel. Anders schon T. P. Wiseman, The Census in the First Century B.C., in: JRS 59, 1969, 59–75, bes. 72 ff.

[39] Tac. ann. I, 2,1.

[40] Cass. Dio XLVIII, 31,5.

[41] Zum Folgenden vgl. Cass. Dio LII, 42,1–4 sowie Suet. Aug. 35,1.

[42] Cass. Dio LII, 42,5; die Möglichkeit zur Vermehrung der Patrizier hatte die *lex Saenia* des Jahres 30 geschaffen: vgl. Tac. ann. XI, 25,2. Augustus selbst schreibt, dass er diese Vermehrung „auf Weisung von Volk und Senat" vorgenommen habe: Aug. R. G. 8.

[43] Cass. Dio LII, 42,8.

[44] Hauptquelle ist Cass. Dio LIII, 2,7–13,8. Zu den beiden Staatsakten und ihren Implikationen s. W. K. Lacey, Octavian in the Senate, January 27, in: JRS 64, 1974, 182 ff. sowie ders., Augustus and the Principate. The Evolution of the System (1986), 77–99 und J. Bleicken, Zwischen Republik und Prinzipat (1990), 86 ff.

[45] Aug. R. G. 34.

[46] Der entsprechende Nachweis ist von A. Giovannini, Consulare Imperium, Basel 1983 geführt worden. Giovannini hat weiterhin gezeigt, dass erst nach dem Jahr 23 der Konsulat auf den Zivilsektor, das heißt: auf Rom und Italien beschränkt wurde. Der Entwicklung, die dazu führte, ist K. Girardet nachgegangen: Die Entmachtung des Konsulats im Übergang von der Republik zur Monarchie und die Rechtsgrundlagen des augusteischen Prinzipats, in: W. Görler/S. Koster, Pratum Saraviense. Festschr. P. Steinmetz, Stuttgart 1990, 89–126.

[47] Sherk Nr. 61 = H. Engelmann, Die Inschriften von Kyme (1976), Nr. 17 mit Kommentar.

[48] Text und Übersetzung nach D. Flach, Die sogenannte Laudatio Turiae (1991), 60 (Z. 25 f.)

[49] Vell. Paterc. II, 89,3 f.

[50] Cass. Dio LIII, 11,5.

[51] Tac. ann. I, 2.

[52] Zu Crassus und seinen Balkanfeldzügen s. Cass. Dio LI, 23,2–27,3; vgl. E. Groag, RE XIII, s. v. Licinius Crassus, 272–285.

[53] Zum Folgenden s. Liv. IV, 19,5–20,11. Zur Forschungsdiskussion über den Zusammenstoß zwischen Octavian und Crassus vgl. J. Bleicken, Augustus 723 f. Sie hier nachzuzeichnen ist insofern überflüssig, als bisher nicht hinreichend bedacht wurde, dass Octavian vor dem 13. Januar 27 ein außerordentliches Militärkommando innehatte, dem alle Prokonsuln untergeordnet waren.

[54] Vgl. Cass. Dio LIII, 22,5 und 25,2.

[55] Suet. Aug. 25,4 = Malcovati, 163 (F XXXII).

[56] Tac. Hist. IV, 74,1; zum Zensus in Gallien vgl. Cass. Dio LIII, 22,5 und Liv. Perioch. CXXXIV.

[57] Sen. Contr. X praef. 14 = Malcovati, 153 f. (F IV). Zu Augustus' Aufenthalt in Tarraco s. Cass. Dio LIII, 22,5; Suet. Aug. 26,3; Flor. II, 33,51; Cass. Dio LIII, 25,7.

[58] Suet. Aug. 66,2 = Malcovati, 167 (F XLII); zur Katastrophe des Cornelius Gallus s. Cass. Dio LIII, 23,5–24,3.

[59] Zu den Gesandtschaften in Tarraco vgl. V. Gardthausen, Augustus I, 696 f.

[60] IG XII,2,35 col. c = Ehrenberg-Jones Nr. 307 = Sherk Nr. 26, col. c; deutsche Übersetzung H. Freis, Historische Inschriften Nr. 26.

[61] Cass. Dio LIII, 25,1.

[62] Vgl. Cass. Dio LI, 15,6 mit LIII, 26,2 und Strab. 831; zu dem als Philhellenen und Gelehrten hervorgetretenen König s. G. W. Bowersock, Augustus and the Greek World, 60 f.

[63] Cass. Dio LIII, 26,3.

[64] Iustin XLII, 5,4, ff. und Cass. Dio LIII, 33,1 f. Zu den oben geschilderten Vorgängen vgl. D. Timpe, Zur augusteischen Partherpolitik zwischen 30 und 20 v. Chr., in: Würzb. Jbb. NF 1, 1975, 155 ff.

[65] Aug. R. G. 26.

[66] Vgl. dazu K. Bringmann, Weltherrschaft und innere Krise Roms im Spiegel der Geschichtsschreibung des zweiten und ersten Jahrhunderts v. Chr., in: Antike und Abendland 23, 1977, 46 ff. = Ausgewählte Schriften (2001), 161 ff.

[67] Verg. Aen. I, 278 f.

[68] Verg. Aen. VI, 851–853, in der Übersetzung von E. Norden.

[69] Aug. R. G. 3; vgl. dazu die ausführliche Würdigung bei Suet. Aug. 21,2.

[70] Cass. Dio LIII, 25,2.

[71] Strab. III, 3,5 (154).

[72] Vgl. Cass. Dio LIII, 25,5–8.

[73] Suet. Aug. 29,3.

[74] Der Genesungsaufenthalt in den Pyrenäen ist in einem Huldigungsgedicht des Krinagoras, der Augustus als Gesandter von Mytilene in Spanien aufgesucht hatte, erwähnt: Anth. Pal. IX, 149.

[75] Cass. Dio LIII, 26,1 und Suet. Tib. 9,1.

[76] Cass. Dio LIII, 26,5. Der Absicht, mit der Unterwerfung der Iberischen Halbinsel die neue Ordnung zu legitimieren, war insoweit kein durchschlagender Erfolg beschieden.

Über den Zusammenhang des spanischen Feldzugs mit der beabsichtigten Konsolidierung des Prinzipats vgl. W. Schmitthenner, Augustus' spanischer Feldzug und der Kampf um den Prinzipat, Historia 11, 1962, 29 ff.

[77] Cass. Dio LIII, 29,1 f.

[78] Cass. Dio LIV, 11,2–6. Zu den spanischen Feldzügen insgesamt vgl. D. Kienast, Augustus 351 ff. mit Literatur und F. Diego Santos, Die Integration Nord- und Nordwestspaniens als römische Provinz in der Reichspolitik des Augustus. Von der konsularischen zur hispanischen Ära, in ANRW II.3 (1975), 523–571. Zur Urbanisierung Nordwestspaniens vgl. D. Kienast, a. a. O. 430 ff. und H. Galsterer, Untersuchungen zum Städtewesen auf der iberischen Halbinsel, Berlin 1971, 16 ff.

[79] Cass. Dio LIII, 26,5.

[80] Cass. Dio LIII, 26,4.

[81] Cass. Dio LIII, 25,3–5.

[82] Cass. Dio LIII, 29,3–5; Strab. XVI, 4,22–24 und Aug. R. G. 26: vgl. hierzu H. von Wissmann, Die Geschichte des Sabäerreiches und der Feldzug des Aelius Gallus, in: ANRW IX.1 (1976), 308–544, speziell 313 ff. und 396 ff. sowie St. E. Sidebotham, Aelius Gallus and Arabia, in: Latomus 45, 1986, 590–602.

[83] Strab. XVII, 1,54; Cass. Dio LIV, 5,4 f. und Aug. R. G. 26 mit der geographisch verkehrten Angabe, dass Napata in der Nähe der Königsstadt Meroe liege.

[84] Tac. Ann. VI, 11,3; Hieron. Chron. z. J. 26 v. Chr. nennt die Stadtpraefektur neuer Art ein verfassungswidriges Amt *(incivilis potestas)*.

[85] Cass. Dio LIII, 27,5.

[86] Cass. Dio LIII, 28,3.

[87] Zur Rivalität zwischen Agrippa und Marcellus s. Vell. Paterc. II, 93.

[88] Cass. Dio LIII, 28,1 f.

[89] Zum Folgenden s. Cass. Dio LIV, 3,2–3, der den Prozess in das Jahr 22 datiert. Mit der Mehrheit der Forschung halte ich daran fest, dass er in das vorangegangene Jahr gehört: Vgl. M. H. Dettenhofer, Herrschaft und Widerstand im augusteischen Prinzipat, 96–100 mit Literatur.

[90] Zur Frage der Identität dieses Varro Murena existiert eine kontroverse Literatur. Doch spricht das meiste dafür, dass es sich um denjenigen handelt, der in den Capitolinischen Fasten als Konsul des Jahres 23 geführt wird: Vgl. dazu L. J. Daly, Augustus and the Murder of Varro Murena (cos. 23 B.C.). His Implication and its Implications, in: Klio 66, 1984, 157–169 und M. H. Dettenhofer (s. Anm. 38).

[91] Cass. Dio LIII, 30,1 f.

[92] Cass. Dio LIII, 30,3 f. Vgl. Suet. Aug. 59 und 81,1.

[93] Suet. Aug. 37,1.

[94] Zum Amtsverzicht und zur Neuregelung seiner Kompetenzen ist die Hauptquelle Cass. Dio LIII, 32,2–6.

[95] Erstpublikation: J. A. Balbao de Paz, Un edicto del emperador Augusto hallando en El Bierzo, in: Estudios Bercianos 25, 1999, 45–53 mit Foto; neue Edition mit Textverbesserung: G. Alföldy, Das neue Edikt des Augustus aus Hispanien, in: Epigraphische Datenbank Heidelberg.

[96] Die Diskussion über die Stellung Agrippas hat durch die Publikation eines Kölner Papyrus, eines Fragments aus Augustus' Totenrede auf Agrippa, neue Impulse erhalten: Vgl. dazu zuletzt K. Bringmann, Imperium proconsulare und Mitregentschaft im frühen Prinzipat, Chiron 7, 1977, 220 ff. = Ausgewählte Schriften 263 ff. und W. Ameling, Augustus und Agrippa. Bemerkungen zum P. Köln VI 249, Chiron 24, 1994, 1 ff. Übersetzung mit Hinweisen zu Text und wissenschaftlicher Literatur in: K. Bringmann/Th. Schäfer, Augustus und die Begründung des römischen Kaisertums, 321 f.

[97] Jos. Ant. Iud. XV, 361.
[98] Cass. Dio LIV,11,6.
[99] Zum Folgenden s. Cass. Dio LIV, 1,1–5.
[100] Suet. Aug. 52; vgl. Vell. Paterc. II, 89,5.
[101] Aug. R. G. 5; zu den ebenfalls abgelehnten Angeboten des Konsulats bei späteren Gelegenheiten s. Suet. Aug. 26,2.
[102] Aug. R. G. 15.
[103] Cic. Phil. II, 40.
[104] Suet. Aug. 101,2 f.
[105] Ios. Ant. Iud. XVII, 147 und 190.
[106] Die Summe von 600 Millionen Denaren ist aufgerundet. Die Addition der in Aug. R. G. 15–18 genannten Beträge ergibt 2264800000 Sesterzen: Vgl. T. Frank, An Economic Survey of Ancient Rome, Baltimore 1940, 139 f.
[107] Cass. Dio LIV, 2,1–3,1.
[108] Cass. Dio LIII, 23,4 f.
[109] Vgl. Suet. Aug. 53,3 und 54.
[110] Cass. Dio LIV, 6,1–3.
[111] Cass. Dio LIV, 6,4–6.
[112] Zum Aufenthalt des Augustus in Sizilien s. V. Gardthausen, Augustus und seine Zeit II.2, 808–810 mit Anmerkungen.
[113] Hauptquelle für das Folgende ist Cass. Dio LIV, 7,1–6.
[114] Vgl. Cass. Dio LIV, 9,1–10 mit G. W. Bowersock, Augustus and the Greek East, 42 ff.
[115] Zur Provinz Galatia s. K. Strobel, s. v., in: Der Neue Pauly 4, 744 f. mit Literatur.
[116] Augustus selbst gibt an, dass er diese Lösung einer möglichen Provinzialisierung Armeniens vorzog: Aug. R. G. 27.
[117] Zum Folgenden s. Cass. Dio LIV, 10,1 f. und Vell. Paterc. II, 92,1–5.
[118] Die Datierung der Aedilität des Egnatius Rufus ist umstritten. Nach Cass. Dio LIII, 24,4–6 wäre sie zusammen mit der anschließend bekleideten Praetur um das Jahr 26 anzusetzen. Dem widersprechen jedoch die oben in Anm. 117 genannten Quellenstellen. Zum Problem vgl. zuletzt M. H. Dettenhofer, Herrschaft und Widerstand im augusteischen Prinzipat, 121 f. mit Anm. 44 (dort ist die Literatur zur Kontroverse verzeichnet).
[119] Cass. Dio LIV, 10,5. Ich folge der Interpretation von E. Meyer, Römischer Staat und Staatsgedanke, Zürich/Stuttgart 1975^4, 360 f. und D. Kienast, Augustus, 113. Gegen die entgegenstehende Meinung von Th. Mommsen, Römisches Staatsrecht II (1887^3), 872 Anm. 2 und neuerdings von J. Bleicken, Augustus, 730, denen zufolge die Nachricht bei Cassius Dio auf einem Irrtum beruht, gibt Augustus' Selbstzeugnis den Ausschlag: Nach Aug. R. G. 8 erhob er in den Jahren 8 v. und 14 n. Chr. aufgrund seiner konsularischen Gewalt den Bürgerzensus.
[120] Suet. Aug. 28,2; zur Interpretation der Stelle vgl. P. Ceauşescu, Das programmatische Edikt des Augustus (Suet. Aug. 28,2) – eine missverstandene Stelle, RhM 124, 1981, 349 ff.
[121] Suet. Aug. 89,3.
[122] Zu den Zeugnissen aus Suetons Horazvita s. E. Fraenkel, Horace, Oxford 1959, 17–19.
[123] Malcovati, 23 (F XXXIX) aus Suetons Horazvita.
[124] Horaz verfasste daraufhin seinen letzten Literaturbrief (ep. II, 1), in dem er das Verhältnis des Adressaten zur Literatur und zum Theater seiner Zeit thematisierte: zur Interpretation vgl. K. Bringmann, Struktur und Absicht des horazischen Briefes an Kaiser Augustus, Philologus 118, 1974, 236–256.
[125] Der Ausdruck „dem Führer entgegenarbeiten" stammt aus der Rede des Staats-

sekretärs im preußischen Landwirtschaftsministerium vom 21.2.1934, zitiert und als Kapitelüberschrift verwendet von I. Kershaw, Hitler 1889–1936, Stuttgart 1998, 665.

126 Verg. Aen. VI, 788–800, in der Übersetzung von E. Norden. Die auf Augustus als Höhepunkt bezogene Sicht der römischen Geschichte findet ihre Ergänzung in der so genannten Schildbeschreibung (Aen. VIII,626–758). Aus der überreichen Literatur nenne ich H. P. Stahl (Hrsg.), Vergil's Aeneid: Augustan Epic and Political Context, London 1998 und J. Bleicken, Augustus, 532–534 mit 750 f. (dort finden sich weitere Literaturangaben).

127 Zum Folgenden s. die Angaben der Vergilvita (vit. Donat. 30–35).

128 Cass. Dio LIV, 8,3 und 10,3–7: zu den bildlichen und monumentalen Zeugnissen vgl. Th. Schäfer, in: K. Bringmann/Th. Schäfer, Augustus und die Begründung des römischen Kaisertums, 81 mit 229 und 243–248.

129 Ich folge der Interpretation von V. Gardthausen, Augustus und seine Zeit I.2, 828 f.

130 Th. Schäfer, Spolia et signa: Baupolitik und Reichskultur nach dem Parthererfolg des Augustus, Nachrichten d. Akad. d. Wissensch. in Göttingen, I. Philol.-hist. Kl. 1998, Nr. 2.

131 Hor. ep. I, 12,26–29.

132 Aug. R. G. 6. Das Selbstzeugnis beweist, dass Suet. Aug. 27,5 und Cass. Dio LIV, 10,5 (vgl. 30,1) das Angebot der betreffenden Amtsgewalt, wohl aufgrund einer gemeinsamen historiographischen Quelle, mit ihrer Annahme verwechseln.

133 Suet. Aug. 35,1 f.; zum Folgenden vgl. Cass. Dio LIV, 13,1–14,5.

134 Cass. Dio LIV, 14,1.

135 Zu den Reformgesetzen des Jahres 18 s. Cass. Dio LIV, 16,1–7; Quellen und ältere Literatur zu den im folgenden genannten Gesetze in: G. Rotondi, Leges publicae populi Romani, 443–451.

136 Suet. Aug. 32,1 ohne Datierung; die Verknüpfung dieses Verbots mit der für das Jahr 21 überlieferten Unterdrückung des Isiskultes in Rom (Cass. Dio LIV, 6,6) – so D. Kienast, Augustus 164 mit Anm. 163 –, kann nicht richtig sein: Letztere geschah durch Agrippa in Augustus' Abwesenheit. Demgegenüber fügt sich das augusteische Vereinsverbot gut zur Tendenz der Gesetzgebung des Jahres 18.

137 Cic. Pro Marc. 23.

138 Vgl. K. Bringmann, Zur Gerichtsreform des Kaisers Augustus, in: Chiron 3, 1973, 235–244 = Ausgewählte Schriften, 289–297.

139 Cass. Dio LIV, 18,3.

140 Hor. od. III, 6,17–20 und 45–48.

141 Hor. od. III,24,25–36.

142 Suet. Aug. 34,1; zu den einzelnen Bestimmungen s. Gell. II, 24,14.

143 Zu den Ehegesetzen des Jahres 18 und den Modifikationen der *lex Papia Poppaea* des Jahres 9 n. Chr. s. Cass. Dio LIV, 1 f. und 7 sowie LVI, 1,2–10,3 und Suet. Aug. 34,1 f. Neuere Spezialuntersuchungen sind K. Galinski, Augustus' Legislation on Morals and Marriage, in: Philologus 125, 1981, 126–144 und die Dissertation von A. Mette-Dittmann, Die Ehegesetze des Augustus. Eine Untersuchung im Rahmen der Gesellschaftspolitik des Princeps, Stuttgart 1991; zusammenfassend mit weiterer Literatur J. Bleicken, Augustus, 484–494 und 743 f. Zu Charakter und Intention der Gesetzgebung des Augustus vgl. auch H. Bellen, Novus Status – novae leges, in: G. Binder (Hrsg.), Saeculum Augustum I, 308–348; zum Motiv der Disziplinierung des Senatorenstandes s. jetzt M. H. Dettenhofer, Herrschaft und Widerstand im augusteischen Prinzipat, 135–142.

144 Zum Folgenden vgl. Cass. Dio LIV, 16,3–6.

145 Liv. I praef. 9 nach der Übersetzung von F. Klingner.

146 Cass. Dio LIV, 27,2 zum Jahr 13 v. Chr.

147 Cass. Dio LIV, 30,4 zum Jahr 12 v. Chr.

[148] Suet. Aug. 34,2.
[149] Suet. Aug. 89,2.
[150] Aug. R. G. 8.
[151] Hor. epod. 16,9–14; vgl. epod. 9.
[152] Zu diesem Gesichtspunkt vgl. K. Bringmann, Weltherrschaft und innere Krise Roms im Spiegel der Geschichtsschreibung des zweiten und ersten Jahrhunderts v. Chr., in: Antike und Abendland 23, 1977, 46–49 = Ausgewählte Schriften, 161–164.
[153] Grundlegend zum Folgenden ist M. P. Nilsson, s. v. Ludi saeculares, in: RE 1 A (1920), 1696–1720; vollständige Sammlung des Quellenmaterials in G. B. Pighi, De Ludis Saecularibus populi Romani Quiritium (1941), ND Amsterdam 1965. Zur Saekularfeier des Jahres 17 und zu dem Festlied des Horaz, dem *carmen saeculare*, vgl. vor allem E. Fraenkel, Horace, 364 ff. Weitere Literatur bei J. Bleicken, Augustus, 731.
[154] Der Text des Orakels ist erhalten bei Phlegon, FGrHist 257 F 37 (V) und Zosimos II, 6.
[155] Am bequemsten zugänglich in Th. Mommsen, Gesammelte Schriften VIII, 567 ff.
[156] Der lateinische Text ist in CIL VI, 32323 und ILS, 5050 abgedruckt. Die untenstehende Übersetzung folgt der Rekonstruktion des Finales in: K. Bringmann/Th. Schäfer, Augustus und die Begründung des römischen Kaisertums, 276 f.
[157] Hor. c. saec. 17–24 und 49–60.

IV. Augustus und das Reich

[1] Die folgende Darstellung hält von der These einer konsequenten Defensivpolitik ebenso Abstand wie von der entgegengesetzten des Welteroberers Augustus. Für die erste steht das Buch von H. D. Meyer, Die Außenpolitik des Augustus und die augusteische Dichtung, Köln 1961, für die zweite das von C. M. Welles, The German Policy of Augustus, Oxford 1972. Vertreten wird vielmehr die Auffassung, dass Augustus auch in der Außenpolitik auf Herausforderungen reagierte und nicht einem vorgefassten Meisterplan folgte. Das Ausgangsmotiv war das Streben nach Sicherheit, aber wohin dann der Weg führte, hing von den Umständen ab. Zu den modernen Theorien über die Motive der Expansion vgl. den Überblick bei J. Bleicken, Augustus, 754–756 und, bezogen auf die so genannte Germanenpolitik, J. Deininger, Germaniam pacare. Zur neueren Diskussion über die Strategie des Augustus gegenüber Germanien, in: Chiron 30, 2000, 749–773 (mit einem Literaturverzeichnis). [Korrekturzusatz: Die förderlichen Arbeiten von D. Timpe liegen neuerdings gesammelt vor, in: ders., Römisch-germanische Begegnung in der späten Republik und frühen Kaiserzeit. Voraussetzungen – Konfrontationen – Wirkungen. Gesammelte Studien, München – Leipzig 2006.]
[2] Cass. Dio LIII, 19,1–5.
[3] Näheres zu den Aufenthalten des Augustus in den Provinzen in: H. Halfmann, Itinera principum. Geschichte und Typologie der Kaiserreisen im Römischen Reich, Stuttgart 1986, 157–162.
[4] S. dazu Cass. Dio LIV, 20,1–6; speziell zur Niederlage des Lollius in Gallien: §§ 4–6 und Vell. Paterc. II, 97,1.
[5] Vgl. G. Alföldy, Noricum, London 1974, 52 ff. sowie M. Šašel-Kos, The End of the Norican Kingdom and the Formation of the Provinces of Noricum and Pannonia, in: Djuric/I. Lazar, Akten des 4. Internationalen Kongresses über Probleme des provinzialrömischen Kunstschaffens, 1997, 21–42.
[6] Zur Verlegung der in Gallien stationierten Legionen an den Rhein vgl. H. Schönber-

ger, Die römischen Truppenlager der frühen und mittleren Kaiserzeit zwischen Nordsee und Inn, BerRGK 66, 1985, 321 ff.

7 Zur Situation, auf die Augustus im Jahre 12 v. Chr. reagierte, s. Cass. Dio LIV, 32,1.

8 Vgl. D. Timpe, Zur Geschichte der Rheingrenze zwischen Caesar und Drusus, in: E. Lefèvre (Hrsg.), Monumentum Chiloniense. Festschrift E. Burck, Amsterdam 1975, 131 f. und H. Schönberger (s. oben Anm. 6), 324 mit Literatur.

9 Zum Alpenfeldzug der Stiefsöhne des Augustus vgl. K. Christ, Zur römischen Okkupation der Zentralalpen und des nördlichen Alpenvorlandes, in: Historia 6, 1957, 416–426 sowie jetzt den die ältere Forschung zusammenfassenden Artikel von H. Wolf, Raetia, in: CAH X^2 und J. Bleicken, Augustus, 572–575 mit 756 f.

10 Cass. Dio LIV,22,1–5.

11 Vgl. H. Schönberger (s. oben Anm. 6),435 mit Literatur.

12 K. Kraft, Die Rolle der Colonia Iulia Equestris und die römische Auxiliarrekrutierung, in: JGRZM 4, 1957, 81–107 = Gesammelte Aufsätze zur antiken Geschichte und Militärgeschichte I, Darmstadt 1973, 181–208 und, Kraft folgend, D. Kienast, Augustus, 297 ff. Dagegen wandten sich H. G. Simon, in: H. Schönberger/H. G. Simon, Römerlager Rödgen, Limesforschungen 15, Berlin 1976, 254 ff. und K. Christ, Zur augusteischen Germanenpolitik, in: Chiron 7, 1977, 184 ff. = Römische Geschichte und Wissenschaftsgeschichte I, Darmstadt 1982, 218 ff.

13 Vgl. H. Schönberger (s. oben Anm. 6), 437 mit Literatur.

14 Zum Monument s. J. Formigé, Le Trophée des Alpes (La Turbie), Gallia Suppl. II, Paris 1949; die Inschrift CIL V, 7817 ist nach Plin. n. h. III, 136 rekonstruiert.

15 Hor. od. IV, 4 und 14; vgl. Suet. Vita Horat.; zur Interpretation der beiden Gedichte vgl. C. Becker, Das Spätwerk des Horaz, Göttingen 1962, 167–169.

16 Hor. od. IV, 33–52.

17 Zur Licinus-Affäre s. Cass. Dio LIV, 21,2–8.

18 Zum Folgenden s. Liv. Perioch. CXXXIX und Cass. Dio LIV, 32,1.

19 Vell. Paterc. II, 96,2 sowie Cass. Dio LIV, 31,2–4.

20 Cass. Dio LIV, 34,3 f.

21 Cass. Dio LIV, 36,2 f.; Vell. Paterc. II, 96,3.

22 Cass. Dio LIV, 34,5–7; Vell. Paterc. II, 97,1–3.

23 Cass. Dio LIV, 32,1–3.

24 Tac. Germ. 5,1. Eine Zusammenfassung des Forschungsstandes zur Landesnatur gibt H. Jankuhn, in: R. Much, Die Germania des Tacitus, Heidelberg 1967^3, 109–111: „Danach wird man sich das Innere der Germania magna vorwiegend als Waldland vorzustellen haben, wobei größere, lichter bewaldete Siedlungsgebiete mit dichter beieinanderliegenden waldfreien Siedlungsinseln durch Ödmarkgrenzen urwaldartigen Charakters voneinander getrennt waren" (110). Zu den geographischen Voraussetzungen zu den römischen Feldzügen in Germanien s. vor allem D. Timpe, Entdeckungsgeschichte des Nordens in der Antike, in: Reallexikon der germanischen Altertumskunde 7, 1989, 347 ff.

25 Zum Folgenden s. Cass. Dio LIV, 33,1–4.

26 Cass. Dio LIV, 33,3 f.

27 Zu Oberaden mit Beckinghausen s. S. von Schnurbein, Untersuchungen zur Geschichte der römischen Militärlager an der Lippe, BerRGK 62, 1981, 5 ff.

28 H. G. Simon (s. oben Anm. 11), 248 f. und ders., in: D. Baatz/F.-R. Herrmann, Die Römer in Hessen, Stuttgart 1982, 48.

29 S. hierzu H. Schönberger/H. G. Simon (s. oben Anm. 6).

30 Cass. Dio LIV, 36,3.

31 Cass. Dio LV, 1,3.

32 Cass. Dio LV, 2,1–3; Malcovati, 77 f. (F XVII-XIX); zu den Ehrungen am Rheinufer

vgl. W. D. Lebek, Die Mainzer Ehrungen für Germanikus, den älteren Drusus und Domitian, ZPE 78, 1989, 45 ff. und ders., Ehrenbogen und Prinzentod 9 v. Chr. – 23 n. Chr., ZPE 86, 1991, 47 ff.

[33] Zum Folgenden s. Cass. Dio LV, 6,1–3.

[34] Vell. Paterc. II,97,3 mit panegyrischer Überhöhung des Tiberius und geringem Informationswert, was die Feldzüge anbelangt.

[35] Zur Auflassung der genannten Lager vgl. H. Schönberger (s. oben Anm. 6), 428 und 435; zu Rödgen vgl. H. G. Simon, in: H. Schönberger/H. G. Simon (s. oben Anm. 12), 255 sowie H. Schönberger (s. oben Anm. 6), 334.

[36] Cass. Dio LV, 10a, 2 f. Dass nicht die Donau, wie Cassius Dio überliefert, sondern der Rhein die Basis des römischen Vorstoßes war, hat D. Timpe, in: Saeculum 18, 1967, 280 ff. gezeigt.

[37] Zu Marbod und seinem „Markomannenreich" s. J. Dobiáš, King Maroboduus as a Politican, in: Klio 38, 1960, 155–166 und R. Wolters, Römische Eroberung und Herrschaftsorganisation in Gallien und Germanien, Bochum 1990.

[38] Zum Folgenden s. Vell. Paterc. II, 104,2–107,3. Der Autor war seit dem Jahre 4 n. Chr. Teilnehmer der Feldzüge des Tiberius, gibt jedoch nur einen vagen, panegyrisch gefärbten Überblick über die Ereignisse in Germanien.

[39] Von Augustus eigens erwähnt (Aug. R. G. 26).

[40] Vell. Paterc. II, 108,1–109,4.

[41] Vell. Paterc. II, 109,5–110,1. Zum augusteischen Lager von Marktbreit s. M. Pietsch/D. Timpe/L. Wamser, Das augustueische Truppenlager Marktbreit, BerRGK 72, 1991, 271 ff., besonders 311–319.

[42] Hauptquellen sind Vell. Paterc. II, 110,2–117,1 und Cass. Dio LV, 29–34; letzte zusammenfassende Darstellung unter Heranziehung der neueren Literatur in: J. Bleicken, Augustus, 592–598 mit 759 f.

[43] Zu Haltern vgl. H. Schönberger (s. oben Anm. 6), 427 f. mit Literatur. S. von Schnurbein (s. oben Anm. 27), 78 nennt Haltern einen jener Kristallisationspunkte in der neu zu errichtenden Provinz, von denen aus das Land romanisiert werden sollte; vgl. ders., Die römischen Militäranlagen bei Haltern, Bodenaltertümer Westfalens 14, 1981². Das beste Beispiel eines Kristallisationskerns der geplanten Romanisierung ist Waldgirmes: s. zu dieser Neuentdeckung S. von Schnurbein/A. Wigg/D. G. Wigg, Ein spätaugusteisches Militärlager in Lahnau/Waldgirmes (Hessen), in: Germania 73, 1995, 337–367 und A. B. Becker/G. Rasbach, Der spätaugusteische Stützpunkt Lahnau-Waldgirmes, in: Germania 76, 1998, 673–692. Überblicke zur archäologischen Erforschung und zur historischen Auswertung geben J.-S. Kühlborn (Hrsg.), Germaniam pacavi – Germanien habe ich befriedet. Archäologische Stätten augusteischer Okkupation, Münster 1995; W. Wamser (Hrsg.), Die Römer zwischen Alpen und Nordmeer, Mainz 2000 und S. von Schnurbein, Augustus in Germanien. Neuere Archäologische Forschungen, Amsterdam 2002.

[44] Zu Dorla s. S. von Schnurbein/H. J. Köhler, Dorla. Ein augusteisches Römerlager im Lahntal, in: Germania 72, 1994, 193–203; zum Dünsberg s. D. Baatz, in: D. Baatz/F. R. Herrmann (s. oben Anm. 28), 259–261.

[45] Quinctilius Varus war Augustus eng verbunden. Er war mit einer Großnichte des Augustus, der Enkelin seiner Schwester, verheiratet. Im Jahre 13 v. Chr. bekleidete er zusammen mit Augustus' Stiefsohn Tiberius den Konsulat, war anschließend Prokonsul von Africa und dann Legat des Augustus in der großen Militärprovinz Syrien, bevor er an den Rhein versetzt wurde.

[46] Vell. Paterc. II, 118,1–3.

[47] Zum Ausgrabungsbefund und seiner Auswertung s. W. Schlüter (Hrsg.), Kalkriese. Römer im Osnabrücker Land, Bramsche 1993; R. Wiegels/W. Woesler (Hrsg.), Arminius

und die Varusschlacht. Geschichte – Mythos – Literatur, Paderborn 1995 und W. Schlüter/ R. Wiegels (Hrsg.), Rom, Germanien und die Ausgrabungen von Kalkriese, Osnabrück 1999.

[48] Cass. Dio LVI, 18,1–19,5.

[49] Vgl. die jüngste Interpretation des Berichts im Lichte der archäologischen Befunde von Kalkriese: B. Dreyer, Der Fundplatz von Kalkriese und die antiken Berichte zur Varuskatastrophe und zum Heerzug des Caecina, in: Klio 87, 2005, 396ff., besonders 413–420.

[50] Cass. Dio LVI, 20,1–22,2.

[51] Suet. Aug. 23,2; zu Augustus' Reaktion auf die Katastrophe vgl. auch Cass. Dio LVI, 23,1–24,5.

[52] Zum Folgenden s. Suet. Aug. 24,1–25,3; vgl. die mit Anmerkungen versehene Übersetzung in K. Bringmann/Th. Schäfer, Augustus und die Begründung des römischen Kaisertums, 213–216.

[53] Vgl. K. Bringmann/Th. Schäfer (s. vorige Anm.), 70f. mit 217f. (Q 34) und J. Bleicken, Augustus, 541–563 mit Literaturhinweisen (753f.).

[54] Aug. R. G. 28; zur Kolonisation in den Provinzen s. F. Vittinghoff, Römische Kolonisation und Bürgerrechtspolitik unter Caesar und Augustus, Abh. d. Akad. d. Wissensch. Mainz, geistes- u. sozialwiss. Kl. 1951, Nr. 14, Wiesbaden 1952.

[55] Cass. Dio LIV, 25,5f.

[56] Aug. R. G. 16.

[57] Cass. Dio LV, 23,1.

[58] Cass. Dio LV, 25,4f.

[59] Aug. R. G. 17.

[60] Suet. Tib. 25,1.

[61] Die Teilung der Provinzen zwischen Augustus und dem Senat im Jahre 27 hat Cassius Dio zum Anlass genommen, die Provinzverwaltung der Kaiserzeit zu beschreiben (LIII, 12,4–15,6). Das geschieht in Hinblick auf den in severischer Zeit erreichten Zustand, und somit ist die Beschreibung für die Anfänge der kaiserlichen Administration unter Augustus teilweise anachronistisch. Gleichwohl hat die von Cassius Dio entworfene Skizze bis in das 19. und frühe 20. Jahrhundert nachgewirkt: vgl. W. Eck, Die Auswirkungen der Herrschaft des Augustus auf Verwaltung und Provinzen im Urteil der deutschen Forschung des 19. und frühen 20. Jahrhunderts, in: E. Gabba/K. Christ, Römische Geschichte und Zeitgeschichte in der deutschen und italienischen Altertumswissenschaft während des 19. und 20. Jahrhunderts. II L'impero Romano fra storia generale e storia locale, Biblioteca di Athenaeum 16, Como 1991, 95–114. W. Eck wird eine Reihe von förderlichen Beiträgen zur kaiserzeitlichen Administration verdankt. Für die Anfänge unter Augustus sind die folgenden hervorzuheben: Augustus' administrative Reformen: Pragmatismus oder systematisches Planen?, in: Acta Classica 19, 1986, 105–120 und: Die Ausformung der ritterlichen Administration als Antisenatspolitik?, in: A. Giovannini/D. van Berchem, Opposition et résistance à l'Empire d'Auguste à Trajan, Entretiens Fondation Hardt 33, Vandoeuvre-Genève 1987, 249–289. Beide Aufsätze sind abgedruckt in: ders., Die Verwaltung des Römischen Reiches in der Hohen Kaiserzeit I, Basel 1996, 83–102 und 29–54.

[62] Cass. Dio LIII, 12,3.

[63] Cass. Dio LIV, 4,1.

[64] Vgl. G. Alföldy, Fasti Hispanienes, Wiesbaden 1969, 207 und 223ff.

[65] Vgl. oben 182.

[66] Cass. Dio LIV, 34,4.

[67] Cass. Dio LV, 28,1.

[68] Vgl. oben 177 ff..

[69] Jos. Ant. Iud. XVII, 355; XVIII, 1–3.

[70] In der vor einigen Jahren entdeckten Inschrift von El Bierzo (s. oben 142 mit Anm. 95.) spricht Augustus im ersten Edikt von seinen Legaten in der jenseits des Duero liegenden Provinz. Diese Angabe bezieht sich auf die Zeit der Unterwerfung Nordwestspaniens, und unter der betreffenden Provinz ist das militärische Operationsgebiet nördlich des Flusses zu verstehen: vgl. G. Alföldy, Das neue Edikt des Augustus aus Hispanien, in: Epigraphische Datenbank Heidelberg (März 2000). Zu Lucius Piso als Legat in Pamphylien s. Cass. Dio LIV, 34,6; zu Pamphylien als Teil der Großprovinz Galatien s. Strab. XII, 7,3 (571).

[71] Zusammenfassende Darstellung in: H.-G. Pflaum, s. v. procurator, in: RE XXIII (1957), 1240 ff. und W. Eck, in: Der neue Pauly 10 (2001), 366 ff. Unter den für die Steuereinziehung zuständigen Prokuratoren gab es solche, die mit der privaten Vermögensverwaltung des Augustus befasst waren. Letztere waren auch in den Senatsprovinzen tätig. Ritterliche Prokuratoren gab es unter Augustus im Unterschied zur hohen Kaiserzeit erst vereinzelt.

[72] Plut. Apophth. Caes. Aug. 8 = Malcovati, 159 (F XVIII).

[73] Vgl. hierzu J. Marquardt, Römische Staatsverwaltung II, Darmstadt 1957[3], 211 ff. und G. Ürögdi, s. v. Zensus, RE Suppl. XI (1968), 1184–1208; besonders 1201 f.

[74] Luk. 2,1 f. Zu den sachlichen und chronologischen Problemen, die der Text aufwirft, vgl. E. Schürer, The History of the Jewish People in the Age of Jesus Christ I, rev. & ed. By G. Vermes and F. Millar, Edinburgh 1973, 399–427; vgl auch K. Rosen, Jesu Geburtsdatum, der Census des Quirinius und eine jüdische Steuererklärung aus dem Jahr 127 n. Chr., in: Jahrb. f. Antike und Christentum 38, 1995, 5–15.

[75] ILS 2683 (Grabstein des Quintus Aemilius Secundus, der als Offizier unter Quirinius gedient hatte; vollständige Übersetzung der Inschrift in: K. Bringmann/Th. Schäfer, Augustus und die Begründung des römischen Kaisertums, 317 f. (Q 61).

[76] Vgl. K. Bringmann, Steuer und Fremdherrschaft. Judäa zur Zeit Jesu, in: U. Schultz (Hrsg.), Mit dem Zehnten fing es an. Eine Kulturgeschichte der Steuer, München 1986, 51–63 mit 268–270.

[77] Vgl. die ausführliche Schilderung der Affäre in: Cic. Att. V, 21,9–13 und VI,1,3–8.

[78] Vgl. oben 180 f.

[79] Cass. Dio LIV, 30,3. Zum Regierungsstil des Augustus und der ihm nachfolgenden Kaiser, der geprägt war vom Patronalismus der Aristokratie und dem Euergetismus der hellenistischen Monarchie, vgl. das grundlegende Buch von F. Millar, The Emperor in the Roman World, London 1977.

[80] Vgl. dazu J. Bleicken, Zum Regierungsstil des römischen Kaisers. Eine Antwort auf Fergus Millar, in: SB d. Wiss. Gesellsch. an d. J. W. Goethe-Universität Frankfurt a. M. XVIII, Nr. 5, Wiesbaden 1982.

[81] Tac. ann. I, 2,2.

[82] V. Ehrenberg/A. H. M. Jones, Nr. 311. Dem letzten Edikt aus dem Jahr 4. v. Chr. ist der Senatsbeschluss angefügt, von dem unten die Rede ist. Zu dem gesamten Aktendossier, wohl dem wichtigsten Neufund zur Geschichte des Augustus aus dem 20. Jahrhundert, vgl. J. Stroux/L. Wenger, Die Augustus-Inschrift auf dem Marktplatz von Kyrene, Abh. d. Bayer. Akad. d. Wiss., phil.-hist. Kl. 34, Nr. 2, München 1928 und F. De Visscher, Les édits d'Auguste découverts à Cyrène, Louvain/Paris 1940, ND 1965 (mit ausführlichem Kommentar). Zu den prozessrechtlichen Bestimmungen des ersten Edikts vgl. A. Steinwenter, RE Suppl. V (1931), 353 ff. Die jüngste deutsche Übersetzung aller Dokumente findet sich in: K. Bringmann/Th. Schäfer (s. oben Anm. 15), 309–316 (Q 59).

[83] V. Ehrenberg/A. H. M. Jones, Nr. 311 (V).

[84] Eine knappe und präzise Darstellung des Verfahrens gibt W. Stegemann, Es herrsche Ruhe im Land. Roms kurzer Prozeß mit Jesus von Nazareth, in U. Schultz (Hrsg.), Große Prozesse. Recht und Gerechtigkeit in der Geschichte, München 1996, 41–54 mit 427–429.

[85] Sen. De ira V, 5.

[86] Kaiser Tiberius ließ das Schreiben des Augustus und den Senatsbeschluss im Senat vorlesen, um in einem Repetundenprozess des Jahres 22 n. Chr. ebenfalls eine Strafverschärfung durchzusetzen: Tac. ann. III, 68. Zum Prozess gegen Messalla Volesus und zur Rolle des Senats vgl. W. Kunkel, in: Kleine Schriften, Weimar 1974, 299 f.

[87] Erstpublikation der Inschrift mit ausführlichem Kommentar: St. Mitchell, Requisition Transport in the Roman Empire. A New Inscription from Pisidia, in: JRS 66, 1976, 106–131 (Textrevisionen haben vorgenommen: P. Frisch, in: ZPE 41, 1981, 100 und St. Mitchell, in: ZPE 45, 1982, 99 f.). Die jüngste vollständige Übersetzung ins Deutsche findet sich in: K. Bringmann/Th. Schäfer (s. oben Anm. 52), 318–320 (Q 62).

[88] Syll. II^3, Nr. 78 = Malcovati, 47 f. (F LXXV).

[89] Verg. ecl. 1,6–8.

[90] Verg. ecl. 1,40–45.

[91] V. Ehrenberg/A. H. M. Jones, Nr. 98 a; deutsche Übersetzung des gesamten Fragments in: K. Bringmann/Th. Schäfer (s. oben Anm. 52), 339 f.

[92] V. Ehrenberg/A. H. M. Jones, Nr. 98. Der Text des Edikts des Prokonsuls und der beiden Beschlüsse des Landtags ist vorbildlich neu ediert und kommentiert worden: U. Laffi, Le iscrizioni relative all'introduzione nel 9 a. C. del nuovo calendario della Provincia d'Asia, Studi Classici e Orientali 16, 1967. Deutsche Übersetzung der gesamten Inschrift in: K. Bringmann/Th. Schäfer (s. oben Anm. 52), 334–338; zum Hintergrund der Einführung des Augustuskalenders vgl. Chr. Habicht, Die augusteische Zeit und das erste Jahrhundert n. Chr., in: W. den Boer (Hrsg.), Le culte des souverains dans l'empire Romain, Entretiens Fondation Hardt XIX, Vandoeuvre/Genève 1973, 80 ff.

[93] Z. 32–41 der in Anm. 31 genannten Inschrift.

[94] Suet. Aug. 60; vgl. auch den gesamten Abschnitt über die Augustus entgegengebrachte Verehrung in Suet. Aug. 57–60, übersetzt in K. Bringmann/Th. Schäfer (s. oben Anm. 52), 330–332 (Q 68).

[95] Suet. Aug. 98,2.

[96] Grundlegend hierzu ist die Studie von P. Herrmann, Der römische Kaisereid, Hypomnemata 20, Göttingen 1968.

[97] Milet I 3, Nr. 139 = K. Bringmann/H. von Steuben (Hrsg.), Schenkungen hellenistischer Herrscher an griechische Städte und Heiligtümer. I Texte und Kommentare, Berlin 1995, Nr. 275 [E 2], Z. 42–47.

[98] Z. 47–51 der Inschrift.

[99] V. Ehrenberg/A. H. M. Jones, Nr. 315. Die Eidesleistung vom 6. März 3 v. Chr. war im Jahre 6/5 die Einbeziehung Paphlagoniens in die Provinz Galatien vorausgegangen. Der erste Abschnitt der Eidesformel entspricht dem hellenistischen Bürgereid, die folgenden (2–4) der vom Militäreid abgeleiteten römischen Version: Näheres dazu bei P. Herrmann, a. a. O. 14 ff. und 50 ff.

V. Res publica und dynastische Nachfolge

[1] Macrob. II, 5,4 = Malcovati, 174 (F LXIII).

[2] Vgl. Tac. Agric. 3,1 mit ann. I, 9,4; IV,33,2 und Cass. Dio LIII, 19,1.

[3] Zum Datum s. Fasti Praen. (CIL I^2, p. 233 Z. 5); zur Bedeutung des Ehrentitels vgl.

die Studie von A. Alföldi, Der Vater des Vaterlandes im römischen Denken, Darmstadt 1971.

[4] Aug. R. G. 35.

[5] Suet. Aug. 58,1 f.

[6] S. oben 196.

[7] Cass. Dio LV, 31,4.

[8] Cass. Dio LVI, 28,4–6.

[9] Cass. Dio LV, 14,1–22,2.

[10] Suet. Aug. 51,2 = Malcovati, 10 (F VIII).

[11] Sen. De ben. III, 27,1 = Malcovati, 155 (F VI).

[12] D. Timpe, Die politische Wirklichkeit und ihre Folgen, in: K. Büchner (Hrsg.), Latein und Europa, Stuttgart 1978, 62.

[13] Aug. R. G. 10. Die Wahl fand am 6. März 12 v. Chr. statt: Fast. Praen. (CIL I^2, p. 222).

[14] Zu den Lebensbedingungen der Plebs in Rom vgl. Z. Yavetz, The Living Conditions of the Urban Plebs in Republican Rome, in: Latomus 17, 1958, 500–517 = ders., Die Lebensbedingungen der ‚Plebs Urbana' im republikanischen Rom, in: H. Schneider (Hrsg.), Zur Sozial- und Wirtschaftsgeschichte der späten römischen Republik, Wege der Forschung CCCCXIII, Darmstadt 1976, 98–123 sowie F. Kolb, Rom. Die Geschichte der Stadt in der Antike, München 1995, 284 ff. und 425 ff.

[15] Sen. De brev. vitae 4,3 = Malcovati, 50 (F LXXIX).

[16] Suet. Aug. 33,3.

[17] Cass. Dio LV, 33,5.

[18] ILS, Nr. 915; zur Person s. W. Eck, s. v. Paquius [II], in: Der neue Pauly 9 (2000), 303 f.; zum Folgenden vgl. C. Cichorius, Römische Studien, Stuttgart 1922 (ND 1961), 288 ff.

[19] Cass. Dio LIV, 26,5–7. Zu den verschiedenen Kommissionen s. Th. Mommsen, Römisches Staatsrecht II.1 (1887^3), 592 ff.

[20] Cass. Dio LIII, 2,2.

[21] Cass. Dio LIV, 26,7.

[22] Cass. Dio LIV, 30,2.

[23] Cass. Dio LIV, 26,1 und 8 f.

[24] M. H. Dettenhofer, Herrschaft und Widerstand im augusteischen Prinzipat, 150 ff. spricht pauschal von senatorischer Verweigerungshaltung und „Senatsstreik".

[25] Cass. Dio LIV, 35,1.

[26] Dies geschah vielleicht in Form eines Gesetzes (G. Rotondi, Leges publicae populi Romani, 452 mit Quellen). Die Hauptquelle ist Cass. Dio LV, 3,1–6.

[27] Cass. Dio LV, 13,6 f.

[28] Vgl. H. Chantraine, Ausgabenpolitik, Defizite und Sanierung des Staatshaushaltes in den beiden ersten Jahrhunderten der römischen Kaiserzeit, in: Gesellschaft und Universität. Festschrift zur 75-Jahrfeier der Universität, Mannheim 1982, 207–242.

[29] Cass. Dio LV, 8,6.

[30] Cass. Dio LV, 12,3a.

[31] Cass. Dio LV, 13,6.

[32] Cass. Dio LV, 12,4–6.

[33] Cass. Dio LV, 26,1–3.

[34] Suet. Aug. 42,3. Die Äußerung gehört in den Zusammenhang der Krise des Jahres 6 n. Chr., wie die Anspielung auf die auch bei Cassius Dio erwähnten Ausweisungen zeigt.

[35] Aug. R. G. 15 und Cass. Dio LV, 10,1.

[36] Quellen und ältere Literatur in: G. Rotondi (s. oben Anm. 26), 254 f. Zur *lex Fufia Caninia* und dem Folgegesetz, der *lex Aelia Sentia*, s. auch D. Kienast, Augustus, 117 f.

[37] Diese Praxis riss nach Einführung der kostenlosen Getreideverteilung nach der *lex Clodia* des Jahres 58 ein: s. Cass. Dio XXXIX, 24 und Dion. Hal. IV, 24,5. Zum Problem vgl. D. van Berchem, Les distributions de blé et d'argent à la plèbe romaine sous l'empire, Genf 1939, 48f.

[38] Cass. Dio LV, 13,7; Näheres bei G. Rotondi (s. oben Anm. 26), 455f.

[39] Zu den Einweihungsfeierlichkeiten s. Cass. Dio LV, 10,2–16; zum *Forum Augustum* und zum Tempel des Mars Ultor s. jetzt M. Spannagel, Exemplaria Principis. Untersuchungen zu Entstehung und Ausstattung des Augustusforums, Heidelberg 1999 sowie ders., in: K. Bringmann/Th. Schäfer, Augustus und die Begründung des römischen Kaisertums, 248–253.

[40] Vgl. W. Eck, Die staatliche Organisation Italiens in der hohen Kaiserzeit, Vestigia 28, München 1979, 132ff.

[41] Cass. Dio LV, 13,4.

[42] Der erste Amtsinhaber war der aus Gades (dem heutigen Cadiz) stammende Gaius Turranius Gracilis: s. H. Pavis d'Escurac, La préfecture de l'annone, Rom 1976, 317–319.

[43] Cass. Dio LV, 27,1–3.

[44] Cass. Dio LV, 8,6f.

[45] Zu den Larenaltären s. Th. Schäfer, in: K. Bringmann/Th. Schäfer (s. oben Anm. 39), 261–264.

[46] Cass. Dio LV, 26,4f. Zu der neuen Einrichtung vgl. R. Sablayrolles, Libertinus miles. Les cohortes de vigiles, Rom 1996.

[47] Digest. I, 15,3 praef.

[48] Die neue Bestimmung der Stadtpraefektur tritt in dem Nachruf auf den ersten Amtsinhaber bei Tac. ann. VI, 10f. klar zutage. Zu den Stadtkohorten vgl. H. Freis, Cohortes urbanae, Köln/Graz 1967 und ders., in: RE Suppl X (1965), 1125ff.

[49] Digest. I, 12,12.

[50] Vgl. W. Eck, Organisation und Administration der Wasserversorgung Roms, in: Frontinus-Gesellschaft (Hrsg.), Sextus Iulius Frontinus. Wasserversorgung im antiken Rom, München 1982, 63–77 = ders., Die Verwaltung des Römischen Reiches in der Hohen Kaiserzeit I, Basel 1995, 161–178 und C. Bruun, The Water Supply of Ancient Rome, Helsinki 1991; zusammenfassend F. Kolb, Rom. Die Geschichte der Stadt in der Antike, München 1995, 539–545 mit Anm. 13 (716).

[51] Vgl. hierzu A. Kolb, Die kaiserzeitliche Bauverwaltung der Stadt Rom. Geschichte und Aufbau der cura operum publicorum unter dem Prinzipat, Heidelberger althist. Beitr. und epigraph. Studien, Stuttgart 1993, 13–32.

[52] Strab. V, 3,7 (235).

[53] Cass. Dio LV, 34,2.

[54] V. Ehrenberg/A. H. M. Jones, Nr. 94a; zu den Wahlen seit der *lex Valeria Messalla* vgl. R. Frei-Stolba, Untersuchungen zu den Wahlen in der römischen Kaiserzeit, Zürich 1967, 87ff. und 120ff. sowie D. Flach, Destinatio und nominatio im frühen Prinzipat, in: Chiron 6, 1976, 193–203.

[55] Cass. Dio LVI, 28,2f.

[56] Dem Thema ist vor kurzem eine eigene Monographie gewidmet worden: B. Severy, Augustus and the Family at the Birth of the Roman Empire, London 2003.

[57] S. unten 232 mit Anm. 61.

[58] Sueton hat die betreffenden Briefstellen gesammelt, um die in der späteren Historiographie laut gewordenen Verdächtigungen der Motive, die Augustus bei seiner Wahl leiteten, zu widerlegen: Suet. Tib. 21,2–7.

[59] Vgl. Suet. Tib.10,1f.; Cass. Dio LV, 9,4–8 und Vell. Paterc. II, 99,2.

[60] Cass. Dio LV, 9,1–3.

[61] Gell. XV, 7,3 = Malcovati, 16 (F XII).

[62] Alle Daten zu den verschiedenen Ehrenämtern, durch die Gaius und Lucius Caesar der Öffentlichkeit als präsumtive Nachfolger vorgestellt wurden, verzeichnet D. Kienast, Römische Kaisertabelle, 73–75.

[63] Vgl. Cass. Dio LV, 9,2 f.

[64] Cass. Dio LV, 10,8 f.

[65] Suet. Tib. 23.

[66] Die Quellen zur Affäre sind Vell. Paterc. II, 100,4 f.; Sen. De ben. VI, 32,1 f.; Suet. Aug. 65,1–4; Cass. Dio LV, 10,12–16; nach Plin. n. h. VII, 149 war Iulia in den Plan verwickelt, ihren Vater zu ermorden, und Cassius Dio behauptet, dass Iullus Antonius nach der Alleinherrschaft gestrebt habe (LV, 10,15).

[67] So sieht E. Meise, Untersuchungen zur Geschichte der Julisch-Claudischen Dynastie, München 1969, 3–34 in der Affäre eine politische Verschwörung, die durch die Betonung des Sittenskandals vertuscht werden sollte, nach W. K. Lacey, 2 B. C. and Julia's Adultery, in: Antichthon 14, 1980, 127–142 und ders., Augustus and the Principate, 190–209 stand hinter der Affäre der Widerstand junger Angehöriger der Aristokratie gegen die Nachfolge der beiden Adoptivsöhne des Augustus, während B. M. Levick, in: Latomus 31, 1972, 798 ff. in Iulia gar eine Vorkämpferin für die Sache der Republik gegen das drohende Regiment des Tiberius sehen möchte. Wohltuende Zurückhaltung gegenüber allen Spekulationen übt dagegen P. Sattler, Tiberius und Iulia, in: ders., Studien aus dem Gebiet der Alten Geschichte, Wiesbaden 1962, 1 ff., besonders 23 ff. und jetzt B. Severy (s. oben Anm. 56), 180–184.

[68] Sen. De ben. VI, 32,2 = Malcovati, 155 (F VII).

[69] Suet. Aug. 65,2 = Malcovati, 166 (F XLI).

[70] Vgl. B. Severy (s. oben Anm. 56), 188 f.

[71] Suet. Aug. 65,3 f = Malcovati, 166 f. (F. XLI).

[72] Suet. Claud. 4,1–4 = Malcovati, 6 f. (F I).

[73] Zur Adoption des Tiberius vgl. H. U. Instinsky, Augustus und die Adoption des Tiberius, in: Hermes 94, 1966, 324–343.

[74] Zur Designation des Tiberius zum Nachfolger vgl. K. Bringmann, Imperium proconsulare und Mitregentschaft im führen Prinzipat, in: Chiron 7, 1977, 236 = ders., Ausgewählte Schriften, Frankfurt 2001, 285 f.

[75] Vell. Paterc. II, 103,3; Suet. Tib. 15,1; Cass. Dio LV, 13,2

[76] Wer für den Mord verantwortlich war, wurde aus Gründen der Staatsräson vertuscht. Die Quellen, Tac. ann. I, 6; Suet. Tib. 22 und Cass. Dio LVII, 3,5, beschuldigen mehr oder weniger deutlich Augustus, Livia und Tiberius; auch einem der Vertrauten des Augustus, Sallustius Crispus, der den Befehl zur Tötung Agrippas übermittelt hatte, ist eine selbständigere Rolle als die der bloßen Weitergabe zugeschrieben worden: Sh. Jameson, Augustus and Agrippa Postumus, Historia 24, 1975, 287–314.

[77] Die ausführlichste und zuverlässigste Darstellung der Todesumstände gibt Suet. Aug. 97,1–100,1; vgl. Vell. Paterc. II, 123; Suet. Tib. 21 f. und Cass. Dio LVI, 30 f.

[78] Zur Konsekration des Verstorbenen s. Cass. Dio LVI, 46,1–4.

[79] Tac. ann. I, 10,8.

VI. Dreierlei Bilanz

[1] A. von Harnack, Das Wesen des Christentums, Gütersloh 1985 (Lizenzausgabe der 14. Auflage, Leipzig 1927), 117.

[2] F. Vittinghoff, Kaiser Augustus, Göttingen [3]1991, 101.

Hinweise zu Quellen und wissenschaftlicher Literatur

1. Quellen

Im Folgenden orientiere ich über die wichtigsten Quellen zu Leben und Wirken des Augustus. An erster Stelle stehen seine eigenen Werke einschließlich der Briefe, der privaten ebenso wie der offiziellen, und schriftliche Regierungsakte wie Edikte und Dekrete. Das historisch bedeutsamste Zeugnis ist sein Tatenbericht, der auf Bronzetafeln am Eingang seines Mausoleums in Rom angebracht war. Erhalten ist der Text in Abschriften und griechischen Übersetzungen aus Kleinasien. Die am besten erhaltene zweisprachige Version stammt aus Ankyra (dem heutigen Ankara). Deshalb hat sich für den Tatenbericht auch die Bezeichnung Monumentum Ancyranum eingebürgert:

Augustus, Res Gestae – Tatenbericht. Lateinisch/Griechisch/Deutsch, übersetzt, kommentiert und herausgegeben von M. Giebel, Stuttgart 1975; bibliographisch revidierte Ausgabe 2004 (reclam 9773)

Res gestae Divi Augusti. Das Monumentum Ancyranum, hrsg. u. erkl. von H. Volkmann, in: Kleine Texte für Vorlesungen und Übungen 29/30, Berlin 1957; 1969³ (Originaltext mit ebenso knappem wie materialreichem Kommentar)

Der Tatenbericht enthält Augustus' eigene Version seines Lebenswerks. Er ist somit trotz der vielen objektiven Daten, die er enthält, alles andere als objektiv, sondern stellt eine Rechtfertigung dar, die teilweise ideologische Züge trägt. Wie nicht anders zu erwarten ist, hat die Deutung dieses komplexen Selbstzeugnisses auch ihre eigene Geschichte. Zu beiden Aspekten vgl.

A. Heuß, Zeitgeschichte als Ideologie. Bemerkungen zu Komposition und Gedankenführung der Res gestae Divi Augusti, in: E. Lefèvre, Monumentum Chiloniense. Studien zur augusteischen Zeit, Kieler Festschrift für Erich Burck zum 70. Geburtstag, Amsterdam 1975, 55–95 = ders., Gesammelte Schriften II, Stuttgart 1995, 1319–1359

E. S. Ramage, The Nature and Purpose of Augustus' Res gestae, Historia Einzelschriften 54, Stuttgart 1987

Von dem ursprünglich reichen schriftlichen Nachlass des Augustus (er enthielt u.a. auch eine bis zum Jahr 25 v. Chr. reichende Autobiographie) sind nur Fragmente erhalten geblieben. Sie sind gesammelt in

E. Malcovati, Imperatoris Caesaris Augusti Operum Fragmenta, Turin 1921; 1969⁵ (Texte in den Originalsprachen mit einer ausführlichen Einleitung in lateinischer Sprache sowie mit den überlieferten Aussprüchen des Augustus im Anhang)

Eine Neubearbeitung unter Einschluss inzwischen neugefundener Dokumente und mit einer deutschen Übersetzung bereiten K. Bringmann und D. Wiegandt für die von der Wissenschaftlichen Buchgesellschaft herausgegebene Reihe „Texte zur Forschung" vor.

Auf der Grundlage der Autobiographie des Augustus und anderer Quellen schrieb Nikolaos von Damaskus eine Biographie, von der ein großes, die Jugendjahre des

Augustus bis zum Jahre 44 umfassendes Fragment auf uns gekommen ist. Der Verfasser, aus einer prominenten griechischen Familie stammend und als Philosoph und als Historiker gleich angesehen, gehörte dem inneren Machtzirkel um den jüdischen König Herodes an und vermittelte zwischen diesem und Augustus. Die Biographie bzw. das erhaltene Fragment ist trotz panegyrischer Tendenz eine substantielle Quelle zu Augustus' Jugendgeschichte:

Nikolaos von Damaskus, Leben des Kaisers Augustus, herausgegeben, übersetzt und kommentiert von J. Malitz, Texte zur Forschung 80, Darmstadt 2003

Vollständig erhalten ist die Augustusbiographie Suetons. Der Verfasser, ein bedeutender Philologe, der am Hof Kaiser Hadrians zum Leiter der kaiserlichen Bibliothek aufstieg, schöpfte aus einem breiten, uns größtenteils verlorenen Quellenfundus, aus dem er nach dem Brauch der damaligen Philologen zahlreiche Zitate mitteilt:

C. Suetonius Tranquillus, Augustus. Lateinisch/Deutsch, übersetzt und herausgegeben von D. Schmitz, Stuttgart 1988 (reclam 6693)

Plutarch von Chaironeia (ca. 45 – 125 n. Chr.), einer der fruchtbarsten und wirkungsmächtigsten griechischen Autoren der Kaiserzeit, hat dem Hauptrivalen Octavians beim Kampf um die Macht, dem Triumvirn Marcus Antonius, eine seiner Parallelbiographien gewidmet:

C. B. R. Pelling, Life of Antony, Cambridge 1988 (mit historischen Kommentar)

K. Ziegler, Plutarch. Große Griechen und Römer, Bd. 5, Zürich-München 1960 = dtv weltliteratur 2072, München 1980 (deutsche Übersetzung)

Von der Geschichtsschreibung der augusteisch-tiberischen Zeit sind mit einer Ausnahme nur unbedeutende Fragmente erhalten. Diese Ausnahme ist der Abriss der römischen Geschichte, die Velleius Paterculus dem Konsul des Jahres 30 n. Chr. Marcus Vinicius zu dessen Amtsantritt widmete. Der Verfasser hatte als Offizier unter dem Oberbefehl des Tiberius und des älteren Marcus Vinicius an Feldzügen in Germanien und Pannonien teilgenommen. Der Augustus betreffende Teil seiner Darstellung, die er als ergebener Bewunderer des kaiserlichen Hauses schrieb, steht im zweiten Buch des Werkes (Kapitel 59–123):

Velleius Paterculus, Historia Romana – Römische Geschichte. Lateinisch/Deutsch, übersetzt und herausgegeben von M. Giebel, Stuttgart 1989; ergänzte Ausgabe 1992 (reclam 8566)

Zu einem Teil der genannten Kapitel existiert eine Ausgabe mit historischem Kommentar:

A. J. Woodman, The Caesarian and Augustan Narrative (2,41–93), Cambridge 1983

Für die Zeit von Caesars Ermordung bis zum Ende des Sextus Pompeius (44–35 v. Chr.) sind unsere ausführlichste historiographische Quelle die Bücher III-V der „Bürgerkriege“ *(bella civilia)* des Appian von Alexandria (ca. 95 – 165 n. Chr.). Der Verfasser, ein Grieche im Dienst der kaiserlichen Verwaltung Ägyptens, schrieb seit der Mitte des zweiten Jahrhunderts unter Benutzung uns verlorengegangener Quellen eine Römische Geschichte in 24 Büchern von den Anfängen bis Kaiser Traian. Das Werk, das eine Gliederung nach der Abfolge der Schauplätze römischer Expansion aufweist, ist nur in Teilen erhalten. Aus dem Gliederungsrahmen fallen die vollständig erhaltenen Bücher über die Bürgerkriege (133 – 35 v. Chr.) heraus:

Appian's Roman History, with an EnglishTtranslation by H. White, in Four Volumes, London-Cambridge/Mass. (Loeb Classical Library) 1912–1913; zahlreiche Nachdrucke (die oben genannten Bücher der bella civilia sind in den Bänden 3 und 4 der Ausgabe enthalten)

Appian von Alexandria, Römische Geschichte. Zweiter Teil, übersetzt von O. Veh, herausgegeben von P. Wirth und W. Gessel, Bibliothek der griechischen Literatur 27, Stuttgart 1989 (nur Übersetzung)

Die umfassendste historiographische Darstellung der Zeit zwischen 44 v. Chr. bis 14 n. Chr. ist im Geschichtswerk des Cassius Dio überliefert. Der Verfasser, aus dem bithynischen Nikaia stammend, gehörte einer senatorischen Familie des griechischen Ostens an und bekleidete hohe Ämter in der Reichsadministration. Im Jahre 229 n. Chr. bekleidete er den Konsulat zusammen mit dem regierenden Kaiser Severus Alexander. Danach zog er sich ins Privatleben zurück und schrieb nach zwölfjähriger Vorbereitung seine Römische Geschichte von den Anfängen bis zum Jahre 211 n. Chr. in 80 Büchern. Die Geschichte des Augustus ist in den Büchern XLV – LVI dargestellt:

Dio's Roman History, with an English Translation by E. Cary, in Nine Volumes, London-Cambridge/Mass. (Loeb Classical Library) 1914–1927; zahlreiche Nachdrucke (die oben genannten Bücher sind in den Bänden 4 bis 7 abgedruckt)

Cassius Dio, Römische Geschichte, 4 Bände, herausgegeben und übersetzt von O. Veh, Zürich – München 1985–1987 (die oben genannten Bücher sind in den Bänden 3 und 4 enthalten)

Zu Teilen der betreffenden Bücher existieren Ausgaben mit historischem Kommentar:

M. Reinhold, Cassius Dio: From Republic to Principate. An Historical Commentary on Cassius Dio's Roman History, Books 49 – 52 (36 – 29 B.C.), Amer. Philol. Assoc. Monogr. Ser. XXXIV, Atlanta 1988

J. W. Rich, Cassius Dio. The Augustan Settlement (Roman History 53 – 55,9), Warminster 1990

Cassius Dio hat wie alle antiken Historiker, soweit sie nicht miterlebte Zeitgeschichte schrieben, ältere, für uns verlorengegangene Geschichtswerke benutzt. Er selbst und seine Vorlagen standen unter dem Eindruck, dass ihre historiographischen Möglichkeiten sich, gemessen an den Verhältnissen der Republik, unter den Bedingungen der Alleinherrschaft signifikant verschlechtert hatten (vgl. das oben 174 zitierte Zeugnis des Cassius Dio). Zu den Quellen und zur Arbeitsweise des Historikers vgl.

B. Manuwald, Cassius Dio und Augustus. Philologische Untersuchungen zu den Büchern 45 – 56 des dionischen Geschichtswerkes, Palingenesia 14, Stuttgart 1979

Die ausführlichste zeitgeschichtliche Darstellung der Jahre von 44 bis 9 v. Chr., die in Titus Livius' Römischer Geschichte „Von den Anfängen der Stadt" *(Ab urbe condita)* fast ein Fünftel des Gesamtwerkes einnahm (26 von insgesamt 146 Büchern), ist verloren. Einen Eindruck vom Inhalt des Verlorengegangenen geben die antiken Inhaltsangaben:

A. C. Schlesinger, Livy with an English Translation in Fourteen Volumes (Loeb Classical Library) XIV, London-Cambridge/Mass. 1959, mehrere Nachdrucke

Die Dokumente der augusteischen (und tiberischen Zeit), soweit sie bis 1955 bekannt waren, sind in einer Spezialsammlung ediert:

V. Ehrenberg/A. H. M. Jones, Documents Illustrating the Reigns of Augustus and Tiberius, Oxford 1955[2] (in den Originalsprachen ohne Übersetzung)

Die aus dem griechischen Osten stammenden sind in eine andere Inschriftensammlung mit aufgenommen worden:

R. K. Sherk, Roman Documents from the Greek East, Baltimore 1969 (in den Originalsprachen ohne Übersetzung) sowie

ders., Rome and the Greek East to the Death of Augustus, Translated Documents from Greece & Rome 4, Cambridge 1984 (nur Übersetzung mit Erläuterungen)

Eine Auswahl von Texten einschlägiger Inschriften in Übersetzung bietet

H. Freis, Historische Inschriften zur römischen Kaiserzeit von Augustus bis Konstantin, Darmstadt 1984

Dass sich Augustus der Inschriften als Medium politischer Botschaften bediente, ist in einem aufschlussreichen Aufsatz gezeigt worden:
G. Alföldy, Augustus und die Inschriften: Tradition und Innovation. Die Geburt der imperialen Epigraphik, Gymnasium 98, 1991, 289–324
Entsprechendes gilt für die augusteische Architektur und Bildkunst sowie für die Münzprägung:
E. Simon, Augustus. Kunst und Leben in Rom um die Zeitenwende, München 1986
P. Zanker, Augustus und die Macht der Bilder, München 1987; 1990[2] sowie der monumentale Ausstellungskatalog
Kaiser Augustus und die verlorene Republik, Antiken Museum Berlin 1988

Quellensammlungen unter Berücksichtigung der verschiedenen Quellengattungen (und mit Übersetzung der Schriftzeugnisse) enthalten
K. Chishol/J. Ferguson, Rome: The Augustan Age. A Sourcebook, Oxford 1981
D. C. Braund, Augustus to Nero. A Sourcebook on Roman History 31 BC – AD 68, Totowa/N. J. 1985 sowie
K. Bringmann/Th. Schäfer, Augustus und die Begründung des römischen Kaisertums, Berlin 2002
Der zuletzt genannte Band besteht aus einem Darstellungs- und einem Quellenteil. Die augusteischen Bau- und Bildprogramme sind dort mit zahlreichen Literaturhinweisen von Th. Schäfer beschrieben und gedeutet worden.

2. Wissenschaftliche Literatur

Mit Recht ist gesagt worden, dass Augustus geradezu ein Musterbeispiel dafür ist, dass ein langes Leben beinahe vollständig mit der objektiven Geschichte seiner Zeit gleichzusetzen sei (A. Heuß). Welche Stellung Augustus in der Tektonik der römischen Geschichte im Übergang von der Republik zur Kaiserzeit einnimmt, lehren somit am ehesten Werke, die dem Gesamtverlauf der römischen Geschichte oder zumindest der Geschichte der Kaiserzeit gewidmet sind. Genannt seien
A. Heuß, Römische Geschichte, Braunschweig 1960; mehrere Auflagen; jetzt zu benutzen in 6. Auflage, *hrsg., eingeleitet und mit einem neuen Forschungsteil versehen von J. Bleicken, W. Dahlheim und H. J. Gehrke, Paderborn et al. 1998*
K. Christ, Geschichte der römischen Kaiserzeit, München 1988; 2005
W. Dahlheim, Geschichte der römischen Kaiserzeit, Oldenbourg Grundriß der Geschichte 3, München 1984; 1999[3]
Hinzu kommt der einschlägige Band der neubearbeiteten Cambridge Ancient History (CAH X), des führenden Handbuchs unseres Faches:
A. B. Bowman et al., The Augustan Empire 43 B.C. – A.D. 69, Cambridge 1996[2]
Die grundlegende, ganz aus den damals zugänglichen Quellen (das ist bis heute die überwältigende Mehrheit geblieben) gearbeitete Monographie über Augustus ist um die Wende vom 19. zum 20. Jahrhundert geschrieben worden:
V. Gardthausen, Augustus und seine Zeit, 2 Teile in 3 Bänden, Leipzig 1891–1904, Neudruck: Aalen 1964
Das umfangreiche Werk war damals insofern eine Ausnahmeerscheinung, als Augustus

seit der zweiten Hälfte des 19. Jahrhunderts ganz im Schatten Caesars stand. Das war eine Wirkung der großartigen Römischen Geschichte Theodor Mommsens, die in einer Apotheose Caesars endete und keinen Raum mehr für eine unbefangene Würdigung seines Adoptivsohnes ließ. Die überfällige Revision erfolgte erst in den 20er Jahren des vergangenen Jahrhunderts. Als sie vollzogen war, teilte Mommsens Schwiegersohn, der berühmte Gräzist Ulrich von Wilamowitz-Moellendorff, in seinen 1928 publizierten Lebenserinnerungen über eine Unterhaltung, die er im Jahre 1873/74 mit seinem Schwiegervater über den Plan einer Fortsetzung der Römischen Geschichte hatte, das Folgende mit:

„Hervor trat die schwere Ungerechtigkeit gegen Augustus, die er nie überwunden hat. Sie gehörte zu der Vergöttlichung Caesars, auf der die künstlerische Wirkung der römischen Geschichte wesentlich beruht. Es ist spaßhaft, wie heutzutage Literaten, die von der Sache nichts verstehen und von dem Fortschritte der Forschung keine Ahnung haben, so tun als könnten sie erst mir ihrer Rhetorik dem Caesar gerecht werden, und hängen doch von Mommsens Caesar ab, an den längst kein wirklicher Historiker mehr glaubt". (Erinnerungen 1848–1914, Leipzig 1928, 161)

Der Ausfall gegen die Literaten richtete sich vornehmlich gegen Friedrich Gundolf und dessen verstiegene Caesaranbetung aus dem Geist Stefan Georges, die – wie könnte es anders sein? – zu Lasten des „bleichen und kränklichen Neffen" ging. Näheres zu diesem Thema bei:

I. Stahlmann, Täter und Gestalter. Caesar und Augustus im Georgekreis, in: K. Christ/E. Gabba (Hrsg.), Römische Geschichte in der deutschen und italienischen Altertumswissenschaft während des 19. und 20. Jahrhunderts: I Caesar und Augustus, Biblioteca di Athenaeum 12, Como 1989, 107–128

Der Fortschritt der Forschung, den Wilamowitz gegen den von Mommsen abhängigen Literaten in Stellung bringt, wurde in den 20er Jahren des vergangenen Jahrhunderts durch den großen Universalhistoriker Eduard Meyer repräsentiert. Bei ihm trat Augustus aus dem Schatten Caesars heraus; ja, Meyer stellte die beiden geradezu antithetisch einander gegenüber. Während Caesar die Errichtung einer hellenistischen Weltmonarchie nach dem Vorbild Alexanders des Großen angestrebt haben soll, rückt Augustus an die Seite des Caesar unterlegenen Pompeius und des ihm zugeschriebenen Konzepts eines Prinzipats. Und während Caesar scheiterte, siegte nach Eduard Meyer zumindest ideell der bei Pharsalos besiegte Pompeius:

E. Meyer, Kaiser Augustus, in: ders., Kleine Schriften I, Halle 1924[2], 423–471

ders., Caesars Monarchie und das Principat des Pompeius. Innere Geschichte Roms von 66 bis 44 v. Chr., Stuttgart-Berlin 1918; 1922[3]

Augustus Gerechtigkeit widerfahren zu lassen, war auch das Ziel von Matthias Gelzer, obwohl auch er ein Verehrer der staatsmännischen Größe Caesars war. Als er die erste Auflage seines grundlegenden Caesarbuches schrieb, ging er zugleich daran, die Leistung des Augustus im Verhältnis zu der seines Adoptivvaters zu bestimmen. Doch bei aller Anerkennung dieser Leistung, von der Gelzer ziemlich präzise und angemessene Vorstellungen hatte, bleibt doch die Schlusswürdigung eher kühl und verhalten: „Doch bleibt ihm der Ruhm, das Werk des Vorgängers mit kluger Mäßigung so fortgesetzt zu haben, dass das mächtige Gefüge des Weltreichs seinen Bewohnern im großen und ganzen kein unerfreuliches Dasein gewährte":

M. Gelzer, Caesar und Augustus, in: E. Marcks/K. A. von Müller (Hrsg.), Meister der Politik. Eine weltgeschichtliche Reihe von Bildnissen I, Stuttgart-Berlin 1922, 119–170

Der Schatten Caesars blieb also, wohl auch deshalb, weil Eduard Meyer zwar dem Caesar Mommsens den Garaus gemacht hatte, aber seine Zuordnung des Augustus zu dem für Pompeius in Anspruch genommenen Prinzipat ebensowenig tragfähig ist wie die Caesar zugeschriebene Vorstellung einer hellenistischen Weltmonarchie. Den letzten Versuch eines bedeutenden Historikers, Augustus in einem handfesten Sinn zum politischen Testamentsvollstrecker Caesars zu machen, unternahm kein Geringerer als Andreas Alföldi:

A. Alföldi, Octavians Aufstieg zur Macht, Bonn 1976

Dies ist, abgesehen von der Unbeweisbarkeit der These, ganz gewiss keine zutreffende Bestimmung der Rolle, die Augustus in der Geschichte Roms gespielt hat. Immerhin hatte Eduard Meyer die Möglichkeit zu einer unbefangeneren Würdigung des Augustus geschaffen. Diese Möglichkeit nutzte im Jahre 1937 John Buchan (Lord Tweedsmuir) in seiner Augustusbiographie, die noch ganz der deutschen Geschichtswissenschaft verpflichtet ist:

J. Buchan, Augustus, London 1937; dt. Übersetzung: Frankfurt 1979

Dem Buch und seinem Verfasser hat Alfred Heuß ein sehr lesenswertes Nachwort gewidmet, in dem dessen Stellung innerhalb des damaligen Forschungsstandes bestimmt wird. Dieses Nachwort ist auch gesondert publiziert:

A. Heuß, Gesammelte Schriften in drei Bänden II, Stuttgart 1995, 1595–1606

Obwohl sich die Geschichtswissenschaft inzwischen längst von Mommsens „schwerer Ungerechtigkeit gegenüber Augustus“ befreit hat, blieb sie, was das Verständnis des augusteischen Prinzipats anbelangt, zumindest in Deutschland, mehr oder weniger im Banne des Mommsenschen Entwurfs eines römischen Staatsrechts:

Th. Mommsen, Römisches Staatsrecht II.2, Leipzig 1887³; Nachdruck Darmstadt 1963

Dort wird der von Augustus in Anspruch genommene Prinzipat sowie das von ihm begründete römische Kaisertum als Magistratur begriffen und damit in den Grundriss des republikanischen Amtsrechts eingeordnet. Weiterhin sprach Mommsen, ausgehend von der Teilung der Provinzen im Jahre 27 v. Chr., von einer Dyarchie, d. h. einer Doppelherrschaft von Prinzeps und Senat. Das Letztere ist gewiss verkehrt, aber richtig ist immerhin, dass Augustus' überragende Stellung auch auf verschiedenen aus republikanischen Ämtern abstrahierten Amtsgewalten beruhte. Freilich gehört der Prinzipatsbegriff einer anderen Sphäre als der staatsrechtlichen an, nämlich der gesellschaftlichen. Augustus selbst hat zum Ausdruck gebracht, dass nicht seine Amtsgewalten, sondern seine *auctoritas*, sein Renommee, die eigentliche Grundlage seiner Ausnahmestellung war, und wenngleich er sich über die materiellen Quellen seiner *auctoritas* ausschweigt, ist doch soviel gesichert, dass Prinzeps und Prinzipat auf der einen und die amtliche Stellung des Augustus auf der anderen Seite verschiedene Größen sind. Den Durchbruch zur Überwindung der staatsrechtlichen Betrachtungsweise Mommsens leitete zu Beginn des 20. Jahrhunderts Matthias Gelzer mit seiner Habilitationsschrift ein:

M. Gelzer, Die Nobilität der römischen Republik, Leipzig – Berlin 1912, wieder abgedruckt in: ders., Kleine Schriften I, Wiesbaden 1962, 17–135

Was Augustus anbelangt, wurde als die gesellschaftliche Grundlage seiner Macht die Monopolisierung der traditionellen Patronats- und Klientelbeziehungen dingfest gemacht, und zugleich wurde diese Entdeckung durch eine problematische Rechtskonstruktion wieder verdorben:

A. von Premerstein, Vom Werden und Wesen des Prinzipats (aus dem Nachlaß hrsg. von H. Volkmann), Abh. d. Bayr. Akad. d. Wiss., Phil-hist. Abt. NF 15, München 1937

Premerstein subsumierte den Prinzipat unter den als Kompetenz missverstandenen Begriff der *auctoritas* und leitet ihn real von dem Klientelwesen der späten Republik ab. Kernstück dieser Konstruktion ist der Eid, den Italien und die Westprovinzen Octavian im Jahre 32 v. Chr. leisteten. Premerstein deutet ihn als einen Klienteleid. Widerlegt wurde diese Konstruktion von Peter Herrmann, der den betreffenden Eid als einen situationsbedingt modifizierten Militäreid erwies:

P. Herrmann, Der römische Kaisereid. Untersuchungen zu seiner Herkunft und seiner Entwicklung, Hypomnemata 20, Göttingen 1968

Im Banne der staatsrechtlichen Betrachtungsweise blieben verständlicherweise auch die Fachvertreter der Rechtsgeschichte. Als Beispiel sei genannt:

H. Siber, Das Führeramt des Augustus, Abh. d. Sächs. Akad. d. Wiss., Phil.-hist. Kl. 44, Nr. 2, Leipzig 1940

Schon der Titel zeigt an, dass der Prinzipat wieder als Amt verstanden wird.

Die angelsächsische Forschung war hingegen immer frei von der Fixierung auf eine staatsrechtliche Betrachtungsweise, und Ronald Syme hat ihr in der Besprechung der Siberschen Arbeit genüsslich entgegengehalten, dass sie eine deutsche Eigenart sei: „Staatsrecht ist wenigstens für Voltaire … eine deutsche Angelegenheit. In Rom kann man das Verhältnis von Caesar Augustus zu Senat und populus ohne krampfhafte Mühe definieren. Das eigentliche Problem liegt anderswo, nicht in Texten und Formeln, sondern in der faktischen Macht und in der Bewegung der Geschichte." In der deutschen Geschichtswissenschaft sind freilich das Thema des augusteischen Staates und generell staatsrechtliche Fragen weiterhin aktuell geblieben, wie die folgende Auswahl deutscher Beiträge zeigt:

P. L. Strack, Der augusteische Staat, in: Probleme der augusteischen Erneuerung, Frankfurt 1938, 5–27

W. Kunkel, Über das Wesen des augusteischen Prinzipats, in: Gymnasium 68, 1961, 353–370 = ders., Kleine Schriften, Weimar 1974, 383–404

D. Kienast, Der augusteische Prinzipat als Rechtsordnung, ZRG 101, 1984, 115–141

J. Bleicken, Zwischen Republik und Prinzipat. Zum Charakter des Zweiten Triumvirats, Abh. d. Akad. d. Wiss. in Göttingen, Phil.-hist. Kl. III Folge 115, Göttingen 1990

K. Girardet, Der Rechtsstatus Octavians im Jahre 32 v. Chr., in: RhM 133, 1990, 322–350

Von der Geschichte des Prinzipatsverständnisses in Deutschland handelt die Monographie von:

I. Stahlmann, Imperator Caesar Augustus. Studien zur Geschichte des Prinzipatsverständnisses in der deutschen Altertumswissenschaft, Darmstadt 1988

Angesichts der staatsrechtlichen Betrachtungsweise kommt es immer wieder zur Vermengung der verschiedenen Ebenen, auf denen Prinzipat und staatliches Amtsrecht angesiedelt sind, so beispielsweise in einem Beitrag, der Augustus als Zielvorstellung die Rückkehr zur Verfassung der späten Republik vor Ausbruch des Bürgerkriegs des Jahres 49 zuschreibt:

H. Castritius, Der römische Prinzipat als Republik, Historische Studien Heft 439, Husum 1982

Das ist sicher problematisch, und es empfiehlt sich überhaupt, zwischen der politischen Verfassung im engeren Sinne und den mit der *res publica* verbundenen Leitbildern von Recht und Gesetz, Eintracht und moralischen Werten der Vorfahren *(mos maiorum)* zu unterscheiden. Diesen Leitbildern folgte Augustus mit den Mitteln der Propaganda sowie mit praktischer und symbolischer Politik. Er setzte sich so in Übereinstimmung mit einer mächtigen Strömung des öffentlichen Bewusstseins. Auf der anderen Seite ging er daran, seine öffentliche Stellung unter Rückgriff auf das republikanische Amtsrecht in der politischen Ordnung der *res publica* zu verankern, freilich mit dem Ergebnis, dass er dieses Amtsrecht vollständig aushöhlte. Die Differenz zwischen Ideal und Realität gab Anlass zu der sehr auffälligen Ideologiebildung der augusteischen Zeit. Für die Prinzipatsideologie im engeren, d.h. politischen Sinn, ist auf folgende wichtige Arbeiten zu verweisen:

J. Béranger, Recherches sur l'aspects idéologiques du principat, Schweizer. Beitr. z. Altertumswissenschaft VI, Basel 1952

L. Wickert, s. v. princeps (civitatis), in: RE XXII.2 (1953), 1998ff.

W. Kunkel, Bericht über neuere Arbeiten zur römischen Verfassungsgeschichte III, in: ZRG 75, 1958, 302–352 = ders., Kleine Schriften 498–548 (Rezension zu den vorgenannten Arbeiten)

Zu anderen Aspekten der augusteischen Ideologie, ihrer Herkunft und ihren praktischen Folgen, sind heranzuziehen:

U. Knoche, Die geistige Vorbereitung der augusteischen Epoche durch Cicero, in: H. Berve (Hrsg.), Das neue Bild der Antike II, Leipzig 1942, 200–218, abgedruckt in: R. Klein, Das staatsrechtliche Denken der Römer, Wege der Forschung XLVI, Darmstadt 1966, 405–426

E. Baltrusch, Regimen morum. Die Reglementierung des Privatlebens der Senatoren und Ritter in der römischen Republik und frühen Kaiserzeit, Vestigia 41, München 1988

E. S. Gruen, Augustus and the Ideology of War and Peace, in: R. Winkes (Hrsg.), The Age of Augustus, Louvain-la-Neuve 1985, 51ff.

In den 30er Jahren ist, nicht unbeeinflusst von zeitgeschichtlichen Erfahrungen, der Aufstieg des „Parteiführers" Octavian zur Alleinherrschaft thematisiert worden:

M. A. Levi, Ottaviano capoparte, 2 Bde., Florenz 1933

R. Syme, The Roman Revolution, Oxford 1939, mehrere Nachdrucke; jüngste deutsche Übersetzung: Die Römische Revolution. Machtkämpfe im antiken Rom, Stuttgart 2003

Das Buch von Syme ist bekanntlich ein Musterbeispiel großer Geschichtsschreibung, in dem die Summe aus der vor allem von deutschen Althistorikern betriebenen prosopographischen Forschungen zu den politischen und Familienbündnissen innerhalb der römisch-italischen Aristokratie gezogen wird. Im Mittelpunkt steht nicht so sehr Augustus wie die Transformation einer Bürgerkriegspartei zu einer neuen herrschenden Oligarchie. Das Credo des Verfassers lautet: „Die Zusammensetzung der regierenden Oligarchie tritt deshalb als das beherrschende Thema der politischen Geschichte in Erscheinung als das Verbindungsglied zwischen Republik und Kaiserreich: Sie ist etwas Reales und Greifbares, ganz gleich wie der Name oder die Theorie der Verfassung lauten." Dieser neuen Oligarchie hat Syme auch zahlreiche Einzelbeiträge gewidmet. Sie liegen in einer speziellen Sammlung vor:

R. Syme, Augustan Aristocracy, Oxford 1986

So wichtig die Betrachtungsweise von Syme auch ist, so fragt sich doch, ob in Bürgerkriegszeiten, wo alles auf die Loyalität der Soldaten und einiges auch auf die Haltung der hauptstädtischen Massen ankam, die aristokratischen Familienbündnisse der Schlüssel zum Verständnis von Octavians Aufstieg zur Alleinherrschaft sein können. Auch scheint mir das großartige Buch daran zu leiden, dass aus dem von Syme gewählten Blickwinkel die positive politische Leistung, die Augustus in seiner langen Regierungszeit erbracht hat, nicht angemessen ins Blickfeld gerät. Zu den damit angeschnittenen Fragen an Ronald Syme vgl.

A. Momigliano, Rezension von Syme, The Roman Revolution, in: JRS 30, 1940, 75–85 = dt. in: W. Schmitthenner (Hrsg.), Augustus (s. unten), 140–152

K. Bringmann, Caesar und Augustus bei Hermann Strasburger, Matthias Gelzer und Ronald Syme, in: Gymnasium 113, 2006, 31–45

Augustus ist es gelungen, seiner Herrschaft reichsweit eine allgemeine Zustimmung zu sichern, die sich in verschiedenen Formen kultischer Verehrung niederschlug. Aber das schloss nicht aus, dass sich zumindest in der Aristokratie auch Widerstände und Unzufriedenheit zeigten. Das Thema ist jetzt zusammenfassend behandelt von

M. H. Dettenhofer, Herrschaft und Widerstand im augusteischen Prinzipat. Die Konkurrenz zwischen res publica und domus Augusta, Historia Einzelschriften 140, Stuttgart 2000

Dennoch drang Augustus mit dem Konzept durch, dass das Wohl der *domus Augusta* das Wohl der *res publica* verbürge. Von der Durchsetzung dieser Vorstellung hing schließlich nichts Geringeres als die Akzeptanz der dynastischen Nachfolgeregelung ab. Zu diesem Thema liegt ein neues Buch vor:

B. Severy, Augustus and the Family at the Birth of the Roman Empire, New York–London 2003

Eine Reihe von Aufsatzsammlungen und Sammelwerken erleichtert die Übersicht über das breite Forschungsspektrum zu dem komplexen Thema „Augustus und seine Zeit". Genannt seien

W. Schmitthenner (Hrsg.), Augustus, Wege der Forschung CXXVIII, Darmstadt 1969

F. Millar/E. Segal (Hrsg.), Caesar Augustus. Seven Aspects, Oxford 1984

G. Binder (Hrsg.), Saeculum Augustum, 3 Bde., Wege der Forschung CCLVI, DXII und DCXXXII, Darmstadt 1987–1991 (der erste Band enthält Beiträge zu Herrschaft und Gesellschaft, der zweite zu Religion und Literatur und der dritte zu Kunst und Bildersprache)

K. Raaflaub/M. Toher (Hrsg.), Between Republic and Empire: Interpretations of Augustus and his Principate, Berkeley 1990

K. Galinski (Hrsg.), The Cambridge Companion to the Age of Augustus, Cambridge 2005

Von Karl Galinski stammt auch eine lesenswerte Einführung in die Kultur der augusteischen Zeit:

K. Galinski, Augustan Culture. An Interpretative Introduction, Princeton 1996

Seitdem Augustus aus dem Schatten Caesars getreten ist, sind mehrere Biographien beziehungsweise Monographien über ihn und seine Zeit verfasst worden. Knapp gehalten sind

F. Vittinghoff, Kaiser Augustus, Göttingen 1959: 1991[3]

M. Giebel, Augustus, Hamburg 1984

W. Eck, Augustus und seine Zeit, München 1998

Die jüngsten umfangreichen Werke sind

D. Kienast, Augustus. Prinzeps und Monarch, Darmstadt 1982; 1999[3]

J. Bleicken, Augustus. Eine Biographie, Berlin 1999

Von dem Kienastschen Buch hat Friedrich Vittinghoff (s. oben) zu Recht gesagt, „eine vorzügliche, ausführliche und kritische Orientierung über die Forschungssituation und die Probleme der augusteischen Zeit, fast ein Forschungsbericht in der Form einer zusammenhängenden, wissenschaftlichen Monographie". Bleicken gruppiert den Stoff, entsprechend der biographischen Ausrichtung, stärker als Kienast auf die Person des Augustus und gibt in einem ausführlichen Anhang abschnittsweise instruktive Hinweise zu Quellen und wissenschaftlicher Literatur, die teilweise die Gestalt kleiner Abhandlungen annehmen. Während Kienast zu einer positiven Schlusswürdigung des Augustus gelangt, steht Bleicken ihm weitaus kritischer gegenüber.

Nachtrag zu den Hinweisen zu Quellen und wissenschaftlicher Literatur

Die in der ersten Auflage angekündigte Neubearbeitung der Quellensammlung von E. Malcovati ist inzwischen mit einer deutschen Übersetzung und erklärenden Anmerkungen erschienen:

K. Bringmann / D. Wiegandt, Augustus. Schriften, Reden, Aussprüche, in: Texte zur Forschung, Darmstadt 2008

Der Tatenbericht des Augustus ist in den letzten Jahren zweimal neu ediert worden, in einer Ausgabe mit diplomatischer und textkritischer Edition des Textes sowie französischer Übersetzung und Kommentar, dann in einer weiteren, in der sowohl die lateinische und die griechische Version mit jeweils eigener Übersetzung ins Englische und mit einem guten Sachkommentar versehen ist:

J. Scheid, Res Gestae Divi Augusti. Hauts Faits de Divin Auguste, Paris 2007

A. E. Cooley, Res Gestae Divi Augusti. Text, Translation, and Commentary, Cambridge 2009

Die Hinweise zu wissenschaftlicher Literatur sind um zwei Biographien zu ergänzen:

M. Dahlheim, Augustus. Aufrührer, Herrscher, Heiland. Eine Biographie, München 2010

Z. Yavetz, „Augustus". Eine Biographie, Rheinbeck 2010

Bei dem letztgenannten Buch handelt es sich um die Übersetzung aus dem Hebräischen. Das Original wurde in Israel schon in den 80er Jahren des vergangenen Jahrhunderts publiziert.

Für eine Orientierung über die neuere Spezialliteratur sei nachdrücklich auf die letzte Auflage des Standardwerks von Dietmar Kienast verwiesen:

D. Kienast, Augustus. Prinzeps und Monarch, 4., bibliographisch aktualisierte und um ein Vorwort ergänzte Auflage (Sonderausgabe), Darmstadt 2009

Zum Schluss nenne ich noch meinen mehrfach erwähnten Aufsatz, der aus einem Vortrag an der Universität Bielefeld hervorgegangen ist:

K. Bringmann, Kaiser Augustus. Grenzen und Möglichkeiten einer Biographie, in: Gymnasium 115, 2008, 169–183.

Abkürzungsverzeichnis

Quellen: Autoren und Werke

App. b. c.	Appian, Bella civilia
App. Illyr.	Appian, Illyrica
Aug. R. G.	Augustus, Res gestae
Caes. b. c.	Caesar, Bellum civile
Caes. B. G.	Caesar, Bellum Gallicum
Cass. Dio	Cassius Dio
Cic. Att.	Cicero, Ad Atticum
Cic. Brut.	Cicero, Ad M. Brutum
Cic. De legg.	Cicero, De legibus
Cic. fam.	Cicero, Ad familiares
Cic. off.	Cicero, De officiis
Cic. Phil.	Cicero, Philippicae orationes
Cic. Pro. Marc.	Cicero, Pro Marcello
Cic. Q. fr.	Cicero, Ad Quintum fratrem
Flor.	Florus
Gell.	Gellius
Hieron. Chron.	Hieronymus, Chronica
Hor. c. saec.	Horaz, Carmen saeculare
Hor. ep.	Horaz, Epistulae
Hor. epod.	Horaz, Epoden
Hor. od.	Horaz, Oden
Ios. Ant. Iud.	Josephus, Antiquitates Iudaicae
Liv.	Livius
Liv. Perioch.	Livius, Periochae
Mart.	Martial
Macrob.	Macrobius
Nic. Dam.	Nikolaus von Damaskus
Plin. n. h.	Plinius, Naturalis historia
Plut. Anton.	Plutarch, Antonius
Plut. Apophth. Caes. Aug.	Plutarch, Apophthegmata Caesaris Augusti
Plut, Brut.	Plutarch, Brutus
Plut. Cic.	Plutarch, Cicero
Prop.	Properz
Quint.	Quintilian
Sall. Cat.	Sallust, Coniuratio Catilinae
Sall. epist.	Sallust, Epistulae
Sen. Ad Marc.	Seneca (d. J.), Consolatio ad Marciam
Sen. Contr.	Seneca (d. Ä.), Controversiae
Sen. De ben.	Seneca (d. J.), De beneficiis
Sen. De brev. vit.	Seneca (d. J.), De brevitate vitae
Suet. Aug.	Sueton, Augustus
Suet. Caes.	Sueton, Caesar

Suet. Calig.	Sueton, Caligula
Suet. Claud.	Sueton, Claudius
Suet. Tib.	Sueton, Tiberius
Tac. Agric.	Tacitus, Agricola
Tac. ann.	Tacitus, Annalen
Tac. Germ.	Tacitus, Germania
Tac. Hist.	Tacitus, Historien
Val. Max.	Valerius Maximus
Vell. Paterc.	Velleius Paterculus
Verg. Aen.	Vergil, Aeneis
Verg. ecl.	Vergil, Eklogen
Verg. Georg.	Vergil, Georgica

Quellensammlungen

Anth. Pal.	Anthologia Palatina
CIL	Corpus Inscriptionum Latinarum
Digest.	Corpus Iuris Civilis: Digesta
Ehrenberg/Jones	s. S. 284
FgrHist	Fragmente der griechischen Historiker
IG	Inscriptiones Graecae
ILS	Inscriptiones Latinae Selectae
Sherk	s. S. 284
Syll.	Sylloge Inscriptionum Graecarum

Zeitschriften und Sammelwerke

ANRW	Aufstieg und Niedergang der römischen Welt
BerRGK	Berichte der Römisch-Germanischen Kommission
GGA	Göttinger Gelehrte Anzeigen
HSClPh	Harvard Studies in Classical Philology
JRGZ	Jahrbuch des Römisch-Germanischen Zentralmuseums
RE	Pauly Real-Encyclopädie der classischen Altertumswissenschaft
RhM	Rheinisches Museum
ZPE	Zeitschrift für Papyrologie und Epigraphik

Personen- und Ortsverzeichnis

Personen*

* Mit Ausnahme von Augustus bzw. Octavius und Octavian.

Orte*

* Unberücksichtigt bleibt Rom, ebenso Actium und Philippi, wenn die Ortsnamen in übertragener Bedeutung für die betreffenden Entscheidungsschlachten stehen.

Abbildungsnachweis

Karten: Peter Scholz
Alle Münzabbildungen: Institut für Archäologische Wissenschaften, Abt. II der Universität Frankfurt
Abb. 2: Götz Lahusen
Abb. 17: akg-images / Erich Lessing
Abb. 18: Staatliche Antikensammlung und Glyptothek München, Foto: Götz Lahusen
Abb. 22a, b: Vatikanisches Museum
Abb. 23: Götz Lahusen
Abb. 25: Götz Lahusen
Abb. 26: ullstein bild / Granger Collection
Abb. 27: Prof. Dr. Dr. Manfred Clauss
Abb. 30: ullstein bild / Archiv Gerstenberg